国家卫生健康委员会"十三五"规划教材

教育部生物医学工程专业教学指导委员会"十三五"规划教材

BME

全国高等学校教材
供生物医学工程等专业用

生物医学材料学
性能与制备

主　编　陈晓峰　翁　杰
副主编　憨　勇　郑裕东

编　　委（以姓氏笔画为序）

冯庆玲	清华大学	郑裕东	北京科技大学
刘文博	北京科技大学	贺　玮	北京科技大学
刘旭杰	广东工业大学	翁　杰	西南交通大学
刘海峰	北京航空航天大学	黄忠兵	四川大学
李　斌	苏州大学	韩凤选	苏州大学
李海燕	上海交通大学	雷　波	西安交通大学
肖东琴	川北医学院	憨　勇	西安交通大学
张二林	东北大学	薛　巍	暨南大学
陈晓峰	华南理工大学	戴　箭	暨南大学
杭　飞	华南理工大学		

编写秘书

杨　振　华南理工大学

人民卫生出版社
·北京·

图书在版编目（CIP）数据

生物医学材料学：性能与制备/陈晓峰，翁杰主编
. —北京：人民卫生出版社，2021.1

全国高等学校生物医学工程专业首轮"十三五"规划
教材

ISBN 978-7-117-31136-6

Ⅰ.①生…　Ⅱ.①陈…②翁…　Ⅲ.①生物材料-高
等学校-教材　Ⅳ.①R318.08

中国版本图书馆 CIP 数据核字（2021）第 006254 号

人卫智网　**www.ipmph.com**	医学教育、学术、考试、健康， 购书智慧智能综合服务平台	
人卫官网　**www.pmph.com**	人卫官方资讯发布平台	

生物医学材料学 性能与制备

Shengwu Yixue Cailiaoxue Xingneng yu Zhibei

主　　编：陈晓峰　翁　杰
出版发行：人民卫生出版社（中继线 010-59780011）
地　　址：北京市朝阳区潘家园南里 19 号
邮　　编：100021
E - mail：pmph @ pmph.com
购书热线：010-59787592　010-59787584　010-65264830
印　　刷：三河市宏达印刷有限公司（胜利）
经　　销：新华书店
开　　本：850×1168　1/16　印张：18　插页：1
字　　数：533 千字
版　　次：2021 年 1 月第 1 版
印　　次：2021 年 4 月第 1 次印刷
标准书号：ISBN 978-7-117-31136-6
定　　价：55.00 元

打击盗版举报电话：010-59787491　E-mail：WQ @ pmph.com
质量问题联系电话：010-59787234　E-mail：zhiliang @ pmph.com

生物医学工程(biomedical engineering,BME)是运用工程学的原理和方法解决生物医学问题,提高人类健康水平的综合性学科。它在生物学和医学领域融合数学、物理、化学、信息和计算机科学,运用工程学的原理和方法获取和产生新知识,促进生命科学和医疗卫生事业的发展,从分子、细胞、组织、器官、生命系统各层面丰富生命科学的知识宝库,推动生命科学的研究进程,深化人类对生命现象的认识,为疾病的预防、诊断、治疗和康复,创造新设备,研发新材料,提供新方法,实现提高人类健康水平、延长人类寿命的伟大使命。

1952 年,美国无线电工程学会(IRE)成立了由电子学工程师组成的医学电子学专业组(Professional Group on Medical Electronics,PGME)。这是 BME 领域标志性事件,这一年被认为是 BME 新纪元年。1963 年 IRE 和美国电气工程师学会(AIEE)合并组建了美国电气电子工程师学会(IEEE)。同时 PGME 和 AIEE 的生物学与医学电子技术委员会合并成立了 IEEE 医学和生物学工程学会(IEEE Engineering in Medicine and Biology Society,IEEE EMBS)。1968 年 2 月 1 日,包括 IEEE EMBS 在内的近 20 个学会成立了生物医学工程学会(Biomedical Engineering Society,BMES)。这标志着 BME 作为一个新型学科在发达国家建立起来。

1974 年南京军区总医院正式成立医学电子学研究室,后更名为医学工程科。这是我国第一个以 BME 为内涵的研究单位。1976 年,以美籍华人冯元桢教授在武汉、北京开设生物力学讲习班为标志,我国的 BME 学科建设开始起步。1977 年协和医科大学、浙江大学设置了我国第一批 BME 专业,1978 年 BME 专业学科组成立,西安交通大学、清华大学、上海交通大学相继设置 BME 专业,1980 年中国生物医学工程学会(CSBME)和中国电子学会生物医学电子学分会(CIEBMEB)成立。1998 年,全国设置 BME 专业的高校 17 所。2018 年,全国设置 BME 专业的高校约 160 所。

BME 类专业是工程领域涵盖面最宽的专业,涉及的领域十分广泛。多学科融合是

BME 类专业的特质。关键领域包括：生物医学电子学，生物医学仪器，医学成像，生物医学信息学，生物医学材料，生物力学，仿生学，细胞、组织和基因工程，临床工程，矫形工程，康复工程，神经工程，制药工程，系统生理学，生物医学纳米技术，监督和管理，培训和教育。

BME 在国家发展和经济建设中具有重要战略地位，是医疗卫生事业发展的重要基础和推动力量，其涉及的医学仪器、医学材料等是世界上发展迅速的支柱性产业。高端医学仪器和先进医学材料成为国家科技水平和核心竞争力的重要标志，是国家经济建设中优先发展的重要领域，需要大量专业人才。

我国 BME 类专业设置四十余年，涉及高校一百多所，却没有一部规划教材，大大落后于当前科学教育发展需要。为此，教育部高等学校生物医学工程类教学指导委员会（下称"教指委"）与人民卫生出版社（下称"人卫社"）经过深入调研，精心设计，启动"十三五"BME 类规划教材建设项目。

规划教材调研于 2015 年 11 月启动，向全国一百余所高校发出调研函，历时一个月，结果显示开设 BME 类课程三十余门，其中（因被调研学校没有回函）缺材料类相关课程。若计及材料类课程，我国 BME 类专业开设的课程总数约 40 门。2015 年 12 月教指委和人卫社联合召开了首次"十三五"BME 类规划教材（下简称"规划教材"）论证会。提出了生物医学与生物医学仪器、生物医学光子学、生物力学与康复工程、生物医学材料四个专业方向第一轮规划教材的拟定目录。确定了主编、副主编及编者的申报与遴选条件。2016 年 12 月教指委和人卫社联合召开了第二次规划教材会议。会上对规划教材的编著人员的审查和教材内容的审定进行了研究和落实。2017 年 7 月召开了第三次规划教材会议，成立了规划教材评审委员会（见后表），进一步确定编写的规划教材目录（见后表）和进度安排。与会代表一致认为启动和完成"十三五"规划教材是我国 BME 类专业建设意义重大的工作。教材评审委员会对教材编写提出明确要求：

（1）教材编写要符合教指委研制的本专业教学质量国家标准。

（2）教材要体现 BME 类专业多学科融合的特质。

（3）教材读者对象要明确，教材深浅适度。

（4）内容紧扣主题，阐明原理，列举典型应用实例。

本套教材包括三类共 18 种，分别是导论类 3 种，专业课程类 13 种，实验类 2 种。详见后附整套教材目录。

本套教材主要用于 BME 类本科，以及在本科阶段未受 BME 专业系统教育的研究生教学使用，也可作为相关专业人员培训教材使用。

全国高等学校生物医学工程专业首轮规划教材

目录

5

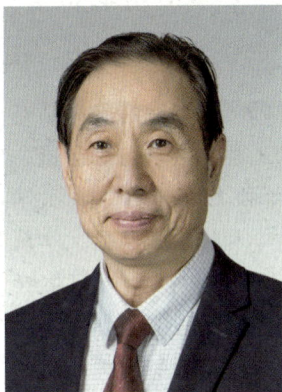

陈晓峰

　　博士，华南理工大学教授，博士研究生导师。担任华南理工大学材料学院生物医学工程系主任、生物医学工程研究院常务副院长。学术兼职：国际生物材料科学与工程学会联合会会员、中国生物材料学会副理事长、中国生物医学工程学会理事、全国外科植入物和矫形器械标准化技术委员会委员。长期从事生物医学材料研究工作，研究方向涉及医用生物活性玻璃与陶瓷，溶胶-凝胶及纳米仿生合成生物活性材料，材料与细胞的相互作用及其组织修复机制，骨、齿及皮肤创面修复材料及其产品研发等。承担了包括国家973，863，支撑计划，国家自然科学基金重点基金、联合基金及面上项目，国家十三五重点专项，广东省重点科技计划项目等20多项国家和省、市级科研项目。自1993年以来，所研制的生物活性微晶玻璃人工椎板、多孔骨再生修复体及生物活性皮肤创面修复产品经临床应用数十万例，取得良好的治疗效果。在生物医学材料领域发表学术论文200余篇。授权国家发明专利20余项。获得包括国家技术发明二等奖、教育部自然科学一等奖、广东省科技发明一等奖在内的国家和省部级奖励5项。担任国家自然科学基金项目、国家重点研发计划重点专项评审专家以及 *Biomaterials*、*Bioactive Materials*、*Acta Biomaterialia*、*Tissue Engineering*、*Biomedical Materials* 等学术期刊评审人。

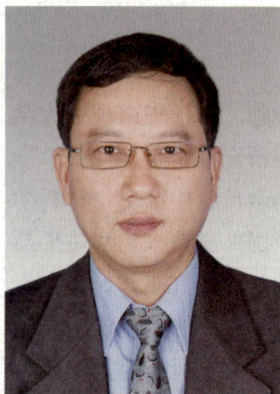

翁 杰

博士，西南交通大学教授，博士研究生导师。国务院特殊津贴专家、教育部跨世纪人才、国际生物材料科学与工程学会联合会会员，荷兰莱顿大学博士（1995年）。先后于1992年和1996年在四川大学晋升为副教授及教授；曾在新加坡南洋理工大学和加拿大皇后大学从事研究工作。2002年至今在西南交通大学任教授、博士研究生导师。在教学和学科建设方面，作为两奠基人之一发起建立了西南交通大学生物医学工程本科专业和硕士点，组织申报获批材料学博士点；主讲本科生、硕士和博士研究生多门专业课程，培养了硕士、博士研究生60余人。在科研方面，1988年起从事生物材料领域的研究，主要研究方向包括多孔磷酸钙陶瓷材料学因素与其骨诱导作用的规律、纳米生物材料、生物活性涂层技术、金属表面生物活化改性及其生物学性能等；先后主持承担国家和省部级科研项目等15项；发表论文300余篇，其中SCI期刊论文270余篇，论文引用数6300余次，H指数41，国家发明专利30余项；荣获国家科技进步二等奖1项，省部级科技奖励一等奖3项、二等奖3项。现任中国生物材料学会生物陶瓷分会副主任委员和中国生物医学工程学会生物材料分会候任主任委员；担任包括 *Biomaterials*、*Acta Biomaterialia* 等在内的十余家国际学术期刊评审人。

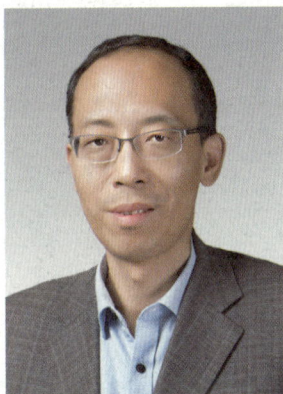

憨 勇

博士，西安交通大学教授，博士研究生导师。金属材料强度国家重点实验室副主任。2001 年入选教育部"跨世纪优秀人才培养计划"，2005 年受聘国务院特殊津贴专家。兼任中国生物材料学会常务理事、中国生物材料学会医用金属材料分会现任副主任委员和候任主任委员等。主要从事医用金属材料表面成骨活化、软组织密封及抗菌改性与相关机制研究。作为负责人主持国家 973 计划项目课题 1 项、863 计划项目 2 项，发表 SCI 收录论文 180 余篇，授权发明专利 16 项。

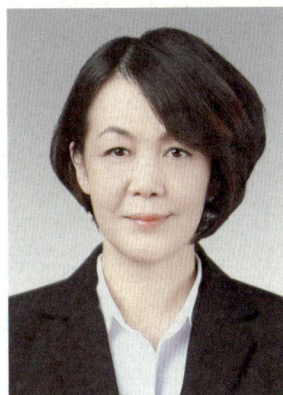

郑裕东

博士，北京科技大学材料学院教授，博士研究生导师，生物医用材料研究中心副主任。研究方向为生物医用复合材料的制备改性及医学应用。现为国家药品监督管理局医疗器械分类技术委员会专家组委员、中国生物材料学会理事、中国生物医学工程学会生物材料分会委员等，2019 年当选国际生物材料科学与工程学会联合会会员。主持多项国家自然科学基金和国家级、省部级和产学研项目的研究。获得多项科技成果奖励，发表 SCI 论文 100 余篇，获得国家发明专利授权 30 余项。多项成果实现产业转化和临床应用。培养研究生 70 余人。

材料在人类历史发展的进程中起到了至关重要的作用，是人类文明和科技发展的基础和推动力，也是人类社会进步的标尺和里程碑。每一种材料的发展都会极大地推进人类改造自然的能力，促进社会生产力和人类生活水平的提高。生物医学材料是用于对生物体进行诊断和治疗、修复、替换人体组织及器官，或增进其功能的材料。其研究及应用涉及多个学科内容的交叉融合，如材料学、化学、生物学、生命科学和临床医学等。由于生物医学材料及其产品的发展关系人类的生命与健康，作为一个重要的研究和应用领域，生物医学材料始终受各个国家的高度重视。

生物医学材料是医疗器械产业的重要基础，而医疗器械产业则是世界经济中具有很好发展前景的"朝阳产业"。随着社会的发展和人类对于自身健康和生命质量的重视程度不断提高，以及人口的老龄化、环境污染、工业及运动创伤的增加，社会对于具有良好组织再生修复功能的新型生物医学材料的需求量越来越大、性能要求越来越高。随着材料制备技术不断提升，每年都有大量的新型生物医学材料和产品进入临床应用，挽救了无数患者的生命，改善了患者的健康状况。社会的急迫需求是促进新型生物医学材料研究和产品开发的重要驱动力。迄今为止，对于生物医学材料与人体组织和细胞的相互作用机制，以及促进组织再生修复原理等领域还存在诸多关键科学问题有待深入研究和揭示，这也是人类面临的严峻挑战。

我国政府对于生物医学材料的研究和产业发展十分重视，长期支持我国各个高校、科研机构和相关企业对于新型生物医学材料和产品开展研究，并在《国家中长期科学和技术发展规划纲要（2006—2020 年）》中把生物医学材料列入"重要领域及优先主题"，这为推动我国生物医学材料领域的发展奠定了重要基础。

本书作为教育部生物医学工程专业教学指导委员会"十三五"规划教材之一的《生物医学材料学 性能与制备》，分为十一章，分别介绍了不同种类生物医学材料的性能、制备方法和应用等相关内容。这些内容的编撰建立在各位参编人员长期从事生物医学材料研究及教学的基础上，结合了国内外生物医学材料的研究进展相关内容，从不同角度系统、全面地介绍了各类生物医学材料的性能、应用领域及基本制备方法等。本书是一本内容全面的专业教科书，适合于生物医学工程专业本科生使用，也可作为从事生物医学材料方向的研究和工程技术人员、临床医生作为参考书。在此也对参与本书编写的全体作者表示衷心的感谢！

由于生物医学材料涉及种类繁多，发展十分迅速，新的内容不断涌现，同时也考虑到本科教材的内容范围、深浅尺度把握等因素，本书可能存在内容介绍不够全面、深入等问题，敬请读者批评指正。

陈晓峰　翁　杰

2021 年 3 月

目 录

第一章 绪 论

第一节 生物医学材料概述

一、生物医学材料定义及用途

生物医学材料（biomedical materials），又称为生物医用材料或生物材料（biomaterials），是用于生物体诊断和治疗、修复、替换人体组织及器官或增进其功能的材料。

生物医学材料的研究和应用与人类的健康息息相关，目前已经有大量的生物医学材料被用于修复人体的组织和器官，并增强其功能。生物医学材料的应用包括修复骨、齿、皮肤、角膜、血管、肌肉、肌腱、神经等组织，以及用于制作心、肝、肺、肾、眼、耳、鼻等人工器官等。生物医学材料在治疗人类疾病、改善人类健康状况和提升生活质量方面起到了不可替代的作用。随着社会的发展及生活水平的提升，人类对自身健康及医疗水平的要求也越来越高，临床对于具有良好组织修复功能的新型生物医学材料的需求也越来越迫切。生物医学材料涉及的种类繁多，包括高分子材料、无机非金属材料、金属材料以及上述材料的复合材料等，近年来各类先进材料也逐渐应用于医疗领域，如仿生材料、智能材料、纳米材料、发光材料等，形成生物医学材料领域的多个重要研究分支。

二、生物医学材料的性能要求

生物医学材料由于其用途直接与人类生命健康有关，根据其用途及其接触人体部位不同，对材料的具体性能要求也各不相同，这些内容将在后续各个章节中详细论述。总体来看，对于生物医学材料性能的共性要求如下：

1. **生物相容性（biocompatibility）** 生物相容性指材料在机体的特定部位引起适当的反应。对于植入人体内的生物医学材料，不可避免将会对植入部位的人体组织（宿主组织）产生一定的影响和作用，宿主组织对材料性能也会产生影响和作用，两者的循环作用一直持续，直到达到平衡或者植入物被去除。从材料制作角度而言，要求生物医学材料植入宿主组织后能够被宿主组织所接受，不会导致明显的排斥反应。

2. **生物安全性（biological safety）** 要求材料植入或接触人体后，不会导致对人体健康有危害的任何不良反应，包括：无毒、无刺激、不致敏、不致癌、不致畸等。

3. **生物功能性（biofunctionability）** 要求材料植入人体后能够保持足够的化学、生物学和力学稳定性，具有足够的强度、弹性、耐疲劳性、耐磨性、恰当的孔隙率及降解特性等。可有效改善或修复患病组织和器官的生理功能。

第二节 生物医学材料的分类

生物医学材料涉及的种类繁多，用途广泛，也存在不同的分类方法。根据材料的属性来分，包括

1

以下主要的种类：

一、生物医学金属材料

生物医学金属材料是指那些应用于或者可以用作生物医学材料的所有金属材料，属于生物惰性材料范畴，是临床应用最广泛的承力植入材料。此类材料的应用涉及骨、齿科植入部件（图 1-1、图 1-2），以及人工器官和外科手术工具以及辅助设备等。生物医学金属材料在临床应用中有以下特点：

1. **良好的综合力学性能**　金属材料具有较高的力学强度和可加工性能，从而保障了金属医用材料具有较好的力学支撑能力，不易发生断裂和破损，因此被广泛应用于承力植入器械的制造，例如骨板、骨钉、血管支架、脊柱固定器械、牙种植体等。此外，手术工具、辅助设备也大量使用金属材料。

2. **良好的成形性能和机械加工性能**　可以保证复杂植入器械的快速加工与制造，实现规模化生产。

3. **稳定的物理和化学性能**　尽管部分金属材料中溶出微量金属离子可能对人体组织产生一定的不良作用，但是总体而论，金属材料的物理和化学性能相对于其他种类的医用材料还是比较稳定的，可以保障医用材料在体外和体内的长时间应用中不会发生腐蚀和变形，具有较高的生物安全性。例如，永久植入器械首选的纯钛合金被广泛应用于脊柱固定器械和牙种植体。

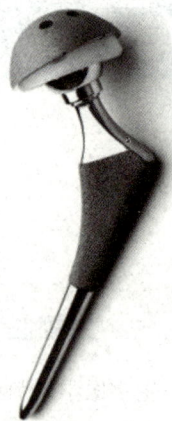

图 1-1　金属基人工髋关节

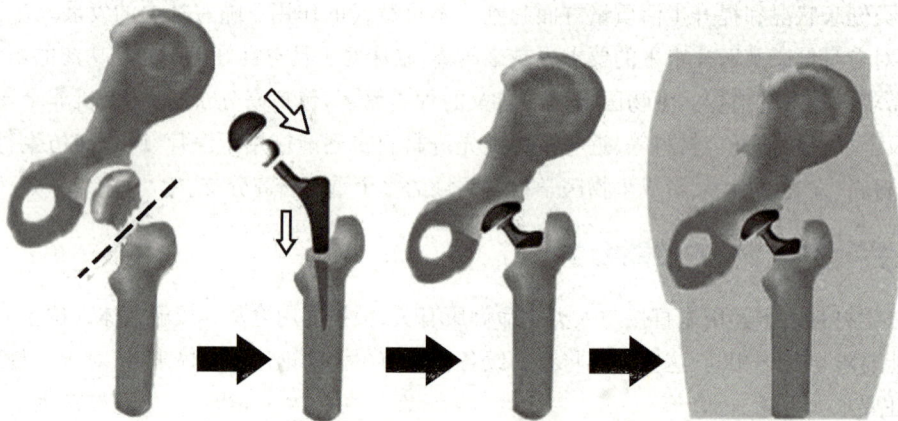

图 1-2　人工髋关节手术植入示意图

生物医学金属材料目前在临床应用的主要种类及用途如下：

1. **不锈钢**　主要包括奥氏体不锈钢和马氏体不锈钢，例如 304、316L 等。用于制作人工关节、骨夹板、骨螺钉、人造齿根、心脏瓣膜、血管支架、人工气管、食管、各种手术器械及辅助工具等。

2. **钴基合金**　主要包括 Co-Cr-Mo 和 Co-Cr-W-Ni 两种合金。用于制作人工关节、接骨板、骨螺钉、齿科固定支架和冠脉血管支架等。

3. **纯钛及钛合金**　主要包括纯 Ti、Ti-6Al-4V 和 Ti-5Al-7Nb 合金等。用于制作人工关节、接骨板、骨固定器件、牙种植体、人造齿根、齿科修复体、脊柱融合器和心脏房室间隔缺损封堵器等。

4. **Ni-Ti 形状记忆合金**　主要是 Ni-Ti 合金。用于血管支架、齿科矫正丝等。

5. **钽合金**　主要是纯钽。临床应用的主要是多孔钽，用于治疗骨组织缺损。

6. **金和铂**　成分为 Au 和 Pt。用于金属烤瓷牙和人工耳蜗植入电极。

7. **银-锡-铜合金**　牙科汞齐（汞与一种或几种其他金属所形成的合金，可用作牙科填充材料）。

二、生物医学陶瓷材料

属于无机非金属材料范畴。包括生物惰性陶瓷和生物活性陶瓷。生物惰性陶瓷是指材料在人体的生理环境中具有良好化学稳定性和耐蚀性,以及较高的力学强度,可在人体内长期行使功能的陶瓷材料。如 Al_2O_3、ZrO_2、微晶玻璃(也称为玻璃陶瓷)及碳素材料等。被用于制作人工关节、齿根、齿冠等,碳素材料则在人工心脏瓣膜及骨修复方面得到很好的应用。生物活性陶瓷包括羟基磷灰石(图1-3)、磷酸三钙、双相磷酸钙、生物活性玻璃、生物活性微晶玻璃等。生物活性陶瓷由于具有良好的促进人体硬组织再生修复的功能,在骨、齿科的临床治疗中得以广泛应用。生物活性玻璃除了用于骨、齿组织修复外,近年来还被用于皮肤创面修复,并取得很好的治疗效果。生物活性陶瓷由于其成分与天然骨组织中的钙、磷矿物相似,当其被植入骨组织后,能够与宿主骨形成直接的化学键合,材料与骨之间不存在纤维性包裹层,从而可以与骨形成牢固固定,同时还具有良好的促进新骨形成能力,在与宿主骨结合强度方面优于生物惰性陶瓷材料,被誉为第二代生物医学材料。

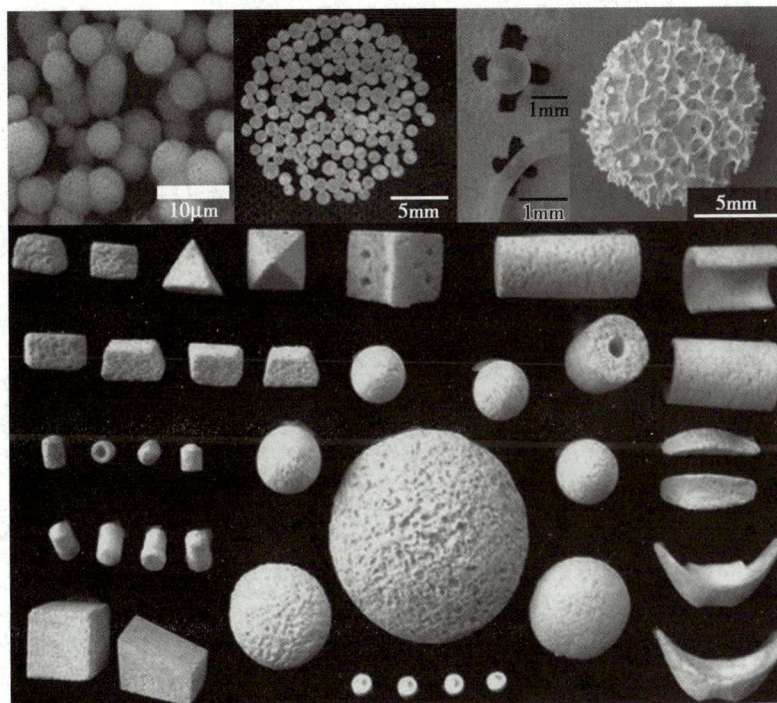

图 1-3 用于骨缺损修复的羟基磷灰石(HA)材料和修复体

三、生物医学高分子材料

高分子材料是相对分子质量特别大的有机化合物总称,又称高聚物或聚合物。它们都是以 C、N、O、S 等为主要骨架,由一种或几种分子或分子基团(结构单元或单体)通过共价键连接而成的、具有多个重复单体单元的大分子物质,其分子量最高可达 $10^4 \sim 10^6$。生物医学高分子主要分为非生物降解型和生物降解型两类。非生物降解型医用高分子材料包括:聚氨酯、硅橡胶、聚乙烯、聚丙烯酸酯等,应用领域包括体外和体内两个方面,前者如各类医用容器、导管、滤膜等,后者如人工韧带、肌腱、皮肤、血管、骨、齿及人工脏器等,应用广泛,发挥了重要临床治疗作用。这类非降解型医用高分子材料主要是通过物理填充、置换和支撑作用达到其应用目的,一般不具有促进组织再生的作用,材料与人体组织难以形成牢固化学键合,且有时会导致免疫排斥和过敏反应等;生物降解性医用高分子材料包括聚乳酸(图1-4)、聚羟基乙酸、聚酯、聚酸酐、胶原、改性的天然多糖和蛋白质等,用于骨、软骨、皮肤、角膜、内脏器官等再生修复,也用于制作药物控释载体、手术缝合线和创伤敷料等。此类材料的代

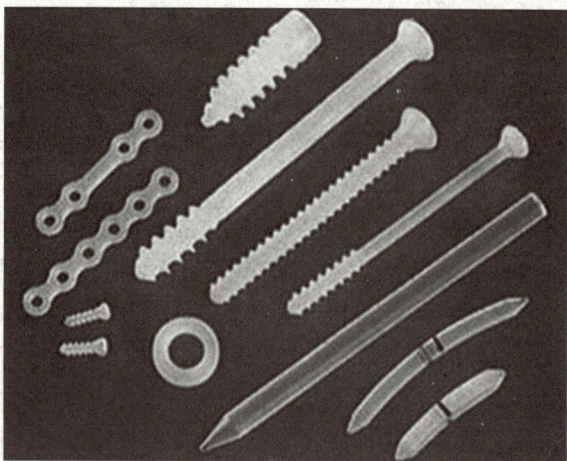

图 1-4　用于骨修复的聚乳酸(PLA)材料

谢产物一般可通过正常代谢途径排出体外,具有较好的生物相容性和组织修复特性,同生物活性陶瓷和玻璃材料共同被誉为第二代生物医学材料,在临床治疗中获得广泛应用。

四、生物医学复合材料

复合材料是指由两种或两种以上不同化学性质的组分,通过物理或化学的方法,在宏观上组成多相且各相之间具有明显界面和新性能的固体材料。在复合材料中,通常有一相为连续相,称为基体;另一相为分散相,称为增强体。在生物医学材料的应用领域,为了弥补单一材料在性能上的不足,常常会采用两种或两种以上具有不同性能的材料进行复合,从而制备出性能更为理想的复合型生物医学材料。根据基体材料的不同,生物医学复合材料可分为金属基、陶瓷基和高分子基复合材料三类。根据材料植入体内后引起的组织反应类型和程度,生物医学复合材料又可分为生物惰性的、生物活性的以及可生物降解吸收的各种类型。根据增强体的形态和性质分为纤维增强和颗粒增强生物医学复合材料。如为了使材料具有良好的加工成型性能,同时又具有较高的强度、韧性和弹性等功能,将各种不同的医用高分子材料同碳纤维复合,包括:聚甲基丙烯酸甲酯/碳纤维、聚砜/碳纤维、聚丙烯/碳纤维、聚乙烯/碳纤维、聚醚醚酮/碳纤维复合材料等;为了赋予医用高分子材料一定的生物活性,制备了聚 L-乳酸/羟基磷灰石、聚甲基丙烯酸甲酯/羟基磷灰石、聚甲基丙烯酸甲酯/生物活性玻璃、聚氨酯/生物活性玻璃等复合材料。近年来,已有越来越多的生物医学复合材料应用于临床治疗,取得良好的效果。特别是通过仿生复合一些具有生物功能特性的添加相后,使材料具有细胞调控特性和促进组织再生修复特性的新型生物医学复合材料受到生物医学材料研究及临床治疗领域的高度关注。

第三节　生物医学材料的发展历史

人类开始利用材料进行自身组织修复可以追溯到几千年前。考古发现,古埃及人从 3000 年前就开始利用棉花纤维和马鬃缝合伤口;中国人和古罗马人在 2000 年前用黄金修复缺损的牙齿;16 世纪人类开始利用黄金板修复腭骨。这些历史证据表明,人类在很长时间以来一直尝试通过利用外来的某种"材料"实现身体的修复,以恢复人体的功能,但由于当时人类的技术能力所限未能如愿以偿。生物医学材料得以较快发展是在 20 世纪 40 年代的第二次世界大战期间,这主要是由于大量战伤人员由于肢体和器官受损,需要医生要尽快利用材料制成的各种修复部件进行手术治疗,大量金属材料被制成骨科植入部件,用于肢体的固定和修复,起到重要的治疗作用。同时也促进了生物医学金属材料骨科植入部件制作和应用技术以及骨科手术治疗技术的发展。在 20 世纪六七十年代,随着材料科学和医学的整体发展日益提高,生物医学材料(如金属和高分子材料)也越来越多地应用于医疗领域,逐渐形成材料领域的重要分支,同时也成为各国竞相研究的重要材料领域。迄今为止,生物医学材料的发展共经历了三代。

1. **第一代生物医学材料**　主要包括各类所谓生物惰性材料,如金属(不锈钢、金、银等)和非降解的高分子材料(聚氨酯、泰佛隆、尼龙、聚甲基丙烯酸甲酯等)。此类材料的特点是在保持材料对宿主组织最低毒性和免疫排斥作用的前提下,达到材料的物理性能与宿主组织相匹配,从而实现人体病损组织的物理替代和修复,在一定程度上恢复人体的某些功能。这类生物医学材料主要是在 20 世纪六七十年代得以广泛应用,其中有些金属和高分子材料至今仍在临床应用中,如各种类型的金属骨、齿科植入部件等。

2. **第二代生物医学材料**　主要包括生物活性材料和可降解吸收材料。所谓生物活性材料是指那些植入人体组织后可在材料表面引发特定的生物响应,导致材料和组织间形成化学键合的材料,包括生物活性陶瓷、生物活性玻璃及微晶玻璃等。生物活性材料的研究成功为生物医学材料研究开辟了一个新领域。

生物活性陶瓷中应用最多的是羟基磷灰石(hydroxyapatite,简称 HA 或 HAP),它也是人体和动物骨骼的主要无机矿物成分。尽管 20 世纪 20 年代已有人工合成的 HA 被应用于骨修复的记载,但直到 20 世纪六七十年代,HA 才开始被材料学家和医生进行较深入的研究并开展较大规模的临床应用。人工合成的 HA 具有良好的生物相容性和骨传导性。多孔 HA 植入骨缺损部位后能诱导新生骨组织及纤维组织长入孔隙内,形成骨和纤维组织交叉融合状态,并能保持正常的组织代谢关系,具有较好的骨修复功能。HA 在骨缺损和齿科修复方面得到广泛应用,如用于颌骨置换及修补,以及骨缺损填充及置换等。另一种应用较多的生物活性陶瓷是 β-磷酸三钙(简称 β-TCP),它具有良好的生物相容性、生物活性和较好的降解特性,可与 HA 复合制成 HA/TCP 复合材料,称为双相磷酸钙。HA/TCP 复合材料既具有一定的生物活性,又具有可控降解特性,在介导新骨形成的同时,本身可以降解吸收,从而起到更好的骨修复作用。近年来,基于仿生原理制备类似于天然骨组织的组成、结构和性质的生物活性陶瓷,成为一个重要发展方向。磷酸钙类生物活性陶瓷虽然与骨中无机矿物的组成相同,但不同部位的骨性质是不尽相同的,如何制备出组成和结构类似于骨组织中微结构连续变化的、具有多级仿生结构的生物活性陶瓷是各国竞相开展研究的重要课题。

生物活性玻璃是由美国佛罗里达大学的 Larry L. Hench 教授于 20 世纪 70 代初成功研发,1985 年开始临床应用并成功用于中耳骨修复。生物活性玻璃于 20 世纪 90 年代开始广泛用于骨、齿科临床,修复因各种原因导致的肢体及牙周骨缺损,以及用于牙槽嵴增高。由于这类材料在人体生理环境中能够与骨组织形成牢固的化学键合,并可促进骨再生,从而具有很好的骨修复效果;针对生物活性玻璃的力学强度不足的问题,20 世纪 80 年代,德国、日本和中国的研究人员分别研究出具有良好的力学强度、可加工性能和较好生物活性的生物活性微晶玻璃,作为人工骨植入材料,如人工椎板、脊柱融合器、人工颌骨等,并成功应用于临床;近年来的研究表明生物活性玻璃不仅能够同人体硬组织形成很好的化学结合,同软组织也能很好地结合,并具有软组织修复功能,从而为生物活性玻璃在皮肤及黏膜创伤修复的应用奠定了基础。生物活性玻璃皮肤创面修复产品于 2000 年正式应用于临床。

第二代生物医学材料中的另一个重要类别是可降解吸收医用高分子材料,主要包括聚乳酸(PLA)、聚羟基乙酸(PGA)及其两者的共聚体(PLGA)、胶原等。聚乳酸常被用于制作手术缝合线、骨修复材料、注射用微胶囊/微球及埋置剂等制药的材料等。近年来有报道用聚乳酸材料制作可降解血管支架,成功用于治疗冠状动脉狭窄,为新型血管支架的研究和应用开辟了一个新的领域。可降解吸收材料由于在体内植入一定时间后会通过水解、酶解或细胞吞噬等作用被分解,最终排出体外,从而降低了组织对外来“异物”的排斥反应,并且为新的组织再生和长入留下必要的空间。

3. **第三代生物医学材料**　是指那些可以在细胞水平上激发特定细胞学响应的材料。此类材料的研究始于 20 世纪 90 年代之后,目前仍是各个国家竞相研究的重点领域。第三代生物医学材料的核心理念是通过对材料进行特殊的组成和结构设计,并采用材料复合、接枝、表面修饰及仿生功能化等先进的材料制备技术,使材料将原本在第二代生物医学材料中处于分立状态的生物活性及可降解吸收特性集于一身,通过化学、物理和生物学效应促进干细胞/祖细胞的增殖和定向分化,从而形成新的组织,最终达到病损组织的理想修复。正是由于第三代生物医学材料所具有这种特殊功能,从而使其在组织修复方面显示了极高的应用价值。目前在人体组织工程研究中所使用的许多新型组织工程支架材料是属于第三代生物材料的范畴。

自从 20 世纪后半叶开始,生物医学材料的研究和应用越来越受到材料学界和医学界的高度重视,成为材料领域的重要研究分支。对其研究也从最初重点所关注的材料理化性能,发展到对材料的生物相容性、生物活性、基因激活特性、生物适配性以及组织修复特性等的扩展,形成涉及材料学、细胞学、组织学及临床医学的交叉研究领域。特别是随着材料基因组技术、生物信息技术、大数据技术及3D打印技术的飞速发展及高度融入,生物医学材料及其相关产业已成为当今世界经济中最具生气的朝阳产业之一。我国在近年来对于生物医学材料的研究和临床应用也予以高度重视,投入巨大的人力、物力和财力促进生物医学材料的研究和应用转化,目前我国在生物医学材料的研究和应用方面在国际上具有重要地位,有多种具有优异组织修复功能及自主知识产权的新型生物医学材料产品已经进入临床应用,并且有一大批新产品正在进行临床前的转化工作,将在较短时间内应用于临床,为广大患者服务。

思考题

1. 何谓生物医学材料? 对生物医学材料有哪些性能要求?
2. 生物医学材料有哪些主要的种类? 在医学上有哪些应用?
3. 生物医学材料可以大致分为几代? 各有哪些性能特点?
4. 生物医学材料的研究涉及哪些学科的交叉?

(陈晓峰)

第二章　生物医学陶瓷

距今 7 000—8 000 年的新石器时代早期,我们的祖先就已经开始制作陶器,主要用于一般的生活用品,例如容器或餐具。随着社会的发展,陶瓷(ceramics)制造逐渐从实用型向装饰功用转变。到殷商初期,随着烧制温度的不断提高,瓷器初具雏形。大约在公元 960—1279 年的宋代,随着陶瓷业的蓬勃发展,中国陶瓷开始对欧洲及南洋诸国大量输出。人们现在所称的陶瓷实际上是陶和瓷两种完全不同的器物,它们制作工艺基本相同,但其性能却存在差异。陶器的制作先于瓷器被发现,陶用陶土制坯,瓷用瓷土制坯,两者烧制的窑温温度也不尽相同,前者在 1 000℃ 左右烧成,后者烧成温度在 1 200℃ 左右。

因此,陶瓷是以天然或合成化合物为原料,经过配料、成型、干燥、焙烧等工艺流程致密化而制成的具有使用功能的制品。制作陶瓷的原料可以是天然的陶土和瓷土,也可以是人工合成的物料。生物医学陶瓷(biomedical ceramics),亦称生物陶瓷(bioceramics),是一类特别设计的陶瓷,用于修复、重建和替换由于疾病等导致的身体部分的缺损。

第一节　生物医学陶瓷概述

一、发展过程

生物医学陶瓷作为生物医学材料始于 19 世纪初。1808 年初成功制成了用于镶牙的陶齿,后在 1871 年,羟基磷灰石被人工合成。1894 年,H. Dreeman 报道使用熟石膏作为骨替换材料。1926 年 Bassett 利用 X 射线衍射分析发现骨和牙的矿物成分与羟基磷灰石的 X 射线谱相似。1928 年,Leriche 和 Policard 开始研究和应用磷酸钙作为骨替换材料。1930 年,Naray-Szabo 和 Mehmel 独立地应用 X 射线衍射分析确定了氟磷灰石的结构。20 世纪五六十年代 Posner 等确定了骨矿物和羟基磷灰石的晶体结构;LeGeros 采用红外光谱和 X 射线衍射分析晶格常数变化证实碳酸根存在于骨和牙矿物以及羟基磷灰石结构中;Elliot 和 Young 报道了阴离子如氟和氯替代氢氧根也会引起晶格常数变化。生物医学陶瓷的临床应用始于 20 世纪 60 年代,Smith 报道发展了一种生物医学陶瓷骨替代材料;1969 年,Helmer 等首次将氧化锆陶瓷应用于生物医学领域,可替代氧化铝、金属钛等股骨头修复体。鉴于陶瓷优良的物理、化学和力学性能,例如,光滑的陶瓷和化学惰性极少引起组织反应,同时具有优良的摩擦性能,使其适用于骨替换和摩擦表面替换。因此,早期使用的生物医学陶瓷以生物惰性为主,强调陶瓷在生理环境中的稳定性。

20 世纪 60 年代以后是生物活性陶瓷蓬勃发展的重要时期,涌现出一批在生物医学陶瓷领域有着重要影响的科学家。1960 年,Selye 及其研究团队将生物玻璃管植入大鼠皮下,组织学分析显示植入 60 天后在横膈膜出现了包含骨、软骨及造血系统的组织。1971 年,Hench 发明了能与活体组织形成键合的生物玻璃,由此产生了生物活性材料的概念,他也被称为生物玻璃之父。这类陶瓷能与软硬组织形成生物化学键性结合,它们在生理环境不再是完全稳定的,可发生降解,其降解产物满足生物医学材料的生物相容性要求。1971 年报道人工合成羟基磷灰石被应用于临床,随后证实羟基磷灰石陶瓷是一类生物活性材料。1982 年 Kokubo 等发明了磷灰石微粒增强的硅灰石玻璃陶瓷(简称 A-W 玻璃陶瓷),极大地提高了生物玻璃抗弯强度、断裂韧性和杨氏模量,使其能够应用于部分承力部位骨缺失替换。1987 年 de Groot 等利用等离子喷涂技术将羟基磷灰石涂覆在金属植入体表面,改善用于承力部位金属植入体表面生物活性,随后羟基磷灰石涂层金属植入体被广泛应用于临床骨替换。90 年代初张兴栋、Yamasaki 和 Ripamonti 等分别独立报道了多孔羟基磷灰石陶瓷的骨诱导现象。

20 世纪 70 年代初期,中国开始研究生物医学陶瓷,并用于临床。1974 年开展微晶玻璃用于人工关节的研究;1977 年氧化铝陶瓷在临床上获得应用;1979 年高纯氧化铝单晶用于临床以后,又有新型生物医学陶瓷材料不断出现,并应用于临床;1993 年成功研制等离子喷涂羟基磷灰石涂层金属植入体,并成功用于临床;同年发现多孔羟基磷灰石陶瓷的骨诱导性,开辟了材料诱导组织再生新的研究热潮。21 世纪后,硅基和磷酸盐等生物活性陶瓷材料依旧是生物医学陶瓷材料研究热点,除传统制备工艺外,3D 打印技术和纳米技术等先进工艺逐渐被广泛应用于生物医学陶瓷贮备;生物医学活性陶瓷材料用于软骨以及软-硬骨组织一体化修复领域也成为目前的研究热点并取得了不错的研究成果。2015 年,Multistation 推出了全新的 3D 打印工艺 Biocerawax,在 3D 打印技术中使用特制蜡材料作为黏合剂,进而开发了低成本生物陶瓷 3D 打印工艺。2017 年,国内通过 3D 打印方法制备有序大孔结构的锰-磷酸三钙(Mn-TCP)生物陶瓷支架,用于骨和软骨组织再生。

目前,生物医学陶瓷的应用范围也正在逐步扩大,主要应用于人工骨、人工关节、人工齿根、骨充填材料、骨置换材料、组织工程支架,还可应用于人造心脏瓣膜、人工肌腱、人工血管、人工气管等领域。

二、生物医学陶瓷分类

按照材料种类及他们与宿主组织间的相互作用,生物医学陶瓷可分为生物惰性陶瓷(bioinert ceramics)、生物活性陶瓷(bioactive ceramics),生物活性陶瓷又有可降解(biodegradable)和不可降解(non-biodegradable)两种类型。

生物惰性陶瓷是一类在长期植入生理环境中几乎不发生化学变化的陶瓷,活体组织对长期植入的惰性陶瓷植入体的反应是在其周围形成很薄(一般小于几个微米)的纤维膜,它们与组织的力学结合是通过组织长入粗糙表面产生的机械嵌合实现。典型的生物惰性陶瓷包括高纯氧化铝、氧化锆等。由于生物惰性陶瓷优越的生物稳定性、生物相容性和高耐磨损性能,在全髋关节置换中它们主要用于要求低磨损性的关节球。

生物活性陶瓷是一类在植入生理环境中能与周围组织形成生物化学键性结合的陶瓷,它们与组织结合的强度能够承载较大的机械力量。通常这种生物化学键合强度高于陶瓷自身或者与其相结合组织的强度。典型的生物活性陶瓷包括羟基磷灰石和生物活性玻璃等。

可降解生物医学陶瓷是一类植入体内后将发生降解而被周围组织替代的陶瓷,其降解产物无毒、可参与组织再生或代谢。在其植入体内的降解过程中,通常要求其将降解速率与组织再生速率相匹配,避免生物医学陶瓷植入体降解过快丧失其性能导致组织再生修复失败。典型的可降解生物医学陶瓷包括磷酸三钙陶瓷、磷酸三钙与羟基磷灰石构成的双相陶瓷、硫酸钙材料等。

生物医学陶瓷基复合材料是在陶瓷基体中添加第二相材料,改善其力学性能而形成的多相材料。生物医学陶瓷基主要包括 Al_2O_3、ZrO_2 和羟基磷灰石等,其中添加的具有增韧效果的成分称为增韧体。增韧体按照其形态和几何尺寸,可分为纤维(长、短纤维)、晶须和颗粒等三类,它们在陶瓷基中的分散排布方式显著地影响复合材料的性能。长纤维在陶瓷基中单向排布所形成的单向长纤维增强复合材料具有显著的力学各向异性,其沿纤维长度方向的纵向性能明显优于横向性能,而长纤维多向排布所获得的多向长纤维增强复合材料则具有更优良的各向同性性能。晶须作为陶瓷基复合材料增韧体,是直径为 $0.2 \sim 1\mu m$、长度约为几十微米的细小单晶,其晶体结构较完整、缺陷少,具有很高的强度和模量。作为增韧体的颗粒通常大小为几微米,在各方向上长度大致相同。颗粒增韧效果由其种类、粒径、含量及其在基体中的分布等决定,但总体上讲增韧效果不如纤维和晶须。决定增韧体增韧效果的另一个关键因素是增韧体与陶瓷基体间的界面结合,两者间形成强的界面结合有利于提高增韧效果。生物医学陶瓷基复合材料的特点是强度高、硬度高、密度低、耐高温、耐腐蚀和耐磨损,主要用作人工关节和牙齿等的替代材料。

第二节　生物医学陶瓷性能及表征

一、生物医学陶瓷的性能

植入型生物医学陶瓷最终使用环境是在体内,体内存在体液、酶、蛋白和细胞等生物物质,它们具有高的反应活性,极其容易侵蚀晶界、相界和陶瓷表面,使医用陶瓷植入体力学性能和表面性能降低,从而导致植入失效。因此,国际标准组织(ISO 13779)规定了植入型生物医学陶瓷的性能指标(表2-1),这些性能指标是生物医学陶瓷应该满足的最低标准。在实际生产过程中,企业通常会制定更高的执行标准保证制品的质量。

生物医学陶瓷材料学特性包含如下内容:①化学成分,包括杂质含量等;②物相和结构,包括结晶形态、杂质位置等;③显微结构,包括晶粒大小、形状和孔隙状况以及缺陷;④表面特性,包括表面结构和形貌、电荷和电势等。以上这些特性属于生物医学陶瓷的内在性质,决定了其宏观性能和使用功能,包括力学性能、降解性及其在植入体内的行为等。生物医学陶瓷特性能够定量表征,制备过程决定其本征特性,但不同的制备过程也能够获得相同的陶瓷特性。表2-1列出了几种典型医用生物陶瓷和骨皮质与骨松质的一些基本性能。

二、典型生物医学陶瓷及其晶相结构

(一)氧化锆

氧化锆属于生物惰性陶瓷,其分子式为 ZrO_2,在常压下其晶体结构存在三种形态:单斜相(m 相,1 174℃以下,密度为 5.65g/cm^3)、正方相(t 相,1 170~2 370℃,密度为 6.10g/cm^3)、立方相(c 相,2 370℃以上,密度为 6.28g/cm^3)。上述三种晶型存在于不同的温度范围,并可以相互转化,从 t 相到 m 相的转变时伴随大约 4.5% 的体积增加,具体转化条件如下所示:

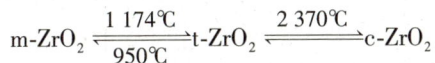

$$m\text{-}ZrO_2 \underset{950℃}{\overset{1\,174℃}{\rightleftharpoons}} t\text{-}ZrO_2 \overset{2\,370℃}{\rightleftharpoons} c\text{-}ZrO_2$$

高温烧结氧化锆陶瓷降温过程中存在反向体积增加导致陶瓷出现裂纹,通常加入一定量的金属氧化物,如 MgO、CaO 和 Y_2O_3,稳定高温相防止裂缝产生,增加其断裂韧性。研究表明,氧化锆在人体口腔中无过敏现象,在合理设计的前提下,可保证使用 50 年依然坚固。

(二)氧化铝

氧化铝属于生物惰性陶瓷,其分子式为 Al_2O_3。氧化铝有多种结晶态,可分为低温型氧化铝以及高温型氧化铝,目前已确认的有 9 种结晶态,主要为 α 型和 γ 型两种。α-氧化铝是自然界火山爆发的产物,亦称为刚玉结构,属三方晶系,是氧化铝结晶态中最稳定者,刚玉型结构具有立方最密堆积的氧原子层,氧原子间的八面体配位的 2/3 空隙是由金属原子所填充。即铝离子与氧原子形成离子结合键,铝原子受六个氧原子包围而成八面体的六配位型。因铝离子的离子半径为氧化物 M_2O_3 最小者,其与氧离子紧密结合而成为硬度最高的三价金属氧化物。γ-氧化铝是水铝矿及氢氧化铝等氧化铝水化物在脱水过程中生成的过度氧化铝,为正方晶系,晶格常数较大,密度较小,易溶于酸。经 1 000℃加热即转化为 α-氧化铝。生物氧化铝陶瓷一般选用高硬度、高强度的 α-氧化铝,α-氧化铝相比其他晶相生物学性能更优。

笔记

表 2-1 典型医用生物医学陶瓷的基本性能

种类（组成）	含量/%	烧结助剂/%	密度/（g/cm³）	平均晶粒/μm	杨氏模量/GPa	韦氏硬度/H	抗压强度/MPa	弯曲强度/MPa	断裂韧性 KIC/（MPa·m^{1/2}）
ISO13779 标准（Al_2O_3）	>99.50	—	>3.90	<7	—	>2 000	—	>400	—
Al_2O_3	≥99.51	<0.1（SiO_2+Na_2O）	≥3.94	<4.5	400	>2 000	4 200	>450	4~5
Ca-PSZ（CaO 稳定 ZrO_2）	≥88	<12（CaO+MgO）	6.10~6.28	<0.6	160~241	1 700	2 000	700	6~9
Y-TZP（Y_2O_3 稳定 ZrO_2）	97	3mol（Y_2O_3/MgO）	6.28	0.2~0.4	150	1 300	2 000	1 000	6~15
HA	100	—	3.16	<4	80~110	600	500~1 000	115~200	1
骨皮质	—	—	1.6~2.1	—	7~30	—	100~230	50~150	2~12
骨松质	—	—	—	—	0.05~0.5	—	2~12	—	—

Al_2O_3 化学稳定性好，许多复合的硫化物、磷化物、砷化物、氯化物、溴化物、碘化物、氧化物以及硫酸、盐酸、硝酸、氢氟酸都不与 Al_2O_3 作用，且 Al_2O_3 耐磨性能尤佳，因此 Al_2O_3 可以制备人体关节。

（三）磷酸钙生物医学陶瓷

磷酸钙陶瓷与骨及牙齿的无机成分类似，无抗原性，具有良好的生物相容性、骨传导性和骨诱导性，而广泛应用于骨缺损和牙科修补。表 2-2 列出了主要的磷酸钙陶瓷的组成及缩写，它们因组成和钙磷比不同以及晶体结构的差异导致其性能不同，下面对常用的几种磷酸钙进行介绍：

1. **无定型磷酸钙（ACP）** ACP 是指非晶态磷酸钙材料的总称，其 Ca/P（摩尔）比在 1.2~2.2 范围内变化，其具体数值与制备条件有关。研究发现，人体骨矿物中存在 ACP，且随着年龄增长，无机相中 ACP 含量逐渐减少。ACP 短暂存在于湿法合成 HA 过程中，是一种中间相，在水溶液中存在时间极短。ACP 在母液中易通过溶解-再沉积过程转变为磷灰石晶相。有关文献报道，当 pH<9.4 时，ACP 的转变过程为：ACP→OCP→HA；当 pH>9.4 时，ACP 的转变过程为：ACP→HA。ACP 较其他磷酸钙特点在于：生物降解速率快于 TCP；骨传导性及细胞黏附性能优于 HA。因此，ACP 成为生物医学领域研究的一大热点。

表 2-2　主要的磷酸钙陶瓷的组成及缩写

名称	英文缩写	分子式	Ca/P 比
磷酸二氢钙	MCPM	$Ca(H_2PO_4)_2 \cdot H_2O$	0.50
无水磷酸二氢钙	MCPA	$Ca(H_2PO_4)_2$	0.50
磷酸氢钙	DCPD	$CaHPO_4 \cdot 2H_2O$	1.00
无水磷酸氢钙	DCPA	$CaHPO_4$	1.00
磷酸八钙	OCP	$Ca_8H_2(PO_4)_6$	1.33
α-磷酸三钙	α-TCP	$\alpha\text{-}Ca_3(PO_4)_2$	1.50
β-磷酸三钙	β-TCP	$\beta\text{-}Ca_3(PO_4)_2$	1.50
羟基磷灰石	HA	$Ca_{10}(PO_4)_6(OH)_2$	1.67
氟磷灰	FAP	$Ca_{10}(PO_4)_6F$	1.67
磷酸四钙	TTCP	$Ca_4O(PO_4)_2$	2.00
无定型磷酸钙	ACP	$Ca_x(PO_4)_y \cdot nH_2O$	1.2~2.2

2. **磷酸三钙（TCP）** TCP 主要分为 α-TCP（高温相）和 β-TCP（低温相）。α-TCP 为单斜晶系，β-TCP 为六方晶系。采用固相反应法制备 TCP 时，反应温度低于 1 125℃，产物主要为 β-TCP；高于 1 125℃时，β-TCP 转变为 α-TCP。α-TCP 在水溶液中比 β-TCP 更活泼，容易水解形成更稳定的磷酸钙。所以，α-TCP 常与其他化学物质一起作为骨水泥的原料，在一定条件下发生自固化形成 DCPD 或 HA，成为骨或牙齿替代物。β-TCP 作为生物可降解活性陶瓷，具有良好的生物相容性和骨诱导性。降解释放出的 Ca、P 促进新骨生成，是理想的人工骨替代材料。

3. **磷酸氢钙（DCPD）** 也称钙磷石，为单斜晶系。在 pH<6.5 弱酸条件下，磷酸钙主要以 DCPD 的形式存在。但 DCPD 易水解形成更稳定的相，如 OCP 或 HA。DCPD 主要晶面为（010）面，晶格水分子以夹层形式平行排列在 CaP 链间（图 2-1），在 80℃以上容易失水，转变为 DCPA。研究指出，DCPD 是骨组织矿化和牙釉质在酸性条件下溶解过程

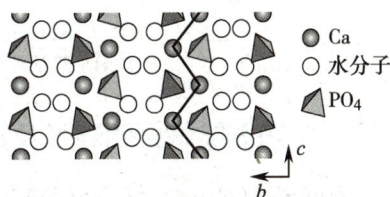

图 2-1　DCPD 晶体结构正视图
PO_4 以褶线形式排列在 Ca 周围（如黑线所示），水分子填充在 Ca 和 PO_4 之间。

的中间体。另外,在病理性的钙化产物中(如尿结石和牙结石等)也发现 DCPD 的存在。DCPD 常应用于外科手术中作为黏合剂及牙医行业。DCPD 广泛的医学用途及在生物矿化中作为 HA 可能的前驱物,而得到广泛研究。

4. 磷酸八钙(OCP)　OCP 是骨骼和牙齿的主要成分之一,其降解能力优于 HA,而低于其他 CaP。OCP 晶体结构与 HA 类似,如图 2-2,磷酸钙层与水合物层交替排列。OCP 作为 HA 的前驱体,在水溶液中不稳定,易水解生成 HA。OCP 良好的生物相容性和骨传导性,常用作骨缺损的修复材料。

5. 羟基磷灰石(HA)　HA 是所有磷酸钙盐中稳定性最好,最不易溶解的。从化学成分和晶体结构来看,也是最接近人体骨骼、牙齿的材料。HA 晶体为六方晶系,属于 $P6_3/m$ 空间群。其晶体结构为六方柱体,如图 2-3a。六边形面与 c 轴垂直,a 与 b 轴夹角为 120°,晶胞参数为 $a_0 = 0.938 \sim 0.943nm$,$c_0 = 0.686 \sim 0.688nm$。HA 沿 c 轴的投影图如图 2-3b 所示,晶胞中 Ca^{2+} 占据 HA 晶体结构中的两种位置。Ca(Ⅱ)原子位于 $c = 1/4$ 和 $c = 3/4$ 处,位于 3 个 O 组成的配位体中心,沿 c 轴投影到平面上,呈三角排列。Ca(Ⅰ)原子位于 $c = 0$ 和 $c = 1/2$ 处,位于 6 个 O 组成的 Ca-O 八面体的中心,沿 c 轴投影到平面上,呈六方排列。Ca(Ⅰ)原子与上下两层六个 PO_4 四面体间九个位于角顶的 O 相连,故配位数为 9。此种连接形成了平行于 c 轴的通道。而 Ca(Ⅱ)原子与邻近的四个 PO_4 四面体间六个位于角顶的 O 及一个 OH^- 相连,配位数为 7,位于三个 O 组成的配位体中心,构成绕 c 轴呈螺旋状分布的结构通道。由于 Ca(Ⅰ)原子严格排列在通道位置,任何细小的作用改变(如金属-O 相互作用)都会影响整体晶格,所以离子半径小于 Ca 的金属原子倾向于取代 Ca(Ⅰ)位置;相反,Ca(Ⅱ)原子处于复杂的螺旋排列中,原子的随机错位不会对整体结构造成大的影响,因而离子半径大于 Ca 的金属原子倾向于占据 Ca(Ⅱ)位置。

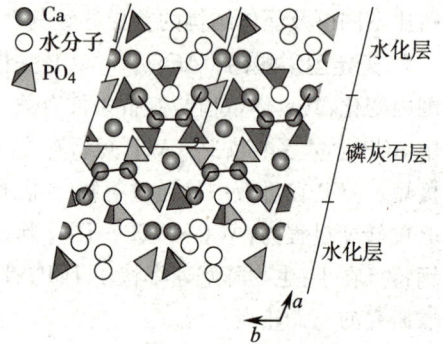

图 2-2　OCP 晶体结构俯视图

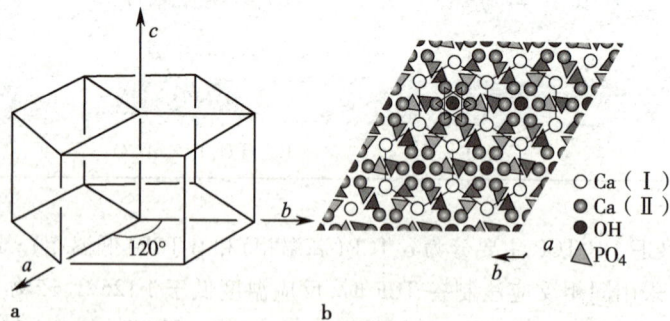

黑线连接为 Ca(Ⅰ)在晶体中的排列,黑色虚线线连接 Ca(Ⅱ)在晶体中的排布

图 2-3　HA 晶体结构及沿 c 轴的俯视图
a. HA 晶体结构;b. 沿 HA 晶体结构中 c. 轴的俯视图。

三、生物医学陶瓷的表征及其手段

材料的表征(characterization)是描述其成分和结构特性的,这些特性对于材料的制备、性能研究或使用及其充分复制材料等具有重要意义。表征的目的就是保证性能的可重复性。生物医学陶瓷的表征包括评价其成分、结构和表面特性以便陶瓷本身及其宏观性能能够重复制备。

陶瓷化学成分表征包括其本身的化学成分及其杂质含量等,主要的化学成分表征手段主要有化学法、光谱法和能谱法。物相和晶体结构的表征包括结晶形态、杂质位置等;显微结构表征包括陶瓷中晶粒大小、形状和孔隙状况以及缺陷等；表面特性表征包括表面结构和形貌、粗糙度、电荷和电势等。表2-3列出了陶瓷性能表征特性及其对应使用的主要仪器设备。

表2-3　陶瓷性能的表征特性及使用仪器

分类		表征特性	使用仪器
粉体	颗粒形态	颗粒形状、粒径、晶粒尺寸、粒径分布、密度、孔隙分布	光学显微镜、扫描电镜、粒度分布仪、比表面仪、X射线衍射、密度仪、孔径分布测定仪
	团聚状态	团聚程度、团聚体尺寸、形状和密度	光学显微镜、扫描电子显微镜、粒度分布仪、密度仪
	化学组成	种类、数量及非化学计量，杂质种类、数量和分布等	X射线荧光分析仪、原子吸收光谱、元素分析仪、发射光谱仪、扫描电镜能谱分析仪、ICP发射光谱仪、表面能谱分析仪
	结晶学性能	结晶相：晶型、种类、数量、晶格常数，缺陷种类和数量，晶格畸变，表面电位、自由能和比表面积	X射线衍射仪、电子或种子衍射仪、热分析仪、红外光谱仪、拉曼光谱仪、比表面仪、表面电位仪、热量计
陶瓷	化学成分	种类、数量及非化学计量，杂质种类、数量和分布等	X射线荧光分析仪、原子吸收光谱、元素分析仪、发射光谱仪、扫描电镜能谱分析仪、ICP发射光谱仪、表面能谱分析仪
	显微结构	密度、微孔大小、形态和分布；宏孔大小、形态和分布；晶粒大小、形态和分布；杂质颗粒大小、形态和分布；晶界结构等	比表面介孔微孔分析仪、真密度/开闭孔率测试仪、电容式压汞仪、固体密度测试仪、光学显微镜、扫描电子显微镜
	物相和结构	结晶相：晶型、种类、数量、晶格常数，杂相种类、含量和分布，晶格畸变等	X射线衍射仪、电子或种子衍射仪、热分析仪、红外光谱仪、拉曼光谱仪、比表面仪、表面电位仪、热量计
	表面性能	表面电荷和电位、自由能和比表面积，粗糙度，表面结构和形貌，表面元素种类及分布、表面浸润状态等	比表面仪、表面电位仪、接触角测量仪、表面粗糙度、光学显微镜、扫描电子显微镜、原子力显微镜、X射线能量分散谱仪、X射线光电子能谱仪、俄歇电子能谱仪、聚焦离子束仪、二次离子质谱分析仪等
	机械性能	硬度、韧性、塑性、弹性模量、抗压强度、抗弯强度、耐磨性等	维氏硬度仪、洛氏硬度仪、纳米硬度仪、万能力学试验机、摩擦磨损试验机

晶相结构分析：最主要的晶相结构分析手段是X射线衍射分析。当X射线照射到晶体物质表面时，入射线与反射线当满足布拉格条件是将发生干涉加强，从而在记录仪上出现衍射图案或谱峰，它们对应着物质的固有晶相结构，即物质的固有特征，具有指纹作用。晶体X射线衍射条件的布拉格方程为：

$$2d\sin\theta = n\lambda, n = 1, 2, 3\cdots\cdots$$

其中，d 为晶面间距，θ 为入射X射线与相应晶面的夹角，λ 为X射线的波长，n 为衍射级数。布拉格方程表明，只有照射到相邻两晶面X射线的光程差是波长的 n 倍时才产生衍射，这时X射线的衍射强度将相互加强。

晶体物质都有自己特定的晶胞大小和晶体结构，其晶面间距 d 决定衍射峰的角度位置，晶面上原子的排布决定它们的相对强度 I_{hkl}。不同晶体结构的物质在衍射图案上对应特征衍射强度和衍射角，因此，根据衍射数据能够分析晶体结构达到鉴别物质的目的。

在陶瓷粉末的制备中，对于尺寸小于100nm晶粒，可采用Debye-Scherrer公式估算晶粒大小，计算

结果为沿垂直于衍射峰对应晶面方向（即法线方向）的厚度。依据 XRD 图谱,利用 Debye-Scherrer 公式:

$$D = \frac{K\gamma}{B\cos\theta}$$

其中,K 为 Scherrer 常数,若 B 为衍射峰的半高宽,假设晶粒为小而均匀的球体,K = 0.89;晶粒为小而均匀的立方体,K = 0.94。但实际应用中粉末样品的晶粒不可能形状、大小一致,对其取值并未作严格要求,Debye-Scherrer 公式仅作为经验公式使用,通常取两者之一。若 B 为衍射峰的积分高宽,则 K = 1。D 为晶粒垂直于晶面方向的平均厚度(nm);B 为实测样品衍射峰半高宽度(必须进行双线校正和仪器因子校正),在计算的过程中,需转化为弧度(rad);θ 为衍射角,也换成弧度制(rad);γ 为入射 X 射线波长,采用铜靶(λ = 0.154 056nm)。

透射电子显微镜是把经加速和聚集的电子束投射到非常薄的样品上,电子与样品中的原子碰撞而改变方向,从而产生立体角散射。散射角的大小与样品的密度、厚度相关,因此可以形成明暗不同的影像,影像将在放大、聚焦后在成像器件(如荧光屏、胶片以及感光耦合组件)上显示出来。

透射电镜可用于观测微粒的尺寸、形态、粒径大小、分布状况、粒径分布范围等,并用统计平均方法计算粒径,一般的电镜观察的是产物粒子的颗粒度而不是晶粒度。高分辨电子显微镜(HRTEM)可直接观察微晶结构,尤其是为界面原子结构分析提供了有效手段,它可以观察到微小颗粒的固体外观,根据晶体形貌和相应的衍射花样、高分辨像可以研究晶体的生长方向。

X 射线光电子能谱仪是一种表面分析技术,主要用来表征材料表面元素及其化学状态。其基本原理是使用 X 射线,如 Al Ka = 1 486.6eV,与样品表面相互作用,利用光电效应,激发样品表面发射光电子,利用能量分析器,测量光电子动能(Ek),根据 Eb = hv − Ek − W,进而得到激发电子的结合能(Eb)。其中 hv 为激发光子能量,W 为功函数。

X 射线能量色散谱仪元素分析(EDS)依据每一种元素都有它自己的特征 X 射线,根据特征 X 射线的波长和强度定量分析元素的存在。原则上 EDS 分析的元素范围 4Be-92U,由于氢和氦原子只要 K 层电子,不能产生特征 X 射线,而锂的特征 X 射线波长太长,这三个元素无法进行检测。若采用 Be 作为分析窗口,由于 Be 的特征 X 射线发生率低,Be 窗口对 Be 到 Ne 之间元素的特征 X 射线吸收严重,故 EDS 只能检测的元素范围为 11Na~92U。EDS 分析一般的测量灵敏度是 0.01%,最小的分析区域可小到 5~50A,但通常为约 1μm,与电子束直径和特征 X 射线激发范围有关。EDS 分析时间为几分钟,分析方法包括点分析、线分析和面分析。在 TEM 和 SEM 里,通常结合使用特征 X 射线谱来分析材料微区的化学成分。

热分析(thermal analysis,TA)是指用热力学参数或物理参数随温度变化的关系进行分析的方法。国际热分析协会(International Confederation for Thermal Analysis,ICTA)于 1977 年将热分析定义为:"热分析是测量在程序控制温度下,物质的物理性质与温度依赖关系的一类技术。"根据测定的物理参数又分为多种方法。

热分析技术能快速准确地测定物质的晶型转变、熔融、升华、吸附、脱水、分解等变化,对无机、有机及高分子材料的物理及化学性能方面,是重要的测试手段。最常用的热分析方法有:差(示)热分析(DTA)、热重量法(TG)、导数热重量法(DTG)、差示扫描量热法(DSC)、热机械分析(TMA)和动态热机械分析(DMA)。

机械性能:硬度从作用形式上,可定义为某一物体抵抗另一物体产生变形能力的度量;从变形机制上,可定义为"抵抗弹性变形、塑性变形和破坏的能力"或"材料抵抗残余变形和破坏的能力",是材料局部区域力学性能在特定条件下的整体表现。陶瓷材料的硬度是其内部结构牢固性的表现,主要取决于其内部化学键的类型和强度,与材料的弹性模量、屈服强度、抗拉强度等力学性能相关。陶瓷材料的化学键主要是离子键和共价键,导致其弹性模量大,可塑性小。陶瓷硬度测量时主要表征为金刚石压头给予的外力与陶瓷形变尺寸之间的关系。测量陶瓷硬度的设备是硬度仪,主要方法包括韦氏硬度仪、洛氏硬度仪、努普硬度仪和纳米硬度仪等,它们都是利用压头压入陶瓷表面而测量陶瓷硬度。表2-4对比给出四种测量陶瓷硬度方法的优缺点。

表2-4　几种常用的陶瓷硬度测定方法

名称	维氏硬度(HV)	努普硬度(HK)	洛氏硬度(HRA)	纳米压痕仪(H_{IT})
压头	金刚石正四棱锥体,夹角136°	金刚石四棱锥体,两长棱夹角172°,短棱夹角130°,底面为菱形	金刚石圆锥体,圆锥角120°,顶端球面半径为0.2mm	金刚石棱锥体,光滑圆锥体,常用vickers压头的角度68°
荷重	10~100g	10~200g	基准荷重10kg,总荷重70kg	700mN以下
荷重时间	30s	30s	基准荷重9s,总荷重10s	不同试样给定不同时间
所测数据	压痕对角线长度,算出压痕表面积	压痕对角线长度,算出投影面积	压痕深度之差h	接触深度h_c
计算公式	$HV=1.854P/d^2$ HV 维氏硬度(kg/mm²) P:荷重(kg) d:对角线长(mm)	$HK=14.23P/L^2$ HK 努普硬度(kg/mm²) P:荷重(kg) L:对角线长(mm)	$HR=(k-h)/0.002$ 洛氏硬度 h:塑性变形压痕深度(mm) k:规定的常量	$H_{IT}=F_{max}/A_p$ 纳米压痕硬度 F_{max}:最大载荷 A_p:相应载荷下的接触投影面积
特点	①荷重小,可测定细小的试样压痕小; ②测量误差大; ③对试样无损坏	①同上; ②压痕长,易测量,误差小; ③同上	①荷重较大,只能对相对大的试样进行测定; ②误差小,测量效率高; ③对试样破坏性大	超低载荷,适用于涂层、薄膜和微区样品
测量精度	较低	较高	较高	较高
试样要求	为使压痕清晰,易于测定,试样表面须先研磨抛光	同上	试样表面不需研磨抛光。但试样两面要相互平行,表面粗糙度要足够小	试样表面进行抛光(机械抛光后试样表面会发生硬化)

第三节　生物医学陶瓷粉体的制备

生物医学陶瓷与传统陶瓷的制备工艺大体相同,如图2-4所示,包括原料的粉碎、配料混炼、成型、干燥、烧结等过程。但是,与传统陶瓷不同的是原料来源,传统陶瓷通常使用的主要原料是存在于自然界的硅酸盐矿物,如多种微细矿物组成的黏土类、以二氧化硅为主的石英类、长石等,而生物医学陶瓷的原料主要是合成的氧化物原料、磷酸钙系列原料和合成的硅酸盐原料等,其原料的化学组成受到精确控制,尤其是重金属元素的含量。

陶瓷粉体是具有粒径分布的大量固体颗粒的集合体,用于制备陶瓷的原料。粉体的特性包括化学成分、结晶学性质、粒径、形态、团聚状态和表面状态等,它们对陶瓷的性能有决定性的作用。生物医学陶瓷粉体制备主要有物理粉碎法和化学制备方法。

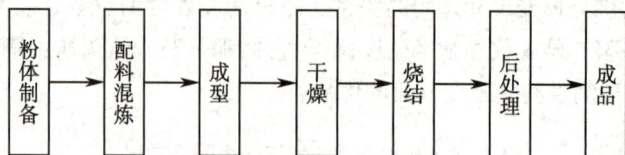

图 2-4　生物医学陶瓷的制备工艺流程图

一、物理粉碎方法

物理粉碎法包括破碎和粉磨两个过程,采用各种粉碎机械施加机械力对陶瓷物料进行粉碎作业,使其变为小块、细粉或粉末。粉碎机械包括破碎机械和粉磨机械,前者主要将大块物料进行破碎,产物中粒度大于 3mm 的含量占总排料量 50%以上;后者负责将物料磨细,产物中小于 3mm 的含量占总排料量 50%以上。粉碎机械的分类方法有多种,或按结构形式或按粉碎方法,或按运动速度,或按受力种类,或按细化程度来划分。

用机械粉碎固体物料的主要方法有五种,即挤压、弯曲、劈裂、研磨和冲击。前四种都是使用静力,最后一种则应用动能。在绝大多数粉碎机械中,物料常在两种以上粉碎方法的作用下被粉碎,例如,在旋回破碎机中,主要应用挤压、劈裂和弯曲;在球磨机中,主要应用冲击和研磨。

物料破碎以后需要进行研磨制备粉体,粉磨机械可采用干法和湿法两种操作方法。干法粉磨过程中,物料是在空气或其他气体中进行粉磨;湿法粉磨过程中,物料则在水或其他液体中粉碎。主要的粉磨机械包括球磨机、振动磨、搅拌磨、行星磨和气流磨等机械,分别介绍如下:

球磨机应用最为广泛,将生物医学陶瓷物料装入可旋转的筒体中,筒体中同时填装一定比例的研磨体,研磨体和物料随筒体的旋转在离心力和摩擦力的作用下,被提升到一定高度后抛落下来,较大质量的研磨体对陶瓷物料进行冲击与研磨,致使物料粉碎。球磨机给料粒度在 30mm 以下,排料粒度为 0.043~0.5mm。

振动磨利用研磨介质在高频振动时产生的冲击和研磨作用粉碎物料的粉磨机械。使用过程中,将装有一定比例研磨介质和物料的容器安装在弹簧支架上,与振动频率为 25~50Hz 的振动器相连。研磨体与陶瓷物料在快速振动的容器内呈悬浮状态,通过抛射冲击使两者产生研磨作用,从而导致陶瓷物料粉碎磨细。当陶瓷给料粒度小于 2mm 时,干法粉磨的排料粒度为 5~85μm,湿法粉磨的可达 0.1μm。

搅拌磨又称搅拌式研磨机,它通过搅拌器带动磨料与粉粒一起不规则地运动,磨料和颗粒之间产生碰撞和剪切,从而把颗粒磨细和混合。搅拌器可以采用多种形状,常见的搅拌器形状有棒式搅拌器、盘式搅拌器、螺旋式搅拌器和叶轮式搅拌器等。

棒式搅拌器由搅拌轴和多层与搅拌轴垂直的搅拌棒组成,搅拌棒形状简单,制造容易,但对介质的搅拌作用弱,承受磨损的能力也最差。搅拌棒工作阻力小,适用于低速和高速搅拌磨机。盘式搅拌器由搅拌轴和多层与搅拌轴垂直的盘形搅拌元件组成。搅拌盘较搅拌棒工作面积大,搅拌作用较强,工作阻力较小,适于高速工作,多用于高速搅拌磨机中。其承受磨损的能力也较强。

螺旋式搅拌器由搅拌轴和轴向螺旋组成。螺旋的工作面积大,所受工作阻力也大,搅拌作用和承受磨损的能力都较强,螺旋本身也妨碍着介质的运动,因此只适用于低速搅拌磨机中。另外,螺旋式搅拌器可以搅拌较大规格的介质,允许的给料粒度较大,常用于再磨和超细磨的较粗粒度阶段。

叶轮式搅拌器由搅拌轴和若干叶轮组成,用于立式搅拌磨机中的叶轮可以看作截取多头螺旋形搅拌元件的一部分而形成,因此其特点与螺旋相似。由于叶轮不是连续的螺旋,介质运动空间较大,因此可以以较高的转速工作,从而产生较高的搅拌磨强度和效率,以及较细的产品粒度。与搅拌棒和搅拌盘相比,叶轮具有工作面积大和在工作中所受的阻力大和承受磨损的能力较强的特点。它不但使粉磨介质产生径向运动和切向运动,还使介质产生向上或向下的轴向运动,因此,叶轮式搅拌器能获得更高的搅拌磨效率。

行星磨的磨筒均匀地分布在转盘上,它们的轴线相互平行。当转盘转动时,球磨罐在绕转盘轴公转的同时又围绕自身轴心自转,作行星式运动。磨筒公转和自转带动磨球做复杂的高速运动中相互碰撞,对物料进行撞击、研磨和混合样品。行星磨包括立式和卧式行星磨两种(图2-5)。

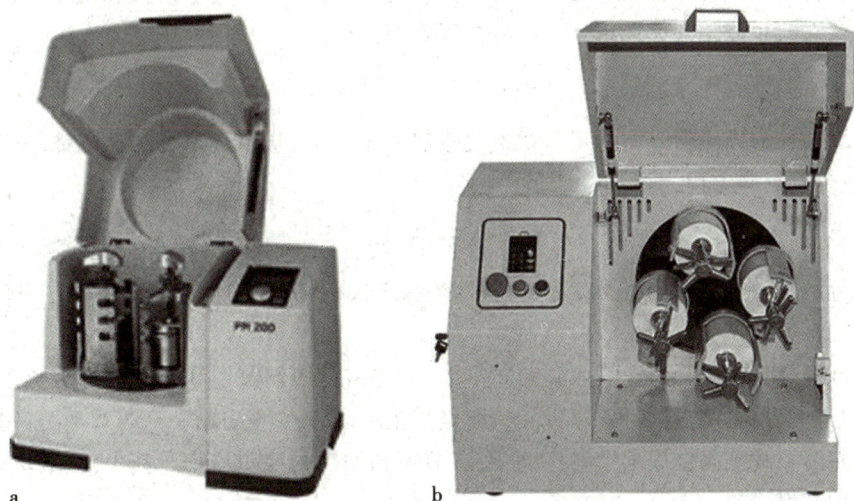

图 2-5　立式行星磨(a)和卧式行星磨(b)

立式行星磨的磨筒是被立式装在一水平放置的大盘上作行星运动,在运动过程中,磨球和物料在公转和自转的作用下,相互碰撞,研磨物料。在研磨过程中,对于相对静止的底平面而言,容易出现磨料结底,即如果磨料不是十分干燥,在粉磨时,由于重力作用往往会沉到磨筒底部,最后结成硬块,无法磨细;其次磨球和磨料的重力不起粉磨作用,并且球磨时的主要研磨面只有一部分筒壁和筒底面,没有利用所有的磨筒内表面积,因此影响了粉磨效率。

卧式行星磨是磨筒被卧式安装在一竖直平面放置的大盘上作行星运动。在这种运动过程中,磨筒没有固定的底面,筒内磨球和物料在竖直平面内受到磨筒公转转速、自转转速、自身重力的共同作用。机器运转时,筒内各点所受力的大小与方向都在不断变化,运动轨迹杂乱无章,因此导致磨球与磨料在高速运转中相互之间猛烈碰撞、挤压,大大提高了设备研磨能力和改善了研磨效果。特别是磨筒处于水平放置,由于转动,磨筒内没有固定的面,避免了立式行星球磨的结底现象,并且利用了整个磨筒的内表面积。

气流磨利用高速旋转的气流使陶瓷颗粒与颗粒之间发生碰撞、冲击和研磨,从而使物料粉碎磨细。大致可分为扁平式(也称圆盘)、循环管式、单喷式(也称靶式)、对喷式气流磨等。

粉碎前后物料粒度的大小变化程度的参数称为粉碎比,是表征粉碎机械粉碎效果的参数。单台粉碎机械的粉碎比是给料的最大粒度与排料的最大粒度之比;而多台粉碎机械所组成的粉碎系统的粉碎比等于最初给料粒度与最终排料粒度之比,或等于各单台粉碎机械的粉碎比的连乘积。在使用破碎机械破碎物料时,粉碎比通常称为破碎比。

二、化学制备方法

化学制备方法包括固相合成法、液相合成法和气相合成法。

(一)固相合成法

以固体物质为反应原料在一定温度下经过固相反应制备粉末的方法。固相反应包括化合反应、热分解反应、氧化还原反应、固溶反应、出溶反应和相变等。一般来讲,参加反应原料的粒径越小,原料间混合均匀接触紧密,其反应活性越大,可有效缩短合成反应的保温时间和降低反应温度,保证合成进行得比较充分。在必要的情况下,一次合成的粉料可再进行温度稍高的二次合成反应,以保证合成反应的充分进行。固相法所获得的粉体烧结活性高,有益于陶瓷烧结过程中胚体致密化,但是生成的粉体容易产生团聚并且粉末粒度不易控制。采用固相法制备氧化铝粉末,首先是将铝或铝盐研磨,然后进行高温煅烧发生固相反应后直接获得氧化铝粉末。

化合反应:将二种或者二种以上的固体粉末混合,然后在一定热力学条件和气氛下反应,最终获得复合物粉末,有时也伴随气体逸出。其反应方程式为:

$$SA+SB \rightarrow SC+SD+G$$

热分解反应:一种固体粉末在一定气氛下发生热分解反应,从而获得另一种固体粉末,同时伴随气体逸出。热分解反应方程式为:

$$SA \rightarrow SB+G$$

例如,热分解法制备 Al_2O_3 粉末,是通过硫酸铝铵 $Al(NH_4)(SO_4)_2 \cdot 12H_2O$ 在空气中热分解获得。

喷雾热分解法:将金属盐溶液喷入高温气氛中,立即引起溶剂蒸发和金属盐的热分解,从而直接合成氧化物粉末的方法。也称为喷雾焙烧法、火焰雾化法、溶液蒸发分解法。喷雾热分解法常有两种流程,一种是将溶液喷到高温火焰中,另一种将溶液喷到加热的反应器中。其中,多数场合使用可燃性溶剂,以利用其燃烧热。

(二)液相合成法

生物医学陶瓷作为医用植入材料,对其纯度具有很高的要求,而液相合成法可以准确地控制合成粉体的化学成分和粒度,因此是制备生物医学陶瓷所需原料粉体的最常采用的方法。液相合成法包括沉淀法和共沉淀法、均匀沉淀法、溶胶-凝胶法、醇盐分解法、水热法、燃烧法、甘胺酸法和柠檬酸盐法等。

沉淀和共沉淀法:沉淀法是指含有金属离子的反应溶液中加入沉淀剂,生成不溶性氢氧化物、磷酸盐、碳酸盐、乳酸盐等沉淀物的过程;溶液中两种金属离子采用同一种沉淀剂使它们同时沉淀生成混合物的过程称为共沉淀法。采用共沉淀法发生原子、离子和分子水平上的均匀混合,沉淀生成能够利用溶度积通过化学平衡理论进行定量计算。沉淀颗粒及最终分解的氧化物颗粒大小、形貌、团聚状态等性能受到化学配比、溶液中离子和沉淀剂浓度、溶液 pH、温度、溶度积、搅拌方式和速度、老化时间以及反应溶液和沉淀剂加入方式等的影响。

不同的加料方式对生成的沉淀物性质具有明显的影响。采用单注顺加方式,即将沉淀剂加入金属盐溶液中,随着沉淀剂耗尽,溶液中溶度积小的金属离子优先析出。采用单注逆加方式,即将金属盐溶液加入沉淀剂中,由于溶液中沉淀剂过量,有利于共沉淀过程进行。采用双注并加方式,即将金属盐溶液和沉淀剂同时按比例加入反应器,有利于沉淀物组成的均匀性。

不同金属离子在溶液中沉淀生成的条件各异,因此相同条件下同时沉淀多种金属离子非常困难,通常不同金属离子按照满足沉淀条件的顺序依次沉底,最终形成单一的或几种金属离子的混合沉淀物。即使在添加微量成分时,由于共沉淀的本质是分别沉淀,沉淀产物仍然是一种混合物,未真正实现微观级别上的组成均匀性。为了尽可能有效地减小分别沉淀倾向,可以采用激烈搅拌条件下提高沉淀剂浓度的逆加方式,在某种程度上防止分别沉淀;同时尽量选择溶度积差别小的沉淀剂和性能相似的金属离子;为减少沉淀剂局部浓度过高带来的反应不均匀性,最好采用双注方式进行沉淀反应。

通常情况下沉淀法中金属盐溶液与沉淀剂相遇立即发生沉淀反应,无论采用什么加样方式和搅拌条件,都难于避免反应溶液中局部浓度非均匀性,引起沉淀反应非均匀发生,导致沉淀产物组成和粒度不均匀。为此,人们采用某些作为沉淀剂的试剂,在恰当的条件下通过特定的缓慢化学反应,使溶液中缓慢均匀地产生阴离子(或阳离子),随之发生沉淀反应。通过这个过程进行沉淀的方法称为均匀沉淀法。在均匀沉淀过程中,加入溶液的沉淀剂不立即与反应物发生沉淀反应,而是通过化学反应在溶液中缓慢均匀地释放构晶离子,使整个溶液中反应物所处环境过饱和度均匀,保证沉淀反应在整个溶液中均匀进行,即整个溶液中成核、生长和析出均匀,这样产生的沉淀物颗粒致密、粒度可控、大小均匀。均匀沉淀法可有效避免沉淀剂局部浓度过高引起的杂质沉淀,提高沉淀组成纯度。此外,均匀可控的过饱和度有利于颗粒表面优先非均相成核,通过颗粒表面外延生长形成包覆复合颗粒。

尿素[碳酸二酰胺、碳酰胺,$(NH_2)_2CO$],是由碳、氮、氧、氢组成的白色晶体状有机化合物,是最常用的沉淀剂。尿素在酸、碱、酶作用下(酸、碱需加热)能水解生成氨和二氧化碳。在常温下尿素溶液体系无明显变化,当加热到70℃以上时,尿素会发生水解反应:

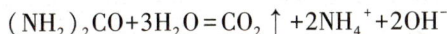

$$(NH_2)_2CO + 3H_2O = CO_2\uparrow + 2NH_4^+ + 2OH^-$$

从而在溶液内部均匀生成沉淀剂NH_4OH,伴随NH_4OH生成立即与体系中的金属离子发生沉淀反应消耗NH_4OH,这一过程随着$(NH_2)_2CO$的不断分解持续进行,直至沉淀反应完全结束,期间不出现沉淀剂局部浓度过高。沉淀反应过程中通过控制升温速度很好地控制尿素的分解速度,从而在溶液内部均匀产生沉淀剂,保证沉淀在整个溶液中均匀析出。

采用沉淀法制备氧化铝粉体,是利用碱性溶液调控pH达到碱性,这时铝盐溶液中将沉淀析出氢氧化铝,其反应式如下:

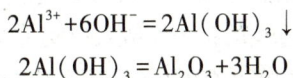

$$2Al^{3+} + 6OH^- = 2Al(OH)_3\downarrow$$
$$2Al(OH)_3 = Al_2O_3 + 3H_2O$$

沉淀物氢氧化铝经过洗涤、干燥、烧结等工艺制得氧化铝粉末。

沉淀法制备氧化物陶瓷粉体的工艺流程一般为:①金属盐溶液+沉淀剂;②中和沉淀;③过滤;④洗涤;⑤干燥;⑥煅烧;⑦氧化物陶瓷粉体。此方法工艺简单,生产成本低廉,且易获得纯度较高的纳米级超细粉体,不过存在粉体团聚、粉体分散性差、烧结活性低等缺点。

水热合成法:将反应物加入以水或有机溶剂为反应介质的密闭反应釜中,通过加热密闭反应釜至高温提升反应釜内压力,从而在高温高压下反应合成尺寸可控的微粒。在水热反应中,通过加入一定的模板剂,能有效地控制合成产物的晶体形貌、表面性能和尺寸分布。模板剂因其自身的结构和所含的官能团,在颗粒形成过程中起到限制成核位点与空间、提供异相成核界面的作用,调控颗粒产物在特定位点上成核生长,进而形成有序结构的粉体。

模板主要分为两大类:软模板和硬模板。软模板一般指非固相模板,包括聚合物、小分子和气泡等;硬模板是指具有刚性结构的物质,如碳酸钙微球、锂钙硼玻璃微球等。

软模板法在合成过程中,对主客体匹配方面的要求较高,可以通过控制合成条件,如改变反应物比例、模板剂浓度等,有效控制产物的形貌与结构。而硬模板法,对主客体匹配方面的要求比较低,灵活性和适应性都更强。

采用模板法制备生物医学陶瓷微球研究的主要内容包括:①对工艺过程的研究,如在不同溶液浓度、温度、压强条件下,晶体生长动力学、形成机制方面的系统研究;②制备具有功能化表面生物医学陶瓷微球,使其应用于如载药等领域;③在反应过程中,通过反应条件的有效控制,获得大量单分散、尺寸均匀及表面形貌可控的生物医学陶瓷微球。因此,这些方面的研究不仅能为生物医学陶瓷微球的制备提供理论指导,同时也为高质量和功能化的生物医学陶瓷微球开拓更为广阔的应用领域。

溶胶-凝胶法:溶胶是一种具有液体特征的胶体体系,由颗粒大小在1~100nm的固体颗粒相均匀分散在液体介质中形成,而凝胶是胶体凝结后的胶体胶凝体系,是具有固体特征的胶体体系,被分散的物质形成连续的刚性网状骨架结构,网络间具有亚微米级的充满液体的孔隙(若孔隙内充满气体,则成为气凝胶)。溶胶-凝胶法是指工艺过程中先金属无机或有机化合物经过溶液、溶胶,再使其胶凝固化、干燥、热处理而获得所需材料的制备方法。溶胶-凝胶的具体形成过程如图2-6所示。

溶胶-凝胶过程中,首先发生水解反应,然后发生缩合-聚合反应:

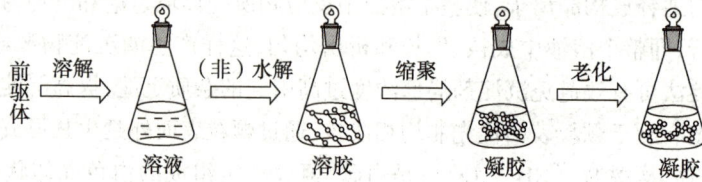

图 2-6　溶胶-凝胶的形成过程

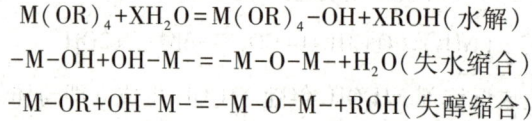

$$M(OR)_4 + XH_2O = M(OR)_4 - OH + XROH (水解)$$
$$-M-OH+OH-M- = -M-O-M- + H_2O (失水缩合)$$
$$-M-OR+OH-M- = -M-O-M- + ROH (失醇缩合)$$

缩合反应持续发生水解、缩聚反应,溶液的黏度不断增加,最终形成凝胶,即含金属-氧-金属键网络结构的无机聚合物,由此使溶胶-凝胶工艺能够在低温条件下合成无机陶瓷材料。

按照溶胶生成和溶胶向凝胶转化过程的机制不同,可将溶胶-凝胶法分为三条路线:胶体颗粒路线、有机聚合物路线和络合物路线。在胶体颗粒路线中,前驱物为无机盐或金属烷氧基化合物,它们与过量的水反应生成凝胶状的氢氧化物沉淀,通常利用酸为电解质在胶溶作用下生成稳定的胶体,又称为颗粒胶或物理胶。通过控制反应过程的相关参数可以实现对溶胶中微粒大小的调控。

在有机聚合物路线中,作为前驱相的金属醇盐被溶于相应的有机溶剂中,通过控制水的加入量使醇盐发生部分水解,接着进行聚合反应而形成溶胶。溶胶-凝胶转变是以簇为单位通过缩合反应增长,直到这些胶体簇生成凝胶,称为化学胶或有机聚合物胶。该路线中获得的化学胶较物理胶的结构更加精细和颗粒尺寸更小。

在络合物路线中,使金属离子与含羟基的羧酸形成螯合物,在适当的温度下通过酯化反应发生缩合形成溶胶,再通过蒸馏除去生成的过量水,即进一步经过聚酯化反应、缩合而形成凝胶。表 2-5 给出了溶胶-凝胶法采用三种路线的制备过程及其应用方面的比较:

表 2-5　溶胶-凝胶法的三种路线比较

Sol-Gel 过程类型	化学特征	凝胶	前驱体	应用
胶体型	调整 pH 或加入电解质使粒子表面电荷中和,蒸发溶剂使粒子形成凝胶	1. 密集的粒子形成凝胶网络 2. 凝胶中固相含量较高 3. 凝胶透明,强度较弱	前驱体溶胶是由金属无机化合物与添加剂之间的反应形成的密集粒子	粉末薄膜
无机聚合物型	前驱体水解和聚合	1. 由前驱体得到的无机聚合物构成的凝胶网络 2. 刚形成的凝胶体积与前驱体溶液体积完全一样 3. 证明凝胶形成的参数——凝胶时间随着过程中的其他参数变化而变化 4. 凝胶透明	主要是金属烃氧化物	薄膜块体纤维粉末
络合物型	络合反应导致较大混合配合体的络合物的形成	1. 由氢键连接的络合物构成凝胶网络 2. 凝胶在湿气中可能会溶解 3. 凝胶透明	金属醇盐、硝酸盐或醋酸盐	薄膜粉末纤维

在图2-7显示的溶胶-凝胶法制备粉体的基本工艺中,反应各阶段的工艺参数选择将影响最终产物的微观结构和性质。制备溶胶时需要注意的因素包括:前驱体的选择、溶剂、水量、反应配比及时间、溶液pH、络合剂和催化剂等;凝胶处理过程中,可以静止老化也可加入老化液进行老化处理,老化时间也是需要考虑的因素;在干燥时可采用常压干燥、冷冻干燥或超临界干燥;最后是施以适当的热处理。溶胶-凝胶法制备粉体的反应条件温和,粉体的纯度高、化学组成和相组成均匀,粉体颗粒粒度小、粒径分布窄、分散性好、反应活性高,粉体的烧结温度大大低于高温固相反应所制备的粉体。

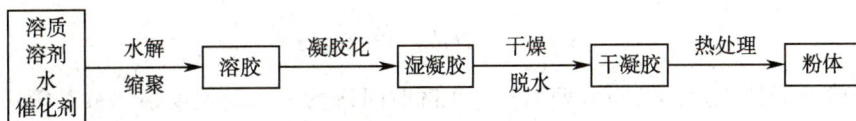

溶质
溶剂
水
催化剂
→水解
缩聚→ 溶胶 →凝胶化→ 湿凝胶 →干燥
脱水→ 干凝胶 →热处理→ 粉体

图2-7　溶胶-凝胶法制备粉体基本工艺过程

微乳液法:将两种互不相溶的溶剂在表面活性剂的处理下形成乳液,在微泡中经成核、聚结、团聚、热处理后得到纳米粒子。常用的表面活性剂有双链离子型表面活性剂,如琥珀酸二辛酯磺酸钠(AOT);阴离子表面活性剂,如十二烷基磺酸钠(SDS);阳离子表面活性剂,如十六烷基三甲基溴化铵(CTAB)非离子表面活性剂,如聚氧乙烯醚类。

微乳液法制备纳米粒子的实验装置简单,能耗低,操作容易,具有以下明显的特点:①粒径分布较窄,粒径可以控制;②选择不同的表面活性剂修饰微粒子表面,可以获得特殊性质的纳米微粒;③粒子的表面覆盖一层(或几层)表面活性剂,粒子间不易聚结,稳定性好;④离子表层类似于"活性膜",该层基团可被相应的有机基团所取代,从而制得特殊的纳米功能材料;⑤表面活性剂对纳米微粒表面的包覆改善了纳米材料的界面性质,显著地改善了其光学、催化及电流变等性质。

(三)气相法

主要方法分为物理气相沉积(physical vapor deposition,PVD)和化学气相沉积(chemical vapor deposition,CVD)。物理气相沉积即为蒸发-凝聚过程,而化学气相沉积则为气相化学反应过程。从气相析出的固体形态有:①在气体中成核生长的微粒;②在固体表面成核生长的薄膜、晶须和晶粒等。

在PVD的蒸发-凝聚的中,原料被加热至高温而气化,然后经过冷却阶段产生的较大温度梯度条件下急冷,凝聚成微粒状物料。如果颗粒是经过蒸气—液体—固体,中间经过了液体阶段,则颗粒为球状或接近球状。PVD法制备其可制备微粉的直径在50~1 000A范围,适用于制备单一氧化物、复合氧化物、碳化物或金属微粉。

在CVD气相反应过程中,气态或蒸气态的物质在气相或气固界面上发生反应生成固态沉积物。常见的CVD反应类型主要包括如下3种:①热分解反应,即金属或非金属化合物蒸气在一定温度下发生热分解;②化学合成反应,即两种或两种以上的气态反应物发生化合反应;③固相扩散反应,即金属粉末在气相原料分解后所产生的元素中,进行氮化、碳化、硼化和氧化等反应等。用CVD法制备的陶瓷粉末加工成精细陶瓷具有耐氧化、耐腐蚀、耐热冲击、高温强度好等特性,今后有可能部分代替目前使用的轴承钢、耐热钢、不锈钢、硬质合金和超合金等材料。

三、粉体尺寸分布的测量方法

粉碎后的陶瓷粉体需要通过分级获得均匀粉体,颗粒尺寸分布的实验测量方法主要有筛分法、沉降法、电感应法、激光衍射法等。最传统且最简单的粉体分级方法是筛分法。筛分法是借助人工或不同的机械振动装置将颗粒样品通过一系列具有不同筛孔直径的标准筛,分离成若干粒级。筛分法分为干筛法和湿筛法。筛分法要注意防止颗粒团聚,可使用手摇、机械或超声振动等方法加强样品的分散;湿筛法常用于液体中的颗粒物质或干筛时容易成团的细粉料,脆性粉料最好也使用湿筛法。筛分法的优点是设备简单、成本低、操作简便等。筛分过程中要注意保持网孔尺寸的均匀性,网孔不均匀、尺寸大小不一,会导致分级颗粒不均匀。同时影响筛分过程粉粒不均匀的因素包括环境温度、操作手法等。筛分法主要适用于较大颗粒粉体的筛分。

沉降法也是较常用的粉粒分级工艺,它是基于不同粒径的陶瓷颗粒因质量的不同在液体中的沉降高度不同进行分级的一种方法。操作时将粉体加入某种液体中制成一定浓度的悬浮液,悬浮液中的颗粒在重力或离心力的作用下会发生沉降,不同粒径颗粒因其质量不同的沉降速率不一样。颗粒的沉降速率与粒径之间服从斯托克斯(Stokes)定律,即悬浮在介质中的粉体颗粒按照斯托克斯公式原理沉降,颗粒的沉降速率 v 与粉体粒径的关系可以如下:

$$v = h/t = [2(\rho - \rho_0)r^2/9\eta]g$$

其中 v 为粒子沉降末速;h 为沉降距离;t 为沉降时间;g 为重力加速度;ρ 为样品密度;ρ_0 为介质密度;η 为介质的黏度系数;r 为粒子的半径。

沉降法按照沉降动力不同可以分为离心沉降法和重力沉降法。离心沉降法是悬浮液中的颗粒在离心力作用下呈现不同速率的沉降;而重心沉降法是借助于自身重力进行自然沉降的方法。沉降分级过程中,大颗粒先于小颗粒沉降。

电感应法是悬浮于电解质中的被测颗粒通过在横截面上施加了电压的一个小孔时,小孔两边的电容发生变化产生脉冲电压,且脉冲电压与颗粒的体积呈正比,这些脉冲经过处理计算后就可以得到颗粒的粒度分布。电感应法所测得的粒度参数是颗粒的包围层尺寸,对于球形颗粒来说,尤其对多孔性材料,电感应法所测得的体积可能是其骨架体积的数倍,因此对多孔性材料,由于不知道其有效密度,不宜采用本法。此外,由于电感应法要求被测颗粒都悬浮在电解质溶液中,不能因颗粒大而造成沉降现象,因此,对于粒度分布较宽的颗粒样品,电感应法难以得出准确的分析。

激光衍射法测定粉体粒径的基本原理是:当光照射到颗粒时会产生衍射现象。小颗粒的衍射角大,而大颗粒的衍射角小。通过光学衍射理论可以推导出衍射角与粒度的关系,进而由光传感器探测衍射光强度,就可以对粉末粒度及其分布进行分析。

粉体粒径也可以用光学显微镜直接量测,将粉体样品均匀平铺在光学显微镜的视场内进行观察,可以近似确定粉体的粒径及其分布,测试范围大致在 $0.5 \sim 100\mu m$。目前显微镜分析法得到了很大的改进:现代电子技术与显微镜方法相结合,用摄像机拍摄经显微镜放大的颗粒图像,图像信号进入计算机内存后,计算机自动地对颗粒的形貌特征和粒度进行分析和计算。

也可以采用扫描电子显微镜(SEM)颗粒样品进行形貌观察,然后进行粉体粒径测定。由于生物陶瓷颗粒为非导体,故在进行 SEM 形貌观察前,需要对陶瓷颗粒进行导电性处理,通常采用喷金或喷碳处理,以便在陶瓷颗粒表面形成导电膜从而对陶瓷颗粒形貌进行观测。

四、典型生物医学陶瓷粉体制备

(一)氧化锆粉体制备

氧化锆原料是将锆英石矿或锆英石砂($ZrSiO_4$)分解、纯化获得,一般采用各种火法冶金与湿化学法相结合的工艺,即先采用火法冶金技术分解 $ZrSiO_4$,然后用湿化学法将锆浸出得到中间产物,中间产物经过煅烧可制得 ZrO_2,采用的工艺主要有碱熔法、石灰烧结法、直接氯化法、等离子体法等。随着高性能陶瓷材料的发展,制备高纯度、超细氧化锆粉体意义重大,目前研究的工艺有溶胶-凝胶法、沉淀法、热解法、微乳液法、水热法等方法。

1. **溶胶-凝胶法** 借助于胶体分散体系制备粉体的方法,即将锆盐溶解后,采用适当方法形成稳定凝胶,再经适当处理形成含大量水分的凝胶,最后干燥、脱水、煅烧制得纳米 ZrO_2 粉体。工艺流程一般为:①锆盐溶液,②水解缩聚,③溶胶,④陈化,⑤湿凝胶,⑥干燥,⑦干凝胶,⑧煅烧,⑨ZrO_2 粉体。该法制备的粉体粒度细微,粒度分布窄,纯度高,化学组成均匀,烧成粉体温度比传统方法低。但是所用原料成本高且对环境污染大,处理过程时间长,胶粒及凝胶过滤、洗涤过程不易控制,因此难以实现工业化生产。

2. 沉淀法 采用碱性溶液控制 pH,从锆盐溶液中沉淀析出含水氧化锆,再经过洗涤、干燥、烧结等工艺制得氧化锆粉末。沉淀法工艺流程一般为:①锆盐溶液+沉淀剂,②中和沉淀,③过滤,④洗涤,⑤干燥,⑥煅烧,⑦ZrO_2 粉体。此方法工艺简单,生产成本低廉,且易获得纯度较高的纳米级超细粉体,不过存在粉体团聚、粉体分散性差、烧结活性低等缺点。

3. 微乳液法 以多元油包水微乳液体系中的乳化液滴为微型反应器,通过液滴内反应物的化学沉淀来制备氧化锆纳米粉体。微乳液工艺流程一般为:①锆盐溶液+活性剂②搅拌,③沉淀,④分离,⑤洗涤,⑥干燥,⑦高温焙烧。此工艺可制得纳米级氧化锆粉体,粉体分散性好,粒度分布窄,但是生产过程复杂,成本高。

(二)氧化铝粉体制备

原料粉体的粒度、纯度、颗粒的表面结构与性质等对后续的成型和烧结工序及最终材料的性能有重要的影响。氧化铝的生产过程就是从铝土矿中提取氧化铝使之与杂质分离的过程。自然界中铝矿石及原料类型繁多,同一类型的铝土矿中各种杂质的含量又各不相同,氧化铝主要以 AlO(OH)或者 $Al(OH)_3$ 形式存在于铝土矿。为了最经济地生产氧化铝,对不同的铝土矿必须采取不同的生产方式。生产氧化铝的方法大致可分为碱法、酸法和电热法等几种。

(1)碱法生产氧化铝是用碱处理铝土矿,使矿石中的氧化铝和碱反应制成铝酸钠溶液。经净化处理后,可以分解析出氢氧化铝。目前工业上几乎全部采用碱法生产氧化铝。碱法生产氧化铝按生产特点又分为拜耳法、烧结法和联合法等。

(2)酸法生产氧化铝就是用硫酸等无机酸处理铝矿石,得到该酸的铝盐水溶液,然后用碱中和这些盐的水溶液,使铝成为氢氧化铝析出,焙烧氢氧化铝或各种铝盐的水合物晶体,便得到氧化铝。

(3)电热生产氧化铝是在电炉中熔炼铝矿石和碳的混合物,使矿石中的氧化铁等杂质还原,形成硅合金。而氧化铝则呈熔融状态的炉渣而上浮,由于密度不同而分离,所得的氧化铝渣再用碱法处理提取氧化铝。此法适合处理高硅高铁的铝矿。

(三)羟基磷灰石粉体制备

1. 化学沉淀法 采用化学沉淀法合成 HA 粉体过程中,称取适量的 $Ca(NO_3)_2 \cdot 4H_2O$ 和 $(NH_4)_2HPO_4$,分别配制成一定浓度的水溶液,加 NH_4OH 到 $Ca(NO_3)_2$ 和 $(NH_4)_2HPO_4$ 溶液中,调节至两种溶液 pH 大于 11。按照钙磷比 1:1.67 比例,分别取一定量的两反应液,按照如下化学反应进行 HA 粉体合成反应:

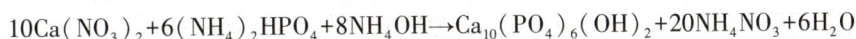

$$10Ca(NO_3)_2+6(NH_4)_2HPO_4+8NH_4OH \rightarrow Ca_{10}(PO_4)_6(OH)_2+20NH_4NO_3+6H_2O$$

沉淀反应在室温下伴随机械搅拌保证反应均匀进行,反应完成后静置24h,以便生成的 HA 纳米晶粒生长完善。随后洗涤生成的 HA 浆料 pH 达到7,烘干研磨获得 HA 粉体。

2. 微乳液法 采用微乳液法合成 HA 粉体过程中,将可溶性钙盐与磷酸氢二铵分别制成微乳液,采用环乙醇为油相,加入特定的表面活性剂,将 2 种微乳液混合后静置一定的时间,滤出沉淀物用溶剂进行洗涤,最后获得纳米级 HA 粉体。利用 AOT-异辛烷-$Ca(H_2PO_4)_2H_2O$ 水溶液体系的微乳液与 AOT-异辛烷-$Ca(OH)_2$ 饱和溶液体系的微乳液反应,可制备纳米尺寸的 HA 粉体。

3. 水热合成法 采用水热合成法,制备出直径 6μm 的蒲公英状 HA 微球(图 2-8)。采用阴离子表面活性剂十二烷基肌氨酸钠(Sar-Na)用为模板,随着 Sar-Na 浓度的增加,HA 的形貌由纳米颗粒状变成纳米棒状,继而变成纳米棒放射状排列组成的蒲公英状微球。当反应体系中未加入 Sar-Na 时,溶液中存在大量自由的钙磷离子和氢氧根离子,溶液的过饱和增加,HA 快速成核生长,因此形成 HA 纳米颗粒。当溶液中加入 Sar-Na 时,Sar-Na 离子化提供大量的—COO^-,—COO^- 和 Ca^{2+} 静电结合,进而吸引 PO_4^{3-} 和 OH^-,局部过饱和度增加,HA 晶体成核。首先,Sar-Na 分子首先自组装成囊泡,随着浓度的增高,Sar-Na 分子形成层状胶束,大量自由阴离子排列在层状结构之间,从而吸引钙离子有序地排列在层状胶束表面,引导 HA 成核生长,从而形成有机-无机-有机堆叠结构。最后,由中心的 Sar-Na 囊泡为核和周围 Sar-Na 层状胶束共同组成的模板,引导 HA 由中心向周围发散生长,形成三维蒲公英状微球结构(图 2-8)。

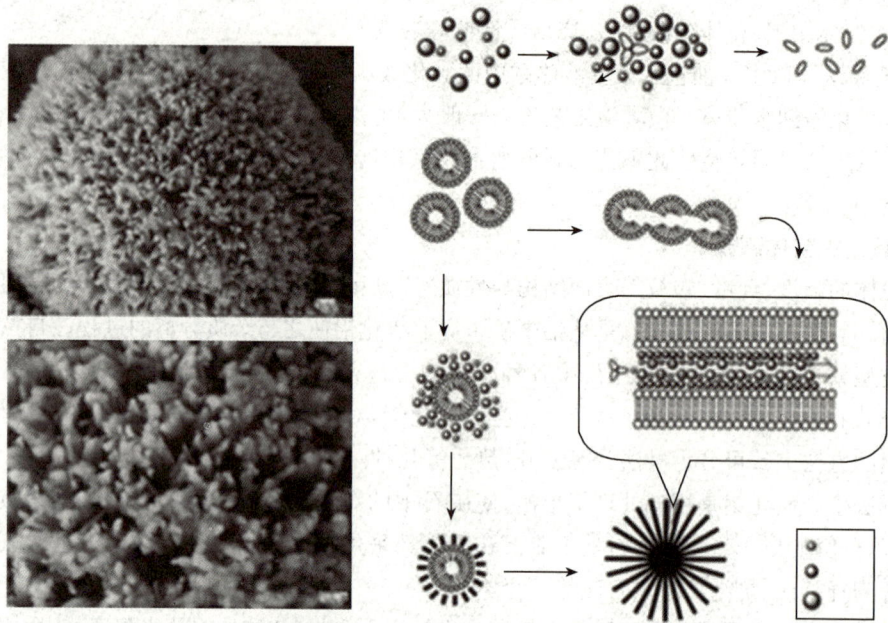

图 2-8　以十二烷基肌氨酸钠为模板合成 HA 微球的 SEM 图及可能的形成机制

肌醇六磷酸(IP6)具有 6 个磷酸酯基团,表现出很强的电负性,对二价和三价金属离子有极强的亲和力;环己烷六羧酸(H6L)分子结构上带有 6 个羧酸基团,也表现出强电负性,对钙离子有强吸附力。利用这两种带有强负电性的小分子为模板剂,在水热条件下合成大小为 $1\sim5\mu m$ 的 HA 微球。以 IP6 为模板合成表面由纳米片状结构组成的 HA 微球(图 2-9a),而加入 H6L 得到表面由纳米线状结构组成的 HA 微球(图 2-9b),通过调整模板剂的浓度可以得到不同形状的 HA 晶体。通过透射电镜观察微球随时间的变化,对其调控机制进行研究。以 IP6 为例(图 2-9c),IP6 首先与钙离子螯合形成大小为 200nm 左右的纳米颗粒,在以此纳米颗粒为模板,在其周围自组装形成表面具有纳米片状结构的 HA 微球。从透射电镜发现,随着时间的延长,纳米颗粒分解,形成空心 HA 微球。

硬模板法是利用无机或有机固态微球为模板,通过离子交换或异相成核在模板上合成磷酸钙微球。采用 $CaCO_3$ 微球为模板,在十六烷基三甲基溴化铵(CTAB)/Na_2HPO_4 水溶液/环己烷/丁醇的微乳液体系中,通过溶解-再沉积,在 $CaCO_3$ 微球表面异相成核形成单分散介孔 HA 微球,如图 2-10 所示。

此外,在水热条件下将 $CaCO_3$ 微球置于磷酸盐溶液中,$CaCO_3$ 微球分解释放 Ca^{2+},在碱性条件下,与磷酸根生成 HA。水热条件下,Ca^{2+} 释放速率小于 HA 沉积速率,因此通过溶解-再沉积过程在 $CaCO_3$ 微球表面原位沉积形成 HA 微球。接着,将原位合成的 HA 微球浸泡在柠檬酸溶液中,除去中心残留的 $CaCO_3$ 微球,得到 HA 空心微球。其主要机制如图 2-11 所示。

HA 微球良好的生物相容性、良好的流动性及其表面独特的微纳结构,使其受到众多研究者的关注。在 HA 微球制备的众多方法中,模板法是近年来出现的制备 HA 微球较为新颖的方法,这种方法通过加入一定的模板剂,使无机物在模板上堆砌、缩合,形成连续相后去除模板,用以制备具有不同结构的新材料。模板法用于制备 HA 微球,可以有效地控制 HA 的形貌、尺寸和表面纳米结构。软模板可以有效控制 HA 微球表面微结构,模板去除简单,无需煅烧,但其对主客体匹配方面要求相对较高。硬模板用于 HA 微球合成,对主客体匹配方面的要求较低,适应性更强,但大规模制备硬模板存在一定难度,且要控制 HA 微球表面形貌存在困难。

笔记

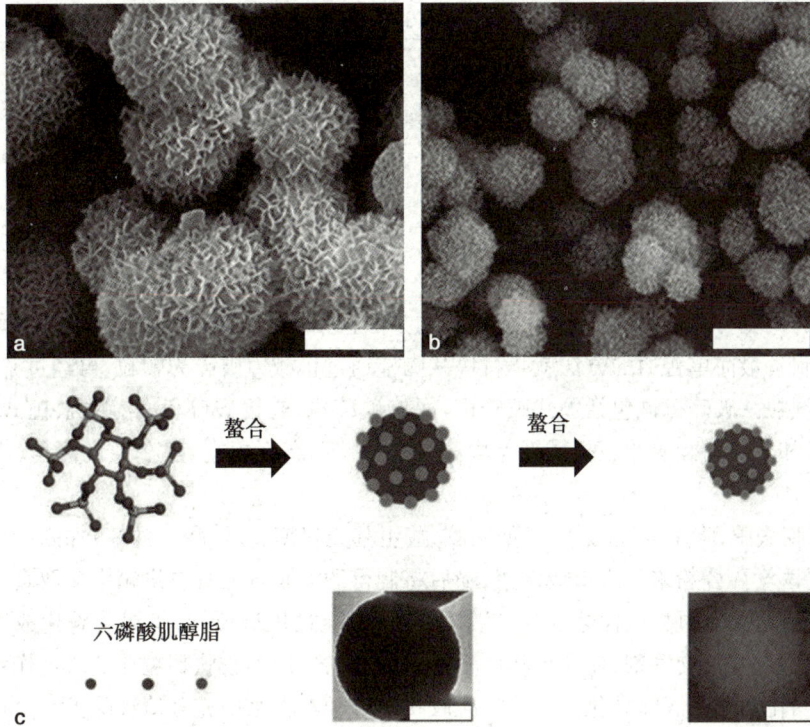

六磷酸肌醇脂

图 2-9 以 IP6 和 H6L 为模板剂,在水热条件下合成 HA 微球形貌以及形成机制示意图
a. 以 IP6 为模板合成的 HA 微球;b. 以 H6L 为模板合成的 HA 微球;c. IP6 调控 HA 微球形成机制图。

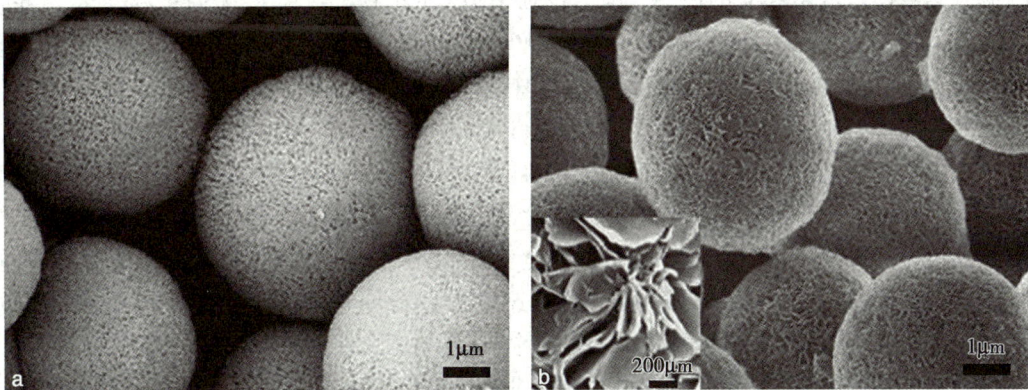

图 2-10 碳酸钙微球和羟基磷灰石微球的 SEM 照片
a. 碳酸钙微球;b. 羟基磷灰石微球。

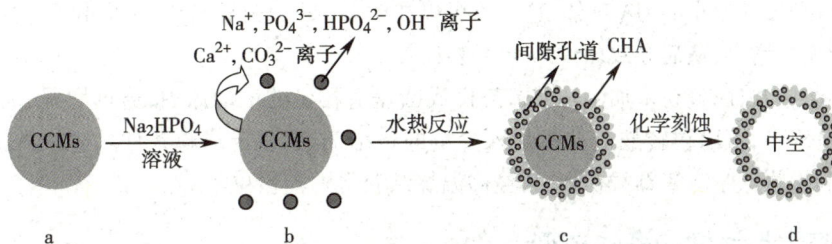

图 2-11 碳酸钙微球合成 HA 空心微球机制示意图

第四节　生物医学陶瓷的制备

生物医学陶瓷材料因其产品各不相同,工艺也不完全相同,不过一般都要经过粉末配比、加入粘结剂、成型、干燥、烧结、高精度的机械加工、检验等工序。其中成型、烧结和高精度的机械加工是制备生物医学陶瓷材料的关键技术。

一、生物医学陶瓷颗粒的成型

陶瓷颗粒的成型可以采用多种方法,最常见的方法包括机械破碎法、溶胶-凝胶法、团粒法等。

陶瓷颗粒制备最简单普通的方法就是将块状陶瓷通过机械力破碎为颗粒,再经过筛分,即获得预期粒径的陶瓷颗粒。破碎机械包括颚式破碎机、回旋破碎机、轧辊破碎机、轮碾机、锤式破碎机、盘式粉碎机、球磨机和气流粉碎机等。机械破碎法获得的颗粒形态不规则、存在尖锐棱角(参见粉体制备的物理粉碎法)。

在溶胶-凝胶法中,将水溶性高分子(如明胶、羧甲基壳聚糖、柠檬酸三钠等)加入一定量水中制成溶胶,再将生物医学陶瓷粉末加入形成泥浆,随后将制得的泥浆置入真空烘箱中抽取真空以排出泥浆中的气泡,然后再将处理过后的泥浆加入到液体石蜡中;通过机械搅拌,将泥浆乳化成溶胶状球形颗粒,随后加入一定浓度的交联剂,使含生物医学陶瓷粉末的球形溶胶状颗粒在交联剂作用下发生原位凝胶化过程而固化赋形。滤除乳化剂后再将凝胶状球形颗粒在水中充分清洗除去水溶性的溶剂及表面吸附的液体石蜡,再经干燥工艺获得到生物医学陶瓷颗粒初坯,利用烧结工艺将颗粒初坯在一定温度下除去高分子凝胶,继续在高温烧结后获得生物医学陶瓷颗粒。

以溶胶-凝胶法制备 HA 颗粒为例,其中浆料浓度、搅拌速率、搅拌时间和搅拌温度等因素对颗粒粒径的影响最大。制备过程中分别将三种质量羟基磷灰石粉末分散于一定高分子溶液中,充分分散后倒入液体石蜡中在搅拌条件下成球粒,图 2-12 所示为不同的搅拌速率下,不同浆料浓度、搅拌时间和搅拌温度所得到的羟基磷灰石球的平均尺寸变化趋势。由 2-12a 图中我们可以看出,随着浓度的增大,在同一条件下制得的 HA 球平均尺寸增大,但影响并不是非常显著,而且随着转速的提高,浆料浓度对平均半径的影响程度会逐渐减小,当采用 450r/min 的转速时,浆料浓度对球体尺寸的影响已经很小了。这是因为浆料浓度较大时,要有较大剪切力才能使其分散,而较小转速产生的剪切力不足以使浆料均匀分散开,所以当转速较小时浆料浓度越大所得到的球体的平均尺寸越大。而当搅拌速率较大时,搅拌产生的剪切力足够使浆料分散完,虽然浆料浓度对平均尺寸的大小也有影响,但是程度很轻微,对外表现就是如图 2-12a 中所示搅拌速率在 450r/min 以上时,浆料浓度对球体尺寸的影响效果已经不显著。图 2-12b 为不同搅拌速率下搅拌不同时间所得 HA 球平均半径的变化趋势,由图中我们可以看到搅拌时间对所制得球体尺寸几乎没有影响。2-12c 图显示在保持同一浓度和搅拌时间的条件下,搅拌温度越高,得到的 HA 球尺寸越大,这可能是因为温度升高会使液体石蜡的黏性减小,在同一搅拌速率下对球的阻力就会减小,难以更完全地将浆料分散开,最终导致了球体尺寸的增大。另外,图 2-12a~c 三幅图都一致展示了不同搅拌速率对球体的最终尺寸影响极大,搅拌程度越剧烈,越有利于得到尺寸较小的 HA 球体,这一点可以在图 2-12d 中明显看到,这是由于搅拌速率的增大会导致剪切力相应增大,从而导致球体的半径变小。

团粒法工艺中,将陶瓷粉末加入转鼓造粒机或圆盘造粒机的滚动床内,通过增湿、加热进行团聚造粒,在成粒过程中,可以在转鼓造粒机加入少量的粘结剂,以改善成粒条件。造粒物料经干燥、筛分、冷却后得到生物医学陶瓷颗粒初坯,再经高温烧结获得陶瓷颗粒。

二、致密生物医学陶瓷的成型

将粉体与一定比例添加剂如成型剂等均匀混合,随后做成规定的尺寸和形状并具有一定机械强

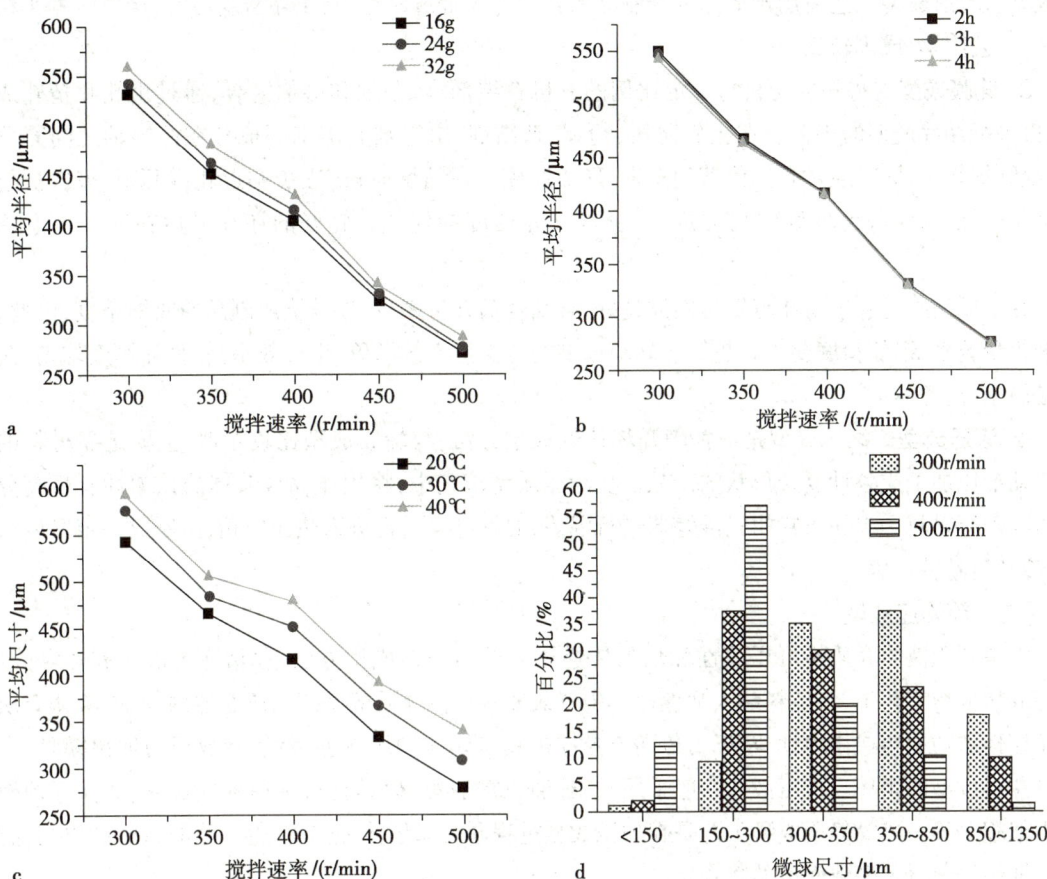

图 2-12 溶胶-凝胶制备 HA 球粒影响粒径的因素

a. 粒径随搅拌速率和浆料浓度的变化;b. 粒径随搅拌速率和搅拌时间的变化;c. 粒径随搅拌速率和搅拌温度的变化;d. 粒径分布随搅拌速率和搅拌时间的变化。

度的生坯,这一过程即为陶瓷的成型。生物医学陶瓷成型与陶瓷成型一样,包括浇铸成型、塑性成型和等静压成型等几种基本方法。

（一）浇铸成型

将陶瓷浇铸在石膏模具上经水分吸收成型的工艺。浇铸成型过程中,首先将原料粉末与添加物如粘结剂、烧结助剂等悬浮于水中配制成具有一定黏度的浆料,适当的黏度既是成型需要浆料具有恰当的密度,也是浆料具有一定的流动性;其次,将浆料倾倒于多孔的模具中,与模具接触的浆料大部分水分被干燥的模具吸收后,在模具内壁上形成初坯层。最后,翻转模具排出多余浆料,待其稍微干燥后打开模具取出初坯,并对初坯进行修型获得成型初坯。

浇铸成型工艺中在配制浆料时,对浆料的性能要求是:易于流动、稳定性好、含水量少、触变性小、渗透性好、易于脱模等。

（二）塑性成型

陶瓷塑性成型有挤压成型、注射成型、轧膜成型和滚压成型等四种方法。这些方法都会在黏土流动的方向形成多层的黏土层。

1. **挤压成型** 是将经真空炼制的泥料置于挤压机内,通过挤压机的机嘴,挤压出各种形态的坯体的成型工艺。为了保证挤压成型过程泥料的流动性和成型效果,要求粉料外形圆润和粒度较小,使用的溶剂和增塑剂等要适量。

2. **注射成型** 是将泥料高温注射到金属模具中成型的工艺。注塑成型过程中,含有瓷粉和有机粘结剂的泥料经注射成型剂,在 130~300℃高温下被注入到金属模具腔中,随后的冷却过程粘结剂固化成型。注射成型工艺适用于形态复杂制品的自动化大批量成型,其压坯密度均匀,烧成收缩小精确度高,工艺简单,成本较低。

3. 轧膜成型　将陶瓷粉料与一定比例的有机粘结剂、增塑剂和溶剂混合,通过粗轧和精轧成膜后,再进行冲片成型的工艺。在粗轧阶段,粉体、粘结剂、增塑剂和溶剂等成分在两辊轴之间充分混合,混练练均匀,同时通过吹风使溶剂挥发,形成厚膜。在精炼阶段,逐步调近轧辊间距,多次折叠坯片反复轧练,以便获得良好的均匀度、致密度和光洁度的坯片。轧好的坯片最后在冲片机上冲压成型。

轧膜成型工艺要求粉体越细越圆润越好,含黏合剂含量多少,涉及烧成制品的收缩精度,因此,黏合剂含量越多,辊轧精度要求就越高。轧膜成型的特点是工艺简单、生产效率高、膜片厚度均匀、制造设备简单等。

4. 滚压成型　滚压成型是一种陶瓷坯体的成型方法,与轧膜成型比较相似,主要是靠材料的塑性移动滚压加工成各种复杂形状的产品。在滚压成型工艺中,将用作黏合载体的热塑性有机高分子物质与陶瓷粉料一起加入封闭式混炼器进行混炼,混练结束后再进入热压辊箱,压制成一定厚度后引出,冷却后卷轴待用。

(三)等静压成型

它是利用液体介质不可压缩性和均匀传递压力性的一种成型方法,包括冷等静压和热等静压。冷等静压成型工艺中,将坯料装入弹性模具中置入装有液体介质的密闭高压容器内,利用液体介质不可压缩性和均匀传递压力性,将压力传递至弹性模具对坯体加压成型,然后释放压力取出模具,去除模具获得成型的粗坯。传压液体一般采用水、甘油或重油等,模具材料选用弹性好、抗油性好的橡胶或类似塑料等。热等静压成型工艺是在加压成型过程同时对坯体加热,使得坯体的致密度更高,有利于后期煅烧获得更高致密度的陶瓷制品。

(四)热压铸成型

将原料粉体与石蜡混合制得含蜡料浆,加热含蜡料浆形成可流动料浆,利用注塑装置将其注入金属模具中凝固形成所需的形状。在蜡浆制备时,将熟瓷粉预热到一定温度,加入含有表面活性物质的石蜡熔化液中,充分搅拌混合获得均匀的蜡浆。蜡浆可以直接除气送入热压铸机进行成型制备,也可浇铸成蜡饼存放待用。

蜡浆制备过程中的熟瓷粉是经陶瓷烧成温度三分之二处预先煅烧的瓷料,其目的是通过预烧除去原料粉末中的水分、气孔等使其预致密化,同时保持成瓷烧结反应活性,减少石蜡用量,降低最终制品烧结收缩和变形。石蜡作为增塑剂具有很好的流动性、润滑性和冷塑性,能够很好地帮助粗坯成型。表面活性剂如油酸、硬脂酸等主要是改善瓷粉与石蜡的结合,它们不仅能提高蜡浆的热流动性和冷凝蜡坯的强度,也能减少石蜡用量,防止瓷粉分层。

热压铸成型适用于外形复杂、精密度要求高的中小型制品。所采用的成型设备简单,模具磨损小,操作方便,生产效率高。但是,其工序较多,能耗较大,工期长,不太适合制造壁薄的大而长的制品。

(五)干压成型

将原料粉体经过塑化、造粒,制备成粒配适当、流动性好的粒料,装入特定形态模具内,通过压机的柱桩施以外加压力,将粒料压制成特定形态的粗坯。干压成型工艺中需要预先进行造粒,即将陶瓷粉料配制成具有良好流动性、一定强度和黏度的颗粒,这样干压时才容易成型。

干压成型中,若压制坯件体积较大,可以采用适当粗的料粒,而较小的坯件成型,可用稍细的料粒。料粒越细,压制的坯件密度越高,但压制过程中坯件容易出现起层开裂现象。若料粒粒度不当,压制坯件密度达不到要求,强度不够。控制压制坯件密度即成型密度的因素是成型压力的大小和加压速度与保压时间。

（六）流延成型

流延成型（tap casting）又称带式浇注或刮刀法：将料浆在薄膜载体上分散成型的方法，由 Glenn N. Howatt 最早提出，并于 1952 年获得专利。流延成型工艺中，料浆从料斗下部流至运动的薄膜载带上，利用刮刀与载带间的相对运动形成坯膜，坯膜厚度由刮刀控制；载带运载坯膜进入巡回热风烘干室，保持烘干温度低于浆料溶剂沸点以防止膜坯出现气泡，同时控制适当的湿度梯度避免由于梯度变化过大导致产生裂纹。干燥的坯膜连同载带一起卷轴待用。最后，通过切割、冲片或打孔获得所需形状的坯片。

流延成型工艺中影响坯膜性能的因素包括刮刀的间隙、载带运动速度、流延和干燥环境等，同时，流延成型中的坯料含有较大比例的黏合剂和溶剂等，坯体密度较小，烧成收缩率有时高达 20% 左右。流延成型工艺的特点是自动化程度高、生产效率高、组织结构均匀等，适于制备大面积、厚度在 0.2~3mm 范围的片状陶瓷。

三、多孔生物医学陶瓷的成型

（一）气体发泡法

气体发泡法（gas-foaming）是通过在陶瓷料浆中添加有机或无机化学物质——发泡剂，且处理期间形成挥发性气体产生泡沫，经干燥和烧成制得多孔陶瓷。发泡剂有碳化钙、氧化钙、硫酸铝和过氧化氢等。

在利用气体发泡技术制备多孔羟基磷灰石陶瓷过程中，将一定量 H_2O_2 和含黏合剂的羟基磷灰石粉料混合，植入特定形状模具中加热起泡，可制成 0.1~1.5mm 孔径的多孔羟基磷灰石粗坯。例如，将聚乳酸和陶瓷颗粒在干燥条件下混合后，在 205℃ 氮环境中熔融挤出于模具中，模具加压并升温到 195℃，10min 后聚合物中 CO_2 达到饱和并形成聚合物气体溶液，然后降压，混合物开始发泡，形成泡核并成长，随着压力和温度的下降聚合物开始固化和重结晶，逐步形成多孔泡沫结构。

（二）颗粒造孔法

颗粒造孔法是将造孔颗粒与陶瓷浆料均匀混合，混合物塑形为初坯，除去造孔颗粒，经高温烧结后制得多孔陶瓷的方法，其基本过程如图 2-13 所示。造孔剂分无机和有机两种，无机造孔剂有：碳酸铵、碳酸氢铵、氯化铵等高温可分解或不溶于陶瓷浆料体系而溶于某种溶剂的盐类以及煤粉、碳粉等；有机造孔剂主要是天然纤维、高分子聚合物和有机酸等。如将混合粉末状有机酸或糖化物等有机物，成型后加热分解，有机物烧除后制得多孔 HA 该工艺是通过在陶瓷配料中添加造孔剂，造孔剂在坯体中占据一定空间，使用一定方式让造孔剂离开基体而成气孔。该方法和发泡法在坯体形成初期均需要使用粘结剂，粘结剂应具备以下条件：①对人体无害，随着制备过程和烧结工序能够完全排除而不残留；②指定的烧成温度内有粘结作用；③在一定温度或条件下呈液态；④不影响主晶相的性能；⑤用量要同时兼顾坯体强度和气孔率。如果使用的有机造孔剂是在加热煅烧过程中排除，要注意热解时气体挥发迅速，可能导致坯体产生大量微裂纹，需了解造孔剂热解温度和速率，除维持较慢的升温速度和设定恒温挥发区和时间外，还可以考虑采用热膨胀系数与主相接近的造孔剂。

在颗粒造孔工艺中，将固体颗粒造孔剂与陶瓷浆料混合，随后在塑形过程中除去固体颗粒获得多

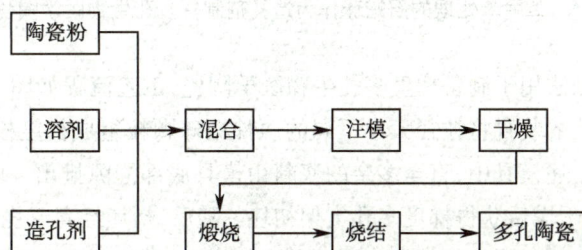

图 2-13 添加造孔剂法制备多孔陶瓷

孔陶瓷粗坯。采用水溶性固体颗粒为制孔剂时,将粘结剂溶于制孔剂不溶的溶剂后,再加入粉料和颗粒制孔剂,经均匀混合后转移至模具待粘结凝固,随后用清水溶出固体颗粒获得多孔粗坯。也可采用可燃性固体颗粒造孔剂,将粉料与其混合压制成型,高温烧制除去可燃颗粒留下孔隙获得多孔初坯。

该方法原理简单、操作简便,通过对造孔剂类型的选择可获得形状复杂、孔径尺寸可调、孔隙结构各异的多孔支架。常使用的造孔剂种类繁多,如盐颗粒、糖颗粒、淀粉、石蜡或高聚物等。

在颗粒造孔工艺中,造孔颗粒间的接触面积决定了多孔陶瓷的贯通性。单纯通过颗粒混合的结合是点对点的结合,所制备出的多孔支架的贯通性难以得到保证。因此,采取了多种措施以增加造孔剂之间的接触面积。一种方法是使用石蜡球作为造孔剂,通过加压混合浆料导致石蜡球产生一定程度的变形,使石蜡球之间彼此接触,除去石蜡球以后,这些接触的位置成为孔与孔之间的通道,从而改善了多孔支架的贯通性,所制备出的 HA 支架的孔隙率约为 79%。扫描电子显微镜(SEM)结果表明孔与孔之间的连接仍显不足,贯通性有待改善。因此,采用二甲苯浸泡石蜡球,使得石蜡球之间由点与点的接触转变成为面与面接触的桥联结构,然后再将处理过的石蜡球用于制备多孔羟基磷灰石支架,其孔隙率提高到 82.7%±0.6%,从图 2-14 中可以看出支架的贯通性良好。这种方法可以通过选用不同大小及形状的造孔粒子来获得不同孔隙大小和形状的制品,但是总体来说孔隙率不高,且孔隙分布的均匀性与支架的贯通性也有待改善。

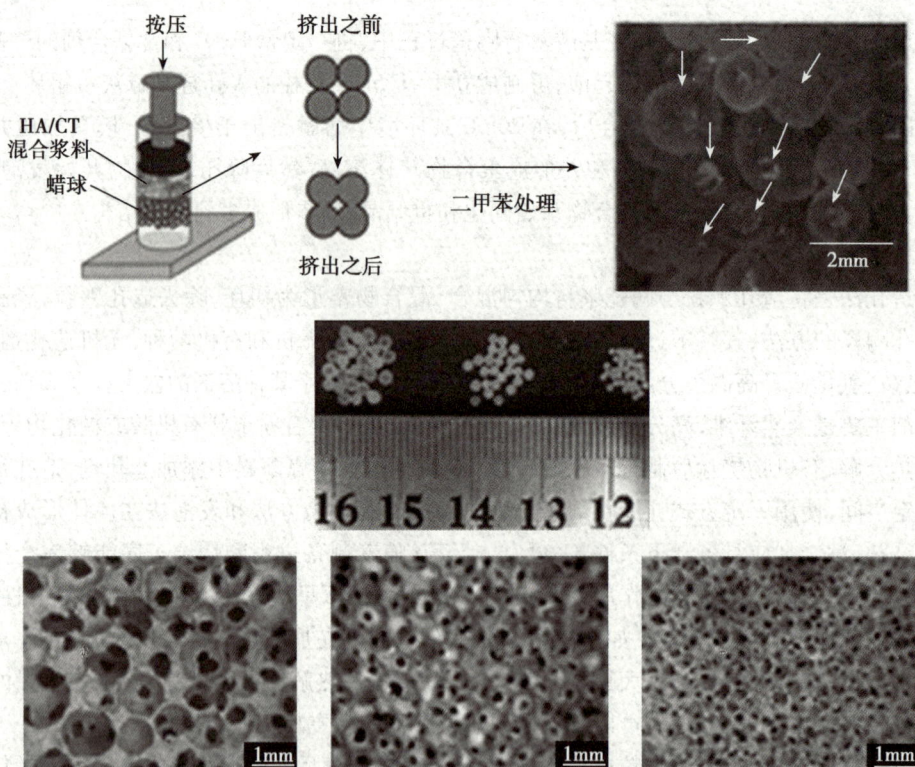

图 2-14　二甲苯处理的石蜡球作为造孔剂制备多孔生物医学陶瓷支架

采用糖球颗粒造孔剂法用于制备梯度多孔生物医学陶瓷,工艺流程如图 2-15 所示。在制备过程中,利用自制的、简单易控的装置将粒径大小不同的两种糖球颗粒组成梯度模板,将生物医学陶瓷浆料通过挤压的方式注入上述模具中,直至多余的浆料由模具底部缝隙排出。取出模具浸泡于 75℃去离子水中去除糖球颗粒、干燥后获得梯度多孔支架初坯。随后,初坯经高温烧结过程获得梯度生物医学陶瓷多孔支架。通过选用不同粒径的糖球颗粒和空间配置,可以制备出不同梯度结构的多孔生物医学陶瓷支架。

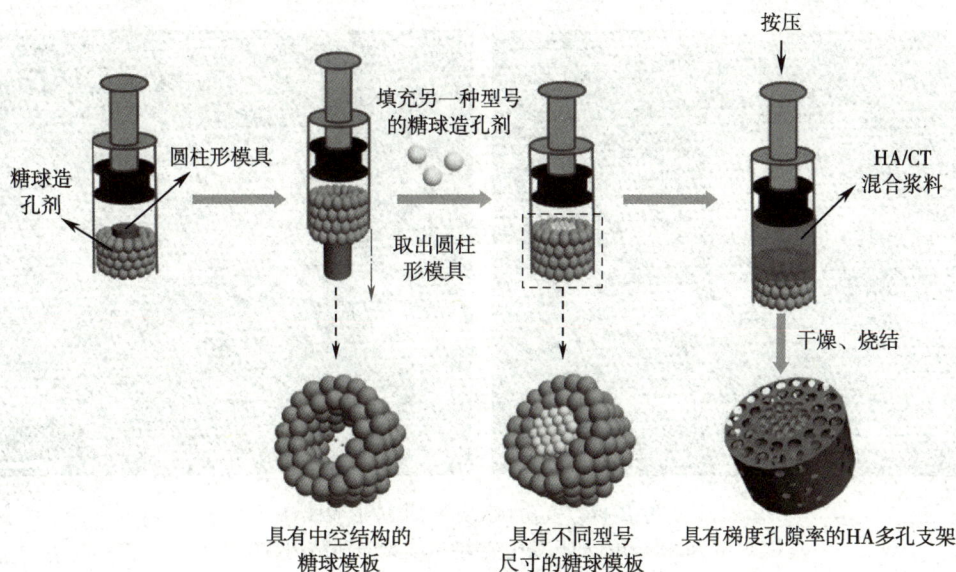

图 2-15 梯度多孔 HA 陶瓷支架的制备工艺流程和模压过程示意图

（三）有机泡沫浸渍工艺

该工艺凭借有机泡沫体所具有的开孔三维网状骨架，将陶瓷料浆均匀地涂覆其上，干燥后获得陶瓷涂层泡沫，随后通过低温烧结获得泡沫陶瓷粗坯，在经高温煅烧获得多孔泡沫陶瓷。该工艺流程图2-16，其关键在于陶瓷料浆必须能与泡沫紧密结合，保证在多余料浆挤出或离心甩出后还能恢复原来形状不发生脱浆。所制备的多孔陶瓷骨架结构呈开孔三维网络，表面积大和孔道渗透和物质流通性强。赵婧等以聚氨酯泡沫为模板，并将其浸渍于 HA/PVA 混合浆料中，采用挤压、离心等方法使浆料均匀涂覆于网状泡沫的表面上，经干燥后烧结得到孔隙率可达 95.5% 的贯通多孔 HA 支架，如图 2-17所示。

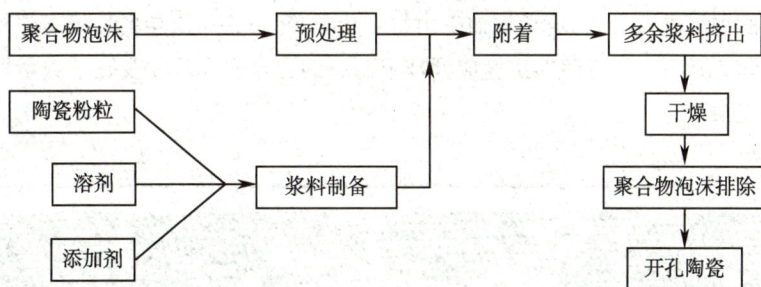

图 2-16 有机泡沫浸渍工艺制备多孔陶瓷

（四）相分离法

相分离法（phase-separation）是将陶瓷粉体分散于聚合物溶液、乳液或水凝胶中形成均相溶液，然后降温冷却；在冷却过程中，含陶瓷粉体的聚合物、乳液或水凝胶相会与溶剂相发生相分离；控制适当的工艺条件，在分相之后，体系形成以含陶瓷粉体的相为连续相，溶剂为分散相的两相结构。随后，选择适当的挥发性试剂（即萃取剂）把溶剂萃取出来，若溶剂为水，可通过冷冻干燥将水相去除，从而获得一定孔隙结构的多孔陶瓷粗坯。经过最终的烧结工艺使粗坯致密化获得多孔陶瓷。

（五）颗粒堆积固态烧结法

骨料中加入相同组分微细颗粒，一定温度下大颗粒连接，非连接处形成贯通孔道。多孔体微孔的分布的均匀性与骨料颗粒大小有关。陶瓷颗粒粘结、堆积可形成多孔结构，颗粒靠粘结剂或自身粘合

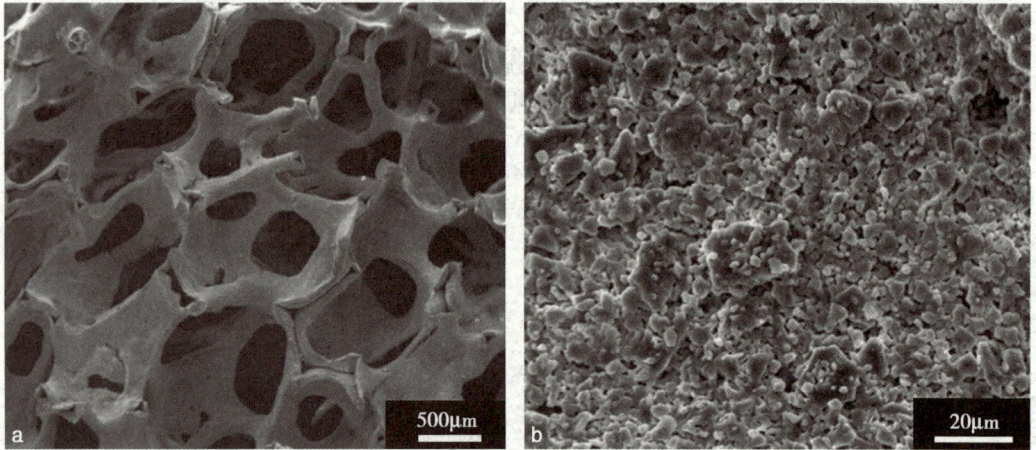

图 2-17　多孔 HA 支架 SEM 形貌图
a. 支架的宏观多孔结构；b. 支架表面结构。

成型。随着颗粒粒径的减少，制品中的平均孔径随之减小；颗粒粒径的增大，颗粒粒径分布也较宽，制成的孔形态复杂、结构各异。这种多孔材料气孔率只有 20%～30% 左右，有时也可在料中加入成孔剂（porous former），在初坯定型或烧结后采用溶剂溶解、侵蚀除去。

不同多孔陶瓷成型方法所获得的孔径、气孔率、气孔分布的均匀性，以及制品形状、对原料的要求、工艺条件的控制等均有所差异。制备多孔陶瓷不仅仅是仅形成一种气孔，同时需要孔互相连通及控制气孔分布；有时则需要气孔一定形状，或可再加工性；需将这些制备技术综合考虑。

（六）快速成型技术

此方法又称为 3D 打印法，是利用计算机辅助设计技术制备多孔支架的工艺。它采用离散、堆积成型的原理，首先由软件设计出三维多孔支架模型，然后将支架模型按一定厚度进行分层，把三维的模型转化为二维平面信息，并且根据工艺的需要将分层后的二维平面数据进行处理，通过喷墨打印和粘合的技术以平面加工方式有序、连续地加工出每一个分层，再将一层层的二维材料粘堆积合成三维多孔支架材料。图 2-18 是 3D 打印即快速成型技术制备的孔径宏孔尺寸及孔道数量可控的多孔硅酸盐类的生物陶瓷支架。

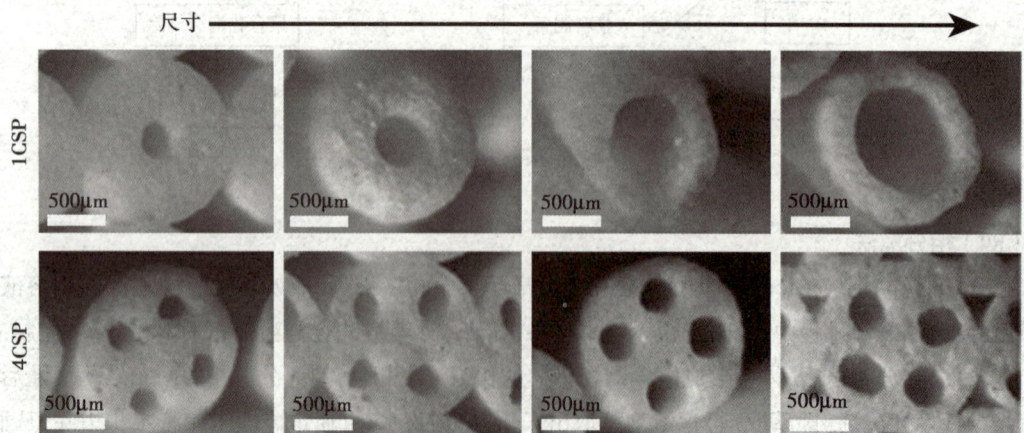

图 2-18　采用快速成型技术制备具有宏孔尺寸及数量可控的生物陶瓷支架 SEM 形貌图

（七）溶胶-凝胶法

溶胶-凝胶（sol-gel）法一定程度缓解了多孔陶瓷高贯通性和材料力学性能降低的矛盾，基本过程如图 2-19 所示。溶胶是指微小固体颗粒悬浮分散液相中，不停地进行布朗运动的体系；凝胶是指胶体颗粒或高聚物分子互相交联，形成空间网状结构，在网状结构的孔隙中充满了液体的分散体系，通过凝胶过程，体系中的颗粒物质再由于凝胶体的收缩反应而聚集；坯体成熟伴随着凝胶体的增强，密度、强力及硬度均随之增加；没有添加造孔剂的溶胶-凝胶法制备多孔陶瓷是使金属醇盐等金属化合物先驱体溶液在室温条件下凝胶化，这一过程中胶体粒子堆积以及凝胶（热等）处理过程中留下小气孔，形成可控多孔结构。采用溶胶-凝胶制备多孔陶瓷要考虑浆料流动性、制孔剂性质及排除条件和干燥环境。

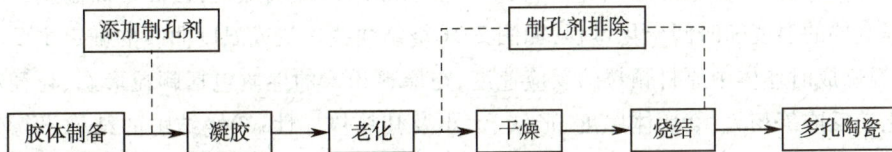

图 2-19　溶胶-凝胶法制备多孔陶瓷

（八）凝胶注模工艺

凝胶注模工艺（gel-casting）过程如图 2-20 所示，将陶瓷粉料分散于含有有机单体和交联剂的催化剂溶液，制备出低黏度高固相体积分数的浓悬浮体，然后加入引发剂和单体，在交联剂、引发剂和催化剂共同作用下，通过浆料内部化学反应形成相互交联三维网状结构高聚物，浆料配制完成后添加制孔剂，使浓悬浮体形成凝胶而原位固化，颗粒之间产生一定的吸引力而互相聚集，形成密实的坯体，使悬浮体从液态转变为固态，脱模后根据制孔剂的性质在坯体烧结前排除制孔剂。该工艺把传统陶瓷成型工艺与高分子化学相结合，利用有机物形成的网络将陶瓷粉料粘结起来；该方法常与其他方法结合使用，如 Hassan 等用此法与有机泡沫浸渍相结合制备出多孔羟基磷灰石支架体，其微孔结构能够实现人工控制，支架力学性能得到改善，制备的支架具有开放和连通的孔结构。

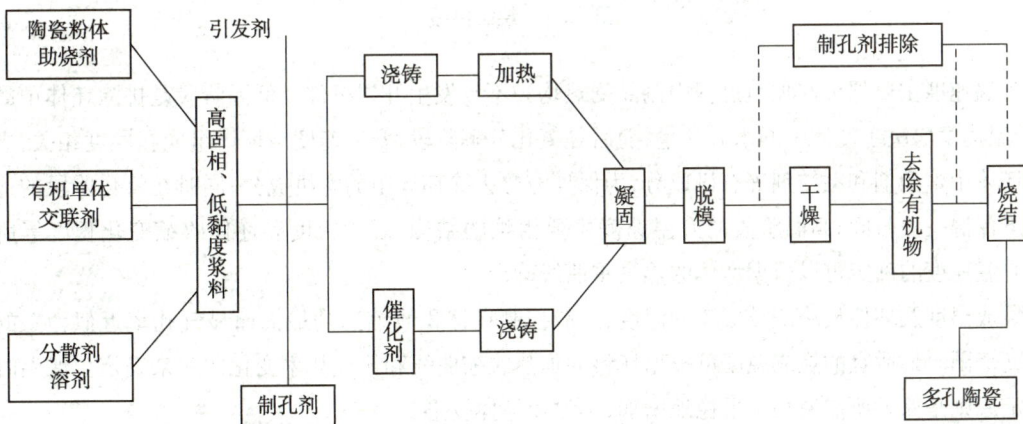

图 2-20　凝胶注模制备多孔陶瓷

四、生物医学陶瓷的烧成工艺

烧成工艺对生物医学陶瓷的晶体结构有重要影响。烧成制度、烧成方法对生物医学陶瓷的性能关系很大。烧成制度可以用时间和烧成温度曲线进行说明，气氛中氧的气压越低越有利于烧结，氩气氛最好。烧成方法不同，影响生物医学陶瓷材料的性能，而且达到致密度的温度也不相同。

（一）烧成制度

陶瓷烧成工艺是指坯体在高温的特定条件下发生一系列物理化学反应,使坯体矿物组成与显微结构发生显著变化而致密化,最终成为体积固定并具有特定使用性能的陶瓷制品的过程。在烧成过程中窑炉内温度制度、气氛制度、压力制度的总和,也称热工制度。生物医学陶瓷的烧成工艺与通常的陶瓷烧成工艺一致,需要注意的是生物医学陶瓷烧成需在专用窑炉中进行,以保证最终制品免受污染。

1. **温度制度** 温度制度包括升温速度、焙烧温度和保温时间、烧成温度和保温温度、冷却速度等参数,主要由烧成温度曲线描述,该曲线表示由室温加热到烧成温度,再由烧成温度冷却至室温的烧成过程全部的温度随时间变化过程,如图 2-21 烧结曲线。烧成温度曲线的确定主要考虑以下因素:①高温烧成时坯体中原料颗粒的反应速度,与原料粉末的性质包括颗粒形态、粒径和坯体成分及高温化学反应等相关;②坯体厚度、形状、大小及其热传导性;③烧结炉的结构、形态、热容和装炉密度等。

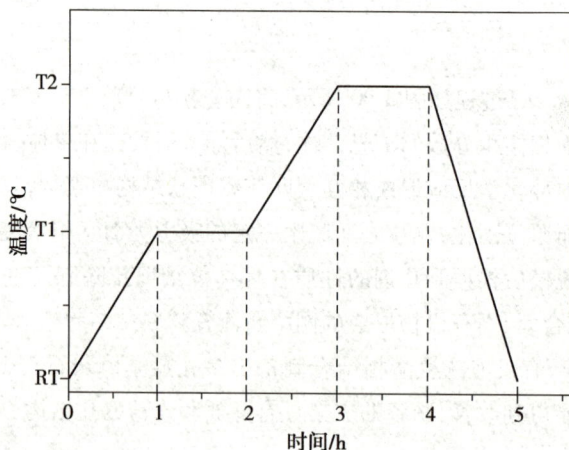

图 2-21 烧结曲线

升温速度主要保证在加热过程中制品受热均匀不致发生开裂事件。低温阶段是排除坯体中的水分,升温速度取决于坯体中的水分含量;随后是氧化分解阶段,升温速度与坯体组成和厚度相关,主要除去坯体中塑型剂和粘结剂等有机成分,为保证充分去除坯体中的有机成分,同时在氧化阶段的适当温度下保温一段时间;高温阶段的升温速度主要由炉的结构、装炉密度和坯体收缩变化程度等所决定。升温速度的确定可以根据坯体的热失重曲线确定。

烧成温度及坯体最终烧结成瓷的温度,一般控制在体积收缩达到最大而显气孔率近似为零的一段温度范围。最适宜的烧成温度可根据坯料的加热收缩曲线和显气孔率变化曲线来确定。保温时间的确定原则是保证所需液相量平稳地增加,不致使坯体变形。

冷却速度需保证冷却过程中温度的变化维持制品完整、避免存留残余热应力等,主要取决于坯体厚度和坯内液相的凝固速度。

2. **气氛制度** 气氛制度为烧结过程中的坯体所处的气体介质环境。烧结过程中不同气体介质会导致坯体经历的烧结行为发生变化,其烧结速度、烧结温度、最终烧成收缩、过烧膨胀以及收缩速率、气孔率均不同,故要根据坯料化学组成,以及烧成过程各阶段的物理化学变化规律,恰当选择气体介质(气氛)。

3. **压力制度** 压力制度是指坯体在烧结炉中所处的压力环境,是实现温度制度和气氛制度的保障。

（二）陶瓷烧结方法

1. **常压烧结**　在烧结过程中无外加压力，坯体在自然大气常压条件下置于可加热的烧结炉中，在热能作用下粉末聚集体发生固相反应而致密化变成晶粒结合体。常压烧结是烧结工艺中最传统、最简单和最广泛应用的一种烧结方法。

常压烧结中为了达到使坯体致密化的目的，一般采用的烧成温度偏高，高的烧成温度会导致晶粒异常长大，导致陶瓷出现非均匀组织降低其力学性能。较高的烧成温度还会导致包含纳米尺度第二相在基体中的生长，由于纳米尺度的第二相粒子本身就有抑制致密化的作用，会进一步推高陶瓷复合材料完全致密化所需要的烧结温度，可能会使纳米相与陶瓷基体发生不利反应。

2. **热压烧结**　热压烧结工艺中热压成型和加热烧结同时进行。粉体在热压时处于热塑性状态，形变阻力小，易于塑性流动和致密化，成型压力仅为冷压法的1/10。由于同时加温加压，于粉末颗粒更容易接触、扩散和流动等传质过程，降低烧结温度和缩短烧结时间，因而抑制晶粒的长大。热压法获得的陶瓷烧结体密度更接近理论密度、气孔率接近于零，其组织中晶粒容易细化和均匀。该工艺适于生产形状较复杂、尺寸较精确的陶瓷产品。

3. **热等静压烧结**　热等静压烧结工艺是将坯体置于密闭的容器中，通过作为热力传递介质的惰性气体各向同等地向坯体施以压力和高温，在高温高压的作用下，坯体中颗粒发生界面反应而致密化成瓷。

热等静压装置主要由水冷压力容器、与压力容器绝热的加热炉以及控制、安全、操纵等附加设施所组成。烧结过程中，先将原料粉末或粉末压坯装入包套中；抽去吸附在粉末表面、粉末间空隙和包套内的气体；将包套真空密封后置于有加热炉的压力容器中；密封压力容器后泵入惰性气体（即传压介质）至一定压力；然后升温至所需温度，因气体体积膨胀，容器内的压力也升至所需压力。在高温、高压共同作用下完成成形和烧结。

热等静压烧结强化了压制和烧结过程，有效地降低了烧结温度，有利于防止晶粒长大和消除陶瓷中的空隙，容易获得高密度和强度的陶瓷制品。与热压烧结相比，热等静压的烧成温度更低，获得的陶瓷制品密度更高。

4. **气氛烧结**　气氛烧结是烧结过程中在放置坯体的炉膛内通入一定气体的环境下进行烧结的方法，目的是使在空气中不易烧结的制品容易烧结，也是为了防止坯体在烧结过程中发生氧化。不同的材料选择适宜的气氛烧结，有助于烧结过程，提高制品致密化程度、获得良好的性能的制品。常用的有真空、氢、氧、氮和惰性气体（如氩）等各种气氛。Al_2O_3、MgO、Y_2O_3、BeO 等透光体可采用氢气氛烧结，透明铁电陶瓷宜用氧气氛烧结，氮化物陶瓷如氮化铝等宜用氮气氛烧结。

5. **微波烧结**　微波烧结是利用微波具有的特殊波段与材料的基本细微结构耦合而产生热量，材料的介质损耗使其材料整体加热至烧结温度而实现致密化的方法。其特点是升温速度快、能源利用率高、加热效率高和安全卫生无污染等特点，并能提高产品的均匀性和成品率，改善被烧结材料的微观结构和性能。

6. **电火花烧结**　电火花烧结是利用粉末间火花放电产生高温和同时施加压力的烧结方法。电火花烧结的致密化过程中，可能存在的驱动机制包括塑性变形、表面扩散、晶界扩散等。

7. **放电等离子烧结**　放电等离子烧结（SPS）是在粉末颗粒间直接通入脉冲电流，利用放电脉冲压力和焦耳热产生的瞬时高温场来实现粉末聚集体的快速烧结过程，具有升温速度快、烧结时间短、晶粒均匀、有利于控制烧结体的组织细化、获得材料致密度高、性能好等优点。

SPS 利用通-断直流脉冲电流直接通电烧结，直流脉冲电流产生放电等离子体、放电冲击压力、焦耳热和电场扩散作用。在 SPS 烧结过程中，电极通入直流脉冲电流时瞬间产生的放电等离子体，使烧结体内部各个颗粒均匀的自身产生焦耳热并使颗粒表面活化。与自身加热反应合成法（SHS）和微波烧结法类似,SPS 是有效利用粉末内部的自身发热作用而进行烧结的。

除加热和加压这两个促进烧结的因素外,在 SPS 技术中,颗粒间的有效放电可产生局部高温,可以使表面局部熔化、表面物质剥落;高温等离子的溅射和放电冲击清除了粉末颗粒表面杂质(如除去表面氧化物等)和吸附的气体。电场的作用是加快扩散过程。

第五节 生物医学陶瓷基复合材料的制备

陶瓷材料因为材料本身的脆性只能用于骨缺损的填充,而不适合用在人体受力比较大的部位,单一的医用陶瓷材料不能很好地满足临床应用的要求。而利用不同性质的材料复合制成复合材料,不仅兼具组分材料的性质,还可以得到组分材料不具备的新特性。以陶瓷为基体的生物医学复合材料,综合了陶瓷耐高温、耐磨损、耐腐蚀、重量轻的优点,并且弥补了陶瓷的脆性特点,极大拓展了陶瓷材料应用范围和前景。

生物医学陶瓷基复合材料的主要设计理念是在陶瓷材料中加入能起改变陶瓷性能的第二相。该第二相称之为增强体,按照增强体的形态和性质分为连续纤维增强陶瓷基复合材料、颗粒增强陶瓷基复合材料和晶须增强陶瓷基复合材料。

一、连续纤维增强陶瓷基复合材料的制备

连续纤维增强陶瓷基复合材料是以高强度、高模量、连续的长纤维作为增强体的一类复合材料。常用的增强体有碳纤维、玻璃纤维、硼纤维等。纤维在基体中起组成成分和骨架作用,基体起粘结纤维和传递力的作用,纤维的性能、在基体中的含量、分布以及与基体的界面结合情况对复合材料的力学性能影响较大。

(一)浆料浸渍法和热压烧结法

该制备方法为浆料浸渍和热压烧结法结合,采用浆料浸渍的方法混合陶瓷粉末和连续纤维原料制成初坯件,然后热压烧结使陶瓷基体与连续纤维结合。工艺流程如图 2-22 所示。

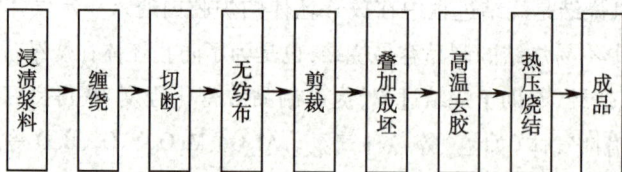

浸渍浆料 → 缠绕 → 切断 → 无纺布 → 剪裁 → 叠加成坯 → 高温去胶 → 热压烧结 → 成品

图 2-22 连续纤维增强陶瓷基复合材料的制备工艺

浆料浸渍工艺具体是将纤维束浸渍于含有粘连剂的浆料,之后缠绕于滚筒,经烘干、切断制成无纺布,然后根据需要将无纺布剪裁成合适尺寸,在模具中叠排、热模压成型制成坯件,随后经高温去胶和烧结制得陶瓷基复合材料制品。浆料一般是由基体粉料、有机粘结剂、有机溶剂和烧结助剂组成。

热压烧结过程中,首先需要进行高温去胶,在此过程中随着粘结剂挥发、逸出,由于基体软化温度较低,可使热压温度接近或低于陶瓷软化温度,利用某些陶瓷(如玻璃)的粘性流动来获得致密的复合材料。浸渍法的优点是:纤维取向可自由调节,单向排布和多向排布都可。缺点是:不能制造大尺度的制品,而且所得制品致密度较低。

(二)直接氧化沉积法

直接氧化沉积法工艺原理为:将连续纤维预成形坯件置于熔融金属上面,在空气中熔融金属发生氧化作用形成氧化物机,因为毛细管作用,氧化物通过坯体中的细小缝隙向上渗透,最终填满缝隙形

成致密的连续纤维增强陶瓷基复合材料。

此种方法适用于制备以氧化铝陶瓷为基体的复合材料。直接氧化沉积法的优点是:对增韧体损伤小,所制得的陶瓷基复合材料中纤维分布均匀;在制备过程中不存在烧成收缩,因而复合材料制件的尺寸精确;且工艺简单、生产效率较高、成本低,所制备的复合材料具有高比强度,良好韧性及耐高温等特性。但是对于陶瓷系统,此种工艺很少被使用,因为此方法适合在900~1 000℃的较低温度下进行,这样可以减少对纤维的热损伤。但是大多数陶瓷基体并不具备这一温度范围内的熔点。同时陶瓷熔体的黏度较大,这样导致其很难浸透到连续纤维坯件中。

(三)溶胶-凝胶法

溶胶-凝胶法的工艺原理为:用有机先驱体制成的溶胶浸渍纤维预制体,然后经水解、缩聚,形成凝胶,凝胶经干燥和热解后形成复合材料。此工艺组分纯度高,分散性好,而且热解温度不高(低于1 400℃),溶胶易于润湿纤维,能够减少对纤维的机械损伤,最后制成的复合材料较为完整且质地较均匀。其主要缺点是:由于用醇盐水解的方法制得基体,醇盐的转化率较低且收缩率较大,所以复合材料的致密性较差,不经过多次浸渍的方法难以达到致密化,且此工艺仅限于制备氧化物陶瓷基。

(四)化学气相法

化学气相法主要包括化学气相沉积法(CVD)和化学气相渗透法(CVI)。最常用的复合材料制备方法是化学气相渗透法,它是在化学气相沉积法基础上发展起来的。该制备方法是将纤维坯体置于密闭的反应室内,采用气相渗透的方法,使气相物质在加热的纤维表面或附近产生化学反应,并在纤维预制体中沉积,最终使坯体中的空隙全部被基体陶瓷充满,从而形成致密的复合材料。

该技术的主要优点是:①由于它是在低于基体熔点的温度下制备合成陶瓷基体材料,避免了纤维与基体材料的高温化学反应;②基体沉积过程中对纤维基本无损伤保证了复合材料结构的完整性,能制备形状复杂、近净尺寸和纤维体积分数大的复合材料;③通过改变工艺条件,能制备多种陶瓷材料,有利于材料的优化设计和多功能化。该方法的主要缺点是:生产周期长、设备复杂、制备成本高;制成品孔隙率大(15%~20%)、材料致密度低,从而影响复合材料的性能,不适于制备厚壁部件。

(五)先驱体转化法

先驱体转化法的工艺原理同溶胶-凝胶法相似,是利用有机先驱体在高温下裂解转化为无机陶瓷基体。具体流程为将具有一定形状的纤维坯体浸入多聚物液体中,使多聚物填满纤维间的空隙,然后将多聚物在一定条件下固化后将其高温分解。先驱体转化法与溶胶-凝胶法的不同点在于先驱体转化法主要用于非氧化物陶瓷基体制备,目前主要以碳化物和氮化物为主。

该方法的主要优点是:①采用浸渍的方法将单一的聚合物和多相的聚合物渗入纤维坯体中,能得到组成均匀的单向或多相陶瓷基体,陶瓷转化率比化学气相渗透法更高;②由于预制体中没有基体粉末,因此纤维不会受到机械损伤;③多聚物裂解温度较低(小于1 300℃),无压烧成,对纤维的损伤较小和并减轻了纤维与基体间的化学反应;④可以通过对先驱体进行分子水平的设计,制备所预期的单相或多相陶瓷基体,其中的杂质元素容易被控制;⑤充分利用聚合物基和C/C复合材料的成形技术,可仿形制造出形状复杂的异型件。该方法的主要缺点是:①致密周期较长,制品的孔隙率较高,需要经过多次浸渍和高温处理以提高复合材料的致密度;②基体密度在裂解前后相差很大,致使基体的体积收缩很大(可达50%~70%)。由于增强材料的骨架牵制着基体的体积收缩,因而在基体内部容易产生裂纹和气孔,破坏了复合材料的整体性,并最终影响复合材料的性能。

二、颗粒增强陶瓷基复合材料的制备

颗粒增强陶瓷基复合材料主要是掺入一种或多种无机化合物颗粒作为增强体。常用的颗粒有氧

笔记

化锆颗粒、氧化铝颗粒、氧化钛颗粒和羟基磷灰石颗粒。颗粒分布在基体中或者作为添加材料填充在骨架之中。颗粒的增强效果与离子在复合材料中所占的体积百分数、分布的均匀程度、颗粒的大小、形状等因素有关。

在颗粒增强陶瓷基复合材料的制备中,增强体和基体原料均为颗粒,主要采用球磨(特别是湿法球磨)制得混合料,经过干燥后先成型为坯件,然后再进行烧结。增强体颗粒和基体粉料在使用前需进行预处理,主要工序包括:煅烧、混合、塑化和造粒,以便除去原料中吸附的气体、低熔点(或易挥发)物质及其他杂质,改变粉料的平均粒度、粒度分布、颗粒形态以及晶型,改善其流动性和成型加工特性,工艺流程如图 2-23 所示。颗粒增强陶瓷基复合材料的优点是制备工艺简单、第二相分散容易,易于制备形状复杂的制品,价格低廉。

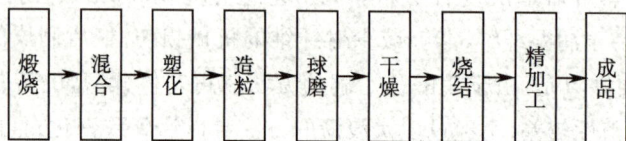

图 2-23　颗粒增强陶瓷基复合材料的制备工艺

三、晶须增强陶瓷基复合材料的制备

晶须增强陶瓷基复合材料是以晶须作为增强体。晶须是在受控条件下培植生长的高纯度纤细单晶体,其晶体结构近乎完整,不含有晶粒界、位错、空洞等晶体结构缺陷。它具有优良的耐高温,耐腐蚀性能,良好的机械强度,高硬度,高弹性模量,重量轻等特点。常用的晶须有碳、Si_3N_4、SiC 和莫来石等。

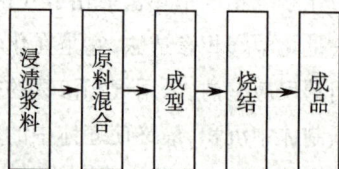

图 2-24　晶须增强陶瓷基复合材料的制备工艺

晶须(或短切纤维)增强陶瓷基复合材料的制备过程可概括为:晶须分散—原料混合—成型—烧结—成品。工艺流程如图 2-24 所示。

晶须分散是制备晶须增强陶瓷基复合材料的第一个步骤,晶须之间会因为相互纠结和化学吸附形成团聚,而且由于晶须增强体有较大的长径比(通常在 $1:7\sim1:30$),所以分散比较困难。

晶须分散手段主要采用机械球磨、超声震荡、溶胶-凝胶、分散介质(分散剂)、调整 pH 等手段。对于某些长径比较大,分支较多的晶须,首先通过球磨或者高速捣碎的方法减少分支和降低长径比,球磨和超声分散是利用机械力将团聚体分开,同时还需要借助合适地分散介质(分散剂)以及调整 pH 的手段,消除晶须间的化学吸附,使晶须均匀分散在液体介质中。溶胶-凝胶法主要将各个复合体系制成胶体,借助胶体的电化学性质使晶须均匀分散。

将晶须分散后将晶须与陶瓷基体粉末均匀混合,预制成所需形状的坯件,烘干后热压或热等静压烧结制成晶须增强陶瓷基复合材料。

第六节　典型生物医学陶瓷临床产品

一、生物医学陶瓷人工椎板

在临床上由于腰椎间盘突出和狭窄症、胸腰椎骨折等脊柱疾病导致椎板切除会破坏脊柱的后柱结构,造成脊柱不稳,同时还会引起继发性瘢痕粘连,从而牵扯、压迫硬膜囊与神经根,形成椎板切除后的再狭窄,严重影响脊柱手术后的远期效果。采用人工椎板修复缺损椎板,能有效防止椎管内瘢痕粘连、重建椎管后部结构消除椎板切除后并发症。

进行人工椎板置换手术常规采用腰麻或硬膜外麻醉,麻醉后切开病变腰椎相应部位皮肤、皮下组织腰背筋膜至棘突尖,显露腰椎后部结构。确定病变部位后,切除病变椎板,松解粘连的硬膜囊,扩大相应的神经根管、侧隐窝或中央管,完成椎管减压。随后,将人工椎板固定到关节囊上,完成人工椎板成形术。手术中将除下来的骨松质颗粒植入人工椎板边缘,有益于人工椎板与周边宿主骨更快的融合。常规戳孔放置引流管缝合伤口。至此完成人工椎板手术置换的全过程。

多孔磷灰石陶瓷椎板与自然骨组织矿物的成分相同,能够与自体骨发生生物化学结合形成骨键合,其具有的骨诱导性能促进骨小梁在多孔结构的宏观孔隙中生成,实现椎板缺失处的再生修复。通常患者在进行磷酸钙陶瓷人工椎板置换修复手术后,椎管形态保持完整,椎管矢状径扩大效果明显;而未采用人工椎板的单纯椎板切除的患者常出现瘢痕形成及肌肉突入,与硬膜粘连,使硬脊膜受压等症状(图 2-25)。

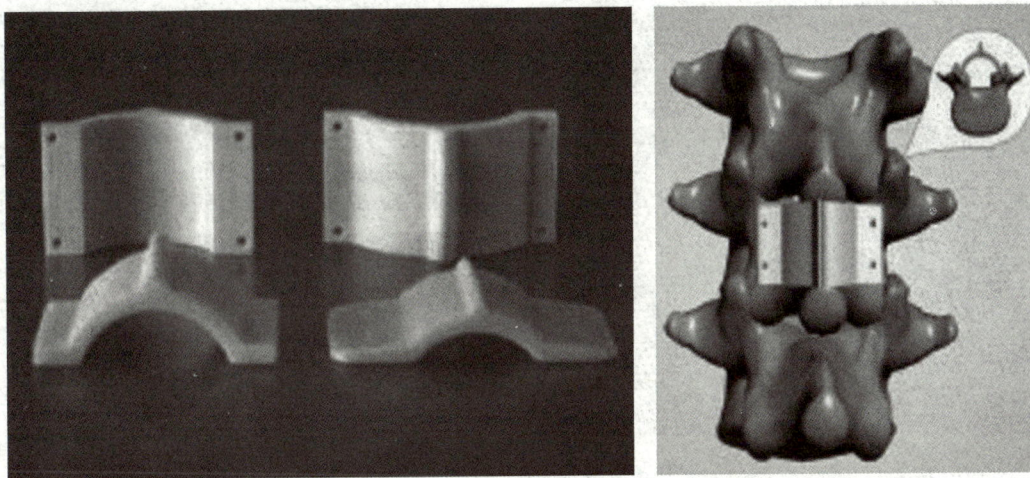

图 2-25　人工椎板及植入图

多孔磷灰石陶瓷人工椎板的要点是,椎板植入后新生骨组织能较快长入多孔结构实现骨再建,与宿主骨组织融为一体。随着植入时间的延长,其强度达到自然骨水平,从而达到功能和形态上的最佳修复。

二、多孔羟基磷灰石义眼台

义眼台是用于填补眼眶内因眼球摘除等原因而丧失的体积改善外观的眼眶内置物。临床上因眼外伤导致严重眼球破裂、绝对期青光眼、眼球萎缩需要进行眼内容物去除及义眼台植入。

决定多孔生物医学陶瓷义眼台植入后稳定性的重要因素包括:①义眼台周边组织的早期长入并牢固愈合,防止其早期脱出;②义眼台随着组织长入完全血管化,保证其在框内长期植入的稳定性。临床研究表明,义眼台早期暴露的最主要原因是眼球筋膜切口张力过大,可能与眼中筋膜分离不够、选择的义眼台过大、义眼台植入过浅,或因年迈、放疗后眼球筋膜萎缩等原因相关。义眼台血管化延迟是导致其脱出的重要原因之一,临床上通常表现为已愈合的结膜筋膜切口变薄裂开,义眼台暴露。导致义眼台血管化延迟主要原因是义眼台与框内血管组织接触面积小,影响血管组织的大量长入;导致义眼台脱落的其他原因是佩戴义眼台过早、义眼台表面粗糙与义眼台长期摩擦,引起结膜筋膜组织裂开导致义眼台暴露。

预防义眼台早期脱出的措施是术中保证筋膜的无张力缝合,使义眼台植入足够深度,术后严密观察切口愈合情况,发现切口裂开早期及时处理。为保证植入后义眼台长期稳定性,眼内容物去除后,需进行后巩膜切开使义眼台与球后纤维血管组织充分接触,以利于义眼台血管化。

除构成义眼台的临床手术技术外,材料因素也在义眼台植入术效果中具有重要作用。早期义眼台多采用玻璃球、硅胶球等人工材料,也用肋软骨、真皮脂肪瓣等生物衍生材料。前者植入框内术后脱出率高,反应重;后者植入后期部分吸收,效果不理想,且患者还需承受取材部位二次手术的创伤及痛苦。目前常用的义眼台包括多孔羟基磷灰石、多孔氧化铝和多孔聚乙烯等材料。羟基磷灰石作为人体骨组织的主要矿物成分,其优良的生物相容性使其多孔形态的义眼台有利于组织和血管长入,从而实现义眼台在框内良好的固定,获得满意的临床效果(图 2-26)。多孔羟基磷灰石义眼台植入眼眶后,两周后纤维血管就能长入其多孔贯通的孔隙中,8 周内可达到完全血管化,半年内可与周围组织形成一体化,并牢固粘结眼外肌,增加义眼台的活动度。羟基磷灰石义眼台框内植入,显著降低义眼台移位、脱出率和感染率。因此,多孔羟基磷灰石义眼台应用最为广泛。生物医学陶瓷多孔义眼台球体直径为 18~22mm,多孔孔径为 200~550μm。

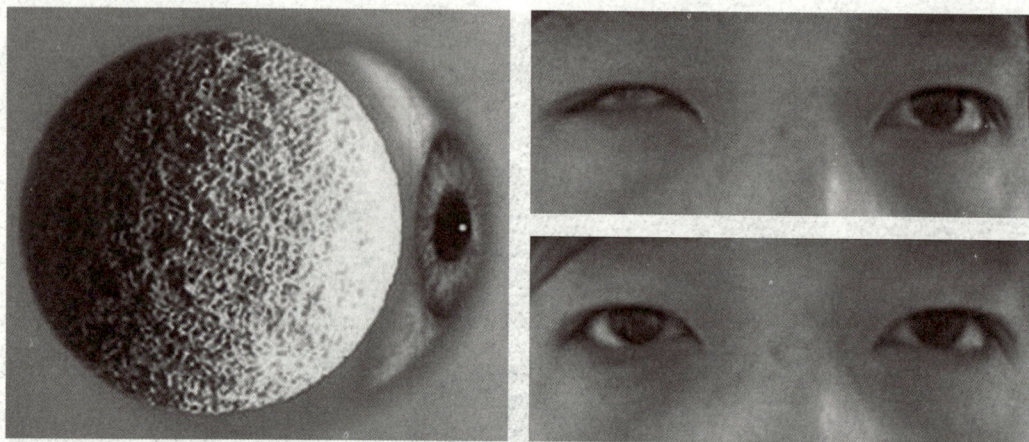

图 2-26　羟基磷灰石义眼台及术后

三、生物医学陶瓷人工关节

临床上由于关节软骨磨损过度造成的骨质增生或疾病、外伤等因素造成严重的关节破坏及病变,造成人体关节面结构和功能出现不可逆转的破坏。此时需要进行人工关节置换术用人工关节替代病变的组织,减轻或消除患者的痛苦,基本恢复原有关节的功能。

人工关节是由不同生物材料如高分子聚乙烯、钴铬钼合金、陶瓷等制成的模拟人体关节。制造人工关节的材料要满足以下几个特点:①足够的力学强度;②耐腐蚀性能强;③组织相容性好;④耐磨损。而生物陶瓷具有化学性质稳定、生物相容性好、强度大、硬度高、耐磨性好的特性,适合于制造对耐磨性要求高的人工关节头和内衬等。研究表明:陶瓷头与陶瓷衬的人工关节的磨损率每年为0.002mm,而一般高分子材料与金属材质的人工髋关节的磨损率为每年 0.1~0.4mm,比陶瓷材料高200~500 倍。而磨损率是影响人工关节使用寿命的一个很重要因素,可以减少患者的重复手术。同时陶瓷材料的人工关节解决了金属材料因体液酸碱变化产生的电解现象,导致人体局部生理紊乱问题及材料的腐蚀问题。

人工关节常用的陶瓷材料均为生物惰性陶瓷,例如氧化铝陶瓷和氧化锆陶瓷。人工陶瓷关节的制造工艺经过四次改进。20 世纪 70 年代,第一代氧化铝陶瓷由于纯度较差,晶体颗粒大,密度低,导致陶瓷材料脆性大,破碎的发生率较高。第二代氧化铝陶瓷减小了晶体颗粒的直径,增加了密度,很大的改善了陶瓷的性能。20 世纪 90 年代后,第三代氧化铝陶瓷的晶体颗粒直径更小,显著增强了陶瓷的硬度和机械强度。第四代人工陶瓷关节在氧化铝中加入氧化锆、铬和锶,提高材料的断裂韧性,其已于 2003 年开始应用于临床(图 2-27)。图 2-28 是氧化铝人工髋关节陶瓷头置换术后 X 线片,显示关节置换恢复原有关节效果明显。

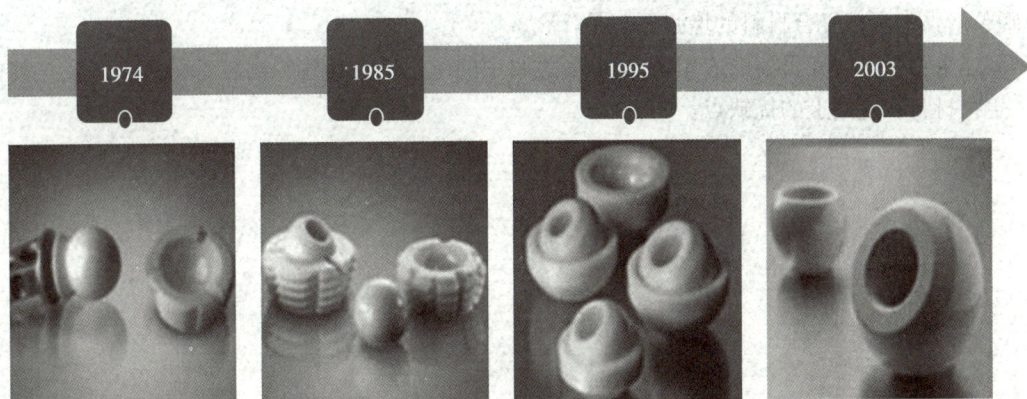

图 2-27　人工髋关节陶瓷球头的发展

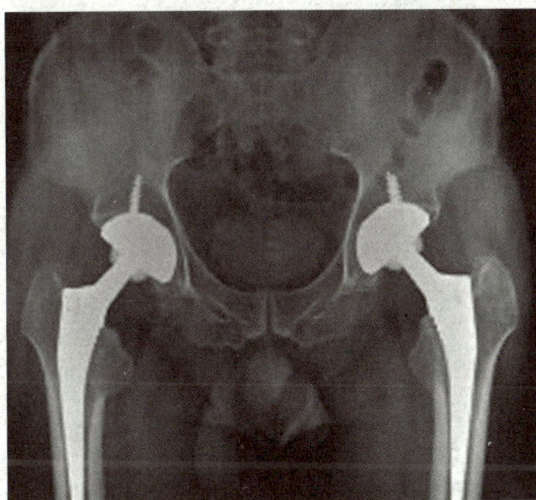

图 2-28　氧化铝人工髋关节陶瓷头术后 X 线片

思考题

1. 什么是陶瓷？什么是生物医学陶瓷？陶瓷和生物医学陶瓷的联系与区别是什么？

2. 结合生物医学陶瓷发展历程,分析其发展趋势与今后生物医学陶瓷材料发展方向。生物医学陶瓷分为多种类别,说明它们之间的联系与区别。

3. 利用扫描电子显微镜可以表征陶瓷粉体的哪些特性？陶瓷的成分、密度、晶格常数、表面结构形貌、弹性模量等可以通过哪些仪器表征？

4. 生物陶瓷颗粒尺寸分布的测量方法有哪些？

5. 陶瓷烧结工艺对生物医学陶瓷的晶体结构等有重要影响,从而影响生物医学陶瓷性能,简述生物医学陶瓷烧结工艺过程和典型的烧结方法。

6. 化学沉淀法制备 HA 粉体时,本章采用了 $Ca(NO_3)_2 \cdot 4H_2O$ 和 $(NH_4)2HPO_4$ 为反应原料,除此之外还可以采用哪些原料合成 HA 粉体？

7. 比较致密型和多孔型生物陶瓷制备工艺的异同,阐述它们各自的临床应用特点。

8. 在连续纤维增强陶瓷基复合材料制备工艺中,纤维取向对材料性能有何影响？如何克服不利影响？

9. 颗粒增强陶瓷基复合材料的增强原理是什么？

10. 简述生物医学陶瓷目前的应用情况,除了教材中的应用还有哪些? 比较生物医学陶瓷与其他生物材料在应用上的优缺点。

（翁　杰　肖冬琴）

第三章　生物活性玻璃

第一节　生物活性玻璃概述

生物活性玻璃（bioactive glass），又称生物玻璃（bioglass），是一类具有良好生物相容性和生物活性的无机非晶态生物医学材料。生物活性玻璃由美国佛罗里达大学 Larry L. Hench 教授于 20 世纪 70 年代初率先研制出来，其中最具代表性并已应用于骨、齿科临床的是 45S5 系列生物活性玻璃，其化学组成列于表 3-1。由表 3-1 可见，45S5 系列生物活性玻璃的化学组成是以 Na_2O-CaO-SiO_2-P_2O_5 四元系统为主。在此基础上，个别品种还添加了少量 F、B 等元素，用于改善其性能。生物活性玻璃组成中作为网络形成体的 SiO_2 含量比较低（多数在 50mol% 以下），而作为玻璃网络外体的 Na_2O 和 CaO 含量则比较高（多数在 20mol% 以上），这与一般的工业玻璃的设计理念有很大不同。Hench 经过近 20 年的材料学、细胞学、组织学研究及临床实验观察，证明生物活性玻璃具有良好的骨修复功能，并于 20 世纪 80 年代中期至 90 年代初陆续将生物活性玻璃开发成各种骨、齿科临床产品，并在临床应用中收到良好的治疗效果。在后来的研究中还发现，45S5 系列生物活性玻璃不但具有与骨组织形成牢固化学结合（骨性结合）的特性，同时也具有促进皮肤创面再生修复的功能，研究人员于 2000 年开发出第一个用于急慢性皮肤创面及黏膜溃疡修复的生物活性玻璃产品，并成功应用于临床。

目前对生物玻璃的结构、理化及生物学性能研究仍在不断深入，特别是近年来在生物活性玻璃的细胞学研究方面取得一些突破性进展，证明生物活性玻璃能够通过其释放的 Si、Ca 等离子基团，激活多条同成骨密切相关的细胞信号通路，诱导骨祖细胞向成骨细胞分化，促进新骨形成。从而部分揭示了生物活性玻璃促进成骨的分子机制，引起生物材料学界和临床医学界的高度重视。作为新型的骨修复材料，生物活性玻璃已经显示出良好的应用前景。

生物活性玻璃按照不同的方法可以分为以下类别：

1. **按制备方法**　分为熔融法生物活性玻璃（BG），生物活性微晶玻璃（BGC），溶胶-凝胶法生物活性玻璃（SGBG）和纳米生物活性玻璃（MNBG）等。

2. **按其化学组成**　分为硅酸盐基生物活性玻璃，硼酸盐基生物活性玻璃，磷酸盐基生物活性玻璃和高分子基生物活性玻璃复合材料等。

3. **按临床应用**　分为骨科修复用生物活性玻璃，齿科修复用生物活性玻璃和皮肤创面修复用生物活性玻璃等。

4. **按形貌结构**　分为生物活性玻璃粉体材料，生物活性玻璃块体材料，生物活性玻璃多孔材料，生物活性玻璃纤维和生物活性玻璃涂层等。

本书主要按照上述第一种分类方法进行介绍。

表 3-1 生物玻璃的型号和组成

单位:mol%

型号	SiO$_2$	Na$_2$O	CaO	CaF$_2$	P$_2$O$_5$	B$_2$O$_3$	Al$_2$O$_3$
45S5.4F	46.1	24.4	16.2	10.8	2.6	0	0
45S5	46.1	24.4	26.9	0	2.6	0	0
#1(S63.5P6)	65.7	15.0	15.5	0	2.6	0.4	0.6
#9(S53P4)	53.9	22.6	21.8	0	1.7	0	0
#10(S45P7)	46.6	24.1	24.4	0	3.0	1.8	0
52S4.6	52.1	21.5	23.8	0	2.6	–	–
55S4.3	55.1	20.1	22.2	0	2.6	–	–
60S3.8	60.1	17.7	19.6	0	2.6	–	–
42SF	42.1	26.3	17.4	11.60	2.6	–	–
46SF	46.1	24.4	16.14	10.76	2.6	–	–
49SF	49.1	23.0	15.18	10.12	2.6	–	–
52SF	52.1	21.5	14.28	9.52	2.6	–	–
55SF	55.1	20.1	13.32	8.88	2.6	–	–
60SF	60.1	17.7	11.76	7.84	2.6	–	–

第二节 熔融法生物活性玻璃

一、熔融法生物活性玻璃的制备、组成、结构与性能

目前临床应用的最具代表性的产品组成型号为 45S5 系列生物活性玻璃(表 3-1),包括各类骨、齿科修复产品,如:PerioGlas®(牙周缺损填充)、ERMI®(牙槽窝填充)、NovaBone™(骨缺损填充)、DUKE-MID™(中耳骨置换)等产品均属这一化学组成范围。根据生物活性玻璃的临床应用领域不同,其产品的形式也有所不同,如目前用于骨缺损填充的产品包括细颗粒形式,用于听骨置换和牙槽窝填充的为具有一定外形和尺寸的实心玻璃体,用于皮肤创面修复的为细粉末状。其制备过程包括以下几个步骤:

1. **制备原料的选择** 由于生物活性玻璃是用于人体内的材料,对其成分和纯度的要求很高,不能有任何不利于人体健康的成分掺杂。通常采用高纯度试剂级 SiO$_2$、Na$_2$CO$_3$、CaCO$_3$、Ca$_3$(PO$_4$)$_2$ 和 CaHPO$_4$·2H$_2$O 为基本原料,按照生物活性玻璃的设计组成换算成原料配方。

2. **配合料制备** 按照原料配方进行各种粉体原料的准确称重和均匀混合,制成配合料。

3. **高温熔化** 将配合料置于铂金坩埚内,在 1 400℃左右高温下熔融和均化 1~2h。

4. **产品加工** 如果是制备具有一定外形的生物活性玻璃牙科或骨科种植体,则在完成高温熔融后直接将高温熔融玻璃液倒入金属或石墨模具中进行浇注成型,然后进行退火和打磨等工序制成产品;如果是制作生物活性玻璃粉体,则须将高温熔化好的玻璃液经冷却、研磨、过筛等步骤,制得具有不同颗粒度的粉体原料;如果是制作多孔状骨缺损填充体,须将一定粒度的生物活性玻璃粉体作为基本原料,掺入一定比例的造孔剂,然后制成料浆,采用注浆或模压成型的方法赋予产品一定的外形,在烘箱中进行干燥,再置于可程序温度控制电阻炉内进行二次烧结,从而制成多孔体。

根据玻璃结构理论,生物活性玻璃的微观结构网络是由硅氧四面体通过顶角上的桥氧(bridge oxygen,BO)相互连接成的无规则三维网络(图 3-1,见文末彩插)。由于玻璃组成中含有

较多的网络外体氧化物（Na$_2$O 和 CaO），导致玻璃结构网络中的断点较多，断点处的氧离子称为非桥氧（non-bridge oxygen，NBO），呈负一价，Na$^+$和 Ca^{2+}分布于网络断点周围，以维持材料内部结构的电中性。P$_2$O$_5$组分的存在则导致玻璃网络中的断点进一步增多，这是由于玻璃网络中的磷氧四面体［PO$_4$］中具有一个不对称的双键，双键处的氧离子因化合价饱和不能同硅氧四面体相连，从而也进一步使得玻璃网络断点增多。正是由于生物玻璃网络的非桥氧比例较高，从而使玻璃在含水的生理环境中具有较高的化学活性，玻璃表面的 Na$^+$和 Ca^{2+}可以与水溶液中的 H$^+$发生快速的离子交换，最终在材料表面形成类骨的碳酸羟基磷灰石矿化层（HCA），生物活性玻璃通过此矿化层同宿主骨形成骨性结合。

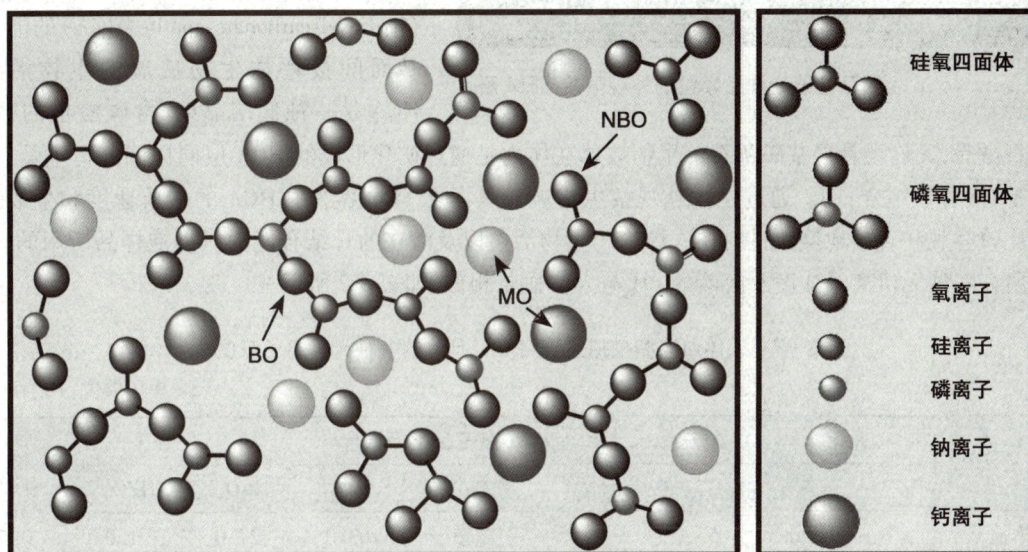

MO：网络修饰体；BO：桥氧；NBO：非桥氧。

图 3-1　45S5 生物玻璃的无规则网络结构示意图

对于生物活性玻璃的研究包括材料组成-结构-性能三者之间的依从关系研究、工艺因素对材料结构和性能的影响、材料的力学性能、生物矿化性能、生物活性机制、材料与细胞间的相互作用、材料对组织和细胞的影响及材料的骨、齿修复机制临床研究等诸多方面。图 3-2 为 45S5 生物玻璃的 XRD 图谱。该图谱具有弥散的衍射峰，显示该样品为非晶态固体材料。图 3-3 为用于骨缺损填充的 45S5 生物玻璃颗粒外观形貌 SEM 照片。

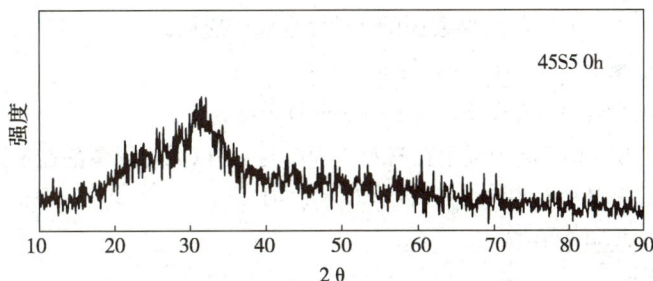

图 3-2　45S5 生物活性玻璃样品粉末 XRD 图谱

二、熔融法生物活性玻璃的生物活性机制

生物玻璃的重要特性之一是具有较高的生物活性。所谓生物活性材料是指当被植入体内后可以在材料界面诱发特殊的生理响应，从而介导材料与组织之间形成化学结合的材料。材料生物活性的

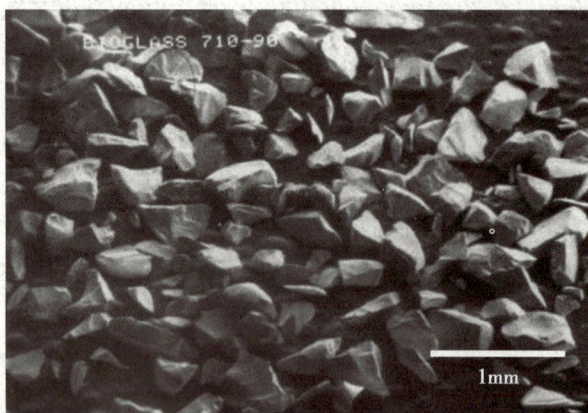

图 3-3　45S5 生物活性玻璃样品颗粒的外观形貌 SEM 照片

高低直接影响到材料植入骨组织后能否在一定时间内促进骨缺损的再生修复。为了能够比较方便和快速地对生物玻璃的生物活性进行评价,国内外比较通用的体外评价方法是测定材料在模拟生理溶液(simulated body fluid,SBF)中的生物矿化性能(表 3-2)。通过体外 SBF 溶液在 37℃浸泡,可以观察生物玻璃表面在模拟人体生理环境中形成碳酸羟基磷灰石(hydroxyl-carbonate-apatite,HCA)的能力,从而间接评估生物玻璃的生物活性。HCA 是一种低结晶度、含碳酸根的羟基磷灰石微晶,又称类骨羟基磷灰石。生物玻璃在体内是通过矿化形成的 HCA 层同周围的宿主骨形成化学键合(骨性结合)的。通过在体外观察生物玻璃表面在 SBF 溶液中 HCA 的生成速度和生成量,能够比较客观和直接地反映材料在人体内的生物活性以及潜在的骨结合能力。浸泡样品所用的 SBF 溶液所含各种无机离子浓度及溶液的 pH 与人体血浆相似,如表 3-2 所示。

表 3-2　人体血浆和模拟生理溶液(SBF)的各种无机离子浓度

单位:10^{-3}mol/L

分类	离子种类及浓度							
	Na^+	K^+	Mg^{2+}	Ca^{2+}	Cl^-	HCO_3^-	HPO_4^{2-}	SO_4^{2-}
人体血浆	142.0	5.0	1.5	2.5	103.0	27.0	1.0	0.5
模拟生理溶液	142.0	5.0	1.5	2.5	147.8	42.0	1.0	0.5

具体测试方法如下:将一定重量的生物玻璃粉末置于 SBF 溶液中,在恒温气浴摇床中于 37℃下浸泡,在规定时间取出材料样品,通过扫描电子显微镜(SEM)分析技术,对反应不同时间样品的表面及其矿化产物形貌进行观察;通过红外光谱(FTIR)分析,观察 HCA 矿物的特征吸收振动峰的出现时间和强弱,来判断 HCA 的生成速度和生成量;有时还要通过对浸泡不同时间的生物玻璃粉末进行 X 射线衍射(XRD)分析,以便更加准确地了解矿化产物是否是 HCA 晶体,以及结晶度如何等。通过上述综合分析,可以对所制备生物玻璃的生物活性作出评价。

生物活性玻璃与骨结合的过程归纳为如下 12 个步骤:

(1) 体液中的 H^+(或 H_3O^+)与玻璃表面的 Na^+ 发生离子交换;

(2) 玻璃表面硅羟基团($\equiv$Si-OH)形成;

(3) 硅羟基团相互聚合 $\equiv$Si-OH+HO-Si$\equiv$ $\longrightarrow$ $\equiv$Si-O-Si$\equiv$;

(4) Ca^{2+}、PO_4^{3-}、CO_3^{2-}、OH^-离子吸附在材料表面附近,并以无定形磷酸盐形式析出;

(5) 晶化形成碳酸羟基磷灰石[$Ca_{10}(PO_4,CO_3)_6(OH)_2$];

(6) 各种生理物质吸附于 HCA 层;

(7) 巨噬细胞活动(action of microphages);

(8) 成骨干细胞(osteoblast stem cells)附着;

(9) 成骨细胞同步增殖和分化(synchronised proliferation and differentiation);

(10) 基质生成;

(11) 基质晶化;

(12) 新骨生长。

以上第一到第五步进行较为迅速,在24h之内即可完成。如图3-4中的红外漫反射光谱(FTIR)所示,生物活性玻璃45S5在37℃的SBF溶液中浸泡24h即可在材料表面形成HCA矿化层;SEM观察可见45S5生物玻璃样品在SBF溶液中反应24h后表面有大量HCA微晶形成(图3-5b),显示了较高的生物活性。

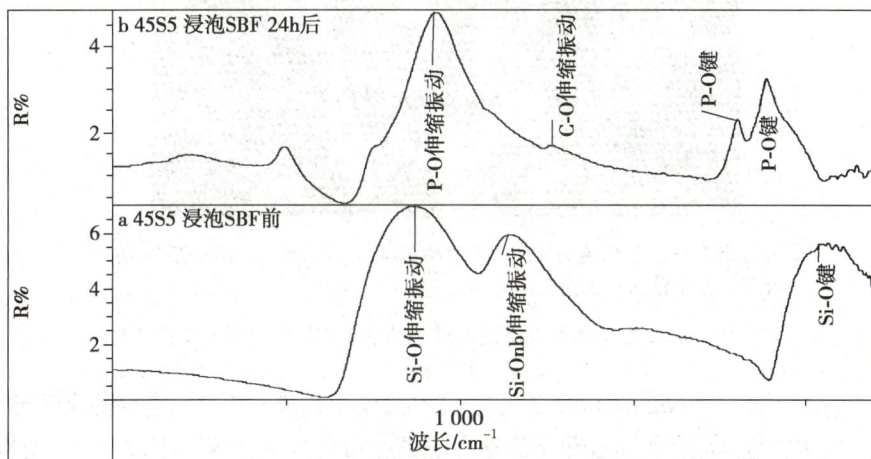

图3-4 45S5生物活性玻璃与SBF溶液反应前(a)与反应24h(b)的红外漫反射光谱

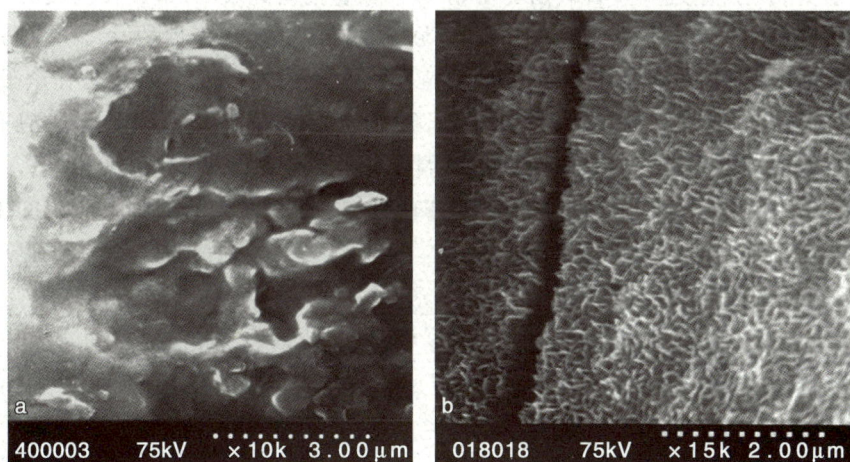

图3-5 45S5生物活性玻璃与SBF溶液反应前(a)与反应24h(b)的表面形貌(SEM照片)

材料表面HCA层的形成(第五步)促进了后续反应的发生(第六步至第九步)。骨祖细胞在材料植入骨内48h后进入45S5生物活性玻璃表面的HCA层,并开始分泌各种与骨修复有关的因子,激发成骨细胞有丝分裂和细胞外基质蛋白生成(第十步)。完成骨基质晶化(矿化)(第十一步);骨细胞在胶原纤维和HCA构成的骨基质中成熟化,最终形成新生骨组织(第十二步),这一步骤完成需要6~12d。上述第八、九、十一步骤对于生物活性玻璃与宿主骨界面形成新骨非常关键,其修复骨缺损的过程首先是基于玻璃表面在生理环境中能够在1~2d内形成的HCA矿化层。近年来的研究表明,生物活性玻璃在结合界面处释放的SiO_2^{3-}、Ca^{2+}等离子具有激活成骨基因的作用,可介导骨祖细胞向成骨细胞的定向分化及增殖,进一步促进了骨再生修复。生物活性玻璃所具有的在生理环境中快速矿化和特定离子释放的协同作用对于材料促进骨再生修复具有重要意义。

由图3-6可见,45S5与骨结合层具有组成连续过渡的双层结构,靠近45S5表面首先形成SiO_2含水凝胶层,然后在其上形成HCA矿化层,通过HCA层实现材料与骨组织的化学键合。图3-7为45S5与骨结合界面的电子探针元素分析,可见Si元素浓度由材料侧向骨侧逐渐降低,Ca、P元素由材料侧

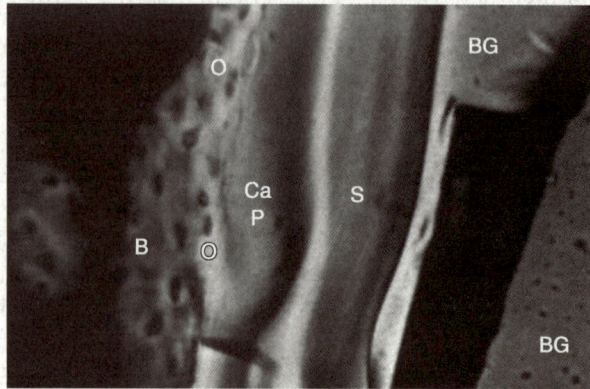

B:骨组织;O:骨细胞;Ca、P:富钙磷的 HCA 层;S:富 SiO₂ 凝胶层;
BG:45S5 生物活性玻璃。

图 3-6 45S5 生物活性玻璃植入鼠胫骨中 1 年后的光学显微镜照片

向骨侧逐渐增高,在结合界面处元素浓度变化是连续的,说明材料与骨形成直接的化学键合(骨性结合),中间没有纤维性包裹层存在。这种化学键合的强度相当高,结合强度测试显示,断裂发生在骨侧,而不是在结合界面处(图 3-6)。

图 3-8 显示了 Na_2O-CaO-SiO_2-P_2O_5 四元系统玻璃的生物活性与玻璃化学组成(wt%)的依从关系,为了便于研究,该图基于 P_2O_5 含量固定在 6wt%。大量的研究表明,组成在区域 A 中的玻璃具有生物活性,可与骨组织形成化学结合;组成在区域 B 的玻璃为生物惰性的,植入宿主骨后会在材料表面形成纤维性包裹层;组成在区域 C 的玻璃植入体内后可以在 10~30d 内被完全吸收;在区域 D 中的组成目前在技术上难以通过熔融法形成玻璃;在虚线围成的区域 E 中的玻璃具有较高的生物活性,该玻璃在生理环境中几个小时即可在玻璃表面形成碳酸羟基磷灰石(HCA),可以与骨组织形成牢固的化学键合。45S5 生物玻璃组成就在此区域。图 3-9 为几种临床应用的生物活性玻璃骨修复体。

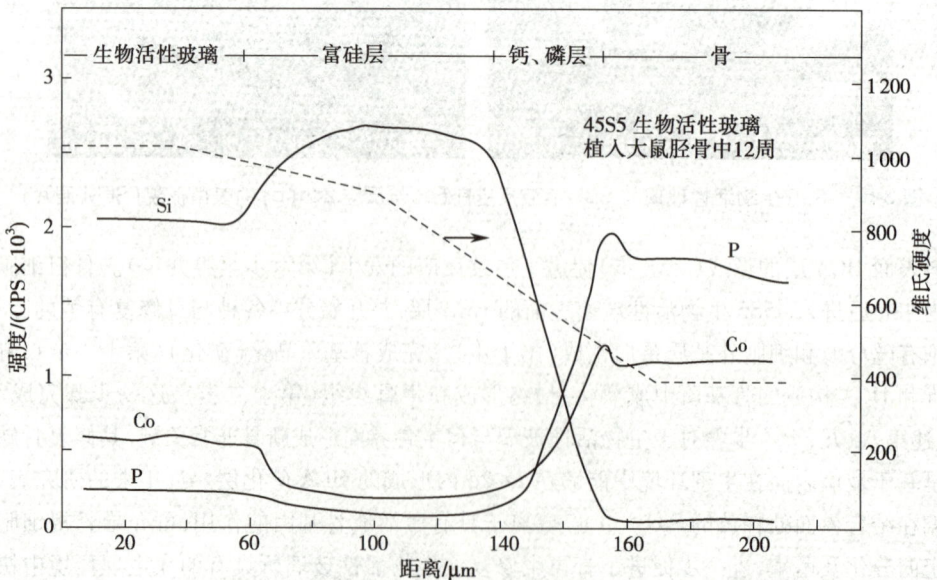

图 3-7 45S5 生物玻璃与骨结合界面处的横向电子探针元素分析图谱
(对应图 3-6,左侧为材料,右侧为骨)

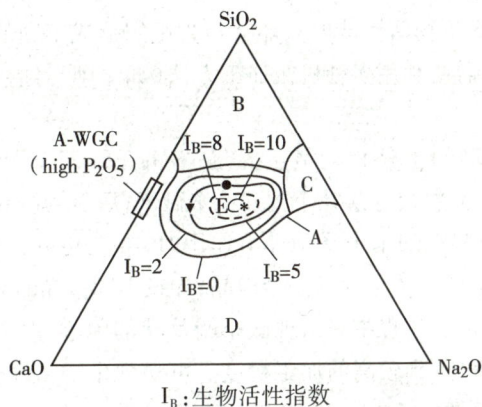

I_B：生物活性指数

图 3-8　玻璃的生物活性与其化学组成（重量百分比）的依从关系示意图

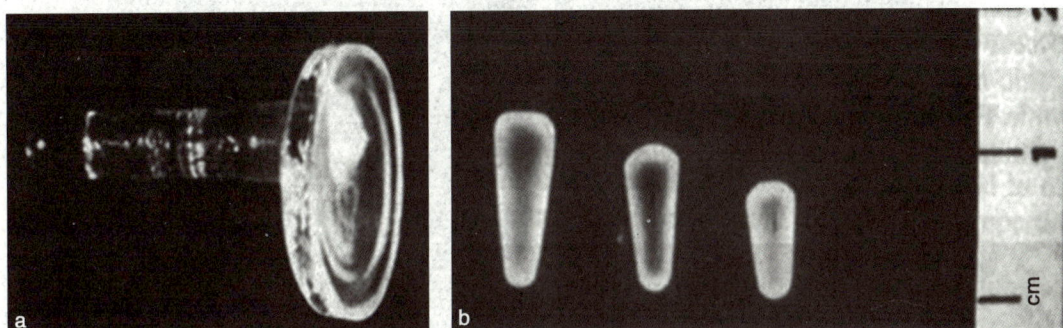

图 3-9　临床应用的生物玻璃骨修复体产品
a. 人工听小骨；b. 拔牙后牙槽窝填充体。

第三节　生物活性微晶玻璃

一、生物活性微晶玻璃基本特性

Na_2O-CaO-SiO_2-P_2O_5 四元系统 45S5 系列生物活性玻璃虽然具有良好的生物活性和骨修复功能，但是因其脆性高、强度和韧性低等缺点，不适合制作具有特定外形、尺寸和具有一定强度要求的骨、齿科承力部件，目前临床应用的 45S5 系列骨、齿科产品多为颗粒状、粉末状及凝胶状，限制了生物玻璃的应用范围。针对这种状况，各国生物医学材料研究学者从不同的角度对生物活性玻璃的组成范围、结构和性能进行了更加深入的研究，研制出一类新型的生物活性材料——生物活性微晶玻璃。

所谓微晶玻璃是通过对玻璃进行一定组成和晶相设计，并在热处理过程中控制晶化而得到的一种含有大量均匀分布的微晶相和一定残余玻璃相的新型复合材料，又称为玻璃陶瓷（glass-ceramics）。通过对微晶玻璃化学组成、晶相种类的目标设计，得到合理的玻璃原料配方，将配合料在高温下熔化，冷却后的母体玻璃再经过一定的结晶化热处理过程，使其析出大量均匀分布的微晶相，其尺寸可以从纳米至微米级别，这些均匀分布的微晶颗粒对于材料的增强、增韧、可切削加工性能、热膨胀特性以及光、电、磁学性质都会产生重要影响。微晶玻璃是兼具玻璃和陶瓷特性的复合材料，已经成功应用于不同领域。

二、可切削生物活性微晶玻璃

由于骨科植入体往往造型比较复杂，且因患者的个体差异以及植入部位不同而有很大的不同，若实现骨植入体的个性化加工，必须要研发出具有良好可切削加工性能和力学强度，同时具有一定生物活性的新型生物活性材料。自 20 世纪 80 年代中期，德国率先开始研发可切削生物活性微晶玻璃（又称为可加工生物活性微晶玻璃,machinable bioactive glass-ceramic,MBG),这类微晶玻璃的特点是既具有一定的生物活性(低于 45S5 生物活性玻璃),能够与骨组织形成牢固的化学结合界面,又具有较好的机械加工性能,可根据临床需要利用多种机械加工方法(如车削、打磨、钻孔等)制成各种不同形状的部件,材料不易发生破裂。

可切削生物活性微晶玻璃的主晶相是氟金云母 $[KMg_3(Si_3AlO_{10})(OH,F)_2]$ 和氟磷灰石 $[Ca_5(PO_4)_3F]$。前者是层状微晶,晶粒尺寸从几个到几十个微米;后者为颗粒状微晶,晶粒尺寸在几十至几百个纳米(图 3-10b)。当材料在加工中受到外力作用时,首先会引起氟金云母的 001 晶面发生解理、滑移或剥脱,使外力从一个微晶传导到另一个微晶,导致不同微晶的 001 晶面连续发生解理、滑移和剥落,最终使该微晶玻璃在加工过程中只出现微小鳞片状的脱落,而不会发生材料的破裂,最终使材料被加工成一定的形状,并可达到较高的加工精度。可切削生物活性微晶玻璃已用于制作人工听小骨、人工椎体、长骨骨管及下颌骨等。

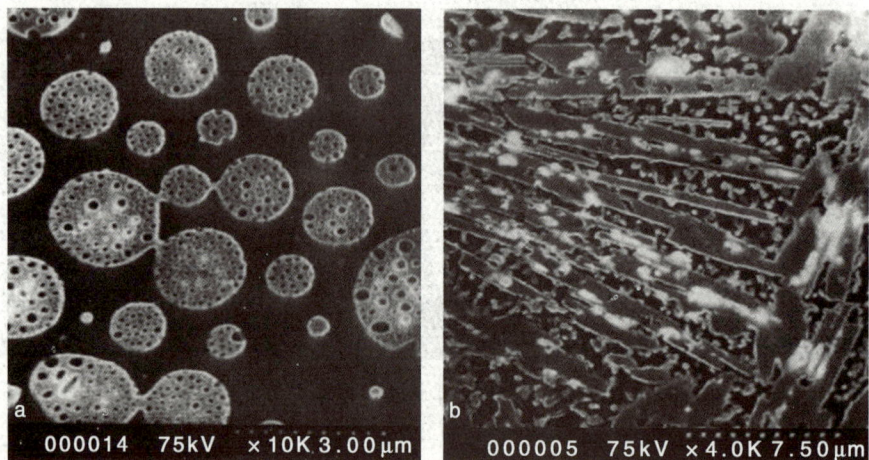

图 3-10 可切削生物活性微晶玻璃晶化处理前后的 SEM 显微形貌
a. 晶化处理前可见母体玻璃中具有二次分相结构,在大液滴相中存在小液滴相;b. 晶化处理后可见微晶玻璃中存在层状的氟金云母微晶和细颗粒状氟磷灰石微晶。

玻璃制备过程如下:首先要根据最终微晶玻璃中主晶相的种类、化学成分、析晶特性等进行母体玻璃的总体设计,母体玻璃一般采用 $SiO_2-Al_2O_3-MgO-Na_2O-K_2O-F-CaO-P_2O_5$ 系统,材料的组成范围(wt%)大致为:$SiO_2(19\%\sim54\%)$,$Al_2O_3(8\%\sim15\%)$,$MgO(2\%\sim21\%)$,$CaO(10\%\sim34\%)$,$Na_2O(K_2O)(3\%\sim8\%)$,$F^-(2.5\%\sim7.0\%)$,$P_2O_5(2\%\sim10\%)$。为使母体玻璃中的主晶相顺利析出,还要在玻璃配合料中加入一定的晶核剂,如 TiO_2 等。根据该母体玻璃设计结果(重量百分比)进行玻璃原料选择及配方计算等,得到原料配方。根据配方对各种粉体原料进行称重及均匀混合,将混合料置于 1 500℃左右的高温下进行熔化,经过澄清和均化过程,将制成的均匀玻璃液注入模具中进行成型,制成符合临床手术要求的骨科植入部件,将部件冷却后进行晶化热处理。晶化处理程序需根据母体玻璃中两种主晶相的析晶温度及速度进行制定,一般要对多个预制试样进行差热(DSC)及粉末 X 射线衍射(XRD)分析比较,最终得到晶化处理制度,包括加热速度、保温温度及时间、冷却速度等。晶化处理程序的正确与否对主晶相的尺寸、比例以及材料的力学、加工性能及生物学特性有关键性影响。可切削生物活性微晶玻璃晶化处理前的母体玻璃的显微结构随着组成的不同可以具有不同的分相形式,而分相对于材料的析晶也会产生显著影响。可以通过调整玻璃的组成来改变母体玻璃的分相形式,进而调控析晶过程(图 3-10a)。图 3-11 为可切削生物活性微晶玻璃种植体(2mm×2mm×6mm,四棱柱形)植入兔胫骨中 6 个月标本的扫描电镜(SEM)照片。由图可见种植体原有的抛光表面变得十分粗糙,有大量的钙磷矿物沉积,种植体与周围骨组织形成牢固的骨性结合。图 3-12 为通过浇铸、车削、打磨及钻孔等工艺制作的可切削生物活性微晶玻璃人工椎板,用于椎管狭窄手术治疗。

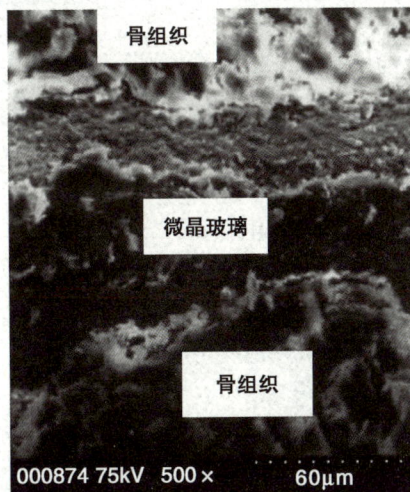

图 3-11　可切削生物活性微晶玻璃植入兔胫骨 6 个月后与周围骨组织形成牢固的骨性结合(SEM 形貌)

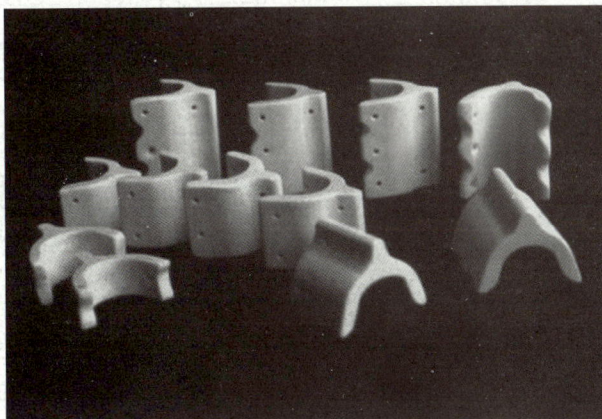

图 3-12　可切削生物活性微晶玻璃人工椎板

三、A-W® 生物活性微晶玻璃

日本 Kokubo 教授于 1982 年研制了一种 CaO-MgO-SiO_2-P_2O_5-CaF_2 系统微晶玻璃,并开发出各种用于骨科修复的临床产品。该微晶玻璃具有较好的生物活性、力学强度和一定的可加工性能,适合于制作承力部位的骨修复部件。

该母体玻璃的组成 (wt%) 为:MgO 4.6%,CaO 44.9%,P_2O_5 16.3%,SiO_2 34.2%,CaF_2 0.5%。其主晶相为氧氟磷灰石 $[Ca_{10}(PO_4)_5(O, F_2)]$ 和 β-硅灰石(β-CaO · SiO_2)。其制备方法是将原料经充分混合、高温熔融、淬冷、粉碎、研磨和筛分后,再将玻璃粉压型、烧结,然后在相当于氧氟磷灰石和硅灰石结晶生长温度下进行晶化处理,即得到所要求的临床产品。

材料中的氧氟磷灰石微晶有助于提高其生物活性;而大量随机取向、均匀分布的针状硅灰石晶体则有利于提高材料的力学强度和一定的可切削加工性能(图 3-13),该微晶玻璃命名为 A-W® 微晶玻璃。

图中暗区为羟基磷灰石,亮区为硅灰石。

图 3-13　A-W® 微晶玻璃的 SEM 形貌

在体外模拟体液(SBF)中的浸泡实验表明,A-W® 微晶玻璃在反应 7d 后表面可被羟基磷灰石层矿化层所覆盖,其表面羟基磷灰石层(HA)的形成机制见图 3-14。A-W® 微晶玻璃表面在 SBF 溶液中形成羟基磷灰石层(HA)是由于材料的玻璃相中 Ca^{2+}、HPO_4^{2-} 和 OH^- 离子溶出,使材料表面附近的溶液中离子浓度相对 HA 达到过饱和,从而促进了 HA 的析出。此外,由于材料中的玻璃相和 β-硅灰石微晶相的溶解,使材料中的氧氟磷灰石微晶相残留下来,形成凹凸不平的粗糙表面,这为后续在 SBF 溶液中通过矿化沉积形成羟基磷灰石(HA)沉积层提供了有利的成核位,通过外延生长机制促进了 HA 层的形成。

图 3-15 为 A-W® 微晶玻璃植入兔胫骨中 8 周后,材料与骨形成牢固的骨性结合,材料与骨之间未见纤维性中间层。对植入 A-W 微晶玻璃的兔胫骨标本所作的分离实验表明,被分离开的骨标本断裂发生在骨侧,而不是在材料与骨的结合界面上。

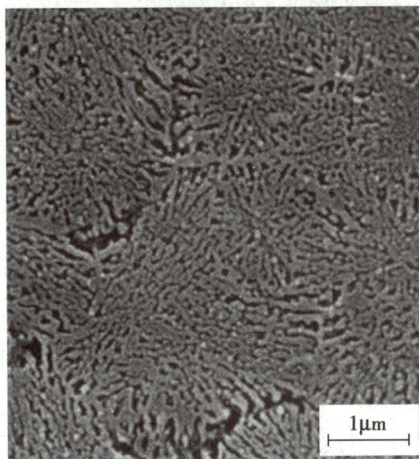

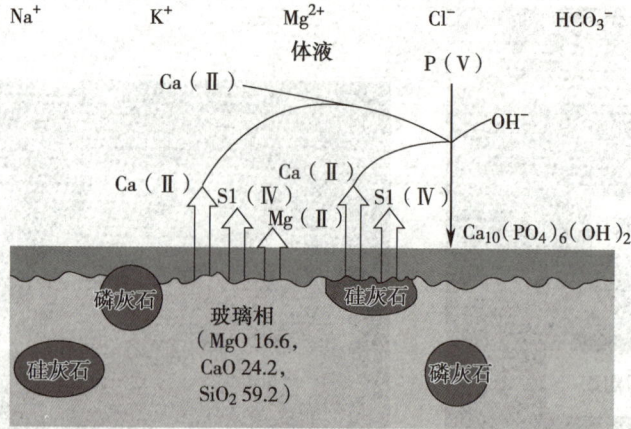

图 3-14　在 SBF 溶液中 A-W 微晶玻璃表面羟基磷灰石层形成示意图

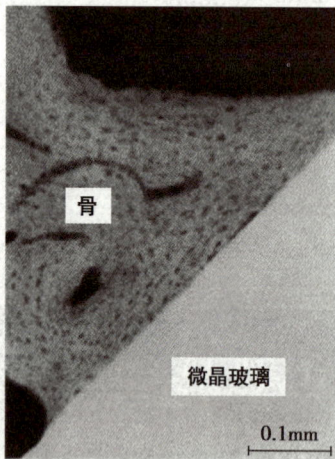

图 3-15　A-W® 微晶玻璃植入兔胫骨中 8 周后,材料与骨形成牢固的骨性结合

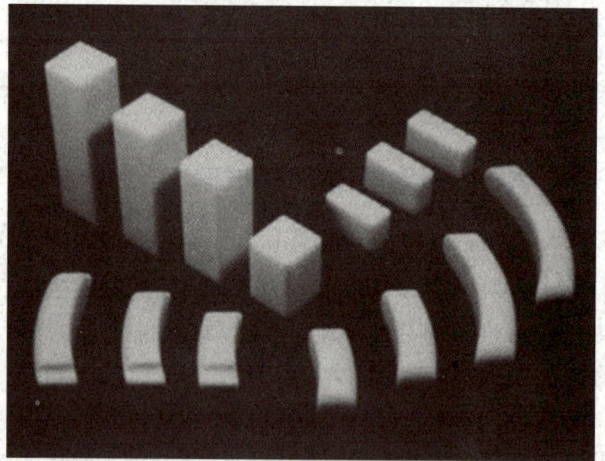

图 3-16　A-W® 生物活性微晶玻璃骨修复部件

A-W® 生物活性微晶玻璃已被用于制作人造脊椎修复体、椎间板、长管骨、长骨固定物和多孔骨填充材料(图 3-16)。

四、Ceravital® 生物活性微晶玻璃

人体组织液中含有多种阳离子,而 45S5 生物活性玻璃主要含有较高比例的 Na^+ 和 Ca^{2+},与人体组织液差别较大。此外,如前所述,45S5 生物活性玻璃力学强度较低,不能用于受力较高的部位。为了使材料组成与人体液较为接近,提高材料的生物相容性,同时也为了改善材料的强度,德国 Brömer 等人于 1973 年开发了一种 Na_2O-K_2O-CaO-MgO-SiO_2-P_2O_5 系统生物活性微晶玻璃。其化学组成为(wt%):Na_2O 4.8%,K_2O 0.4%,CaO 34%,MgO 2.9%,SiO_2 46.2%,P_2O_5 11.7%。其主晶相为磷灰石。并将其命名为 Ceravital® 生物活性微晶玻璃。与 45S5 生物活性玻璃相比,由于材料中离子种类增多,更接近于人体生理微环境。Na^+ 溶出速度减慢,材料碱性减弱。由于有磷灰石微晶析出,对材料有一定的增强和增韧作用,从而材料的力学强度有所增高。经动物实验观察发现,Ceravital® 在体内首先溶解出磷灰石,然后通过巨噬细胞对材料表面玻璃相的吞噬作用,形成一层覆盖于微晶玻璃表面的基质层,然后形成骨胶原纤维和磷灰石晶体复合层,最后实现与宿主骨的化学结合。Ceravital® 微晶玻璃被用于制作听小骨等。

第四节　溶胶-凝胶生物活性玻璃

溶胶-凝胶(sol-gel)法以无机物或金属醇盐作为前驱体,在液相中将原料均匀混合,并进行水解、缩合化学反应,在溶液中形成稳定的透明溶胶体系,溶胶经陈化,胶粒间缓慢聚合,形成三维空间网络结构的凝胶,凝胶网络间充满了失去流动性的溶剂,形成凝胶。凝胶经过干燥、烧结固化等工序,最后制备出特殊纳米结构的材料。这是一类新型无机非金属材料,由于其特殊的组成和结构,从而赋予材料很多优异特性。将溶胶-凝胶技术应用到玻璃制备可得到具有优异性能的溶胶-凝胶玻璃(sol-gel glasses,SGB),特别是通过溶胶-凝胶技术可以制备很多高温熔融法难以制得的特定组成的玻璃材料,从而使玻璃材料的应用领域得到极大拓展,在工业、建筑、科学研究、军事及医学领域都得以成功应用。

金属醇盐是溶胶-凝胶玻璃的主要原料,它是指介于无机化合物和有机化合物之间的广义金属有机化合物,通常可以用以下简式表示金属醇盐(也包括硅、磷等元素的醇盐):

M-O-R 或 M-(O-R)$_n$ 来表示(其中 M 表示金属离子,而 R 表示烷基)。

迄今为止,元素周期表中已有三分之二以上的元素能制成醇盐。这些醇盐无论是在无机合成、有机合成、定向催化聚合,还是在 sol-gel 法制备功能材料方面的应用都越来越广泛。

由于溶胶-凝胶方法制备工艺条件温和、方便,可用于制备各种新型的玻璃材料。通过溶胶-凝胶法制备的 CaO-P$_2$O$_5$-SiO$_2$ 系统生物活性玻璃是一类具有良好生物学特性的新型生物活性玻璃,此类生物活性玻璃具有较熔融法制备的生物活性玻璃更好的性能,可归纳为以下几个方面:

(1) 制备条件温和方便。溶胶-凝胶工艺制备过程前期在室温下进行,后续热处理温度在 600~700℃,远低于传统熔融法(1 350~1 400℃)工艺,在工艺上易于操作。

(2) 化学结构可达到分子级别。前驱体溶液可以在亚纳米尺度(大约 0.5nm)上均匀混合,比熔融法使用的微米级粉末均匀度提高 10^4~10^5 倍。

(3) 高化学纯度。采用高纯度化学试剂为原料,从而保证了所得材料的纯度,在很大程度上杜绝了杂质的污染。

(4) 结构和功能可调节性强。可以对材料的组成和分子结构进行设计和剪裁而赋予材料特定的理化和生物学特性,满足特定部位的组织修复需要。

(5) 化学和生物活性高。溶胶-凝胶生物活性玻璃具有纳米级微孔、巨大的比表面积、较高的化学活性和吸附特性,这些性质对于制备组织再生修复材料具有重要意义。

(6) 可加工性强。可以制备超细粉体、薄膜、涂层、纤维等多种形式的生物活性玻璃材料,利用熔融法则较难实现。

溶胶-凝胶生物活性玻璃由于具有上述一系列优点,已经引起生物材料学界的高度重视,被誉为新一代的生物活性玻璃。近期的研究表明,溶胶-凝胶生物活性玻璃具有很好的骨、齿及皮肤创面修复等特性,相应的临床产品也在研发之中,很快将进入临床应用。

一、溶胶-凝胶生物活性玻璃的组成及制备方法

相对于熔融法制备的 45S5 系列生物玻璃的四元系统(Na$_2$O-CaO-SiO$_2$-P$_2$O$_5$)而言,溶胶-凝胶生物活性玻璃(sol-gel bioactive glasses,SGBG)组成中去掉了 Na$_2$O 组分,成为 CaO-SiO$_2$-P$_2$O$_5$ 三元系统,SiO$_2$ 含量的上限比 45S5 生物玻璃体系要高(表3-2)。对于熔融法生物玻璃而言,其组成中 SiO$_2$ 含量一旦超过 60mol%,材料则会丧失生物活性。这是由于随着 SiO$_2$ 含量增高,玻璃 Si-O 网络的连接程度越高,结构越牢固,材料与生理溶液发生离子交换以及材料结构中的离子扩散越困难,在生理环境中难以在材料表面矿化形成碳酸羟基磷灰石(HCA)层。而溶胶-凝胶生物活性玻璃组成中的 SiO$_2$ 含量在高达 80mol% 的情况下仍可使材料保持一定的生物活性,这是由于溶胶-凝胶生物活性玻璃的特殊

制备工艺而导致玻璃网络结构相对比较疏松、网络中断点数远远高于熔融法生物玻璃。同时,由于材料结构中的纳米微孔使其具有巨大的比表面积。这些结构特性有助于提高材料的生物矿化特性和生物活性。

表 3-2　几种溶胶-凝胶生物活性玻璃与熔融法生物玻璃的化学组成

单位:/mol%

材料	SiO_2	P_2O_5	CaO	Na_2O
49S	50	4	46	0
58S	60	4	36	0
68S	70	4	26	0
77S	80	4	16	0
86S	90	4	6	0
45S5(熔融法)	46.1	2.6	26.9	2.4

溶胶-凝胶生物活性玻璃块体的制备工艺路线如下:

混合 → 浇注 → 凝胶化 → 陈化 → 干燥 → 脱水及化学稳定化 → 致密化

一般采用正硅酸乙酯(tetraethyl orthosilicate,TEOS)、硝酸钙[Ca(NO$_3$)$_2$·4H$_2$O]和磷酸三乙酯(triethyl phosphate,TEP)作为基本原料,并加入一定的催化剂。按照一定比例依次将每种原料加入烧杯后剧烈搅拌,加速硅、磷的有机醇盐水解,并使溶液均匀化。将溶液在室温下陈化72h,使水解-缩聚反应充分进行,直到形成凝胶。将凝胶置于烘箱中干燥数小时,将干燥好的凝胶块在箱式电阻炉内于600~700℃热处理3h,得到白色块体或颗粒状溶胶-凝胶生物活性玻璃。可根据产品需要将其研磨成不同颗粒度的粉体原料。

二、溶胶-凝胶生物活性玻璃的结构及性能

扫描电子显微镜观察发现,58S 和 77S 溶胶-凝胶生物活性玻璃结构中均含有大量纳米级的团粒,团粒与团粒相互连接,团粒之间形成一种多孔的微细结构(图 3-17)。这种团粒是由于硅及磷的有机醇盐水解,同时有硝酸钙参与反应所形成的胶粒状水解产物,而材料的纳米孔隙结构则是由于凝胶老化过程中水解产物进一步聚合、脱水和结构重排所致。当干燥及热处理时,存在于微孔中的溶剂和水分挥发而留下大量均匀分布的开放性纳米级微孔。表 3-3 列出了 58S 及 77S 两种 SGBG 的比表面积、微孔直径、显气孔率及显孔直径的测试数据。由表 3-3 可见,58S 及 77S 的比表面积分别193.3m²/g和202.5m²/g(远高于熔融法制备的45S5 生物玻璃的0.027m²/g),平均孔径范围在3~7nm。这种巨大的比表面积和纳米级微孔是由于溶胶-凝胶制备工艺所形成的特有的材料结构特性,有利于提高材料的生物活性、加速材料表面的生物矿化速度、蛋白的黏附和细胞附着,促进新骨组织的生长。

表 3-3　两种溶胶-凝胶生物活性玻璃的比表面积、微孔直径、显孔气孔率及显孔直径(BET 数据)

材料	比表面积/(m²/g)	平均孔径/nm	孔隙率/%	平均粒径/nm
58S	193.3	7	41.5	100
77S	202.5	3	61.7	700

由图 3-18 可见,两种 SGBG 的 X 射线衍射(XRD)图谱均显示出较宽阔、弥散的衍射峰,说明 58S 及 77S 中的水解反应形成的纳米团粒是非晶态或无定形态(non-crystalline or amorphous state)固体物质。SGBG 的 XRD 图谱形式与图 3-2 所示熔融法制备的 45S5 生物玻璃 XRD 图谱相似。SGBG 和 45S5 生物玻璃均属于硅磷酸盐系统玻璃,在其网络结构中的 Si-O-Si、Si-O-P 和 P-O-P 键的键角均在

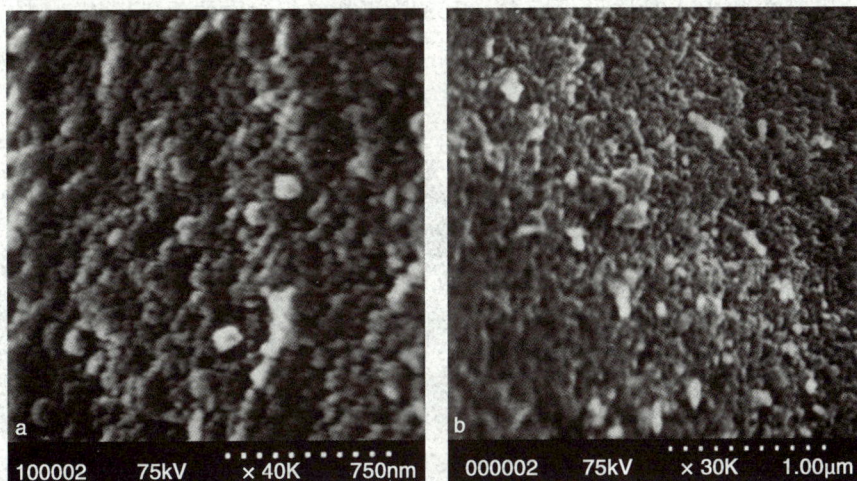

图 3-17 两种具有代表性的溶胶-凝胶生物活性玻璃 58S(a) 和 77S(b) 的显微形貌(SEM)

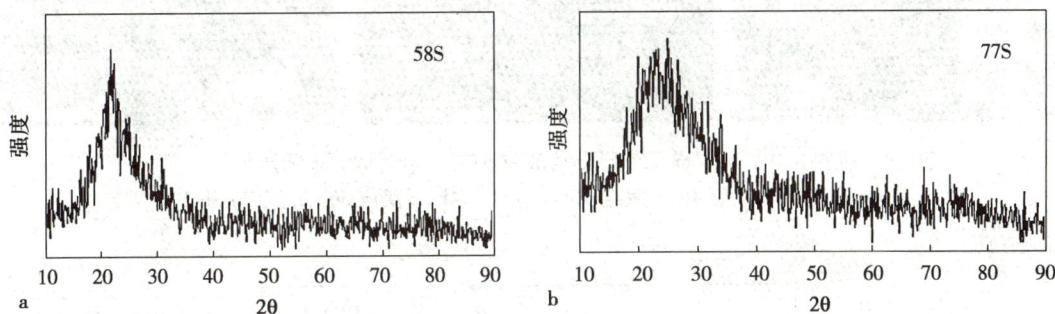

图 3-18 溶胶-凝胶生物活性玻璃 58S(a) 和 77S(b) 的 XRD 图谱

一定的范围内变动,从而形成弥散的 XRD 图谱。图谱中最高衍射峰是由于材料网络结构中的近程有序结构以及由于微分相形成富磷酸盐相的近似有序的区域所致。从制备条件来看,SGBG 的最高热处理温度仅有 600~700℃,而 45S5 生物玻璃是经过大约 1400℃高温熔化而成,最终两种材料的结构却有一定的相似性,这表明通过溶胶-凝胶技术在较低温度下即可合成出通过熔融法在高温下才能制备的无定形(非晶态)材料。

三、溶胶-凝胶生物活性玻璃的生物矿化及降解性能

图 3-19 和图 3-20 分别为 58S 样品在 SBF 溶液中反应不同时间后的 SEM 形貌照片和 FTIR 图谱。由图 3-19a 可见,58S 的原始样品是由直径约 30~70nm 的团粒相互连接、堆积而成,构成其特有的纳米团粒和微孔结构。在 SBF 中反应 8h 后,由于材料表面 Ca^{2+} 离子与 SBF 溶液中的 H^+(或 H_3O^+)发生离子交换,以及 H_2O 对于材料 Si-O 网络的断键作用,使材料表面迅速形成结构疏松的含水硅酸凝胶层[$Si(OH)_4$ 或 $SiO_2 \cdot 2H_2O$],此含水硅酸凝胶层对于溶液中的钙离子有很强的吸附作用,钙离子又进一步吸引溶液中的 $H_2PO_4^-$、HPO_4^{2-} 和 PO_4^{3-},形成初期的低结晶度钙磷酸盐产物(图 3-19b)。当反应达 16h 后,58S 表面的低结晶度 HCA 进一步矿化成结晶度较高的 HCA 球形晶簇,直径约为 0.1μm 左右(图 3-19c);当反应达 24h 后(图 3-19d),球形晶簇直径达 0.3~0.5μm,并完全覆盖材料表面。随着反应时间增加,此球形晶簇矿化由微小 HCA 球形晶粒转变为板状结构(图 3-19e、f)。58S 样品在 SBF 溶液中浸泡不同时间的 FTIR 图谱(图 3-20)显示,当浸泡时间为 2h,材料表面即开始有非晶态钙磷矿物形成($576cm^{-1}$ 处的弥散峰);反应 8h,此钙磷矿物转变为低结晶度 HCA 矿物。图 3-20 的 FTIR 图谱中位于 $1040cm^{-1}$、$800cm^{-1}$、$560cm^{-1}$ 和

601cm^{-1}处的反射峰为HCA晶体形成标志。HCA为天然骨组织中的无机矿物,材料表面在SBF溶液中于较短的时间即形成低结晶度HCA微晶,说明材料在生理环境中具有良好矿化性能和生物活性。

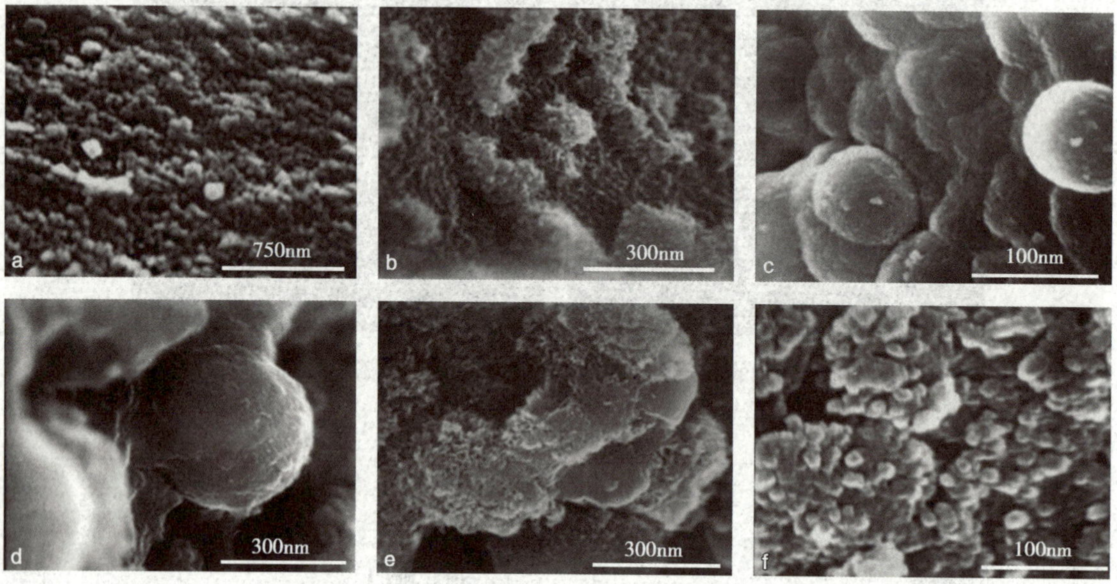

图3-19 58S样品在SBF溶液中浸泡不同时间的SEM形貌
a.反应前;b.反应8h;c.反应16h;d.反应24h;e.反应36h;f.反应48h。

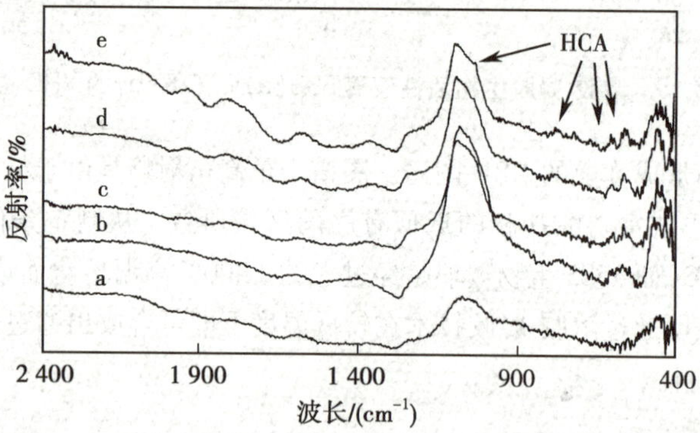

a.0h;b.2h;c.8h;d.16h;e.48h。

图3-20 58S样品在SBF溶液中反应不同时间的红外漫反射图谱(FTIR)

图3-21和图3-22分别为77S在SBF溶液中浸泡不同时间后的SEM形貌和FTIR分析图谱。由图3-21a可见,77S原始样品显微结构与58S相似,也是由纳米级的团粒相互连接、堆积而构成微孔结构。对照表3-3可知,77S样品中微孔平均尺寸仅为3nm,比58S小。但其比表面积为202.5m^2/g,显气孔率为61.7%,均高于58S。77S样品在SBF中浸泡8h,可见低结晶度的钙磷矿物沉积在含水硅酸凝胶层上(图3-21b);浸泡16h后,材料表面被长度约0.3~0.5μm的条索状HCA微晶层所覆盖(图3-21c);浸泡36h,材料表面形成HCA球形晶簇(图3-21e);浸泡48h,材料表面HCA晶簇相互融合,形成片层状HCA覆盖层(图3-21f)。77S样品的FTIR图谱显示了在不同反应时间其表面HCA层的生长情况(图3-22)。由图可见,77S样品在SBF溶液中浸泡8h其表面开始有非晶态钙磷矿物形成(560~601cm^{-1});浸泡16h,此非晶态钙磷矿物转化为碳酸羟基磷灰石(HCA)(1 043cm^{-1}、800cm^{-1}、601cm^{-1}、560cm^{-1}处反射峰)。

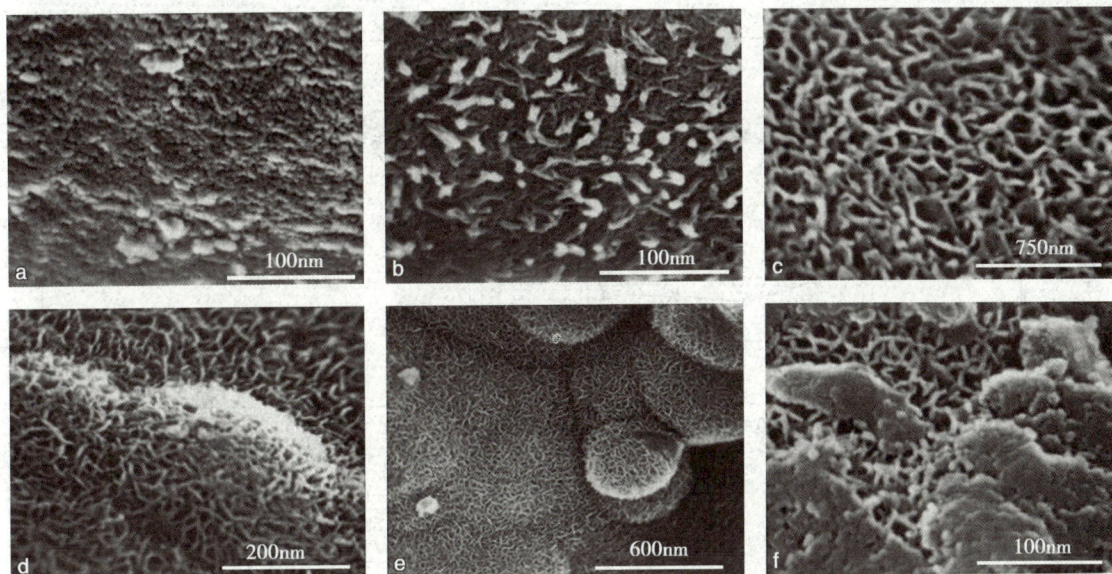

图 3-21　77S 样品在 SBF 溶液中反应不同时间的 SEM 形貌
a. 反应前；b. 8h；c. 16h；d. 24h；e. 36h；f. 48h。

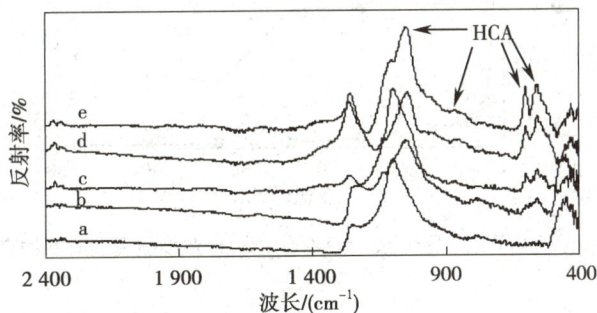

a. 0h；b. 8h；c. 16h；d. 24h；e. 48h。

图 3-22　77S 样品在 SBF 溶液中反应不同时间的红外漫反射图谱（FTIR）

　　图 3-23 为 58S 和 77S 溶胶-凝胶生物活性玻璃在 SBF 浸泡液中 Ca、Si 及 P 元素的浓度变化曲线。由图可见，58S 和 77S 浸泡液的 Ca 浓度在 4h 均达到较高数值，接着略有下降。其中 58S 浸泡液的 Ca^{2+} 浓度在下降后很快又回升到较高水平，而 77S 浸泡液的 Ca^{2+} 浓度在下降后基本维持在初始的较低水平。反应初期的 Ca^{2+} 浓度升高是由于材料表面的 Ca^{2+} 与 SBF 溶液中的 H^+ 发生离子交换所致。结合两种玻璃的 SEM 和 FTIR 分析测试结果可知，溶液的 Ca^{2+} 浓度在浸泡 4h 后有所下降是由于玻璃表面开始生成钙磷矿物而消耗了部分 Ca^{2+} 所致。

　　58S 和 77S 浸泡液的 Si 浓度变化情况相似，在 0~4h 内，Si 浓度迅速增加；在 4~24h 内，Si 浓度增加速度开始减慢；24h 以后，Si 浓度开始维持恒定。

　　58S 和 77S 浸泡液中 P 的浓度变化有所不同。与 58S 相比，77S 浸泡液中 P 浓度始终处于较高水平。在 4h 达最高水平后，继而开始下降，32h 后开始维持恒定。而 58S 浸泡液中 P 浓度则在反应一开始就迅速下降，反应 12h 后 P 浓度已非常低，以后则维持在接近零的水平。这表明 58S 表面钙磷矿物的析出速度较 77S 快，从而使浸泡液的 P 浓度迅速下降。

　　溶胶-凝胶生物活性玻璃在 SBF 溶液中的离子溶出行为表明材料在生理环境中具有一定的可降解性。研究表明，Si、Ca 和 P 离子（或相关离子基团）的溶出一方面对于材料的生物矿化具有重要作用，另一方面对于介导骨祖细胞向成骨细胞定向分化，促进骨再生修复也具有重要作用。

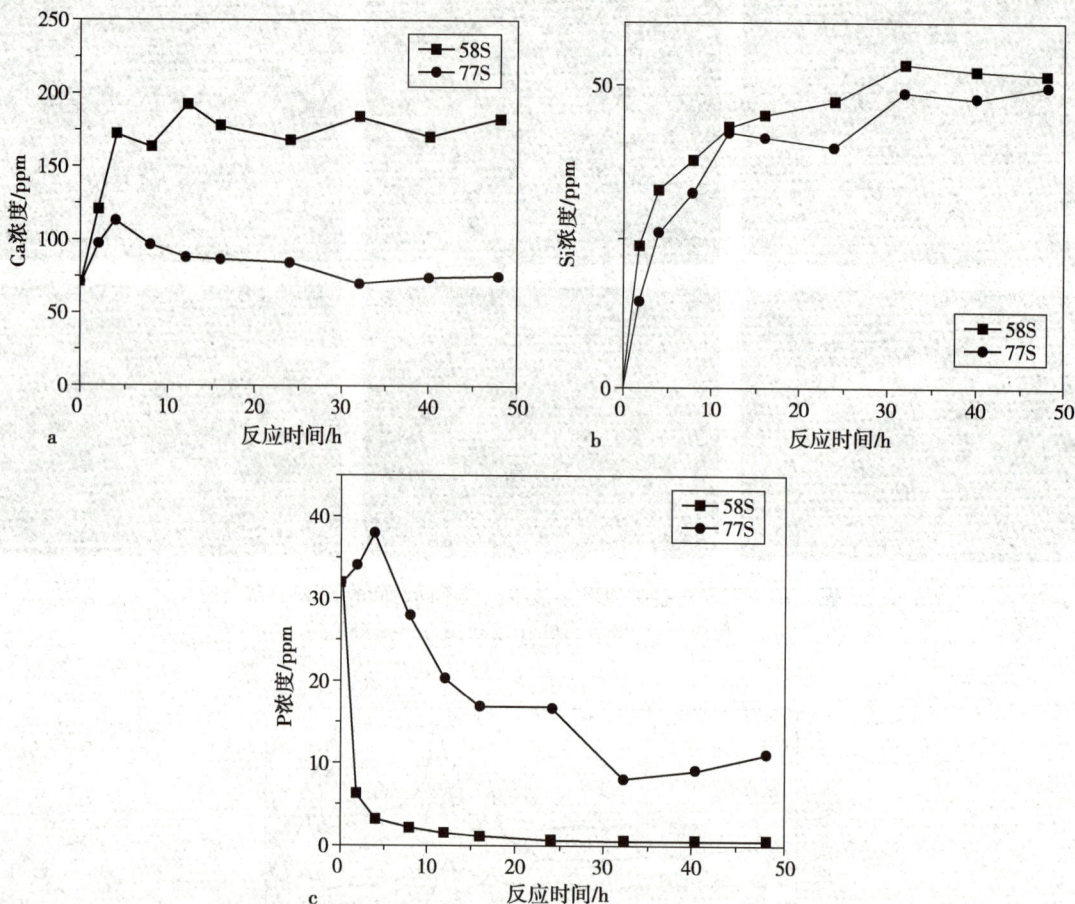

图 3-23　58S 和 77S 的 SBF 浸泡液中 Ca、Si、P 浓度随浸泡时间的变化曲线

第五节　纳米生物活性玻璃

纳米材料是指在三维空间中至少有一维处于纳米尺寸（0.1～100nm）或由它们作为基本单元构成的材料,大约相当于 10～100 个原子紧密排列在一起的尺度。这个尺度的材料由于原子之间的相互作用会具有几种微米级材料所不具备的特性,通常称为四大效应,包括:体积效应、量子尺寸效应、量子隧道效应及介电限域效应。这些效应导致纳米材料会显示出许多奇异的特性,包括光学、热学、电学、磁学、力学、生物学以及化学等诸多方面,使得纳米材料的性质和大块固体材料相比会有显著的不同。纳米材料是 21 世纪材料研究的重要方向之一。纳米生物材料是当今生物医学材料领域重要组成部分和研究热点。为了进一步改善生物活性材料的组织修复特性,近年来对生物活性材料的纳米化引起国内外生物医学材料学界的广泛重视。在纳米尺度上的生物活性材料,被称之为纳米生物活性材料。对其研究内容主要包括纳米生物活性材料的仿生制备、结构表征,以及材料纳米化后对其生物活性、细胞学性能和其他生物学性能的影响等。纳米生物活性玻璃是纳米生物活性材料的重要种类,可分为具有纳米结构和纳米尺度的两类纳米生物活性玻璃。初期研究表明,纳米生物活性玻璃具有巨大的比表面积、较高的生物矿化特性和良好的组织修复效果。生物活性玻璃的纳米化,使得材料对于细胞和基因的调控作用及其组织修复功能显著提高,其应用领域也得到进一步拓展,从最初的骨、齿组织修复延伸到皮肤创面修复、组织工程以及基因、药物载体等诸多方面。

一、纳米生物活性玻璃的制备方法

（一）溶胶-凝胶法

如前所述,采用溶胶-凝胶法可以制备出具有纳米孔隙结构的生物活性玻璃(图 3-17),从而赋予其比熔融法生物活性玻璃更大的比表面积,提高了材料的生物活性和降解性能。陈晓峰等人的研究表明,溶胶-凝胶生物活性玻璃的纳米孔隙是由于其纳米团粒相互聚集而形成的间隙(图 3-19)。采用碱催化溶胶-凝胶法制备的纳米生物活性玻璃如图 3-24 所示。溶胶-凝胶法虽然能制备出具有纳米孔隙结构的生物活性玻璃,但是直接制备单分散的纳米生物活性玻璃颗粒还需要解决工艺上的问题。

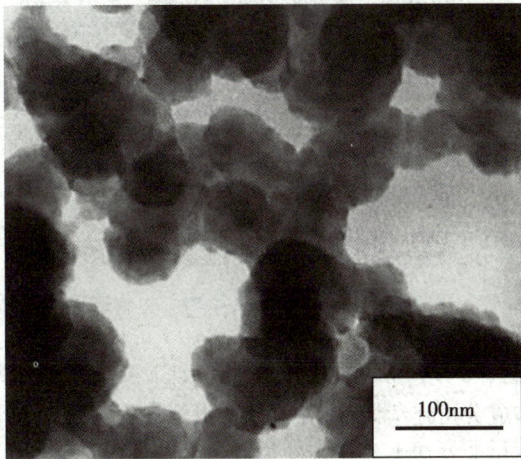

图 3-24　碱催化法制备的溶胶——生物玻璃透射电镜形貌(TEM)

溶胶-凝胶法制备纳米生物活性玻璃粉体的关键是解决颗粒团聚问题。研究表明,造成纳米粒聚集的原因可归纳为以下几点:①分子间力、氢键、静电作用引起的颗粒团聚;②颗粒间的量子隧道效应、电荷转移和界面原子的相互耦合,使粒子发生相互作用与固相反应而团聚;③由于纳米粒子的巨大比表面积,使其与空气或各种介质接触,极易吸附气体和介质与之发生作用,而失去原来的表面性质,导致粘连。其中溶胶-凝胶法制备纳米粉体过程中形成硬团聚的主要原因是凝胶粒子间液态水分子的存在,水蒸发过程中,凝胶中将产生毛细管力将颗粒压缩在一起。当凝胶颗粒表面的自由水分子与自由羟基(即非架桥羟基)形成氢键,颗粒紧密接近时,这种水分子与相邻颗粒表面上羟基也形成氢键,当进一步脱水时就形成化学键,从而成为难以分散的硬团聚体。因此,控制胶粒的聚集,形成充分分散的、少含结合水和牢固吸附水的湿凝胶是制备少团聚体的纳米粉体的关键。

（二）微乳液法

微乳液能够自发的形成,液滴被表面活性剂和助表面活性剂组成的混合界面膜所稳定,直径一般在 10~100nm 范围内,一般为热力学稳定的透明或半透明胶体分散体系。

微乳液的结构有三种:水包油(O/W)、油包水型(W/O)和油水双连续型。O/W 型微乳液由水连续相、油核及界面膜三相组成。界面膜由表面活性剂与助表面活性剂组成,且体系中的表面活性剂仅存在于界面膜上,界面膜上表面活性剂与助表面活性剂的极性基团朝向水核。W/O 型微乳液由油连续相、水核和界面膜组成,界面膜上表面活性剂与助表面活性剂的极性基团朝向水连续相。油水双连续结构是指油与水同时成为连续相,体系中任一部分油在形成油液滴被水连续相包围的同时,与其他部分的油液滴一起组成了油连续相,将介于液滴之间的水包围。同样,体系中的水液滴也组成了水连续相,将介于水液滴之间的油相包围。最终形成了油、水双连续结构。双连续结构具有 W/O、O/W 两种结构的综合特性,但其中的水液滴、油液滴已不呈球状。而是类似于水管在油基体中形成网络。微乳液法制备纳米粉体,所得粉体粒度分布窄,不易团聚,且容易控制。

我国学者在国际上首次利用微乳液法结合溶胶-凝胶法合成了单分散的纳米生物活性玻璃,该材料具有不同于普通溶胶-凝胶生物活性玻璃的生物学性质。试验采用 Triton X-100-正辛醇-环己烷-水体系调节溶胶前驱体的水解发生的范围制备纳米生物活性玻璃,如图 3-25 所示。

（三）机械球磨法

高能球磨法或机械合金化是用机械研磨制备纳米材料的一类物理方法。用机械合金化,可以使

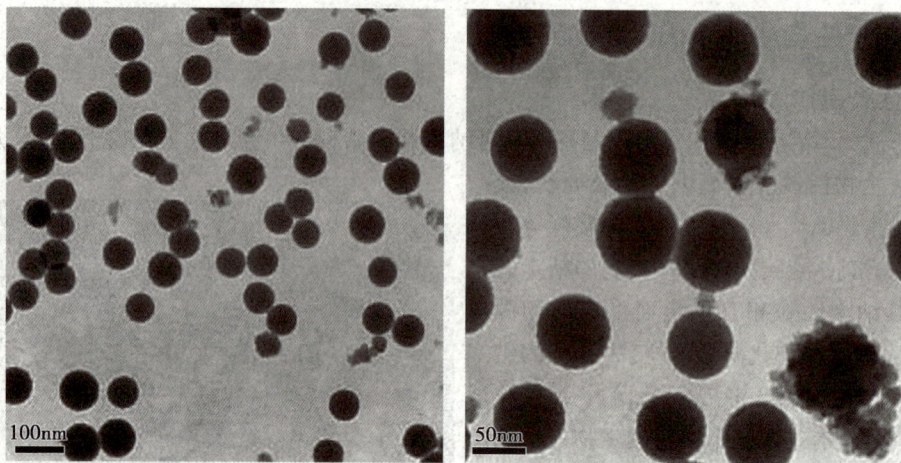

图 3-25 生物玻璃纳米粒子透射电镜形貌(TEM)

相图上几乎不互熔的几种元素制成固熔体,这是用常规熔炼方法无法做到的。高能球磨法工艺简单,操作成分可连续调节,并能制备出常规方法难以获得的高熔点金属或合金纳米材料。但较少用于制备无机非金属类氧化物纳米材料。

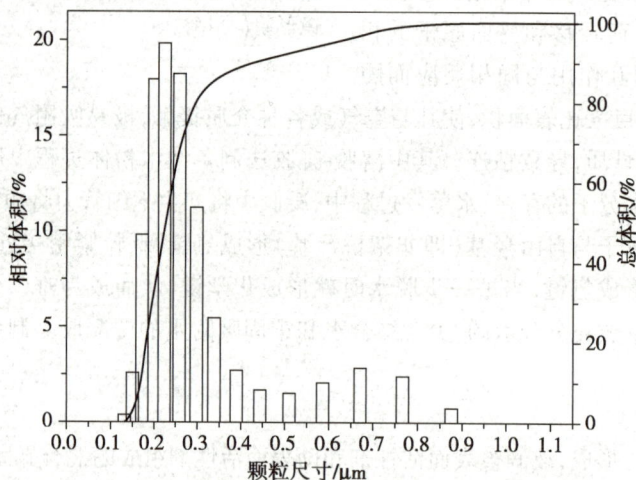

图 3-26 湿法球磨制备的纳米生物玻璃的粒径分布图

郭常亮、陈晓峰等采用简单的湿法研磨工艺后,制备出了生物活性玻璃超细纳米粉体(uSBG),制备过程中采用乙醇为分散介质。粒度分布图(图 3-26)表明,微米级的 SBG 在经过湿法研磨和冷冻干燥处理后,得到的 uSBG 粉体粒径分布在 1μm 以下,在 100~400nm 之间的粉体较为集中,平均粒径为 265nm。说明湿法研磨工艺可以制备生物活性玻璃超细粉体(图 3-27a)。通过硬脂酸改性分散之后,纳米生物活性玻璃的分散性进一步加强,如图 3-27b 所示。

（四）火焰喷雾高温分解法

火焰喷雾法是将具有吸热性的盐类(如硝酸盐,醋酸盐等)溶入水或有机溶剂中,利用雾化器对溶液进行雾化,产生的雾化气体喷射到燃烧的高温火焰中(一般用氢气或甲烷等作为燃烧气体)进行氧化分解,得到成分均匀的氧化物纳米粒子。火焰喷雾法制备的纳米生物活性玻璃如图 3-28 所示,粒径大约 50~100nm。

（五）有机模板法

有机模板技术是近年来制备新型纳米材料的新方法,主要利用模板分子的空间限域作用和结构导向作用实现对合成材料纳米尺寸、形貌、结构和排列的有效调控。相对于其他纳米材料合成方法,

笔记

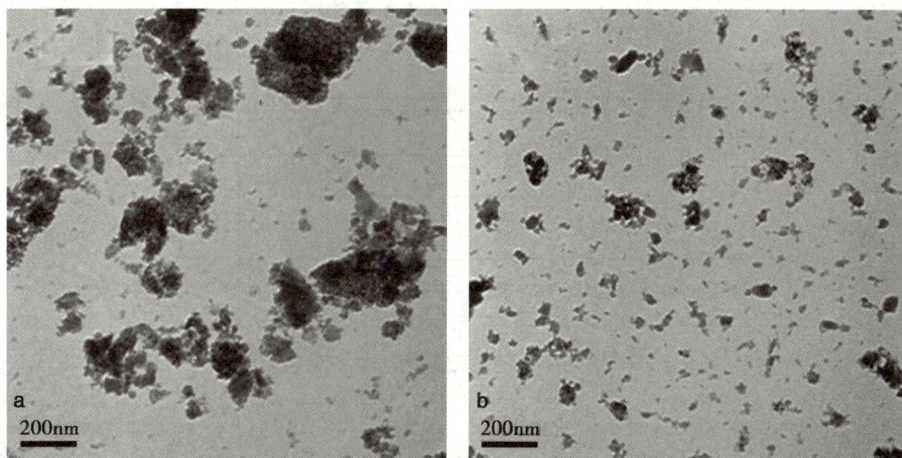

图 3-27　生物玻璃改性前(a),改性后(b)的透射电镜形貌(TEM)

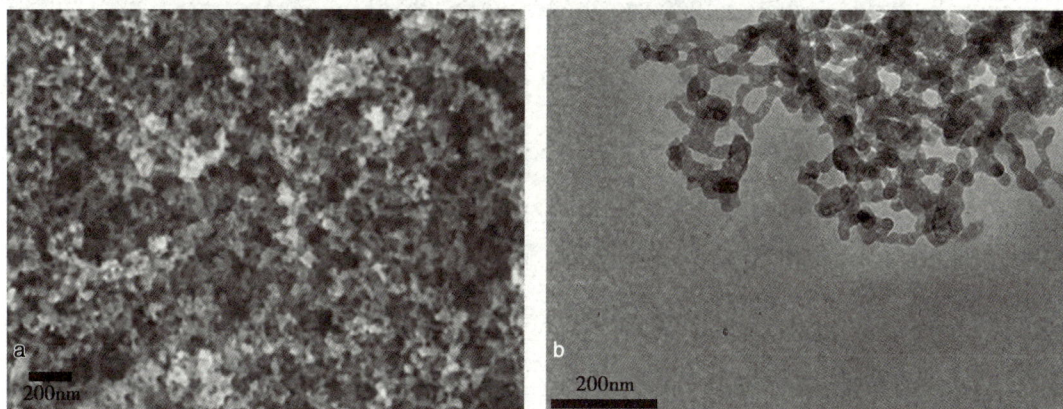

图 3-28　火焰喷雾制备的纳米生物活性玻璃扫描电镜(a)和透射电镜(b)形貌(SEM、TEM)

具有灵活性强,操作温和,精确调控纳米结构的优点。模板剂包括各种有序聚合物,如液晶、胶团、微乳液、乳液、囊泡、LB 膜、自组装膜等,形成模板剂的分子主要是一些两亲分子。

为了解决熔融法生物活性玻璃结构、形态、尺寸不可控的问题,以表面活性剂为结构导向剂或者形态模板剂,由于其本身具有特定结构或形态,或者通过自组装能形成特定形态结构,将其引入溶胶-凝胶生物玻璃反应体系中,而无机物前驱体聚合形成玻璃网络结构,无机物前驱体和表面活性剂形成的胶束以均匀的形式在分子水平上自组装成具有特定结构形貌的有机无机复合聚集体,且随着溶剂的不断蒸发,从而使表面活性剂-无机前驱体形成的自组装聚集体的浓度越来越大,最后热处理去掉模板从而得到具有特定结构或者特定形貌的生物活性玻璃材料,所制备的生物活性玻璃颗粒的尺寸从纳米至微米级不等,故称为微纳米生物活性玻璃(MNBG)。MNBG 的形貌和尺寸可根据模板剂的种类、浓度、pH 进行调整,工艺上可控。图 3-29 为微纳米生物活性玻璃的制备工艺流程图,图中 DDA 为模板剂十二胺;TEOS 为正硅酸乙酯;TEP 为磷酸三乙酯;CN 为硝酸钙。

近年来,陈晓峰课题组通过模板法合成制备了一系列具有不同形貌、结构和尺寸的微纳米生物活性玻璃(图 3-30),并对这类新型生物活性玻璃的组成-结构-性能的关系、制备工艺条件对 MNBG 结构、形貌和尺寸的影响、MNBG 与细胞相互作用机制进行了深入研究,并对 MNBG 在骨、齿及皮肤创面修复方面进行了深入研究,取得重要研究进展。

二、纳米生物活性玻璃的性能

人体骨骼中的羟基磷灰石主要是纳米级针状单晶体结构。纳米级的生物活性玻璃(NBG)与人体

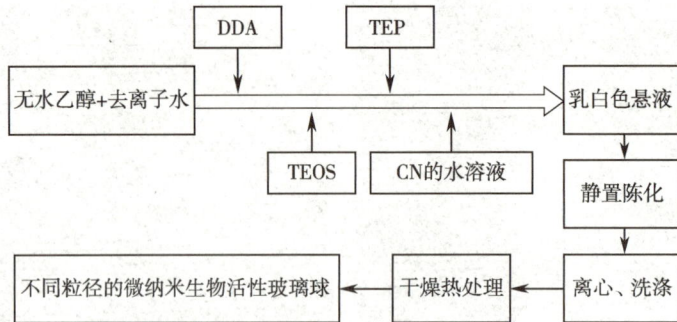

图 3-29　纳米生物活性玻璃微球制备工艺流程图

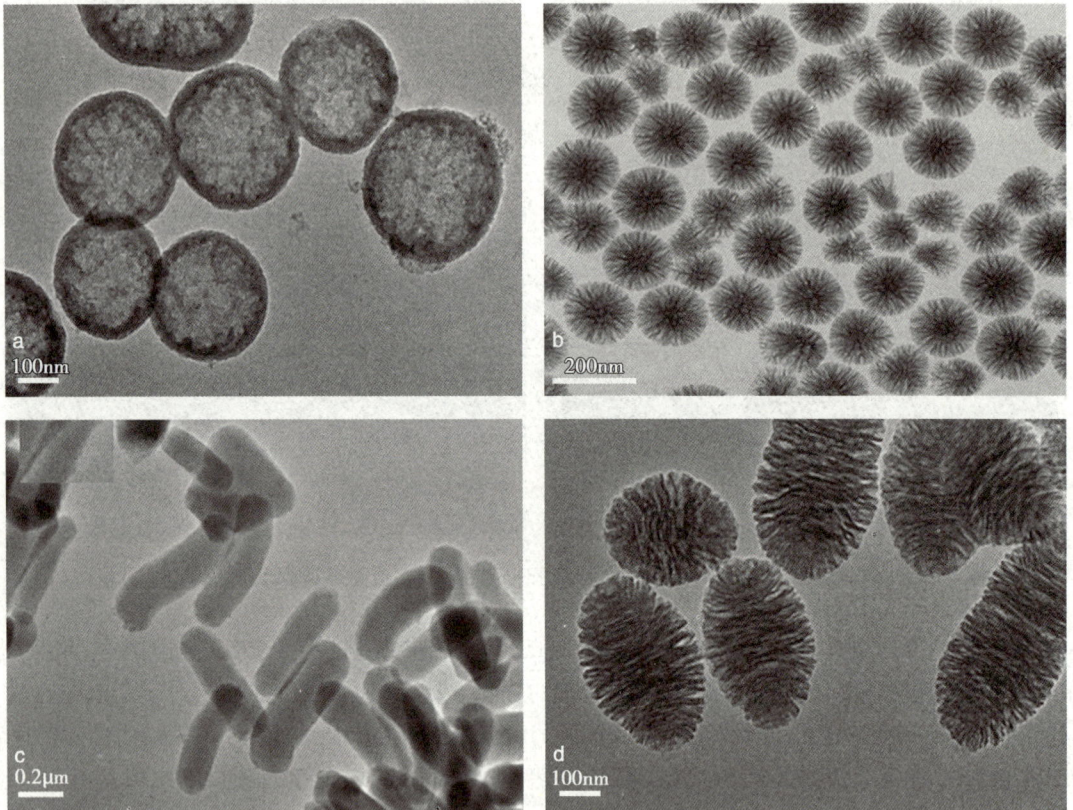

图 3-30　具有各种形貌的微纳米生物活性玻璃显微形貌（TEM）
a. 空心状；b. 放射状；c. 棒状；d. 松塔状。

内骨组织无机成分具有一定的相似性，并具有良好的生物学性能。根据"纳米效应"理论，单位质量的纳米粒子表面积明显大于微米级粒子，使得处于粒子表面的原子数目明显增加，提高了粒子的活性，从而有利于与组织的结合。研究表明，相对于微米级生物活性玻璃材料，NBG 的羟基磷灰石形成能力大大提高，可以从几天缩短到几个小时。纳米生物活性玻璃作为一种无机纳米材料，在制备生物活性复合填料时，它不仅可以有效地改善高分子基相的力学性能，而且可以调节复合材料的降解性、生物矿化活性以及刺激细胞响应的能力。Hong Z K 等采用粒径为 20~40nm 生物玻璃颗粒增强聚乳酸（PLA）制备复合生物材料支架，支架的压缩模量随着生物玻璃量的增加而从 5.5MPa 增加到 8.0MPa，体外生物活性也大大增强。Superb K M 等制备的 NBG/P（3HB）复合材料，研究了纳米生物活性玻璃和微米生物活性玻璃对复合材料热学、力学、微结构、降解能力、总蛋白吸附以及细胞增殖的影响，结果表明，与微米级生物活性玻璃相比，纳米生物活性玻璃的添加使复合材料产生规则的纳米拓扑结构、显著提高材料的降解能力、杨氏模量、抗压强度以及总蛋白吸附能力。陈晓峰等近年来对于微纳米生物活性玻璃(MNBG)的研究表明,此类新型生物活性玻璃具有良好的促进骨再生修复功能,并且具有介导牙髓干细胞向成牙本质细胞定向分化功能,是一类很有应用前景的新型组织再生修复材料。

思考题

1. 生物活性玻璃有哪些主要种类? 有哪些特性和用途?
2. 熔融法生物活性玻璃的主要组成系统是什么? 简述熔融法生物活性玻璃的制备过程。
3. 简述生物活性玻璃体外生物矿化测试方法。
4. 生物活性玻璃与骨结合基本过程包括哪些主要步骤?
5. 何谓生物活性微晶玻璃? 它有哪些主要种类? 有哪些主要特性和用途?
6. 何谓溶胶-凝胶生物活性玻璃? 它包括哪些主要成分? 有哪些主要特性和用途?
7. 何谓纳米生物活性玻璃? 常用的制备方法有哪些? 纳米生物活性玻璃将有哪些潜在的应用价值?

（陈晓峰　雷　波）

第一节　生物医学金属概述

生物医学材料是指一类具有特殊性能、特种功能,可用于人工器官、外科修复、理疗康复、诊断和治疗疾患,并对人体组织无不良影响的材料。目前,用于临床的生物医学材料主要包括:生物医学金属材料、生物医学有机材料(主要指有机高分子材料和天然高分子材料)、生物医学无机非金属材料(主要指生物陶瓷、生物玻璃和碳素材料)和生物医学复合材料等。相比于其他医用材料,生物医学金属材料一般具有较高的强度、良好的韧性、较高的疲劳强度、优异的加工性能以及许多其他材料不能替代的优良性能。在医学应用中主要应用于承力器械,比如骨骼固定器械、骨骼修复器械、人工关节、血管支架、牙种植体和口腔矫正器械以及手术工具等。

生物医学金属材料在人体复杂的环境中服役,既受到体液的腐蚀,又受到力的作用,甚至是复杂的应力作用,因此对植入材料的性能有非常严格的要求。理想的医用金属材料需具备以下基本要求:

1. **良好的生物相容性**　不能对人体细胞和人体功能产生毒性反应,例如细胞毒性、刺激、过敏、溶血和凝血、血小板凝聚以及代谢毒性等。金属材料在使用时特别是长期植入过程中由于腐蚀的原因会溶出金属离子,例如不锈钢中的 Ni 离子和 Cr 离子,钛合金中的 Al 离子和 V 离子,钴合金中的 Ni 离子和 Cr 离子等。尽管这些金属离子进入人体不会立即产生细胞毒性,但是长期积累就可能带来潜在的毒性危险。有研究报道:Ni 离子可能会造成皮肤癌症,Al 离子可能带来大脑疾病,导致阿尔茨海默病等。

2. **稳定的理化性质**　人体是一个相对复杂的环境,既有酸碱度的变化,又有有机物质,因此植入的材料需要具有稳定的物理和化学性能,即良好的耐蚀性能。一般来讲,人体是一个含有 NaCl 电解质的中性环境,已有的不锈钢、钛合金和钴合金都具有非常好的耐蚀性能。但也有一些特殊的情况,例如含 F 牙膏的使用会使口腔形成一个含 F 离子的环境。F 离子对钛合金的腐蚀性很强,一方面引起表面形貌的变化,另一方面加速金属离子从钛合金中的溶出。再例如,胃液是一个酸度非常高的环境,对不锈钢的侵蚀能力比较强。

3. **与人体组织相适应的力学性能**　医用金属材料最大的优势就在于高强度和刚度。但是在后期的观察中发现:在一些承力的骨植入环境下,例如骨固定骨钉和关节等,骨钉周围和关节柄周围会产生松动现象。分析认为,部分原因是由于植入器械的弹性模量普遍高于周围骨组织的弹性模量。植入器械在长期的使用过程中承受大部分的载荷,不受力或者受力少的骨组织就会发生骨质疏松,进而产生松动,即所谓的"应力屏蔽"或"应力遮挡"效应,因此对植入材料的要求不再是简单的强度高,而是与周围组织的力学性能匹配。

4. **良好的材料加工和成型性**　大部分以金属材料为主的医疗器械具有比较复杂的形状,需要采用复杂的铸造工艺以及后续的锻造才能形成所需要的形状,然后再进行表面处理以满足最后的表面要求。铸造和锻造成型的过程要求合金材料具有良好的可成型性。目前使用的不锈钢、纯钛和钛合金以及钴合金都具有非常好的可成型性,可以采用铸造、锻造、挤压和拉拔等材料加工技术,形成具有复杂形状的产品。

5. 良好的机械加工性能　有的医疗器械需要采用机械加工的方法成型,例如牙种植体、骨固定的螺钉和骨板、脊柱固定的螺钉和融合器等,这就要求金属材料具有良好的机械加工性能。

除此之外,由于使用的场合不同和环境不同,除上述基本要求外,还需要满足一定的其他特殊要求。

目前,医用金属材料根据在生物体内的降解性能可分为两类:一类为不可降解医用金属材料,主要包括:医用不锈钢、医用钛及钛合金、医用钴基合金、医用纯钽、医用镍钛形状记忆合金、稀有难溶金属及贵金属等;另一类为可降解医用金属材料,主要包括:医用镁及镁合金、医用铁基合金和医用锌合金等。医用不锈钢、医用钛合金和医用钴合金的使用已有较长的历史,合金的性能也较为成熟。国际 ISO、美国 ASTM 和中国标准等分别对其制定了相关的医用材料标准。ISO 标准给出了 12 个标准的医用金属材料,包括 2 种不锈钢材料标准、4 种钛和钛合金材料标准以及 6 种钴基合金材料标准。在 2016 年新标准修订之前,还有一种钛合金(Ti-6Al-2.5Fe)被列入标准。

在实际应用中使用最多的是医用 316L 不锈钢、纯钛和 Ti-6Al-4V 钛合金、Co-28Cr-6Mo 和 Co-20Cr-16W-10Ni 钴合金。耐腐蚀和低成本是医用不锈钢材料最大的优点,这使得不锈钢大量应用于要求比较低的器械制造中,例如一类和二类器械,以及低端的三类植入器械。为了提高不锈钢的强度和减少合金镍元素的溶出,又先后发展了高氮不锈钢和高氮无镍不锈钢材料,这一点在国际标准组织(ISO)、美国 ASTM 和中国标准中都有体现。

目前钛合金成为医用金属材料中代替不锈钢使用最多的合金,特别是那些需要长期植入人体的器械,例如常见的牙种植体、脊柱固定用螺钉、融合器等。其中纯钛更多应用于非承力器械,Ti-6Al-4V 合金更多应用于承力器械。作为长期植入器械首选的制造材料,如果临床使用金属植入材料的弹性模量远高于骨的弹性模量,由于"应力屏蔽"现象容易导致植入体与周围骨组织的结合强度降低,引起植入松动,因此,近几年高强度低模量的钛合金(β-钛合金)得到了发展,国际 ISO 和美国 ASTM 都制定了相应的材料标准,但我国的国家标准和行业标准都还没有相应的内容。

钴合金最大的特点是耐腐蚀和耐磨损,所以钴基合金主要应用于关节、血管支架和口腔固定器械等方面。其中,Co-28Cr-6Mo 合金主要用于耐磨性能要求较高的关节和口腔固定器械,而 Co-20Cr-16W-10Ni 具有良好的耐蚀性和塑性,被广泛用于心脏血管支架制备。我国有关钴基合金的标准完全采用了国际 ISO 标准。

其他的合金还有锆合金、纯钽、镍钛(Ni-Ti)形状记忆合金。其中 Ni-Ti 合金具有良好的记忆效应,广泛应用于口腔矫正丝、血管支架;纯钽具有良好的骨相容性,主要应用于骨修复材料,如骨修复多孔钽等。

表 4-1 列出了各种医用金属材料的主要特点和应用。医用金属材料具有高的强度和良好的耐腐蚀特性,主要应用于骨科植入器械、脊柱外科、齿科器械、心脏瓣膜和起搏器、(血管)支架、各类手术器械、医疗设备和手术室装备。

可降解金属材料是一类新型金属材料,由于其具有可降解性,被誉为"革命性"的医用金属材料。目前各国以及国际组织还没有把可降解金属材料列入医用金属材料的标准中,它的发展仍然处在不断探索和优化的过程中。可降解医用金属材料在植入生物体内后,经过一段时间会慢慢由于人体体液的腐蚀而发生降解,例如通过下面的反应

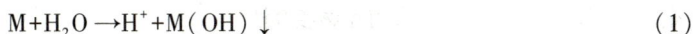

$$M+H_2O \rightarrow H^+ + M(OH)\downarrow \tag{1}$$

$$M(OH)+Cl^- \rightarrow MCl+OH^- \tag{2}$$

人体中的 Cl^- 会加速上述腐蚀反应,从而加速金属在人体中的腐蚀降解速度。目前,研究比较多的可降解医用金属材料有医用镁合金、医用锌合金和医用铁合金。相对于现有的医用金属材料和可降解医用聚合物材料,可降解金属材料具有以下主要的优点:

(1)可降解性。有些金属植入器械并不需要长期植入人体中,比如骨固定的各种螺钉,在病患处

愈合后这些器械需要二次手术取出,对患者和医院来说都是一种消耗。可降解金属材料就可以减少二次手术,减轻患者的病痛。

（2）高强度和高刚度,可以应用于部分承力环境下。

（3）降解会改变生物体内的酸碱平衡。一般碱性环境更有利于生物体的细胞和组织进行正常的生命活动。聚合物降解常会造成周围环境的酸化;医用镁合金的降解以析氢反应为主,因此周围环境呈碱性;医用铁合金和医用锌合金的降解速度比较慢,因此酸碱度变化不明显。

（4）降解的金属离子可以用来补充人体的金属离子,不会产生金属离子过敏等毒性反应。目前研究的可降解金属材料主要是 Mg、Zn 和 Fe,在人体环境下降解而溶出 Mg 离子、Zn 离子和 Fe 离子,这些都是人体必需的金属离子。在合金设计过程中选择人体必需的合金化元素,降解后溶出的金属离子不会对人体造成金属离子过敏的反应。目前的研究结果也证实了这一结果。

（5）金属的降解多从表面腐蚀开始逐步溶解,所以植入体的力学性能也是逐步消失,这就避免了力学性能突然消失带来的危害。与之相比,聚合物由于吸水膨胀造成的力学性能突然丧失更容易出现。此外,可降解医用金属可以通过合金成分和表面涂层的设计,有望实现植入体降解速度与替代组织愈合速度的相匹配。可见,可降解金属材料未来在临床医学领域占有绝对优势。

以上这些优点使可降解医用金属材料一出现立即引起了全世界医学专家和材料专家的兴趣,对此开展了大量的研究工作,目前可降解金属生物材料正逐步走向临床应用。

表 4-1　医用金属的主要特点和主要应用

医用金属种类	主要特点	主要应用和潜在应用
不锈钢	高强度 塑性好,成型性好 耐腐蚀 价格低 但是有 Ni 和 Cr 离子溶出	骨固定螺钉、骨板 手术器械 血管支架 金属丝
高氮不锈钢	强度高	金属网
高氮无镍不锈钢	高强度 塑性好,成型性好 合金熔炼比较困难 不含 Ni 和 Cr 元素,生物相容性更好 但是价格较不锈钢贵	缝合线 假肢 覆膜支架 关节
纯钛和钛合金	生物相容性更好 耐腐蚀性能更好 弹性模量较不锈钢低 50% 但是部分合金有 Al、V 元素溶出,存在潜在的危害 纯钛强度较低 价格较不锈钢高	广泛应用于长期植入人体的器械,如牙种植体、脊柱融合器、脊柱固定器械、关节、骨缺损修复器械、外科修复器械、颌面外科的修复
低模量钛合金（β-钛合金）	低模量(40~85GPa) 良好生物相容性 高强度 耐腐蚀	替代部分纯钛和钛合金,应用于长期植入,例如脊柱固定器械
钴合金	良好的耐腐蚀 良好的耐磨性 高强度 高刚度	腐蚀性和摩擦的场合,例如膝关节、髋关节、口腔固定支架、冠脉支架等

笔记

续表

医用金属种类	主要特点	主要应用和潜在应用
纯钽	良好的骨组织相容性 耐蚀性能	用于大面积骨修复器械,例如多孔钽
Ni-Ti 形状记忆合金	体温环境下的形状记忆效应	自膨胀血管支架、静脉血管支架、口腔矫正丝、脑血管支架等

第二节　生物医学金属及力学性能

一、不锈钢

不锈钢是一种铁基耐蚀合金,其定义或本质是指成分中的铬含量大于 10.5% 的一系列铁基合金的总称。不锈钢中所含元素各有其作用,可增强并维持合金结构的稳定性、强度和耐蚀性。比如,钼(2%～3%)可增强不锈钢在氯离子(氯化物)环境中的耐蚀性,但不能过量,否则容易导致脆性;铬可形成氧化铬,形成稳定的保护用钝化膜;加入镍(12%～14%)可得到单相奥氏体组织,镍和铬均有利于形成稳定的奥氏体结构;不锈钢中要尽量减少 Si、Mn 等杂质元素及非金属元素夹杂物,否则会影响其耐蚀性。

医用不锈钢是指用于医疗设备及其用具上的不锈钢材料和可植入人体用于支撑组织的不锈钢材料。医用不锈钢具有良好的生物相容性、力学性能、耐体液腐蚀性能、优良的加工成型性能和低廉的成本,已经广泛应用作临床医用植入材料和医疗工具材料。在骨科方面,医用不锈钢被广泛用来制作各种人工关节和骨折内固定器械;在齿科方面,医用不锈钢被广泛应用于镶牙、齿科矫形、牙根种植及辅助器件;在心脏内科方面,医用不锈钢用于制作心血管支架等。

医用不锈钢按其微观组织的组成相可以分为五大类:马氏体不锈钢、铁素体不锈钢、奥氏体不锈钢、双相不锈钢和沉淀硬化不锈钢。其中,沉淀硬化不锈钢根据使用的热处理方式来确定,其他几种则是根据最终组织的组成相来确定。就耐蚀性而言,奥氏体不锈钢的耐蚀性最强,马氏体不锈钢的耐蚀性最弱。随着不锈钢在临床上的逐渐使用,又先后发展了高氮不锈钢和高氮无镍不锈钢。

表 4-2 列出了几种标准的医用不锈钢材料的化学成分及其力学性能。我国标准中已经明确列出了普通的不锈钢(316 不锈钢)和高氮不锈钢,但是高氮无镍不锈钢还没有列入我国的标准中。

(一)马氏体不锈钢

马氏体不锈钢是一种低铬不锈钢,含铬 12～17wt%,通过热处理可以对其性能进行调节。马氏体不锈钢具有铁磁性,不能应用于有磁场存在的环境中,例如安检门、磁共振等检测环境。较高的硬度和强度及耐磨性是马氏体不锈钢最大的特点,所以常用于制备高硬度和耐磨性的医疗器械,如外科和骨科的手术器械。马氏体不锈钢在较弱的腐蚀环境下具有很好的耐蚀性。

(二)铁素体不锈钢

铁素体不锈钢也称为高铬不锈钢,按照铬的含量又分为三类,包括:低铬(11～15wt%)、中铬(16～20wt%)和高铬(21～30wt%)铁素体。铁素体不锈钢也具有铁磁性。它的硬度和强度都稍低于马氏体不锈钢,不能通过热处理强化,对晶间腐蚀也较为敏感,所以较少应用于人体临床医学,主要用于医疗设备。

(三)奥氏体不锈钢

奥氏体不锈钢也称为铬镍不锈钢,含铬 10～26wt%,含镍 6～22wt%。临床医学上常用的有两种:一是 304 铬镍不锈钢(标准成分为 18wt% 铬和 8wt% 镍),二是低碳 316(标准成分为 18wt% 铬和 14～15wt% 镍)及超低碳 316L 不锈钢。奥氏体不锈钢无磁性,不能通过热处理强化,但可采用冷加工强化来提高强度。奥氏体不锈钢具有良好的常温及低温塑性和韧性、易成型性和耐蚀性,所以医学上大量应用的不锈钢产品均为此类,如口腔临床常用的 304 铬镍不锈钢以及外科种植常用的 316 和 316L 不锈钢。

316 型不锈钢是标准的含钼不锈钢,钼的添加全面提高了不锈钢的耐蚀性能,尤其是在含氯离子的环境中具有高的抗点蚀和缝隙腐蚀的性能。316L 型不锈钢则是在 316 型不锈钢的基础上降低碳含量,避免了碳化物在晶界的沉淀,耐蚀性也得到进一步的提高,另外,可以增加铬和钼的含量以保证不降低不锈钢的强度。独特的奥氏体组织使其在低温下也有很好的韧性。316 型和 316L 型不锈钢的力学性能主要取决于冷处理工艺。由于完全退火的不锈钢具有相对较低的屈服强度和抗拉强度,因此通过冷处理加工技术能显著增强其力学性能。

表 4-2　几种医用不锈钢力学性能对比(棒材)

合金	名义成分/wt%	状态	抗拉强度/MPa	屈服强度/MPa	延伸率/%	参考标准
不锈钢	Fe-18Cr14Ni3Mo	固溶	490~690	≥190	≥40	GB/T 4234—2003
		冷拉	860~1 100	≥690	≥12	
	Fe-18Cr15Ni3Mo	固溶	590~800	≥258	≥40	
		冷拉	860~1 100	≥690	≥12	
高氮不锈钢	Fe-21Cr-10Ni-3Mn-2.5Mo-0.35N	退火(直径≤80mm)	≥740	≥430	≥35	YY 0605.9—2015
	22Cr-13Ni-5Mn-2.5Mo-0.3N	退火	≥690	≥380	≥35	ASTM F1314-18
		冷拉	≥1035	≥862	≥12	
高氮无镍不锈钢	17Cr-11Mn-3Mo-0.5N	退火	≥827	≥482	≥40	ASTM F2581-12(2017)
		冷拉	≥1 103	≥827	≥12	
	23Mn-21Cr-1Mo-1.0N	退火	≥827	≥517	≥30	ASTM F2229-12
		冷拉	≥1 379	≥1 241	≥12	

随着对 316L 不锈钢性能的进一步研究及临床观察可知,医用不锈钢存在以下主要问题:

(1)表面硬度较低,耐磨性较差。

(2)在人体的体液环境中对点蚀敏感,且腐蚀通过细胞对电流的反应将会改变人体组织的 pH 并释放出 Ni、Cr、Mo 等对人体有害的金属离子,引起局部组织过敏、疼痛,甚至诱发癌变,特别是 Ni 离子的溶出可能会产生致敏、致畸和癌变。有研究表明:在欧洲,四分之一的人口对 Ni 过敏,其中绝大多数是女性。另外,对 Ni 过敏的人群数量也随着工业化程度的提高而不断提高。

(3)弹性模量与人骨组织的弹性模量相差较大,不锈钢的弹性模量在 200GPa 左右,人骨组织的弹性模量大约 10~30GPa,易产生应力屏蔽,使假体松动,产生骨吸收和萎缩现象,最终造成植入失效。

(4)生物相容性较差,尽管不锈钢没有细胞毒性,但是仍然是惰性材料,表面无生物活性,植入人体后与人体系统之间为形态结合,植入效果差甚至造成植入失败。

(四)高氮不锈钢

高氮不锈钢是通过提高合金中 N 元素的含量而提高不锈钢的耐蚀性能。我国和美国都将高氮不锈钢作为一种不锈钢材料列入了标准,我国医药行业也把这种材料列入医药行业标准。表 4-2 列出了高氮不锈钢与其他不锈钢的性能对比。市场上高氮不锈钢的使用还是比较少。

(五)高氮无镍不锈钢

为了解决普通不锈钢中 Ni 离子溶出可能对人体产生的毒副作用,减少 Ni 离子的溶出,保证临床应用的安全性,除了通过改进熔炼工艺或添加 N 元素提高传统不锈钢耐蚀性能外,还研发出高氮无镍奥氏体不锈钢,其成分和力学性能见和表 4-2。高氮无镍奥氏体不锈钢大大提高了力学性能及摩擦性能等。相比 316L 不锈钢,这种不锈钢具有更优异的力学性能、耐点蚀性能和抗凝血性能,具有十分广阔的研究前景。美国 Zimmer 公司利用美国 Capenter 公司开发的高氮无镍不锈钢 BioDur 108 合金开发了空心螺钉系统,其具有深螺纹、大孔径的特点,且不降低螺钉强度。加拿大 TrendyMED 公司利用该合金开发出更细网丝的冠脉支架,且临床试验效果明显。目前,该支架在加拿大销售。

二、医用纯钛及钛合金

(一)简述

钛是难熔的银白色金属,熔点是 $1\,668℃$,密度是 $4.51g/cm^3$,具有重量轻、比强度高、耐热性好、弹性模量低、无磁性、加工成型性好、耐蚀性能和生物安全性好等突出特点。生物医学钛合金按照合金材料的显微组织类型可分为三类:α 型、α+β 型和 β 型。钛合金中所添加的合金元素种类众多,主要选择对人体没有潜在危害的合金化元素用来制备生物医学材料,例如铌(Nb)、锆(Zr)、钽(Ta)、钼(Mo)等无毒和生物相容性好的合金元素。

钛合金作为生物医学材料的最大优势在于:

(1)密度小:钛及钛合金的密度在 20℃ 为 $4.51g/cm^3$,仅为不锈钢的 56%。钛及钛合金植入体大幅度减轻了人体的负荷量,钛及钛合金的医疗器械也减轻了医务人员的操作负荷。

(2)力学性能优异:钛及钛合金具有强度高和韧性好的特点,在质量较轻的情况下就能达到一定的力学性能要求,能满足植入人体后承力构件对材料力学性能的要求。

(3)低弹性模量:钛和钛合金的弹性模量约为 100~110GPa,为不锈钢的 53%,更接近人体的自然骨,能够有效减少植入器械对周围骨组织的应力屏蔽效应,有利于人骨的生长和愈合,因此钛合金的肘关节和踝关节在人体矫形手术中得到了广泛应用。

(4)无磁性:钛及钛合金是无磁性金属,不受电磁场影响,也不受雷电影响,这有利于保障金属材料植入后人体的安全。另外,钛和钛合金植入人体后,患者在随后的磁共振等检测中不受电磁场的影响,因此钛和钛合金使用的范围更广。

(5)耐腐蚀性良好:在酸性、碱性和中性溶液中,钛表面稳定存在的氧化膜使其具有良好的耐腐蚀性能,所以在人体复杂的体液环境中不会有金属离子溶出而产生污染,即使在人体血液中长时间浸泡也具有优异的耐腐蚀性能。这保证了钛和钛合金与人体血液及细胞组织的相容性,钛和钛合金也被称为生物惰性金属材料,是最合适的生物医学金属材料。然而钛合金对含有 F 离子的溶液耐蚀性较差,所以钛和钛合金植入物在含 F 离子的口腔环境中还是会发生一定的腐蚀。

(6)无毒性,生物相容性好:到目前为止,还没有关于纯钛毒副作用和过敏反应的临床报道。钛具有良好的细胞相容性和血液相容性,被认为是生物相容性最好的金属材料,所以纯钛广泛应用于牙种植体、脊柱固定器械以及其他需要长期滞留在人体内的器械。钛合金中的 Al 和 V 等合金化元素会在不同程度上带来潜在的毒副作用,所以只有承力植入体使用钛合金,其他大多数都用纯钛。

(二)医用钛合金的发展

医用钛合金的应用开始于纯钛和 Ti-6Al-4V,逐步发展到新型钛合金和低模量 β 钛合金。目前市场上使用最多的还是纯钛和 Ti-6Al-4V 两种合金,美国市场有低模量钛合金的应用,但我国还没有制定低模量钛合金的相应标准,应用也受到了限制。表 4-3 列出了医用钛合金的典型应用。

表 4-3　钛合金的主要应用

应用类型	典型产品
骨与关节替代物	人工股骨头、髋关节、膝关节、肩关节、踝关节
骨结合植入物	髓内针,接骨板,接骨螺钉,椎间融合器等
脊柱植入物	脊柱及胸腰椎前、后路内固定系统
心脏、血管植入物	血管内支架、心脏瓣膜、心脏起搏器等
颅骨修复植入物	两维及三维网板,微型接骨板和螺钉等
齿科植入物	牙种植体、义齿及义齿基托和支架等
手术器械	穿刺器械、骨锯、骨钳等

笔记

医用钛合金的发展大致可以分为四个阶段,如图4-1所示。

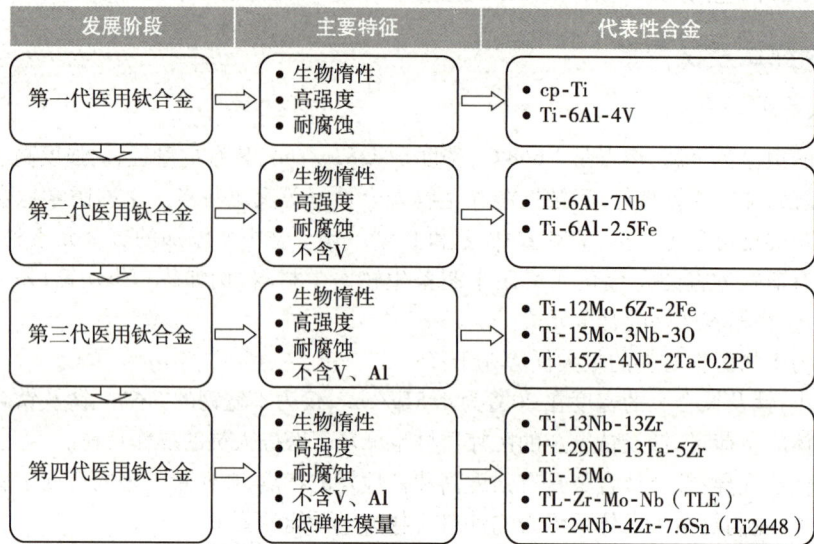

发展阶段	主要特征	代表性合金
第一代医用钛合金	• 生物惰性 • 高强度 • 耐腐蚀	• cp-Ti • Ti-6Al-4V
第二代医用钛合金	• 生物惰性 • 高强度 • 耐腐蚀 • 不含V	• Ti-6Al-7Nb • Ti-6Al-2.5Fe
第三代医用钛合金	• 生物惰性 • 高强度 • 耐腐蚀 • 不含V、Al	• Ti-12Mo-6Zr-2Fe • Ti-15Mo-3Nb-3O • Ti-15Zr-4Nb-2Ta-0.2Pd
第四代医用钛合金	• 生物惰性 • 高强度 • 耐腐蚀 • 不含V、Al • 低弹性模量	• Ti-13Nb-13Zr • Ti-29Nb-13Ta-5Zr • Ti-15Mo • TL-Zr-Mo-Nb（TLE） • Ti-24Nb-4Zr-7.6Sn（Ti2448）

图 4-1　医用钛合金发展历程

1. **第一阶段**　第一阶段的钛合金主要强调材料的力学性能和耐蚀性能,来源于现有的工业体系,包括纯钛和Ti-6Al-4V为代表的两种工业应用非常成熟的合金体系,它们完全满足对生物材料耐腐蚀和高强度的性能要求。

2. **第二阶段**　随着人类对生活质量要求的提高和医疗水平的发展,越来越多的临床结果表明钛合金中的合金化元素V的溶出会对人体造成副作用,开发的Ti-6Al-7Nb和Ti-6Al-2.5Fe合金等无V元素便成为了第二代钛合金的主要特点。

3. **第三阶段**　随后又发现钛合金中Al元素的溶出也会对人体健康造成潜在的危害,因此减少合金中Al元素的应用也成为医用钛合金设计的趋势。这一阶段更加强调将已经被证实对人体有潜在危害的元素从合金设计中除去,更加注重合金元素的生物安全性。这个阶段非常短暂和模糊,有人将其与第二阶段合并为第二阶段。

4. **第四阶段**　在临床应用过程中,牙种植体、关节和长期植入的螺钉等承力骨植入器械使用一段时间后会发生植入体松动的现象,进一步的分析发现,植入体与周围骨组织间存在的力学性能不匹配是导致这种松动的直接原因。植入体的弹性模量远远大于周围骨组织的弹性模量,会导致“应力屏蔽”或者“应力遮挡”效应,例如不锈钢的弹性模量为200GP,钛合金的弹性模量为100~105GPa,而骨密质的弹性模量为10~30GPa,在承力过程中,两者弹性模量的显著差异使大部分作用力由植入体承担,植入体周围的骨组织和肌肉长期不受力而疏松,周围骨组织与植入体的结合力因骨质逐渐疏松而下降,甚至导致植入体松动和植入失败。在这一背景下,发展与骨组织弹性模量更加相近的低模量钛合金就成为了钛合金发展的一个新目标,由此出现了第四代钛合金,即高强度低模量钛合金（β-钛合金）。

值得注意的是,尽管经历了多年的发展,目前纯钛和Ti-6Al-4V合金仍然是国际上产销量最大、应用最广的外科植入物材料。医用钛合金未来的发展趋势主要有以下几个方面:①新型钛合金,例如近β型医用钛合金。β型钛合金大量使用了合金化元素,这些元素在长期使用过程中是否会带来毒副作用需要长期大量的临床观察。选择生物相容性更好的合金化元素来发展新的钛合金成为医用钛合金发展的一个趋势。②多孔钛合金,通过孔隙结构的设计也可以有效地降低钛合金的弹性模量。同时,孔隙结构也为细胞长入及新生骨组织重构提供了空间,有利于提高植入体与骨组织的结合强度,髋关节柄表面的多孔结构已经验证这一点。③钛合金复合材料,例如用于制造人工关节的羟基磷灰石-玻璃-钛等复合材料;④功能性钛合金,发展具有特定功能的钛合金,例如超弹性钛合金和抗菌钛合金。

（三）几种典型钛合金

钛合金是除了不锈钢材料以外在生物医学应用最为广泛的一类金属材料,它在国内和国外发展得非常成熟。我国国家标准《GB/T13810—2017 外科植入物钛及钛合金加工材》和国家标准《GB/T3620.1—2007 钛及钛合金牌号和化学成分》详细给出了目前在中国获得使用许可的钛合金的化学成分以及板材、棒材和丝材的最低力学性能,分别见表4-4。到目前为止,我国医用钛合金的标准中只给出了纯钛、Ti-6Al-4V 和 Ti-6Al-7Nb 三种钛合金,但是其他国家的医用钛合金还添加了 β 型钛合金,性能见表4-5。

表 4-4　医用钛合金棒材的室温力学性能

合金牌号	状态	直径/mm	抗拉强度/MPa	屈服强度/MPa	断后伸长率/%
TA1ELI	M	>7~90	≥200	≥140	≥30
TA1	M		≥240	≥170	≥30
TA2	M		≥400	≥275	≥30
TA3	M		≥500	≥380	≥30
TA4	M		≥580	≥485	≥25
TC4	M	>7~50	≥930	≥960	≥25
	M	>50~90	≥895	≥830	≥25
TC4 ELI	M	>7~45	≥860	≥795	≥25
	M	>45~65	≥825	≥760	≥20
	M	>65~90	≥825	≥760	≥15
TC20	M	>7~100	≥900	≥800	≥25

表 4-5　β 型钛合金的典型力学性能(棒材)

合金名义成分	状态	屈服强度/MPa	抗拉强度/MPa	延伸率/%	参考标准
Ti-15Mo	β 退火	≥483	≥690	≥20	ASTM F2066-13[E1]
	(α+β)退火	≥800	≥900	≥10	
	(α+β)退火	≥1 050	≥1 150	≥10	
Ti-15Mo-5Zr-3Al	固溶退火	≥800	≥900	≥12	ISO 5832-14:2007
Ti-12Mo-6Zr-2Fe	固溶退火	≥897	≥931.5	≥12	ASTM F1813-13
Ti-13Nb-13Zr	时效	≥725	≥860	≥8	ASTM F1713-08(2013)
	固溶	≥550	≥345	≥15	
	未退火	≥550	≥345	≥8	

1. 纯钛　纯钛是最早被应用于医疗器械的钛合金。由于不添加其他合金元素,纯钛的最大不足就是强度偏低。为了提高合金的力学性能,在合金中适当提高杂质元素氧的含量,因此发展出了几种不同的纯钛牌号,其中 TA4 合金中氧含量最高,高达 0.4%,其抗拉强度也是纯钛中最高的,但是强度仍然远低于 Ti-6Al-4V 合金的强度。与此同时,纯钛的塑性由于氧含量的增加而显著降低。纯钛强度较低,因此大部分应用于不承力或者承力比较小的植入器械。另外,纯钛由于不添加任何其他合金元素而具有最好的生物相容性。在器械制造过程中,选材首先考虑纯钛,只有在纯钛满足不了要求的情况下,才会选择钛合金材料。

2. α+β 钛合金 Ti-6Al-4V 和 Ti-6Al-7Nb 合金是 α+β 钛合金典型的代表。Ti-6Al-4V 钛合金在航空工业得到了长期的应用,性能非常稳定,可以提供非常高的强度,同时也具有良好的塑性。强度高,疲劳强度也就高,寿命也就相对较长,因此这类合金大量应用于承力植入器械,例如牙种植体的中央螺钉等。Ti-6Al-4V 合金中含有的 Al 和 V 两种元素易溶出,特别是在腐蚀性比较强的环境下,例如酸性条件和含 F 离子的环境,溶出的金属离子会造成潜在的危害,因此它们的应用又受到了一定的限制。

3. β 型钛合金 β 型钛合金具有独特的低弹性模量特征,可以将承受的应力很好地传递到周围的组织中,有效减少由于"应力屏蔽"效应造成的骨组织疏松和植入体松动现象,所以 β 型钛合金可以应用于长期植入的承力骨植入器械。另外,该合金的弹性模量低,容易变形,可以应用于脊柱固定器械的固定棒,使其能够适应脊柱在日常活动中的弯曲,防止固定松动和延长固定器械的使用寿命。

但是需要指出的是,为了降低合金的弹性模量,β 型钛合金需要添加大量的合金元素,例如 Mo、Nb、Zr 和 Ta 等。这些合金元素的溶出是否会造成金属离子过敏或者其他的毒副作用仍然需要长期的临床实验观察,目前并没有严重的案例报道。已经被列入标准的 β 型钛合金的力学性能与 Ti-6Al-4V 合金接近,详细见表 4-5。

我国在医用 β 型钛合金方面的研究开展得也非常成功。中国科学院金属研究所开发的 Ti2448 不仅具有低模量的特性,而且具有高强度和高弹性。西北有色研究院开发了 Ti-Zr-Mo-Nb(TLE) 和 Ti-Zr-Sn-Mo-Nb(TLM) 两种低模量钛合金,成功获得了国家发明专利授权。另外,北京有色金属研究院、哈尔滨工业大学、东北大学和天津大学等单位也在新型 β 型钛合金方面开展了大量的研究工作。我们相信这些研究工作必将加快我国医用 β 型钛合金相关标准的建立,促进其应用于市场。

三、钴合金

生物医学钴基合金通常是指钴铬钼合金。ISO 标准和美国标准都列出了 6 种医用钴合金,我国国家标准只有一种铸态钴基合金材料,但是我国医药行业标准(YY)完全接收了 ISO 的所有钴合金标准。虽然标准中列出的合金种类比较多,但较为常用的钴合金主要分为两种类型:钴铬钼(CoCrMo)合金和钴铬钨镍(CoCrWNi)合金。CoCrMo 合金有两个材料和性能标准,一个是用铸造的方法制备(ISO 5832-4/GB 17100—1997),另一个是采用后续的压力加工进行变形(ISO 5832-12/ASTM1537/YY0605-12)。钴铬钨镍(CoCrWNi)合金有时又称 F90 合金(美国)或者 L605 合金(欧洲)。这种合金主要是通过后续的变形处理获得高性能的锻件、管材(ISO 5832-5/YY/T 0605.5)。表 4-6 列出了三种典型钴合金的力学性能。

医用钴基合金是以钴和铬为基本成分所形成的固溶体。从国际标准 ISO 5832 规定的钴基材料化学成分中可以看出,钴基合金一般含有铬、镍、钼和钨等合金元素,其组织通常为奥氏体基体和碳化物强化相。合金中含量较多的铬既能在合金表面形成致密的氧化层,极大地提高合金的耐腐蚀性能,又能形成碳化物。镍元素在钴基合金中起稳定奥氏体相和提高合金加工性能的作用。钨起到固溶强化的作用。5~7wt% 的钼元素固溶在合金基体中可以细化晶粒,钼的原子半径比钴大,固溶在钴基体中能够使合金获得更高的强度。合金中的碳主要与其他元素形成碳化物,碳化物具有较高的硬度,使基体的强度得到进一步的提高,同时可以提高合金的耐磨损性能,但含碳量一般都控制在 0.35wt% 以下。当需要耐磨性能时,合金中的碳含量取上限,当需要良好塑性时,碳含量取下限。

作为医用材料,钴基合金主要有以下几个特点:

(1)良好的耐蚀性能:这主要是由于合金中含有大量的 Cr 元素,在表面形成的致密氧化铬表层起到了抵抗生物环境侵蚀的作用。锻造和铸造的钴基合金都有优良的耐蚀性,它们在人体内大多数情况下保持钝化状态,只有偶尔可见的腐蚀现象。与不锈钢相比,钴铬合金的钝化膜更稳定、耐腐蚀性能更好。钴基合金的点蚀倾向非常小,对应力腐蚀断裂也不敏感,但当摩擦造成磨损缺陷时,钴基合金会由强烈的局部侵蚀很快转化为全面的均匀腐蚀而显示出光亮的斑疤。由于铸造工艺在钴基合金中形成的气孔、夹杂和缩孔等组织缺陷能明显降低钴基合金的抗腐蚀疲劳,甚至可导致钴基合金人工髋关节在体内发生疲劳断裂。采用锻造方法可以提高钴基合金的致密度,细化合金的组织,大大减少植入体在体内疲劳断裂的概率。

(2)高强和耐磨:由于CoCrMo合金含碳量比较高($\leqslant 0.35wt\%$),因此会在成型过程中形成$M_{23}C_6$(M=Co,Cr,Mo)型碳化物。该碳化物陶瓷相硬度非常高,强度也非常高,可以显著地提高钴合金的耐磨性能和强度,因此CoCrMo合金已用于齿科数十年。近年来,在人工关节的制备方面也得到了很多应用。这里需要指出的是,齿科植入物一般采用铸造合金,人工关节等承力植入物使用锻造态钴基合金,例如膝关节和髋关节。钴基合金的耐磨损性能是医用金属材料中最好的,但钴合金人工关节植入体内后具有较高的松动率,其原因主要是金属磨损微粒在体内易引起组织炎症反应及它的杨氏模量与自然骨杨氏模量相差较大所致。锻造CoNiCrMo合金和铸造CoCrMo合金一样具有相似的耐磨性能(在关节模拟测试中大约每年被磨损$0.14\mu m$),但是锻造CoNiCrMo合金的摩擦系数比铸造CoCrMo合金的摩擦系数大,所以CoNiCrMo合金通常不提倡用来制造关节假体的摩擦面。锻造CoNiCrMo合金具有很高的抗疲劳性能和抗拉强度,植入很长时间后,也很少会发生断裂,因此适用于体内长期受力的部件如髋关节柄等。对于必须取出翻修的植入体来说,这种优越性就更为明显,因为深埋在股骨的骨髓腔中坏掉的植入部件难于取出,并且修补的关节功能通常比原来的要差。

(3)良好的变形性能:CoCrWNi合金含大约10wt%的Ni元素,因此它具有非常好的常温变形性能,退火态室温延伸率大于30%。低温拉拔得到的管材具有非常好的表面质量和内部质量,所以该合金特别适合制作毛细管材,它最大的应用就是血管支架。

(4)弹性模量高:钴基合金的弹性模量大致在230MPa,比不锈钢高30GPa,是钛合金的2.3倍左右。由于弹性模量高,在制造血管支架时,可以减少支架的厚度,目前冠脉支架的厚度由于钴基合金的使用已经减少到$70\mu m$,血管的管腔面积就会大大增加,特别对于细小血管具有非常明显的优势。但是高的弹性模量又会造成钴合金植入体产生"应力屏蔽"效应,骨科植入物长期植入后容易松动,例如钴合金髋关节。

作为医用材料,钴基合金同样存在一定的有待改进的性能:

(1)耐磨性有待进一步提高。尽管钴基合金的耐磨性能已经非常优秀,但是在关节头等腐蚀摩擦磨损比较严重的部位仍然存在由于腐蚀磨损产生的磨屑,这些磨屑会造成局部的无菌性感染,最终导致松动。

(2)Ni元素的潜在危害。合金中含有大量的Ni元素,例如Co-Cr-W-Ni(F90)合金在使用过程中由于腐蚀和摩擦的原因会溶出Ni,Ni离子进入人体循环就有可能产生金属过敏等潜在的危害。但是Ni元素是保证F90合金具有良好低温变形能力的主要合金化元素,目前还没有找到合适的替代元素。

研究者针对上述不足开展了大量的研究,主要有以下几个方面:

(1)采用表面处理的方法提高合金的表面硬度和耐腐蚀性能,从而提高合金的耐腐蚀磨损性能。常用的提高合金表面硬度的表面处理方式有表面渗碳、渗氮或者碳氮共渗等方法。

(2)选择替代Ni元素的合金元素,设计无Ni或少Ni的新型钴基合金。研究者发现C和N元素可以起到与Ni元素相同的作用,即:抑制合金中γ相→ε相的马氏体相变。ε相的变形性能较差,γ相具有良好的变形性能,Ni的存在可以保证合金具有良好的室温变形性能。当碳的有效含量达到0.2wt%时,合金中γ相体积分数可以达到95.1%,合金具有足够的变形性能;当合金中N含量达到0.10wt%时,合金全部呈现为γ相,力学性能也有一定程度的提高。

综上,钴基合金具有十分广泛的应用前景,它既适合于制备体内负重的植入体,包括各种人工关节、人工骨及骨科内外固定器件等;又可用于齿科修复中的义齿,包括各种铸造冠、嵌体及固定桥的制造;此外,还适用于心血管外科及整形外科等方面。

表 4-6 医用钴基合金的典型力学性能(棒材)

合金	状态	屈服强度/MPa	抗拉强度/MPa	延伸率/%	参考标准
Co-28Cr-6Mo	铸态	≥450	≥665	≥8	GB 17100—1997 ASTM F75-12 ISO 5832-4:2014
Co-28Cr-6Mo（变形态）	退火 热加工态 冷加工态	≥550 ≥700 ≥827	≥750 ≥1 000 ≥1 172	≥16 ≥12 ≥12	ISO 5832-12:2007 YY 0605-12:2016 F1537—2011
Co-20Cr-15W-10Ni	退火 冷加工态	≤310 ≤760	≤860 ≤1 250	≤30 ≤15	ISO 5832-5:2005 F90-14 YY/T 0605.5—2007

四、Ni-Ti 形状记忆合金

镍钛形状记忆合金是近似等原子比的钛原子和镍原子(50%的镍原子与50%的钛原子)相互作用形成的金属间化合物,一定条件下马氏体和奥氏体两种相可以相互转化,从而表现出优异的形状记忆效应和超弹性,在骨科领域得到了越来越广泛的应用。此外,镍钛形状记忆合金还具有优异的生物相容性和耐腐蚀性、良好的耐疲劳性能和磁共振兼容性、随体变形性能、高强度、低弹性模量及变形抗力适中等特点,这些优势使钛镍合金逐渐成为一种非常理想的血管支架材料。

钛镍合金在特定温度下具有基于热弹性马氏体合金的"形状记忆"功能,钛镍合金制品在低于马氏体转变温度时具有高度的柔韧性,此时使之产生一定程度的变形,待温度升高到转变温度以上时,制品又会恢复到原来的形状。通过合金中钛和镍百分含量的改变,可以将马氏体转变温度调节到接近于人体的温度。在临床使用过程中,把合金在高于人体温度条件下制成所需要的形状,然后在低温下使之变形成为易于植入的形状,待合金植入人体后再回升到人的体温,植入体会恢复到按需要事先设计的形状。

表 4-7 列出了镍钛合金的一些常用力学性能指标。与 316L 不锈钢相比,镍钛合金的加工与后处理工艺具有成本高和难度大的特点。另外,镍钛合金的温度敏感性高,温度的变化可能引起支架性能的改变,这对镍钛合金的储存与运输的条件提出了更为严格的条件要求。

表 4-7 镍钛合金的一些常用力学性能指标

性能指标	测试结果
弹性模量	母相:83GPa;马氏体:28~41GPa
屈服强度	母相:195~690MPa;马氏体:70~140MPa
形状记忆恢复率	90%
抗拉强度	完全退火态:895MPa;加工硬化态:1 900MPa

医用 Ni-Ti 合金具有以下特性:

(1)形状记忆效应:形状记忆效应是 Ni-Ti 合金的基本特性之一。Ni-Ti 合金在医学中的许多功能都是利用了其独特的形状记忆效应,例如自膨胀血管支架、牙科矫正丝等都是利用 Ni-Ti 合金的形状记忆效应。

(2)超弹性:超弹性是指材料在外力作用下产生远大于其弹性极限应变量的应变,在卸载时应变可自动恢复的现象。超弹性具有与形状记忆效应相同的物理本质,简单地说,低温变形后的金属在受约束状态下加热会产生回复力,此后若金属的应变在一定范围内发生,回复力就会基本保持不变,从而表现出超弹性。研究表明,Ni-Ti 合金支架的耐疲劳寿命比不锈钢支架高近67%。近年来研究的多孔 Ni-Ti 合金还可以通过不同的制备工艺调整孔隙度来改变其弹性模量,以满足生物力学要求,使之更适用于骨骼类植入材料。

（3）耐磨性:当钛镍合金与其他表面接触时,产生的接触应力使材料发生伪弹性变形,在伪弹性变形的作用下合金迅速恢复到接触前的状态,从而避免了材料的破坏磨损。另外,钛镍合金还具有良好的阻尼特性,可以减少骨骼和关节之间的振动,适于用作外科整形植入体。

（4）耐蚀性:大量研究表明,Ni-Ti 合金在生理盐水、Hanks 溶液、人工模拟体液等环境中具有良好的耐蚀性能。将 Ni-Ti 合金和 316L 不锈钢分别放入 37℃ 的 0.9% 的生理盐水中浸泡一段时间,结果表明:316L 不锈钢受到了缝隙腐蚀。Ni-Ti 合金、Co-Cr-Mo 及 316L 不锈钢在 Hanks 溶液中的对比研究结果也说明 Ni-Ti 合金具有更好的耐蚀性能。

（5）良好的生物相容性:超弹性和形状记忆效应是 Ni-Ti 合金所具有的独特性质,目前还没有研发出可以替代 Ni-Ti 合金的其他材料。尽管 Ni-Ti 中的 Ni 在长期使用过程中会产生 Ni 离子溶出,造成远期的致敏,甚至毒性,但是目前并没有关于短期使用产生毒性的研究报道。因此,Ni-Ti 合金仍然大量地用于下肢静脉支架、齿科矫正丝等方面。

五、钽合金

钽是一种银灰色的金属,具有良好的化学惰性和优异的力学性能,硬度较大,耐磨损,不易与人体体液发生反应。此外,钽对人体组织没有明显的炎症或过敏反应,是一种无细胞毒性的生物材料,拥有良好的生物相容性和生物活性,可以促进成骨细胞的黏附、增殖和分化,常用于人造骨、人工义齿、血管支架等临床植入材料。优良的特性使钽作为一种新型骨科材料拥有广阔的应用前景,但较高的密度和机械强度成为了限制它在生物医学方面广泛应用的瓶颈。

临床研究表明,作为骨替代植入物的生物医学金属材料在治疗初期有较好的治疗效果,但随着服役时间的延长,复杂的人体环境会引起金属材料的腐蚀,导致有毒元素离子向周围组织扩散,降低金属材料的生物相容性。首先,不溶性的钽盐不会被人体吸收,可溶性的钽盐在胃肠道中的吸收量也极少。第二,应用于人体环境中的钽会在材料表面形成一层致密的氧化膜而抑制离子化,表现出极好的抗腐蚀性。第三,钽有较高的表面能和较好的润湿性,有利于生物组织在钽表面的分化和生长,提高与自然骨的结合能,所以钽具有无毒性、优异的生物相容性和生物活性,被人誉为"亲生物金属"的美称。优异的延展性、韧性和易加工性也是金属钽的一大优势,1940 年纯钽开始应用于医疗,随着人类生活质量的提高和医疗水平的进步,金属钽得到越来越多的医疗工作者和材料科学家的广泛关注,有望成为一种理想的生物医学金属材料。

目前金属钽在医疗领域的应用主要包括:常被用于治疗股骨头缺血性坏死及替代人体骨关节的多孔钽、为软骨提供支撑的棒状金属钽、用于缝合或者代替人体中的一些神经纤维的金属钽丝及用于制造耳朵的钽片等。多孔钽具有与人体骨松质近似的蜂窝状立体结构,孔隙参数可调,弹性模量可介于骨松质(约 1GPa)与骨皮质(约 15GPa)之间,远低于常用钛合金植入材料的弹性模量(约 110GPa),可以有效避免应力遮挡效应;植入人体后又有利于新生骨组织的长入,能够增强与骨组织的结合能力,促进骨组织的再生和重建,增加植入体长期的生物稳定性,特别适用于骨替代、关节置换和人体组织填充等领域,既能为软骨提供支撑,又能刺激骨头进行自我修复。

高容积孔隙率、低弹性模量及高表面摩擦系数使多孔钽成为一种较好的骨替代材料,良好的生物相容性、抗腐蚀性、骨诱导和再生能力使其有望成为骨组织工程新的发展方向,但是钽的熔点较高(约2 996℃),它与氧又有较高的亲和力,这为多孔钽的制备提出了新的挑战,目前国内外多孔钽的制备工艺主要包括:气相沉积法、有机泡沫浸渍法、粉末烧结法和激光快速成型法等。

六、可降解医用金属材料

前面介绍的几种医用金属材料最大的特点就是耐生物腐蚀、高强度和高弹性模量,在改善病人生活质量上发挥着巨大的作用。对于一些永久或半永久植入物来说,上述合金可以满足人体的要求。然而很大一部分金属材料植入物是暂时性的,例如骨科钢板、螺钉等器械,需进行二次手术取出,这极大地增加了患者的经济负担与手术风险。此外,由于医用金属材料与人骨的弹性模量存在很大的差异,长期植入还会产生"应力遮挡"问题,影响骨骼的愈合,会使骨骼强度降低、愈合迟缓。因此,开发一种可以实现体内降解、与骨组织力学性能相一致的生物材料就成为材料科学家和医疗器械工程师的梦想。再例如血管支架,临床上植入后患者需要长期服药,同时存在一定程度的再狭窄(10%~25%)、远期血栓等风险,因此,也希望血管支架在达到治疗血管狭窄后能够在体内实现降解,从而从根本上彻底消除长期服药和远期血栓等。

可降解高分子材料作为生物材料的研究具有悠久的历史,对高分子材料的降解性能与机制也已经非常了解,部分可降解高分子材料已经实现临床应用,例如可降解高分子骨钉。但是可降解高分子材料也存在几方面的不足:①力学性能较低,难以承受较大的负荷。高分子的弹性模量不足1GPa,即使是自增强高分子材料,其弹性模量也不足10GPa,而且其强度也远低于替代骨组织,也无法满足血管支架对支撑力的要求。②高分子的降解更多是一种水解,材料的力学性能会突然下降和消失,无法预测。③高分子降解的结果往往导致周围环境呈酸性,不利于骨组织的长入。④降解时间长。目前市场上开发的可降解医用高分子植入材料的降解周期一般在2~5年。基于以上原因,可降解高分子材料更多应用于非承力部分的植入器械。

为解决上述问题,国内外研究人员不断寻找新的可降解材料,于是出现了可降解医用金属材料。可降解金属材料既具备金属材料的基本特点,例如高强度和高刚性,又可以在体内实现降解,因此可降解金属材料具有潜在的医学应用前景。目前已有德国的可降解镁合金骨钉获得了欧盟CE认证,韩国也有获批的可降解镁合金骨钉上市。我国的可降解铁合金血管支架已走上临床试验的道路,可降解镁合金骨钉已经获批进入临床试验验证。

(一)可降解医用镁合金

镁合金作为植入材料的临床应用试验已经有上百年的历史,涉及心血管系统、骨科以及普通外科等。Edward Huge在1878年成功地利用镁丝结扎血管。镁管、镁板、镁带以及镁网等也陆续被用于肠道、血管、神经等的吻合器及缝合线。随着医疗技术的发展和人们生活水平的提高,更多的镁材料被尝试用于临床。21世纪初期,人们对可降解材料及器械的需求不断增加,逐渐认识到可降解高分子材料存在的不足,研究者关注的重点又重新回到了可降解金属材料的研究中。近十几年来,包括医用镁合金、医用锌合金和医用铁合金在内的可降解金属材料的研究出现了井喷式发展,被称为"革命性"生物医学材料,显示出作为一种新型医用材料强劲的发展势头。

镁合金作为植入材料可能的应用场合主要有:介入治疗的血管支架、可吸收的骨钉骨板以及可降解的吻合器等领域。

镁合金作为生物医学植入材料具有以下几个明显的优势:

(1)体内可降解性:纯镁和镁合金材料在与人体体液接触过程中会发生如下反应:

$$Mg + H_2O \rightarrow Mg(OH)_2 \downarrow + H_2 \uparrow \tag{3}$$

$$Mg(OH)_2 + Cl^- \rightarrow MgCl_2 + OH^- \tag{4}$$

(2)人体环境中的Cl^-离子使得上述反应不断进行,因此镁和镁合金就不断发生腐蚀而降解。

(3)镁离子的生物安全性:镁离子是人体内第四位、细胞内第二位最丰富的阳离子,是人体中不可缺少的重要营养元素,促进生命过程中骨及细胞的形成,对人体的神经、肌肉和心脏功能具有重要作用。所以降解后的镁合金不会产生金属离子的毒副作用,还可以在一定程度上补充人体镁离子的需求。

(4)力学性能与骨组织相近:镁合金的弹性模量约为41~45GPa,与自然骨的弹性模量最为接近,适用于骨科等硬组织植入物,可消除不锈钢、钛合金、钴合金等材料的应力遮挡效应。

（5）密度低：镁的密度小，约为 $1.74g/cm^3$，是所有的金属结构材料中密度最小的，与人体骨的密度接近。

（6）具有一定的 X 线可透性：镁合金的比重小，因此 X 线可以很容易穿透，不影响植入后的诊断。

医用镁合金具有优势的同时，也有一些不足，需要不断的改进。其中包括：

（1）降解速度过快：目前的研究结果表明，没有表面涂层修饰的镁合金在体内的降解速度较快，这会给植入器械带来支撑力过早丧失等一系列的问题。

（2）气体释放：镁合金降解过程中释放出 H_2。当镁合金降解速度较快时，释放的 H_2 无法排出体外，在器件植入处会形成气泡和鼓包。

（3）高碱性环境：镁合金降解速度快会导致周围环境快速形成高碱性环境，体外监测的 pH 有时可达 $11\sim12$，一旦超过人体能够承受的 pH 范围就会带来细胞毒性、溶血、溶骨等一系列生物相容性问题，甚至危及人体的安全。

（4）力学性能有待于进一步提高：目前镁合金的力学性能还不能完全满足植入器械的要求，更多应用在非承力或者承力比较小的地方。

（二）可降解医用铁合金

铁基材料具有很好的力学性能和可加工性，在人体环境中易腐蚀降解，是一种很有应用前景的可降解生物材料。铁与铁合金与其他可降解材料相比较有以下优点：

（1）较高的力学性能：铁和铁合金的力学性能与 316L 不锈钢相近，具有较高的弹性、强度和塑性，更适用于体内起支撑作用的植入体。

（2）缓慢的降解性能：铁的标准电极电位为 $-0.44V$，在人体体液环境中会发生如下腐蚀降解反应：

$$Fe \rightarrow Fe^{2+}+2e^- \tag{5}$$
$$2H_2O+O_2+4e^- \rightarrow 4OH^- \tag{6}$$

铁的活性弱于镁，所以降解的速度相对于镁和镁合金较慢。在铁基材料降解的过程中也能产生氢气和 OH^- 环境，但腐蚀降解对人体产生的影响很小。

（3）生物相容性：铁是人体内极为重要的微量元素，是构成血红蛋白、肌红蛋白、细胞色素和多种氧化酶、代谢酶的重要成分，是人体维持生命、进行细胞呼吸活动的催化剂，所以具有良好的生物相容性。一般而言，铁基植入体具有体积小、质量轻及降解速度缓慢的特点，所以释放出的铁远小于血液中铁元素的含量，对生物体具有一定的生物安全性，这已经被动物实验所证实。

降解速度较慢一直是可降解铁和铁合金的需要解决的一个问题，在国内外研究人员的努力下，可降解铁和铁合金已经能够在 13 个月的时间内完成降解，与镁合金的降解周期相近，但可降解铁和铁合金还存在以下几个问题，主要包括：

（1）铁和铁合金的铁磁性：材料的铁磁性对磁共振的成像造成干扰，磁场也会对植入体产生力的作用。

（2）降解的均匀性：可降解铁和铁合金可以在 13 个月的时间内完全降解，也可以在很长时间内不发生降解。

（3）关于可降解铁和铁合金的研究还停留在实验与研究阶段，缺少临床安全性和有效性的实验数据。

（三）医用锌合金

可降解镁合金的降解速度过快，可降解铁合金的降解速度又过慢。在模拟人体环境下锌合金的降解速度介于可降解镁合金和可降解铁合金之间。锌合金作为可降解医学金属的研究比较晚，只是21 世纪初才开始有相关的研究报道。Zn 元素也是人体所必需的微量元素，在人体的生理功能、细胞代谢以及基因表达等方面有十分重要的作用。

目前医学锌合金仍然停留在实验室研究阶段,研究主要集中在:

(1)降解性能的调控:锌合金可以降解,但是降解的速度不理想,因此适当提高锌合金的降解速度是可降解锌合金研究的目的之一。

(2)锌合金生物相容性的调控:锌离子对细胞有一定的毒性,特别是高浓度的锌离子表现出比较显著的毒性。所以提高锌合金降解速度的同时需要注意锌合金的细胞毒性。

(3)提高力学性能:纯锌的力学性能较差,合金化处理、热处理和后续的变形加工技术是提高合金力学性能常用的方法,特别是强度。

(4)变形性能:可降解锌合金有望用于血管支架和骨植入器械等方向,作为可降解金属材料临床应用的主要产品,血管支架要求在制备前先将材料加工成符合要求的毛细管,但是锌合金的管材成型性能比较差,难以获得直径小且壁薄的管材,因此如何提高锌合金的变形性能也是可降解锌合金研究的一个重要方向。

七、抗菌金属材料

金属基生物材料具有优良的力学性能、较高的强度、良好的韧性和抗疲劳性能等诸多其他材料不具备的优点,在临床上作为植入材料得到了广泛的应用。然而器械细菌感染导致的临床问题已成为医用金属材料需要面临的严峻考验。根据相关统计结果,美国每年 200 万例院内感染病例中,大约一半与植入物有关;英国每年植入物相关的感染大约需要花费 700 万 ~ 1 100 万英镑。世界卫生组织(WHO)颁布的《院内感染防治实用手册》中的数据显示,每天全世界有超过 1 400 万人正在遭受院内感染的痛苦,其中 60% 的细菌感染与使用的医疗器械有关。同时也有研究证实,植入物感染与植入材料表面的细菌生物膜形成有关,随着细菌抗生素耐药性的增强,植入物的细菌感染已成为一个十分棘手的难题。

目前主要有两种解决细菌感染问题的方案。一种是采用表面改性的方法,在保证材料原始性能的前提下,通过一定的物理和化学方法,赋予金属表面抗菌性,减少或消除器械细菌感染的概率,称为表面抗菌金属。另一种是采用改变合金成分,向材料中添加某种元素,使之成为具有抗菌性能的材料,称为合金型抗菌金属,或者抗菌金属。在长期使用过程中,表面抗菌材料的抗菌性会随着材料表面的磨损和剥落逐渐减弱,不能保证长时间的抗菌性;合金型抗菌金属可以保持长效的抗菌性能。

相对于有机抗菌材料,抗菌金属材料具有以下几个优点:

(1)安全性和缓释性好;

(2)较好的耐久性;

(3)广谱抗菌性;

(4)不易产生抗药性;

(5)耐热性好;

(6)加工方便。

抗菌金属材料主要通过在合金中添加具有抗菌效果的合金元素,从而达到抗菌效果,因此合金化元素的选择是抗菌金属材料制备的关键因素。有研究者对纯金属的抗菌性能进行了评价,结果发现抗菌性能从高到低的顺序为:$Ag>Cu>Ni>Co>Zn>Mo>Pd>W$,其他金属的抗菌性能非常差。也有研究者对金属离子的抗菌性能进行了评估,按照金属离子抗菌作用的高低顺序排列如下:

对细菌的作用强弱顺序为:$Ag^+>Co^{2+}>Ni^+>Al^{3+}>Zn^{2+}>Cu^{2+}>Fe^{3+}>Mn^{2+}>Sn^{2+}>Ba^{2+}>Mg^{2+}>Ca^{2+}$。

对霉菌的作用强弱顺序为:$Ni^+>Cu^{2+}>Co^{2+}>Zn^{2+}>Ag^+>Fe^{3+}>Al^{3+}>Sn^{2+}>Mn^{2+}>Ba^{2+}>Mg^{2+}>Ca^{2+}$。

杀菌作用顺序为:$Ag^+>Cu^{2+}>Fe^{3+}>Sn^{2+}>Al^{3+}>Zn^{2+}>Co^{2+}$。

综上所述,与其他金属离子相比,银离子有较强的抗菌和杀菌作用,铜离子其次。因此 Ag 元素和 Cu 元素常被用作抗菌金属材料设计时的抗菌元素。添加适量的 Cu 元素和 Ag 元素并结合后续的加

笔记

工工艺,可以获得良好的抗菌性能。到目前为止,已经报道的抗菌金属材料有抗菌不锈钢、抗菌钛合金、抗菌钴合金、抗菌镁合金等。

Ag^+ 的抗菌机制主要有两种观点:

(1)Ag^+ 接触反应:认为 Ag^+ 通过接触反应使微生物活性成分破坏或产生功能障碍。细胞膜带负电,当微量 Ag^+ 与微生物细胞膜接触时,库仑引力使两者牢固吸附,Ag^+ 穿透细胞壁进入胞内使蛋白质凝固,细胞合成酶的活性被破坏,其结果是细胞丧失分裂增殖能力而死亡。另外,Ag^+ 也会破坏微生物电子传输系统、呼吸系统和物质传送系统。

(2)催化假说:认为物质表面分布的微量 Ag^+ 能起到催化活性中心的作用,银激活空气或水中的氧,产生羟基自由基(—OH)及活性氧离子($-O^{2-}$),它们能破坏微生物细胞的增殖能力,抑制或杀灭细菌。

Cu^{2+} 的抗菌机制与 Ag^+ 类似,主要有以下几种观点:

(1)通过电场的吸附作用杀菌,带正电的铜离子可以吸附带有负电的细胞壁和细胞膜,约束了细菌的活动并使其生存环境紊乱,呼吸受到抑制,最终使细菌生长受阻甚至导致死亡,产生抗菌效果。

(2)铜离子会穿透细菌的细胞膜和细胞壁进入细胞内,使细菌的蛋白质凝固,导致细菌蛋白质的一些基团与金属离子发生反应而凝固,引起细菌合成酶的活性降低及 DNA 合成受阻,致使细菌丧失增殖能力。细菌蛋白质的凝固还会引起细菌的呼吸、物质传输以及电子传输等系统的衰竭,最终导致细菌死亡。

(3)铜离子与细菌接触后会破坏细菌细胞的酶系统,细胞的固有成分遭到破坏,细菌产生功能障碍,细菌的新陈代谢系统紊乱,从而导致细菌死亡。

(4)通过催化作用杀菌。抗菌材料表面的铜离子起到了催化中心的作用,铜离子能够吸收周围环境中的能量并与抗菌材料表面的液体或空气中的氧反应生成(—OH)和($-O^{2-}$),(—OH)和($-O^{2-}$)能够破坏细菌的增殖能力,达到抑菌或杀菌效果。

(一)抗菌不锈钢

抗菌不锈钢是目前为止发展时间最长也是最为成熟的一种抗菌金属。1996 年日本暴发的全国性 O157 细菌传播疾病引起了日本全社会的恐慌。危机过后的反思使人们的卫生意识大大提高,健康环保需求大幅增加。日本首先开发成功具有良好加工性能和抗菌效果的含铜铁素体不锈钢材料,添加 Cu 元素结合后续的热处理工艺可以获得抗菌率大于 90% 的抗菌不锈钢。随后日本川崎钢铁公司又采用添加合金元素结合热处理的方法独自开发成功了加银的抗菌不锈钢材料 R430AB 和 R430LN-AB,也获得了抗菌率>90% 的不锈钢材料。有公开报道:抗菌不锈钢已经在公共汽车和医院等公共场所广泛应用于与人体相接触的设施上,例如扶手、把手等,这可以在一定程度上减少细菌的传染。

我国的科技工作者在 20 世纪 90 年代也开始研究抗菌不锈钢。研究的思路与日本基本相同,即:在不锈钢中添加适量的 Cu 元素和 Ag 元素,选择合适的热处理工艺使 Cu 或者 Ag 元素以富铜相或富银相的形式从合金中析出,从而赋予合金有良好的抗菌性能。我国的材料学专家将抗菌不锈钢材料用于植入器械的制备,开发出了具有抗菌功能的不锈钢植入器械,还开展了大量的体外实验及部分体内植入实验研究。

经过多年的研究与开发,抗菌不锈钢可以分为以下几种类型:

(1)表面涂层型抗菌不锈钢:表面涂层型抗菌不锈钢通过在不锈钢表面涂层中添加抗菌剂来达到抗菌效果。涂层主要分为无机涂层和有机涂层两类。无机涂层是在不锈钢的表面或表面一定厚度内,以铜、银、锌及其与其他元素(如稀土类金属)形成的合金,或者具有光催化活性的钛氧化物作为涂层,赋予不锈钢抗菌性能。有机涂层的抗菌不锈钢是在不锈钢表面涂覆含有有机抗菌药剂或有光催化活性的涂料。

(2)复合抗菌不锈钢板:复合抗菌不锈钢板是由不锈钢板与具有抗菌元素的金属板复合制成,使之同时具有抗菌材料(铜或铜合金)优异的抗菌性能和不锈钢材料良好的力学性能及工艺性能。复合抗菌不锈钢板可以做成多层,具有韧性高、表面材料软、容易复合和加工及抗菌性能优良的特点,可作为食品加工用的刀具材料等。铜层的冷却效果进一步提高了形成刀口部分芯材的淬火硬度。

(3)整体添加抗菌元素的合金型抗菌不锈钢:合金型抗菌不锈钢是目前应用最广泛且制造成本较少的抗菌不锈钢。在冶炼过程中,适时加入适量的抗菌金属元素,再经锻造、轧制和特殊热处理,使含有抗菌金属元素的析出相在不锈钢基体内均匀分布,赋予不锈钢以优异的抗菌性能。合金型抗菌不锈钢即使发生磨损也能保持良好的抗菌效果。添加的抗菌元素一般为 Cu、Ag 等金属元素及其合金或稀土元素。

从抗菌不锈钢的发展状况来看,各种抗菌不锈钢都有各自不同的优缺点。表面涂层抗菌不锈钢虽然具有较好的抗菌性能,但在使用过程中表面的抗菌涂层很容易发生脱落,这将大大降低该种不锈钢的使用寿命。另外,表面涂层抗菌不锈钢对生产设备和生产技术的要求较高,在大批量生产过程中难以保证产品质量,导致生产的成本较高。轧制工艺是复合抗菌不锈钢板制备技术的关键,对其必须严格控制,否则在不锈钢层与铜层的结合界面处容易出现歪曲。表面改性抗菌不锈钢的制备工艺较合金型抗菌不锈钢简单些,贵重金属的消耗量也较少,由于表面改性对形状和尺寸的要求较多,所以表面改性抗菌不锈钢的生产设备比较受限制,该种不锈钢的抗菌性能由于表面容易磨损可能会降低。合金型不锈钢具有优秀的抗菌性和耐磨性,但是 Cu 和 Ag 等抗菌元素的添加不仅增加了生产成本,也使生产工艺复杂化,如固溶处理等。

综上,各种抗菌不锈钢都有各自的优点,但也有不足,因此开发复合型的抗菌不锈钢材料是今后抗菌不锈钢发展的趋势之一,开发对多种细菌和真菌具有持久的抗菌性且能够大规模生产的不锈钢材料也是今后研究的重点。对于只对单种细菌起作用的某些领域,可以根据实际情况有针对性地开发。降低材料的成本、拓宽抗菌不锈钢材料的应用领域也是今后需要努力的方向。此外,抗菌不锈钢的抗菌机制,抗菌相析出的最佳条件,抗菌性能与抗菌相的形态、大小和含量的关系,抗菌性能与时间的关系,抗菌材料的人体安全性等都有待进行深入的研究。随着人们生活水平的提高以及健康意识的增强,对抗菌不锈钢的研究和开发必将不断深入。

我国对抗菌不锈钢的研究开展得较早,合金体系的发展也相对较为成熟。2008 年我国发布了中华人民共和国黑色冶金行业标准《YB/T 4171—2008 含铜抗菌不锈钢》,对抗菌不锈钢进行了行业规范,对奥氏体抗菌不锈钢、铁素体抗菌不锈钢和马氏体抗菌不锈钢三种类型的抗菌不锈钢做了具体规定并给出了化学成分,见表 4-8 所示。但是抗菌不锈钢在医药行业还没有开始临床应用,仍然处于开发阶段,适用于医疗器械的行业标准还没有发布。

表 4-8 含铜抗菌不锈钢的化学成分

类型	牌号	化学成分,wt%							
		主要元素			杂质元素,≤				
		Ni	Cr	Cu	C	Si	Mn	P	S
奥氏体	06Cr18Ni9Cu2	8~11	17~19	1.5~2.5	0.07	1.0	2.0	0.035	0.03
	06Cr18Ni9Cu3	8~11	17~19	2.5~4.0	0.07	1.0	2.0	0.035	0.03
铁素体	06Cr17Cu2	≤0.6	16~18	1.0~2.5	0.08	0.75	1.0	0.035	0.03
	022Cr12Cu2	≤0.6	11~13.5	1.0~2.5	0.03	0.75	1.0	0.035	0.03
马氏体	20Cr13Cu3	≤0.6	12~14	2.5~4.0	0.16~0.25	1.0	1.0	0.035	0.03
	30Cr13Cu3	≤0.6	12~14	2.5~4.0	0.26~0.35	1.0	1.0	0.035	0.03

(二)抗菌钛合金

基于抗菌不锈钢的研究基础,2009 年日本的研究者率先在国际上公开报道了抗菌钛合金。2012

年韩国学者也报道了采用表面喷砂和喷砂酸蚀方法制备的抗菌钛合金 Ti-Ag(1~4wt% Ag)。2013 年，我国科研人员发表了采用粉末冶金方法制备的 Ti-10wt% 抗菌钛合金，该合金对大肠埃希氏菌和金黄色葡萄球菌都有 ≥90% 的抗菌效果，合金的外表面和内部都具有良好的抗菌效果，这表明该合金具有整体的抗菌性能。2015 年我国又有专家报道了在 Ti-6Al-4V 合金中添加 Cu 元素并结合后续的热处理工艺获得良好的抗菌性能。在这之后的几年时间里，我国研究人员对抗菌钛合金的力学性能、腐蚀性能、细胞相容性、体内和体外抗菌性能及体内组织相容性等方面做了大量的研究工作，取得了可喜的研究成果。

尽管抗菌钛合金的研究刚刚开始，但是以 Ti-Cu 系和 Ti-Ag 系为代表的抗菌钛合金仍然显示出巨大的应用潜力：

（1）良好的抗细菌黏附及抗感染能力：大量的体外和体内实验结果已经证实，含 Cu 和含 Ag 的钛合金具有非常好的抗菌性能，通过合金的成分设计及适当的组织调控可以获得理想的抗菌性能。优异的抗菌性能有利于减少与植入器械有关的临床感染，提高植入体的治疗效果。

（2）良好的细胞相容性和体内组织相容性：目前所研究的抗菌钛合金的含 Cu（或 Ag）量都比较低，即使在苛刻的含 F 环境下，Cu（或 Ag）离子的溶出量也非常少。体外的 MG63 细胞实验表明，含 10wt%Cu 的 Ti-Cu 合金表现出与纯钛相同的细胞增殖能力和分化能力，既没有显示出显著的细胞毒性，也没有显示出促进作用。

（3）高强度和高韧性：纯钛具有良好的生物相容性，但是它的强度比较低。Ti-6Al-4V 合金具有非常高的强度，但是 Al 元素和 V 元素的潜在危害限制了合金的广泛应用。Cu 元素和 Ag 元素在钛合金中都会形成第二相（Ti_2Cu 和 Ti_2Ag 相），起到很好的第二相弥散强化作用，从而提高合金的强度。另外，第二相通过固态的共析反应析出，由此获得的第二相都非常细小，合金可以保持很好的塑性。所以抗菌钛合金可以替代纯钛应用于植入器械，也可以代替 Ti-6Al-4V 合金应用于需要一定支撑力的环境中。Ti-Cu 和 Ti-Ag 都属于共析合金体系，合金元素的添加可以显著降低合金的熔炼温度（纯钛的熔点为 1 660℃），熔点的降低能够提高合金的铸造成型性能，包括合金的流动性、充填能力及铸造精度，铸件质量得到显著改善，这一点在齿科应用中非常重要。

（4）良好的抗腐蚀性能：Cu 与 Ag 元素的添加及合金中 Ti_2Cu、Ti_2Ag 相的形成与析出并没有降低合金在模拟体液中的耐腐蚀性能。与之相反，有更多的研究结果表明 Cu 元素的添加略微提高了合金的耐蚀性能。更有研究结果表明，Cu 元素的添加在一定程度上也提高了合金在含 F 离子溶液中的耐蚀能力。

（5）广谱抗菌性能：含 Cu 的钛合金不仅对常见的大肠埃希氏菌和金黄色葡萄球菌具有非常好的抗菌效果，对牙龈卟啉单胞菌（porphyromonas gingivalis，Pg）和具核梭形杆菌（fusobacterium nucleatum，Fn）都有高达 95% 的抗菌率，表现出非常好的抗菌效果。这一广谱抗菌的特性使抗菌钛合金在临床医学及食卫厨具等领域有着非常广阔的应用前景。

第三节　生物医学金属的成型加工

根据医用金属材料性质的不同，其材料成型加工方法也不尽相同，主要包括：精密铸造、压力加工、焊接和激光加工。

一、铸造

铸造是一种普遍应用于金属材料的成型方法，也是所有金属构件、金属原材料加工最初始的工艺。第一，用于制备医疗器械的棒材和板材在生产加工前需要采用铸造的方法形成一个铸锭，然后经过锻造、轧制或挤压形成棒材或板材。第二，有些合金的塑性不好，采用锻造和挤压变形等压力加工方式很难成型，需要选择铸造成型的方式直接形成所需形状的构件。比如，用 Co-Cr-Mo 合金制备医疗器械时,首先采用铸造的方法初步成型,然后进行机械加工和表面处理,最终获得所需的构件。第三,有些医疗器械的结构复杂,需要的数量又比较小,此时铸造的方法具有快捷、方便和价格低的特点,比如齿科中常见的固定用器械。

铸造成型是金属棒材、板材和丝材制备医疗器械的第一步,具体工艺过程(图 4-2)分为以下几步:

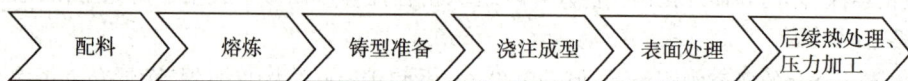

配料 〉〉 熔炼 〉〉 铸型准备 〉〉 浇注成型 〉〉 表面处理 〉〉 后续热处理、压力加工

图 4-2　金属材料铸造流程图

(1)配料:按照化学成分设计要求进行原材料的选择和配制。高纯度原材料是选择的关键,为了熔炼充分,有时也可以选择中间合金。配料是保障合金成分准确的至关重要的环节,考虑各种元素在熔炼过程中的烧损也是需要注意的问题。

(2)熔炼:不同的合金对熔炼设备有不同的要求,比如为了防止氧化,钛合金需要在真空熔炼设备中进行熔炼。为了保证合金的成分均匀,不仅需要确保原料充分熔化且互溶,还需要把不需要的杂质排出熔体,以达到合金的纯净化和高质量。为实现合金元素的充分熔化和互溶,熔炼过程一般需要有一定的过热度(例如过热 100~200℃)。

(3)铸型准备:铸造模型是用来成型铸件或铸锭的模型。根据要成型的合金材料选择不同的铸造模型。铸造模型根据材质有砂型、金属型和陶瓷型。金属型一般适用于体积比较大的棒材和板材成型用的铸锭,而陶瓷型一般用于紧密件成型,例如齿科。

(4)浇注成型:将熔炼好的合金液体浇注到一个特定的铸模中冷却形成铸件或者铸锭。浇注过程中不能卷入其他元素和杂质,否则影响整体质量。

(5)表面处理:由于氧化、合金液体与铸型间的化学反应及凝固等原因,浇铸成型的铸锭表面通常存在缺陷,通过简单的机加工才能除去表面的缺陷。按照上述制备工艺我们就可以获得后续棒材、板材和丝材所需的铸锭。

有些压力加工难度较大,形状又较为复杂的器械可以直接采用铸造成型的方法。此时需要增加铸型设计和制造的过程,然后经过浇铸和表面处理,最终成为植入的器械。图 4-3 以最为常用的熔模精密铸造为例说明铸造生产过程。铸造过程中的配料和熔炼与铸锭生产基本相同,但是铸型准备有很大的区别,铸型的材料需要选择与浇铸的金属材料之间不发生高温反应的材料,一般多选择陶瓷材料。首先,根据器械的形状制备一个模具,称为母模。采用石蜡在母模中压制一个与设计的植入器械形状相同的石蜡模型,称为蜡模。然后,将蜡模组装在一起形成一组蜡模,浸入一种快速凝结剂,使蜡模表面粘有一层粘结剂,称为挂浆。第三,将蜡模置于一个陶瓷粉末的桶里,使陶瓷颗粒均匀地粘在蜡模的表面,称为喷砂。之后干燥,重复上面的挂浆和喷砂步骤。如此反复 5~7 次使蜡模表面粘有一定厚度的陶瓷粉,整个过程称为结壳。第四,带有陶瓷层的蜡模在蒸气中加热,使蜡溶化只留下陶瓷壳,这个过程称为脱蜡(脱模)。最后将完成脱蜡的陶瓷壳在高温下焙烧,使陶瓷壳具有足够的强度。此时,浇铸用的铸型就形成了。为了提高铸件的表面质量,首次喷砂的陶瓷粉末一般比较细,容易获得表面光滑的铸件。将金属液浇注到高质量的铸型形成最初的器械,再经过表面处理等工序就能获得理想的医疗器械。

由此可见,熔模铸造是一种少切削或无切削的铸造工艺,可以应用于生产结构和形状复杂的各类器械,特别是由于结构形状造成机加工困难的器械。熔模铸造生产出的铸件表面光滑、精度高,实现了无余量或少余量成形。常用的钛合金熔模铸造,最后的浇注一般采用真空冶炼和真空浇注,目的是防止氧化和减少疏松等缺陷的产生。由于医用不锈钢、钴基合金和钛合金的熔模铸造的研究较为深入,目前已形成一套成熟的工业化加工生产体系,例如口腔的一些修补器件很多都是采用这种方法制

（a）母模　　　（b）压型　　　（c）蜡模　　　（d）焊成蜡模组

（e）结壳　　　（f）脱模　　　（g）造型、熔烧　　　（h）浇注

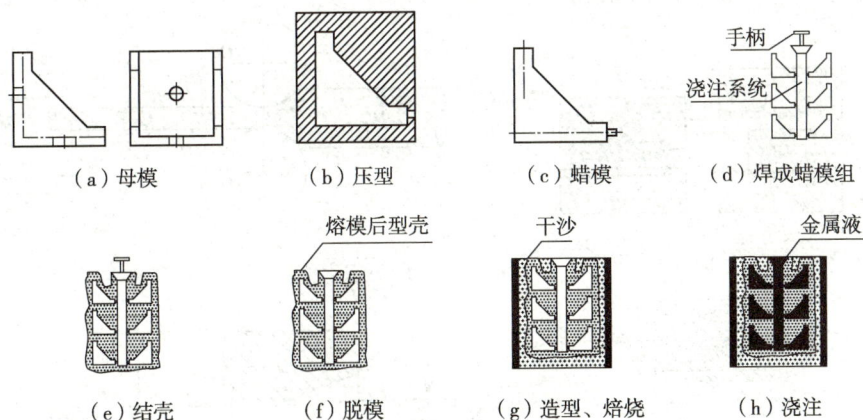

图 4-3　熔模铸造流程图

备的,市场上有专门的齿科铸造机用来专门自制单件和定制植入器械。

二、压力加工

为了获得更好的力学性能,医疗器械材料多选择变形态的金属材料,由铸造方法直接制备的器械的力学性能都比较低,为了满足高强度的要求,后续的压力加工必不可少。压力加工指金属或合金在外力的作用下按照预定的方式发生变形后形成具有一定几何形状和尺寸制品的工艺。它可以使金属发生塑性变形,显著细化金属的晶粒尺寸,改善合金的组织结构和减少部分铸造缺陷(例如缩孔和缩松),从而可以有效地提高合金的强度和塑性。

金属的压力加工种类众多,大致可以分为:

(1)锻造:利用锻压机械对金属坯料施加压力,使其产生塑性变形以获得具有一定机械性能、一定形状和尺寸锻件的加工方法,如图 4-4a 所示。最为常用的是将大型铸锭经过锻造形成一定形状和尺寸的坯料,比如棒坯和板坯,为后续的棒料和板料成型提供一个基础,此时锻造就成为后续工序的一个前序工序。也有采用预制模具将铸件直接锻造成为一定形状的坯件,再经机加工获得最后的器械,例如锻造的关节和接骨板等。锻造一般需要在比较高的温度下进行。根据温度,锻造可以分为热锻、温锻和冷锻。根据成形机制,锻造可分为自由锻、模锻、碾锻和特殊锻造。等温锻造技术可显著改善锻件的组织性能,提高锻件组织和性能的均匀性,既可以解决部分金属加工困难的问题,又使其满足生物医学对力学性能的要求,兼具力学性能和抗疲劳强度的综合性能。

(2)轧制:指通过轧辊使金属材料发生变形,形成具有不同形状的过程,如图 4-4b。选择不同的模具可以轧制出不同厚度和形状的棒材、板材和异形材料。轧制根据轧制过程的温度可以分为冷轧和热轧。

(3)挤压:用冲头或凸模对放置在模具中的坯料进行加压,使金属坯料沿模具挤出的一种压力加工过程。按照施力方向和金属挤出的方向分为正挤压和反挤压,见图 4-4c。也可以根据挤压时的温度分为热挤压、冷挤压和温挤压。通过挤压可以制备各种形状和尺寸的管材和棒材,也可以加工出各种形状的长杆、深孔、薄壁、异型端面零件。用于制备广泛应用的牙种植体和骨修复用的骨钉等的钛合金棒材可以通过挤压加工来获得。冷挤压获得的材料具有光洁的表面,产品的尺寸精度也高。

(4)拉拔:用外力作用于被拉金属的前端,将金属坯料从小于坯料端面的模孔中拉出,以获得相应的形状和尺寸的制品的一种塑性加工方法,如图 4-4d。拉拔一般应用于细小直径的棒材、管材和丝材的加工。拉拔多在冷态下进行,又叫冷拔或冷拉。拉拔获得材料表面光洁度高,尺寸精度也高。用于制备临床口腔矫正丝、牙种植体和血管支架的原材料都是通过拉拔获得细棒材、丝材和管材,然后再进行后续加工。

压力加工获得的原材料或者器械都会存在很大的内应力,内应力的存在会降低材料的使用寿命,

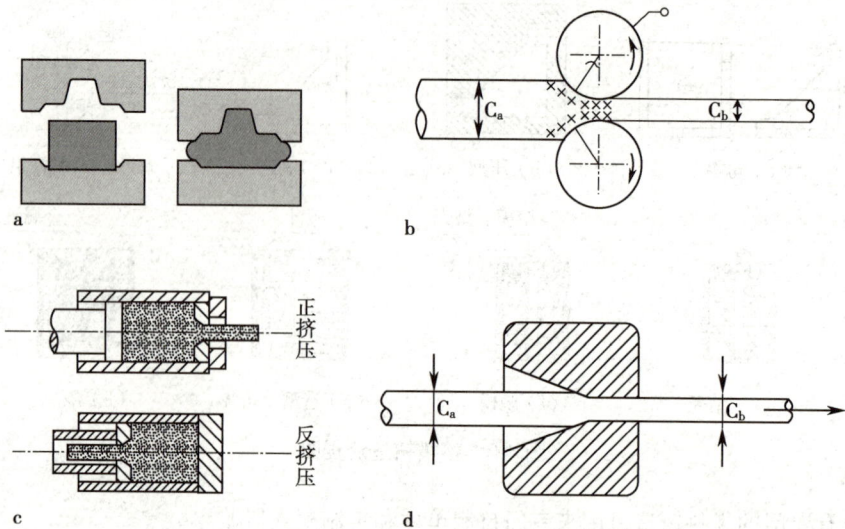

图 4-4　几种压力加工示意图
a. 锻造；b. 轧制；c. 挤压；d. 拉拔。

因此一般都需要进行去应力处理，例如去应力退火处理，目的是改善晶粒结构、消除残余内应力。

三、焊接

　　焊料焊接法是口腔修复体常用的焊接方法，在工业上又称为钎焊，是采用比母材熔化温度低的焊料（称钎料），加热温度采用低于母材固相线而高于焊料液相线的一种连接方法。焊料焊接有操作简便和不依赖于大型设备的优点，但焊料焊接存在加热时间长、加热范围宽、焊缝机械强度差、需包埋固定和易于变形等问题，不适合齿科精密结构的焊接。

　　用惰性气体保护电弧焊（TIG）焊接齿科 Co-Cr 合金、Ni-Cr 合金及纯钛，可以取得非常好的焊接强度。TIG 焊的效果最好，甚至挠曲强度比未焊接的基体强度高。目前 TIG 应用于齿科焊接只限于实验室研究，未见口腔修复临床应用的报道。

　　红外线焊接精确性较高，方法简便，焊后外形良好，但焊接接头的机械强度较低。等离子焊接适用于不锈钢、镍铬合金、钛合金及各种难焊金属的焊接，但较大的热影响区以及焊件明显的热效应限制了该方法的应用。

　　对激光焊接 Ni-Ti 合金性能的研究表明：Ni-Ti 合金激光焊接组织的耐蚀性和血液相容性比母材好。激光焊接组织中夹杂物的数量较少，表面易形成连续均匀的钝化膜，这有利于提高合金的耐蚀性和血液相容性。在相同条件下，合金激光焊接组织的钝化电位区间比母材的大，击穿电位比母材的高，凝血时间较长，血小板黏附量较少，变形也小。

　　激光焊接技术具有功率密度高、热影响区小、焊件残余应力和变形小、焊接速度快及可焊接难焊材料等优点，有非常广阔的应用前景。钛与钛合金焊接技术的发展方向是便于操作、焊接过程自动化和智能化，目的是既能提高焊接的生产率和焊接质量的稳定性，又有利于保护环境和节约能源。

四、激光加工

　　激光加工在医疗器械的应用大致分为两类，一类是采用激光加工技术，对材料进行切削、焊接等加工，最后形成一个设计的器械，例如上面说的激光焊接技术；还有就是应用于血管支架加工的激光切割技术。另外一类就是利用激光加工技术以及计算机辅助设计进行的增材制造技术，也称为 3D 制造。

笔记

应用于以血管支架为典型代表的激光加工技术,可以通过精确控制激光的能量,将合金材料熔化,从而获得不同形状的器械。目前,金属基血管支架的加工普遍采用的都是激光加工技术。激光加工技术普遍具有以下优点:①能量高且集中。可以瞬间熔化金属,达到快速切割金属的目的。②自动化程度高。可以在计算机控制下,完成自动化加工。在血管支架加工过程中,只要设置好加工程序,完全不需要人工干预,加工效率高。③加工精度高。可以通过调整激光器,缩小激光的束斑,提高加工精度。一般血管支架加工后,只进行后续的电解抛光,除去表面的氧化皮,不需要再进行二次加工,达到精密成型的效果。

激光 3D 制造,也称为激光选区熔化成形技术,或 3D 打印技术,是快速原型及制造领域最具发展潜力的技术之一。该技术是基于增材制造原理,利用高能束激光熔化金属粉末,可直接成形任意复杂形状的高性能、高精度的金属制件,尤其适合小批量、个性化的金属人工修复体的制造。目前,在医疗器械个性化定制方面,激光 3D 制造发挥着非常积极的作用。已经有公司采用 3D 制造技术开发人工骨、人工关节、大面积骨缺损修复用器械以及胸肋骨等相关报道。可以应用于激光 3D 制造的合金材料包括现有的所有金属材料,例如不锈钢、钛合金、钴合金等。包括激光 3D 制造技术在医疗器械应用的最大优点就是快捷、实现个性化定制,相对于工业单件生产,成本低,但是对于工业化批量生产,成本就非常高了。另外,一个优点就是能够直接制备出复杂的金属零件,非常适合于形状复杂的零件的制造,因此,更多适合于特定的、个性化的产品生产中。

第四节　医用金属材料的性能检测

医用材料的性能检测是非常重要的,主要包括:材料力学性能检测、材料化学性能检测和材料生物学性能检测。

一、拉伸性能

材料的弹性、强度、塑性、应变硬化和韧性等力学性能指标统称为拉伸性能,它是材料的基本力学性能。拉伸试验则是最广泛的力学性能试验方法,也是研究材料的重要手段。根据拉伸性能可以预测材料的抗疲劳性能和断裂性能等,是结构静强度设计的主要依据。生物材料的力学性能比结构材料的要求低些。但在某些特殊应用部位,生物材料的载荷传递和应力分布是不容忽视的。例如,骨骼替代材料要在动态的条件下服役很长时间,不仅要求材料的压力、拉力和剪切力等力学性能参数较好,还应具有耐疲劳性和较小的应变性能。此外,骨替代材料的应力分布性能也是非常关键的。

金属材料的拉伸性能,可以通过加工规定的拉伸试样,一般分为棒状标准试样和片状拉伸试样,然后在电子万能材料试验机上,按照一定的拉伸速度拉伸试样,同时记录拉伸过程的应力和应变,就可以获得拉伸曲线,进一步确定金属材料的屈服强度、拉伸强度、伸长率、断面收缩率等力学性能指标。

二、硬度

金属的硬度与材料的耐磨性能密切相关。一般而言,硬度高,金属的耐磨性好。而金属的硬度与金属的微观组织密切相关,也与金属表面的处理工艺密切相关。通过合金的成分设计、微观组织调控、表面成分和微观组织的控制,可以实现金属材料表面硬度的大幅度提高。

大量的试验研究表明材料的硬度与材料强度之间存在着一定的对应关系,但拉伸性能的测试不仅需要制备特定形状的试样,而且拉伸试验属于破坏性的试验。材料的硬度试验具有方法简便迅速、无需专门加工试样及对试样的损伤小等特点,所以通过材料的硬度测试间接评价材料的其他力学性能也是可行的。另外,硬度也是衡量材料软硬程度的一个重要指标。

硬度是指材料表面上较小体积内抵抗变形或破裂的能力,它的试验方法与静拉伸试验一样,在材料的研究中应用极为广泛。硬度的测试根据加载方式的不同分为划痕法和压入法两种。划痕法包括莫氏硬度顺序法和锉刀法等;压入法根据加载速率可分为动载压入法和静载压入法两种。试验中应用最多的布氏硬度、洛氏硬度、维氏硬度和显微硬度等都属于压入法型的硬度。

三、腐蚀性能

金属在生物体内被周围的组织或体液所包围,尤其是体液中含有许多对材料表面有一定作用的物质,例如电解质、Cl 离子、F 离子、酶及酸碱性物质等,都会引发金属表面的腐蚀损耗。这种影响对于可降解金属材料尤为突出。溶出的金属离子、周围环境酸碱度的变化以及析出气体都将严重影响植入体周围组织的愈合,因此,需要采用体外的方法正确地评价医用金属材料的腐蚀性能或降解性能。

不锈钢、钛合金和钴合金等不降解金属材料的腐蚀性能一般采用电化学的方法进行测试。一般分为以下几步:

(1)准备样品和模拟溶液:其中样品准备中,如果仅仅是对某种材料腐蚀性能的评价,那么试样的表面处理就非常重要,需要每次尽量保持一致。根据材料的应用场合,选择合适的模拟体液化学成分,特别是体液中的酶和蛋白质对金属材料的腐蚀性能影响非常大,因此酶和蛋白质的选择也是非常重要的。需要指出的是,模拟溶液中氧含量也会影响到金属材料的腐蚀性能检测结果。

(2)电化学检测:通过电化学检测的数据主要有开路电位、电化学阻抗谱(EIS)和动电位极化曲线(Tafel 曲线)等。可以分析金属材料在模拟环境下的腐蚀速率和腐蚀电阻,另外可以分析影响金属材料腐蚀性能的主要因素,如图 4-5 所示。

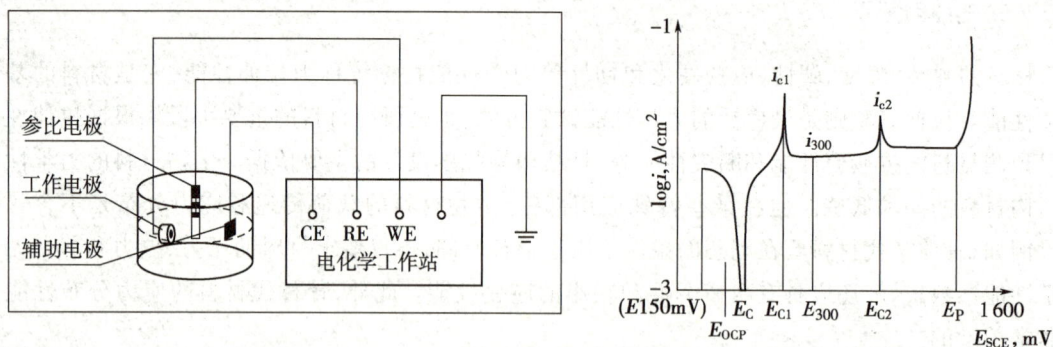

图 4-5　电化学检测示意图

(3)数据处理:电化学检测的数据比较精密,对检测条件比较敏感,有时会有很大的波动。因此,需要通过多样品的重复实验来消除实验误差。

金属材料腐蚀性能的另外一种检测方法就是通过检测金属材料在模拟环境下的溶出金属离子浓度来表征。电化学方法可以快速地评价金属材料的腐蚀性能,但是对于金属材料长期的腐蚀性能也难给出一个准确的判断,因此结合金属材料在模拟环境下长期金属离子的溶出,可以更好地评价合金材料的腐蚀性能。

包括镁合金、锌合金和铁合金在内的可降解医用金属的降解也采用上述两种方法,同时也有与可降解性能相关的检测方法。例如金属材料浸泡过程中的溶液 pH 变化和金属材料在浸泡过程中的析出反应气体的体积。镁合金的降解伴随着 H_2 析出和溶液 pH 的增加,因此很多研究者采用检测 H_2 的体积和溶液的 pH 来评价镁合金降解性能的变化。

尽管采用电化学、溶出离子浓度检测、析出气体体积或者溶液 pH 变化可以给出非常精确的金属材料的腐蚀数据,但是模拟环境严重影响到金属材料的腐蚀速率,采用体外的腐蚀性能检测仍然很难表征金属材料在体内的腐蚀性能,特别是对于可降解金属材料的表征尤为突出。因此,建立更加合适的可降解金属材料腐蚀性能或降解性能仍然是一个亟待解决的问题。

四、耐磨性能

医用金属材料的耐磨性能是临床应用中非常重要的一个性能指标,特别是对于植入后处于不停运动的器械尤为重要,例如关节头与关节窝。器械的耐磨性取决于多个方面的因素,包括器械材料的耐磨性、环境以及摩擦副。比如关节头的摩擦磨损性能就取决于关节头本身的耐磨性能,也取决于关节所处的环境,以及关节窝的性能。

单就材料本身而言,其耐磨性与材料的微观组织和表面性能密切相关,可以通过调整材料的微观组织和表面处理方法来提高材料的耐磨性,例如提高材料的硬度。所处的环境有些是具有一定腐蚀性能的,因此器械的耐磨性同时也要考虑到材料的耐腐蚀性能。选择既具有高硬度又具有耐腐蚀性能的材料,可以显著提高器械在环境中的耐磨性。另外,摩擦副的性能也影响着器械的耐磨性能。

判断一种材料或者一种器械的耐磨性能,首先要明确使用环境,然后建立相应的模拟环境。对于生物应用来说,不可避免涉及生理环境的腐蚀问题,因此,更多是检测材料或器械的腐蚀摩擦磨损性能,例如图 4-6 示意所示的实验装置。在这个实验装置中,由两部分组成,一部分是检测摩擦过程中材料的磨损性能,包括摩擦系数、磨损形貌和磨损量,另一部分是检测摩擦过程中的电化学性能,包括腐蚀电位、腐蚀电流密度等。在实验过程中,首先,根据目标应用环境,设定摩擦磨损实验的力值、实验材料和摩擦副材料、实验模拟溶液和磨损距离。然后,开始摩擦磨损实验,同时记录实验过程中摩擦系数、电化学参数,观察摩擦磨损形貌和计算磨损量。通过上述实验,可以分析,不同材料和环境下,磨损系数的变化、磨损形貌、磨损量和腐蚀电化学,判断材料的摩擦磨损性能,摩擦磨损和腐蚀的相互作用,以及腐蚀摩擦磨损的主要机制。

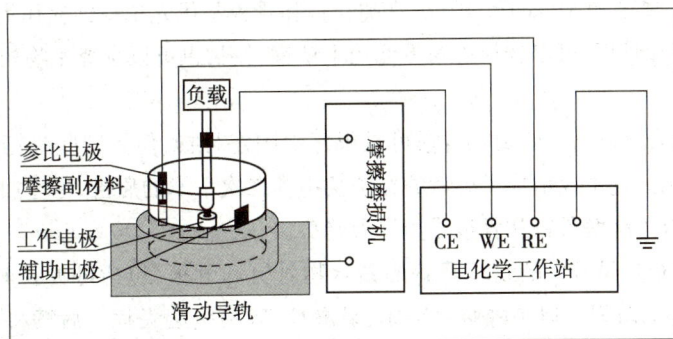

图 4-6 材料腐蚀摩擦磨损性能检测示意图

通过上述实验,改变实验材料和实验条件,一方面可以优化材料及加工工艺、器械结构、摩擦对匹配等,另外,通过分析摩擦磨损的机制,为进一步优化提供思路。这一实验对人工关节系统的设计至关重要。

五、生物学性能

生物材料植入人体最长可服役几十年,所以必须对其进行生物安全性评价,以保障人体的健康,将生物材料对人体的危害降低到最小。目前生物材料的安全性评价主要采用医疗器械的生物学评价体系,即世界标准化组织(ISO)制定的 10993 系列标准,国内转化为国家 GB/T 16886 系列标准。由于在其他章节已经进行系统介绍,本章就不再赘述。

第五节 典型生物医学金属临床产品

医用金属材料应用已久,在古代人类就开始尝试使用天然材料来修补或替换损坏的人体组织和器官。公元前 400~公元前 300 年,人类已经开始利用天然材料如象牙来修复骨组织以及用金属丝修复牙缺失;唐代,人们用成分是银、汞和锡的银膏补牙。

在现代,医用金属临床产品的种类更是多种多样,在骨科和齿科等领域的应用更为广泛,种植牙、烤瓷牙、人工髋关节、人工膝关节和血管支架等植入材料十分常见,骨钉、骨针、骨锯、骨钻、组织镊、手术剪和止血钳等手术器械也常采用抗菌金属材料。选择不同金属材料的依据是植入体使用的部位以及金属材料在力学、耐蚀和耐磨等方面的性能。

一、骨钉和骨板

骨钉和骨板是金属材料主要的一个应用产品,也是最为常见的一种骨植入产品、使用量最大的一种植入器械。骨钉和骨板几乎涵盖了从头到脚的所有骨组织固定和代替产品,种类繁多。

作为骨钉和骨板,必须满足一下性能要求:

(1)良好的生物安全性。

(2)足够的力学性能。这是骨钉和骨板最为重要的力学性能,早期强调高强度和高韧性。目前更强调与修复骨组织的力学性能匹配性,特别是弹性模量与骨组织匹配。

(3)足够的疲劳性能。部分骨钉和骨板的形状比较复杂,受力不均匀,因此疲劳性能就非常重要。

总体来说,骨钉和骨板从使用的时间来看,有些是要在体内长期植入的,例如脊柱固定骨钉和骨板;有些是暂时固定患处,待愈合后,再行二次手术取出。对于需要长期植入的骨钉和骨板,对生物相容性要求就非常高,对于医用金属材料而言,就要考虑金属离子的溶出,例如不锈钢中的 Ni 离子,Ti-6Al-4V 钛合金中的 V 离子和 Al 离子。因此,这类骨钉和骨板都优先选择纯钛作为制造材料。而对于那些暂时固定的骨钉和骨板,可以选择价格更低的不锈钢材料,也可以选择生物相容性更好的纯钛和钛合金。

采用不锈钢和钛合金制备的骨钉和骨板可以很好地固定骨折,但是这些骨钉骨板无法在体内降解,需要二次手术取出。这不仅增加了患者的经济负担和二次手术的痛苦,也增加了医疗机构的工作负担。因此,开发具有可降解骨钉和骨板成为发展趋势。

可降解骨钉和骨板较早开发的是可降解的聚合物骨钉和骨板,包括可吸收 PLLA、PLGA 等。降解周期大约在 2~4 年的时间。但是降解过程中,显酸性,容易引起炎症。后续将可吸收羟基磷灰石添加在 PLLA 和 PLGA 等,一方面,调节降解的时间,另一方面可以调节降解后的微环境。目前市场上,已有相关的产品上市销售。

但是,以可吸收聚合物为主的材料,力学性能普遍较低,因此,选择力学性能更高的可降解金属材料就成为下一代可降解骨钉和骨板发展方向之一。目前,德国的可降解镁合金骨钉已经获得了欧盟认证上市销售,韩国也有相应的产品或准上市销售。我国的相关产品也已经获批进行临床试验验证。

二、人工关节

人工关节材料是应用生物材料的骨科领域中的发展最为活跃、最具代表性的一种。钴基合金和钛合金则以其良好的耐磨性、耐腐蚀性和优良的力学特性成为人工关节最普遍采用的材料之一。

人工关节最大的特点就是植入的器械是在不停运动中,因此除了要求具有足够的生物相容性、足够的强度和耐蚀性能,耐磨性能就成为人工关节最为重要的一个指标。到目前位置,关节磨屑造成的无菌性炎症仍然是关节失效的主要方式。关节材料的选择包括全金属关节、金属陶瓷关节和全陶瓷关节等。目前人工关节的设计与制造更加复杂,每个部位都选择不同的材料,充分发挥各自的优点,构成一个复合结构。

由于具有较高的强度、较好的韧性及易加工的特点,金属被大量使用于人工关节的制备。人工关节常用的金属有不锈钢、钴合金及钛和钛合金。人工关节的关节柄和关节头最初采用不锈钢材料,但是研究发现:不锈钢虽然能满足生物力学性能的要求,但会带来其他的负面作用。一方面,不锈钢在体液中会发生疲劳或摩擦腐蚀,对人体释放出 Ni、Cr 等有害离子,这些离子在体内的长期存留会导致恶性肿瘤细胞的生长。另一方面,不锈钢的腐蚀会导致关节柄松动,达不到理想的植入效果。基于以上原因,人工关节现已基本不使用不锈钢材料,目前最常用的两种金属是钴合金及钛和钛合金。钛和钛合金的表面容易产生一层致密的氧化钛保护膜,其生物相容性相对不锈钢来说良好,尤其耐生物腐蚀性优异;另一方面,钛和钛合金具有密度小、弹性模量低和机械强度高的特点,因此在人工关节中应用比较多。然而钛合金的耐磨性能较差,溶出的 Al 和 V 等离子对人体有潜在的危害,在一定程度上限制了钛合金在人工关节中的应用。与之相比,钴铬钼合金具有更优异的力学性能、耐磨性能和耐腐蚀性能,在临床上得到了更为广泛的应用。研究发现钴合金假体的连接处仍然存在严重的腐蚀现象,其腐蚀产物主要是富含水的铬磷化物,它属于巨噬细胞激活物,可激发器官培养基中的骨吸收。

尽管钴基合金良好的耐磨耐蚀性能和钛合金的良好生物相容性为关节的制备提供了良好的选择空间,但是目前关节使用过程中出现的磨损问题仍然是关节使用失败的主要问题,表现在摩擦产生的磨屑容易造成无菌性松动(图 4-7)。提高关节材料的表面耐磨性能、特别是耐腐蚀磨损,以及选择不同的关节窝和关节头材料匹配成为解决问题的关键。总的来说,金属类材料的使用并没有完全达到人工关节的理想状态。

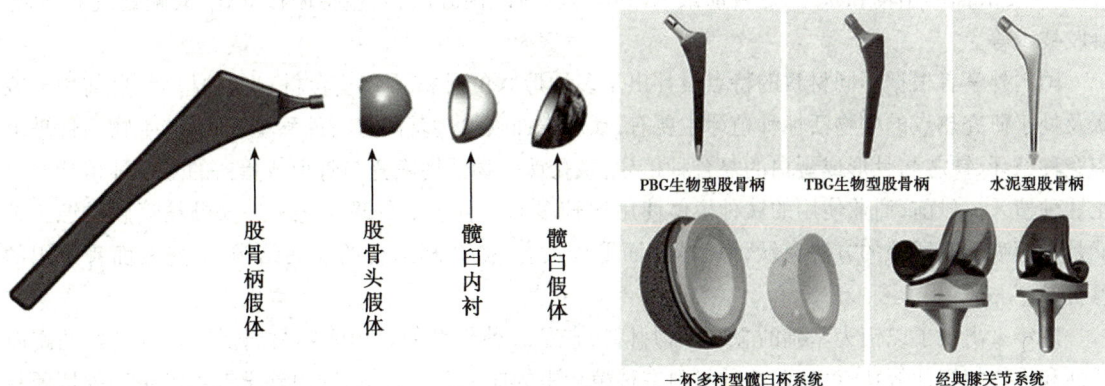

图 4-7　关节示意图

三、种植牙

钛是最早用于临床的种植材料之一,Branemark 于 20 世纪 60 年代提出了现代口腔种植学的理论基础——骨整合(osseointegration)的概念,即种植牙与具有活性的骨组织产生持久性的骨性接触。钛种植牙被誉为人类的第三副牙齿,已得到越来越多人们的认可与接受。

目前临床上所采用的各种商品钛种植牙虽然都可以满足临床种植修复的需要,可以达到长期骨整合的良好效果,但患者需要尽快修复缺失牙齿的迫切心情呼唤着早期种植甚至是即刻种植的实现。

钛种植牙是一种以植入骨组织内的下部结构作为支撑,固定上部牙修复体的缺失牙修复方式。它包括下部的支持种植体和上部的牙修复体两部分,见图4-8。用纯钛金属制成种植体(一般类似牙根形态),经手术方法植入组织内(通常是上下颌)并获得骨组织牢固的固位支持,再通过特殊的装置和方式连接支持上部的牙修复体。种植牙可获得与天然牙功能,结构以及美观效果十分相似的修复效果。纯钛种植体以其优越的骨结合生物特性成为临床医生喜爱的首选种植体,种植牙也成为越来越多缺牙患者的首选修复方式。

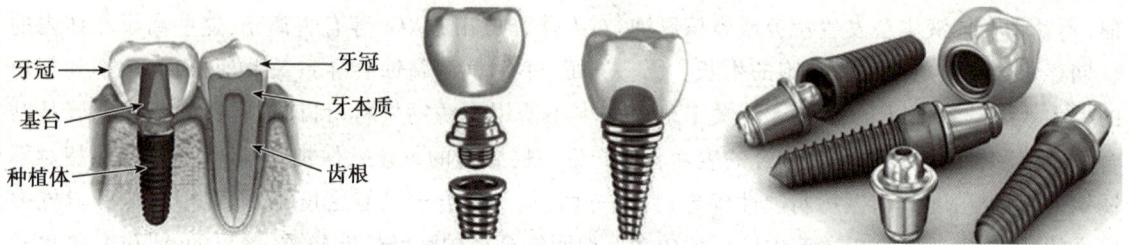

图 4-8　种植牙结构示意图

考虑到纯钛良好的生物相容性和力学性能的不足,钛合金的高强度但是有潜在的溶出 V 和 Al 离子问题,在多段式种植牙的设计中,与骨组织和肌肉组织相接触的外层采用具有良好生物相容性的纯钛,而中央螺钉采用的是具有高强度的钛合金材料。

研究人员对种植体表面进行改性处理以提高钛种植体界面的生物相容性,促进骨整合的牢固持久性。种植体的表面改性包括物理改性和生物化学改性两种。物理改性主要指种植体表面超微结构的改变,以解决种植体界面问题。为促进成骨细胞的黏附和增殖,促进种植体与周围骨组织的骨性连接,物理改性技术以增加种植体的粗糙度和界面积为目的,它包括钛浆喷覆、喷砂酸蚀、激光处理、电解蚀刻和表面陶瓷化等方法。化学改性是通过种植体表面和表面改性剂制件的化学吸附作用或化学反应,改变表面的结构和状态,是目前最为常用的表面改性方法,它包括阳极氧化、酸碱处理和溶胶-凝胶技术等。

国内外学者根据不同材料的特点设计出了多种形状的种植牙和复合材料的种植牙,目前用于临床及处于研究热点的生物活性种植牙主要有:钛芯表面喷涂羟基磷灰石的种植牙、钛芯生物活性玻璃陶瓷种植牙、钛芯与骨形成蛋白的复合种植牙,微孔钛生物活性陶瓷与骨形成蛋白的复合种植牙及氮化钛种植牙。目前,商业使用的钛种植体使用比较多的一种表面处理工艺——大颗粒喷砂酸蚀工艺就是采用喷砂和酸蚀的方法在钛种植体表面形成大孔、微孔相结合的表面结构,加速表面骨组织的愈合。

近年来出现了以钽为基础的金属生物材料,它是一种新型的骨植入物材料。钽具有良好的耐腐蚀性和生物相容性等特点,目前这种材料在种植牙中的应用并不常见,国内外学者对钽用于种植牙只进行了一些初步的研究。

多孔钽是钽金属应用于生物医学领域的一种典型形式,是一种开放孔隙的生物材料。与钛和钛合金种植体相比,多孔钽具有耐腐蚀性强、孔隙率高、弹性模量低、剪切力和摩擦系数高等特点。现有研究表明,钽和多孔钽对成骨细胞或间充质干细胞无细胞毒性,更为重要的是多孔钽的多孔结构及较高的孔隙率有利于促进骨组织向植入体内长入。总之,钽和多孔钽作为生物金属材料在临床中有广泛的应用前景。由于价格昂贵,钽在临床中的应用也受到了一定的限制,它在种植牙中多以合金元素的形式存在。多孔钽合金的种植体主要包括钽钛合金种植体、钽钛锡合金种植体、钽钛锆合金种植体和钽钛铌锆合金种植体。与钛相比,多孔钽合金和多孔钽涂层都具有与天然骨相似的多孔结构和机械性能,同时具有良好的生物活性和低细胞毒性。多孔钽特殊的蜂窝结构有利于促进新生骨组织向植入体内的生长,有利于在植入体与周围组织之间形成一种特殊的骨性连接(骨长入),能够增强种植牙在人体中的稳定性和功能性。

四、血管支架

随着冠心病、心肌梗死及缺血性卒中等动脉粥样硬化疾病的增加,新型血管支架的研发已经成为一个新的研究热点,如何综合应用生物材料制备新一代的血管支架,改善支架的生物相容性,进一步提高血管支架的整体性能,对于解决人类心血管疾病的高发病率和高死亡率具有重大的实际意义。

血管支架是指血管病变段置入支架以达到支撑狭窄闭塞段血管,减少血管弹性回缩及再塑形,保持管腔血流通畅的目的。此外,部分支架还具有预防再狭窄的作用。

按照设计的不同,支架可以分为网状支架、管状支架、缠绕支架和环状支架;根据材料的不同,可以分为不锈钢支架、镍钛合金支架、钴合金支架和钽支架等;根据输送方式的不同,可以分为球囊膨胀支架和自膨胀支架;按照支架本身的形态,又可以分为直管型支架、分叉型支架、开窗型支架和分支型支架;按支架植入位置不同还可分为冠脉支架、脑血管支架、肾动脉支架和大动脉支架等。

血管支架对制造材料的基本要求,包括:

(1)高刚度和足够的强度:高刚度的材料可以赋予支架更大的支撑力,支架可以做得更薄,管腔面积就会更大。因此弹性模量达到230GPa的钴合金成为最佳的选择之一。也由于这个原因,弹性模量只有100GPa的钛合金很少作为支架材料。

(2)耐蚀性能:对于不可降解血管支架,支架将会长期滞留在血管内部,因此耐蚀性能就显得非常重要。

(3)良好的生物安全性:由于长期置于血液环境中,因此金属离子的溶出就成为一个非常重要的问题,其中Ni离子溶出,就有报道可能引起部分人群过敏。

现在临床所用支架的金属材料主要有316L不锈钢、钽、钴基合金和镍钛合金。316L不锈钢已广泛用于植入器械的制作材料,1960年316L不锈钢被美国ASTMF4委员会确认为外科植入标准化材料,多用于制备球囊扩张的血管支架。316L不锈钢的优点主要有:

(1)具有较高的强度和硬度:在热处理之后316L不锈钢表面的马氏体结构使材料硬化,从而赋予血管支架较高的支撑强度与较高的硬度。

(2)具有良好的生物相容性和抗腐蚀性:316L不锈钢表面的Cr易形成富Cr的氧化物层,有利于阻止合金内部氧化层以其他金属离子的释出。

(3)加工简单,成本较低。

钴基合金成为新型的血管支架材料,作为血管支架材料,有以下优点:

(1)弹性模量和强度高:钴合金的弹性模量是230GPa,高于不锈钢的200GPa,再加上钴合金的高强度,因此钴基合金的金属丝变细后仍能保持应有的径向支撑强度,所以钴基合金支架在杆宽比不锈钢支架减少20%的情况下仍然拥有相同的支撑强度,于是支架更薄、柔顺性更佳,更容易到达血管的远端。另外,杆宽变细使支架的金属覆盖率下降,有利于减少血栓形成的风险和加快血管内皮化的过程。

(2)密度大,有更好的X线显影效果。

(3)良好的磁共振兼容性。

(4)良好的生物相容性和耐蚀性。

镍钛合金更多用于制备自扩张血管支架,将支架事先加工成撑开后的直径尺寸,再通过特殊的工艺把支架压握在较小的输送鞘管内以便送入血管,然后利用形状记忆效应恢复成需要的形状和尺寸。

镍钛合金作为支架具有以下特点：

（1）形状记忆效应。适用于自扩张血管支架产品的开发，特别适合脑部血管支架的。

（2）超弹性变形能力。下肢静脉支架常常受到下肢活动弯曲等大变形，镍钛合金支架可以在大变形后迅速恢复原始尺寸。

（3）Ni 离子的溶出。合金中含有 50%的 Ni 元素，因此镍钛合金在使用过程中会溶出大量的 Ni 离子。对于部分敏感人群，Ni 离子的溶出会造成部分人群过敏。因此限制了其大量的使用。

上面几种血管支架材料都有个共同的特点，就是材料都不可降解。因此，在临床上存在再狭窄等问题。后续的研究相继开发了药物洗脱支架，通过支架表面涂以肝素、紫杉醇或者西罗莫司等药物有效减少血管再狭窄。但是仍然会带来远期血栓等。另外，无论是裸支架还是药物支架，由于植入后长期存在于血管内，患者需要长期服药。因此，可降解血管支架成为发展的趋势，这其中镁合金是研究最多的合金材料，可降解金属基血管支架仍然在研发中。

镁合金作为血管支架具有以下特点：

（1）可降解性：镁合金可以被包括血液在内的人体体液腐蚀溶解，然后镁离子通过新陈代谢排出体外。

（2）降解速度偏快。

（3）强度偏低：与现有的不锈钢、镍钛合金和钴合金相比，镁合金的强度比较低，因此在支架设计上，需要通过增加支架厚度来弥补强度的不足。这就降低了血管支架植入后的有效血管直径。因此，更多应用于直径相对较大的血管。单纯镁合金的降解速度太快，无法达到支撑血管治疗的目的。

（4）镁合金的密度小，所以支架的显影效果差，在 X 线下不能正常显示，在手术置入时过程中必须借助于血管超声的引导才能准确定位，这样增加了手术的难度以及手术的费用。

表 4-9 对采用不同材料制备的血管支架进行了简要的性能对比。

表 4-9　不同生物材料血管支架的性能简要对比

性能	316L 不锈钢	钴基合金	镍钛合金	镁合金
生物相容性和耐蚀性	良好，能够长期植入血管	与 316L 相似	比 316L 优越，与纯钛相似	能够被血液腐蚀，材料一定时间后可吸收
X 线显影	能显影	能显影，比 316L 清楚	能显影，与 316L 相似	显影差
MRI 兼容性	MRI 产生伪影	不影响 MRI 检查	不影响 MRI 检查	不影响 MRI 检查
支架特征	大多用于球囊扩张支架，由激光切割而成	大多用于球囊扩张支架，由激光切割而成。也有用于编织的自扩张支架	用于自扩张支架，可以用激光切割或编织而成	球囊扩张支架
应用范围	冠状支架 大动脉血管支架 外周血管支架 颅内血管支架	冠状支架 大动脉血管支架 颈动脉支架 外周血管支架 胸、腹主动脉覆膜支架 胆、食管等非血管支架	颈动脉支架 外周血管支架 颅内支架 胸、腹主动脉覆膜支架 胆、食管等非血管支架	冠脉支架
临床应用	已经大规模地应用于临床，是血管支架最常用的材料之一	已经应用于临床，有可能成为冠状药物支架的最佳选用材料	已经大规模地应用于临床，是血管支架常用的材料	少量的临床实验，没有真正应用于临床

笔记

思考题

1. 简述医用不锈钢材料的优缺点。
2. 简述医用钛合金的主要特点。
3. 对比分析几种医用金属的性能,陈述其各自的优缺点。
4. 对比分析几种医用金属材料在血管支架材料的应用及其优缺点。
5. 对比分析现有不可降解和可降解医用金属材料的优缺点。
6. 分析几种典型植入器械对材料的要求。
7. 分析抗菌金属材料在植入器械中的应用潜力。

（张二林）

| 第五章 | 生物医学高分子材料 |

第一节 概　　述

一、高分子材料定义及特性

高分子材料一般指以人工合成及改性的高分子化合物为基材的一大类材料的总称,又称聚合物(polymer)。

高分子材料的许多特性,如高弹性、粘弹性、物理松弛行为等,都与其巨大的分子量相关。高分子链是由单体通过加聚反应或缩聚反应连接而成的链状分子,通常由上万到上百万个结构单元组成。高分子结构通常分为链结构和聚集态结构两个部分。链结构是指单个高分子化合物分子的结构和形态,其又可以分为近程结构和远程结构。高分子的近程结构属于化学结构,也称一级结构,包括链中原子的种类和排列、取代基和端基的种类、结构单元的排列顺序、支链类型和长度等。远程结构也称二级结构,指分子的尺寸、形态、链的柔顺性以及分子在环境中的构象。高分子的相对分子质量只有统计意义,用统计平均值来表示,如数量平均相对分子量 M_n 和重量平均相对分子量 M_w。高分子的聚合度是指高分子中所含的重复单元数目,其值与相对分子质量呈正比。高分子链结构以及许多高分子链聚集在一起形成了特殊的聚集态结构。

二、生物医学高分子材料分类

生物医学高分子材料按其来源分为天然生物高分子及合成生物高分子。根据其降解性能,高分子材料又可分为非降解高分子和可降解性高分子。非降解高分子在生理环境中能够长期保持稳定,不发生降解,并具有良好的力学性能,包括聚乙烯、聚丙烯、聚甲基丙烯酸甲酯、聚氨酯、硅橡胶等;生物可降解性高分子在生理环境中会发生结构性破坏,且降解产物能通过正常的新陈代谢被机体吸收或排出体外,包括聚乳酸、聚羟基乙酸、聚己内酯以及聚乙烯醇等。

第二节 几种重要的医用高分子材料

一、非降解医用高分子材料

(一)聚乙烯

1. **聚乙烯的基本结构和性能**　聚乙烯(polyethylene,PE)是一类重要的聚烯烃类物质,其分子式为 $(C_2H_4)_n$。聚乙烯手感似蜡,具有优良的耐低温性能(最低使用温度可达 $-70℃$),其化学稳定性好,能耐大多数酸碱的侵蚀(强氧化性的酸除外)并且吸水性小。常温下,PE 不溶于任何有机溶剂中,电绝缘性优良。由齐格勒催化剂引发聚合的线性聚乙烯分子链柔性好,容易运动,易得到高结晶度的聚乙烯,又称为高密度聚乙烯;由高压自由基聚合的支链聚乙烯不易结晶,又被称为低密度聚乙烯。

由于超高分子量聚乙烯(ultra high molecular weight polyethylene,UHMWPE)的分子链很长而且侧链很少,链的侧面无支链干扰,使得相邻两个分子链间只存在非极性的范德华力,导致链间非常容易发生相对滑动。这种链结构赋予 UHMWPE 优异的耐磨性、抗冲击性、自润滑性,滑动时有优良的抗黏着特性,在-195℃低温时仍能保持很好的韧性和强度等性能。

2. **聚乙烯的生物医学应用**　聚乙烯具有良好的生物相容性,其植入体内不良反应小,因此在生物医学领域得到广泛应用。UHMWPE 已被广泛用来制备对表面耐磨性能要求高的矫形器件,如人工心脏瓣膜、矫形外科零件、髋关节和膝关节替换材料。由 UHMWPE 制成的髋臼和金属制成的关节头组成的人工髋关节,其耐磨性和安全性比聚四氟乙烯/金属组成的关节更为优异,是一种性能优良的人工关节替代材料。但是由于其相对分子量极高,分子链长且呈线性分布,其熔体流动性极差、熔体临界剪切速率低、易破碎,导致其熔融成型加工非常困难。目前,UHMWPE 人工关节植入体主要采用压制烧结成形,但它的成型过程也存在一些问题,产品易存在结构缺陷,导致关节植入体在剧烈运动下易发生断裂。因此,提高 UHMWPE 关节植入体的综合性能,对于延长关节使用寿命、减轻患者痛苦是非常重要的。

UHMWPE 也被用于制备生物多孔支架领域。多孔聚乙烯支架可被雕刻修饰成所需形状以作为颅骨修补的支架材料,其具有相互贯通的孔洞可供组织生长。医用级线性高密度的多孔聚乙烯生物材料无毒、组织相容性好,植入人体后血管和组织可以长入;并且这种材料易加热塑形,并可切削或修整焊接而适合不同尺寸形态的需求,免除患者因切取自体软骨带来的二次损伤痛苦。但该材料偏硬、柔性差,目前可用 3D 打印成型技术更精确地控制其制品尺寸。

此外,UHMWPE 也可与其他材料混合,得到满足特殊性能要求的生物医学材料。例如,其与乙烯-2-丁烯-2-苯乙烯三元弹性体共混,所制备的血液袋可以耐-196℃,具有良好的低温塑性;在聚丙烯酸树脂中加入不同比例的 UHMWPE 粒子粉末作为牙医用材料的填充,可提高材料的冲击强度、弹性模量。

(二)聚丙烯

1. **聚丙烯的基本结构和性能**　聚丙烯(polypropylene,PP),是由丙烯聚合而成的一种热塑性树脂。其化学式为:$(C_3H_6)_n$。聚丙烯为乳白色结晶聚合物,其熔点为 164~170℃,密度为 0.90~0.91g/cm^3,不溶于水。按其侧甲基的排列位置分为全同聚丙烯、间同聚丙烯、无规聚丙烯三种。在无规聚丙烯中,因其不易结晶而没有实用价值;全同和间同聚丙烯的分子链能规则排列,可得到结晶度较高(约为 50%~60%)的材料。但是,侧甲基的空间位阻效应也在一定程度上限制了其分子链运动,导致全同聚丙烯的结晶度不会超过 70%。

聚丙烯成型性好,其制品表面光泽好,但收缩率大(1%~2.5%),厚壁制品易凹陷,不适合制备尺寸精度较高的零件。聚丙烯最突出的是抗弯曲疲劳性,其抗弯曲疲劳寿命可达 $7×10^7$ 次开闭折损弯曲而无损坏痕迹,俗称百折胶,适于制备频繁弯曲的医用制品。商品化的聚丙烯抗拉强度为 28~36MPa,弹性模量为 1.1~1.55GPa,软化温度为 150℃,具有良好的耐热性,可在 100℃以上温度进行蒸气消毒灭菌,在不受力的条件下,150℃也不会发生变形。聚丙烯的熔融温度为 164~170℃,全同聚丙烯的熔点可达 176℃。全同聚丙烯还具有良好的耐化学药品性能,对除浓硫酸、浓硝酸以外的其他化学试剂都比较稳定。

2. **聚丙烯的生物医学应用**　聚丙烯的耐热、耐腐蚀性能使得其制品可用蒸气和辐射消毒,并且还具有优良的生物相容性。因此,聚丙烯在医药领域被广泛应用于制备一次性医疗制品,如缝合线、疝补片、无纺布、注射器、输液瓶等,也被用于制备药箱、托盘、培养皿、样品瓶、便携式冷藏箱、医疗废弃物收集箱等医用设备。例如,一次性聚丙烯注射器具有足够透明度,便于操作者确定它吸入液体的容量,还容易印刷上刻度;其足够的刚性,便于其运动活塞均匀而彻底地推完药液,在注射器储运期间其物理性能不下降。使用大型的多腔模具能够低成本制造出尺寸精密的聚丙烯注射器。

聚丙烯纺丝纤维还被用来制备生物补片,它由聚丙烯纤维编织而成,为单层网状结构,是首选的腹壁缺损修补材料,它具有下列优点:①更柔软、更耐受弯曲和折叠;②可随需要尺寸进行剪裁;③激活纤维组织增生,利于活性纤维组织生长穿过,并被结缔组织浸润,使其能在早期与组织嵌合为一体;④患者无明显异物不适感,无并发症发生;⑤更耐受感染,可以在脓性感染伤口进行肉芽组织的增殖修补而不腐蚀材料;⑥不受体液和多数化学物质的影响。用聚丙烯制备而成的疝补片可用于腹股沟疝、感染的腹壁战伤、巨大的腹壁疝、因电击伤或感染而致腹壁缺损、人工造瘘口旁疝、转移性腹壁肿瘤行全层腹壁切除后的重建、腹壁坏死性筋膜炎后、腹壁切口裂开和腹腔镜的疝修补。

(三)聚氨酯

1. 聚氨酯的基本结构和性能　聚氨酯(polyurethane,PU)是在大分子主链中含有氨基甲酸酯基(NHCOO)重复结构单元的聚合物。聚氨酯分为聚酯型和聚醚型两大类。前者是由多元醇、小分子扩链剂与异氰酸酯反应形成的共聚物,其分子链由软段和硬段组成。多元醇(聚醚、聚酯)构成软段,异氰酸酯和小分子扩链剂(二胺或二醇)构成硬段。通过调节软段、硬段的结构、长度与比例及相对分子质量,可调控其性能。因此,聚氨酯包括硬质塑料、软质塑料、弹性体等多种形态,其原料一般以树脂状态呈现。

由于聚氨酯大分子中含有强极性基团的硬段和聚醚、聚酯柔性软链段,其具有下列性能特点:①较高的机械强度和稳定性;②良好的柔性和弹性;③优良的耐溶剂性、耐水性。聚氨酯良好的血液相容性,源于其微相分离表面结构使得材料中存在着不同表面自由能分布状态,能减小材料对血清蛋白等物质的吸附,即可抑制血小板的黏附,减少血栓的形成。软段和硬段分子链组成线型嵌段结构,极性很强的硬段之间通过氢键形成微相区,分布于软段基体中而形成一种物理交联点,使制品具有良好的弹性。这使得聚氨酯可作为生物医学材料,并且具有下列性能:①优良的抗凝血性能;②无致畸变作用、无过敏反应、无天然胶乳的"蛋白质过敏"和"致癌物亚硝胺析出"的问题;③优良的韧性和弹性,易加工及加工方式多样;④优异的耐磨性、软触感、耐湿气性、耐化学药品性能;⑤能用常规方法灭菌,γ射线辐照后也不会改变其性能。

2. 聚氨酯的生物医学应用　由于聚氨酯具有上述优良的性能,使其在医疗领域中具有广泛的应用。聚氨酯导管、气管套管、胃镜软管、医用连接管、血管手术缝修补的外涂层、导液管等广泛用于普通外科,聚氨酯人工关节、人工骨、骨胶合剂、固定用敷料、弹性绷带、软骨广泛应用于整形外科,聚氨酯人工血管、人工心脏材料、人工瓣膜、血泵、分流泵的泵腔、内反搏气囊、助搏气囊等广泛应用于心血管外科。此外,聚氨酯制品在眼科、泌尿科等也有临床应用。近年来,聚氨酯也广泛应用在再生医学领域。弹性较好的聚氨酯微孔泡沫体可用于制作人造皮,其良好的透气性既能促使表皮细胞快速生长,又能防止伤口水分和无机盐的流失,还能阻止外界细菌侵入而防止感染。例如,将两片具有不同孔径、厚度约为0.15mm的软质聚氨酯薄片层压,可制备成一种聚氨酯人工皮肤。其中,孔径小的一片聚氨酯薄片在外层,孔径大的一片聚氨酯薄片与伤口创面接触,可同时具有防止伤口水分、无机盐流失及良好透气性的特点。

(四)聚甲基丙烯酸甲酯

1. 聚甲基丙烯酸甲酯的结构　聚丙烯酸酯类聚合物中最常见的就是聚甲基丙烯酸甲酯(polymethylmethacrylate,PMMA),其分子的结构式为:

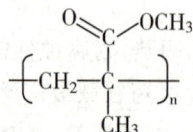

$$\begin{array}{c} O=C-OCH_3 \\ | \\ \{CH_2-C\}_n \\ | \\ CH_3 \end{array}$$

PMMA比较大的侧基团导致其通常呈无定形的非晶态,而具有优异的透光性能(92%的透过率),俗称"有机玻璃"。这种大的侧基又使其成为刚性硬质无色透明材料,密度为1.18~1.19g/cm³,拉伸强度和软化温度分别是60MPa和125℃。其玻璃化温度虽达到104℃,但其连续使用温度一般在65~95℃之间。PMMA可耐稀酸碱,但不耐温热的强碱,并且能吸收醇类而溶胀,并产生应力开裂;在多种氯代烃和芳烃中能溶解,如二氯乙烷、三氯乙烯、三氯甲烷、甲苯、丙酮等。

2. 聚甲基丙烯酸甲酯的生物医学应用　医用聚甲基丙烯酸甲酯具有良好的生物相容性、耐生物老化性、高的机械强度,可用于颅骨修补、胸腔充填、人工关节骨粘合(骨水泥),制作义齿、牙托等;优良的透光性能使得 PMMA 可制作眼科人工晶状体、人工角膜以及各种组织器官的容器外壳。

骨水泥是一种用于填充骨与植入物间隙或骨腔中、具有自凝特性的生物材料。1958 年首次应用于股骨假体粘接在全髋关节中,现已被广泛用于临床中。骨水泥固定可保证术后假体的即刻稳定,在骨组织-骨水泥-假体界面上无任何微动,允许术后早期负重。聚甲基丙烯酸甲酯骨水泥主要包括 PMMA 粉和 MMA 单体液两部分:前者含有 15% 的 PMMA、75% 的 PMMA-St(苯乙烯)共聚物和 10% 的硫酸钡无机填料;后者包括 2.6% 的 N,N-二甲基-p-甲苯胺和 0.009% 的对苯二酚阻聚剂,以加快材料的硬化过程,并避免单体储运过程中的聚合。当粉、液两组分混合时,单体液润湿颗粒表面,再通过自由基聚合及其自加速效应而快速聚合,把颗粒粘合并与骨组织粘接在一起。影响其粘接和使用性能的因素主要有粉-液的成分及比例、粉粒的尺寸和形状及分布,还有混合的温度、湿度、容器形状、搅拌的速率及效率、缺损处的湿度、压力及接触面积等。其中影响其力学强度的最关键因素是孔隙尺寸。由于操作过程中单体挥发和搅拌中空气残留,会有较多的气泡,会大大影响其机械性能,因此需采用真空除去气泡。又由于在修复处单体聚合会放热而导致局部过热,可达近 100℃,会杀死其周围正常组织细胞,单体毒性还会严重影响其周围细胞的生长。因而可采用无机颗粒或增强纤维填充在骨水泥中,以提高其生物相容性和机械性能,如在粉末中加入生物活性玻璃粉作为填充物,以减少单体的用量,从而降低其放热量;还能降低其因单体聚合带来的收缩,提高其修复处的机械性能;还能缩短固化时间,在几周时间形成良好的体内骨结合体。

(五)硅橡胶

1. 硅橡胶的基本结构和性能　又名聚甲基乙烯基硅氧烷,其相对分子量在 40 万~50 万,是主链由硅-氧原子交替组成的合成橡胶。螺旋状 Si-O-Si 键主链使键的极性相互抵消,导致整个分子链极性很低,呈现出疏水性、耐氧化以及良好的抗老化性;主链中 Si-O 键和侧链中的 Si-C 键的极性都近似于离子键,使其在 250℃ 以下都不发生裂解、断链,具有优异的耐热性。由于其分子链间的作用力较小,而使硅橡胶薄膜比普通塑料薄膜具有更好的透气性。硅橡胶具有良好的生物相容性和较好的抗凝血性,对人体组织无刺激性、无毒性、无过敏反应、无机体排斥性,在体液中仍能保持其原有的弹性和柔软度而不被降解,是一种稳定的惰性聚合物。

2. 硅橡胶的生物医学应用　目前,许多医用硅橡胶制品已被投入临床应用。例如,固体型制品用来替代软骨作为组织填充材料,用于人工关节、人工肌腱来修复关节或肌腱缺损,也用于修复面部、耳部的畸形缺损。泡沫型硅橡胶主要用来替代脂肪组织,用于修复皮下组织缺损畸形;薄膜型硅橡胶常用于腱鞘的替代材料以及肠外瘘的内堵片。长期埋置在人体内部的硅橡胶,可以替代人体的某种器官,如被用于制作人工肺、人工手指、人造鼓膜、人工心脏瓣膜以及长期引流装置(如脑积水引流装置)等;短期留置体内的硅橡胶制品主要起到抢救、引流和防止粘连等作用,如静脉插管、导尿管、腹膜透析管、泄压管、腹部的各种导管。

二、生物可降解高分子医用材料

(一)聚乳酸

1. 聚乳酸的基本结构和性能　聚乳酸(polylactic acid,PLA),又称聚丙交酯,是典型的人工合成高分子生物医学材料。聚乳酸分子式为:$(C_3H_4O_2)_n$,其结构式为:

$$\left[O-CH-\overset{\displaystyle CH_3}{\underset{\displaystyle}{C}}\overset{\displaystyle O}{\underset{\displaystyle}{\parallel}} \right]_n$$

聚乳酸的密度为 $1.20\sim1.30g/cm^3$,其熔点为 $155\sim185℃$,特性黏度为 $0.2\sim8dl/g$,玻璃化转变温

度在 60~65℃ 之间,拉伸强度为 40~60MPa,断裂伸长率为 4%~10%,弹性模量为 3 000~4 000MPa,弯曲模量为 100~150MPa,无缺口的 Izod 冲击强度为 150~300J/m,有缺口的 Izod 冲击强度为 20~60J/m,Rockwell 硬度为 88。聚乳酸有三种立体构型:聚左旋乳酸(PLLA)、聚右旋乳酸(PDLA)、聚消旋乳酸(PDLLA)。由于人体内聚乳酸主要为左旋结构,因此医学上常使用聚左旋乳酸。这些分子结构和理化性能使得聚乳酸具有可降解性和良好的生物相容性,并且其降解产物是无毒的乳酸,它是目前医学上使用最多的合成可降解高分子材料。PLLA 为低结晶度的聚合物,具有良好的力学性能,并且降解时间需要 3 年左右;而 PDLLA 是无定形的非晶态聚合物,在 3~6 个月即能快速降解。

2. **聚乳酸的生物医学应用**　聚乳酸对人体有高度安全性并可被组织吸收,加之优良的物理机械性能,使其可应用在生物医药领域,如一次性输液工具、免拆型手术缝合线、药物缓解载体、人造骨折内固定材料(如骨钉、骨板)、组织修复材料、人造皮肤等。聚乳酸在生物医学的应用具体可以分为以下几种:

(1) 骨折内固定材料:传统的骨折内固定材料一般是由不锈钢、钛合金等制备的,但是骨骼的刚性与金属的刚性差异很大,金属固定装置容易阻碍骨折部位周围骨痂的快速形成,从而破坏骨骼愈合过程中应该承受的正常应力环境,并且金属植入物需要进行二次手术来取出,取出后存在较长的愈合时间。这些缺点促进了可吸收生物降解材料的发展。近年来,PLLA 骨折内固定材料的增强工艺使得可吸收内固定材料的迅速发展,如可用 PLGA 纤维增强 PLLA 骨板,使其力学性能更适用于骨折内固定。

(2) 手术缝合线:由于聚乳酸具有良好的生物可降解性,可用作外科手术缝合线,在伤口愈合后自动降解并吸收,无须二次处理。特别是其与乙交酯的共聚物(PLGA),因其降解时间与伤口愈合时间接近,非常适合作为手术缝合线。但是,作为手术缝合线,聚合物需要具有较强的初始抗张强度并且能够在伤口部位稳定维持一段时间。虽然可通过调节材料分子量来控制其降解速度,但是聚乳酸手术缝合线的初期强度和降解速度如何匹配,仍需考虑。

(3) 药物释放载体:聚乳酸作为药物长效控制释放载体,具有材料自身无毒性、降解性能可控以及可根据药物的性质、释放的要求以及给药途径制备成特定的药物剂型等优点。通过溶液成型、热压成型等方法,目前已经能够制备出如胰岛素 PLGA 双层缓释片、庆大霉素 PLGA 缓释体等药物系统。例如,用聚乳酸作为载体,可制成膜状环孢素 A-药物缓释体系。该缓释载体被植入兔眼角膜下后,研究者发现缓释体系组角膜移植片的存活时间明显延长,在眼组织中的环孢素 A 的最终浓度在结膜中最高;在房水和晶状体以及血液中都没有检测到环孢素 A;也没有发现在植入部位有炎症、坏死以及纤维增生等病理性改变;植入一次可维持药效 60d,使得环孢素 A 能够良好地进行局部释放,并且避免了全身的毒副作用。

(4) 组织工程材料:聚乳酸比较容易加工,能够被制成多种形状的三维多孔材料,用作组织工程支架材料。聚乳酸组织工程支架已经被广泛用于多种细胞载体并被植入体内,用于多种组织再生。例如,聚乳酸纤维束支架可支持人间充质干细胞贴附和增殖;15d 后,PLLA 纤维束支架还可显著上调人间充质干细胞中胶原蛋白 I、肌腱蛋白 C、蛋白聚糖的表达,该细胞在支架上形成了肌腱样的细胞外基质,说明其可用于前交叉韧带的修复和重建。

(二)聚羟基乙酸

1. **聚羟基乙酸的基本结构和性能**　聚羟基乙酸(poly glycolic acid,PGA),又称聚乙醇酸或聚乙交酯。聚羟基乙酸的密度为 1.53g/cm^3(25℃),玻璃化转变温度在 35~40℃ 之间,熔点在 225~230℃ 之间,分子式为 $(C_2H_2O_2)_n$,结构式为:

$$\left[\begin{matrix} O \\ \| \\ C-CH_2-O \end{matrix}\right]_n$$

PGA 是一种简单规整的线性脂肪族聚酯,有规整的分子结构和较高的结晶度,容易形成结晶状聚合物,结晶度一般为 40%~80%,导致其熔点较高,在 225℃ 左右。PGA 可分为低分子量 PGA 和高分子量 PGA 两类。高分子量的 PGA 不溶于大多数常见有机溶剂,例如丙酮、二氯甲烷、三氯甲烷、乙酸乙酯、四氢呋喃等,但是能溶于六氟异丙醇。低分子量的 PGA 在以上几种溶剂中的溶解度相对来说较高。因为 PGA 的简单结构,容易水解,且其最终降解产物为羟基乙酸,能通过机体正常的新陈代谢排出体外,使得 PGA 被优先考虑用作可降解医用高分子材料。聚羟基乙酸的降解速度与聚合物分子量、结晶度、熔点,试样的形状以及环境有关。

PGA 可以制备成不同的制品,最终的力学强度也稍有不同。由于 PGA 自身水解的不稳定性以及其用作可吸收固定物如小板、棒、螺钉等时力学强度不够理想,其使用受到了限制。为了提高其制品的力学强度,有研究者在 PGA 母体中编入 PGA 缝线纤维,制得了自身加强的内固定物。

2. 聚羟基乙酸的生物医学应用　与聚乳酸一样,PGA 是生物医学上应用非常广泛的生物降解高分子生物医学材料。PGA 具有良好的可加工性,可以被制备成形状各异的制品。目前,PGA 已被广泛用作医用缝合线、组织内固定物、药物控释载体以及组织工程支架。由于 PGA 良好的亲水性,其作为医用缝合线时,力学强度在体内耗损较快,一般只适用于 2～4 周伤口愈合的手术。PGA 还可用于肺纵隔、内脏、脊柱、腹壁等疾病中的被覆、补强及填补材料。单纯用 PGA 制备的用于骨骼固定的骨钉及骨板力学性能不够,但是经过自增强后,其力学强度得到大幅度提高,这使得 PGA 在骨折、肌腱等各类组织的修复和固定中得到了广泛应用。PGA 也可用作药物载体,如携带胰岛素的聚乙丙交酯双层缓释片。通过调整 PGA 的降解速度可以控制药物在机体的释放速率,有利于达到药物最佳治疗效果。

将分离获取的新生兔角膜基质细胞接种于 PGA 后,将细胞与支架的复合物移植于对应的母兔角膜基质层中。第 6d 后,细胞分泌基质并向邻近的 PGA 支架拓展,邻近细胞相互接触直至连结成小片状,形成拉网状结构充填于 PGA 形成的空隙中;在第 3 周时 PGA 部分降解,新生组织逐渐形成;第 6 周时 PGA 基本完全降解,新生角膜基质样组织大部分形成;在第 8 时,PGA 完全降解吸收。由此可见,其降解性能与角膜的新生速度非常匹配,显示出其作为组织工程支架的巨大优势。

(三)聚己内酯

1. 聚己内酯的基本结构和性能　聚己内酯(polycaprolactone,PCL),其重复的结构单元上有五个非极性的亚甲基—CH_2—和一个极性的酯基—COO—,分子链中的 C—C 键和 C—O 键能够自由旋转,使得 PCL 具有很好的柔性和加工性,可以用挤出、注塑、拉丝、吹膜等方法加工成型。它是脂肪族聚酯中应用较广泛的一种,其分子式为$(C_6H_{10}O_2)_n$。

PCL 分子结构中的酯基使其有良好的生物相容性,它还具有其他聚酯不具备的特征,如超低玻璃化温度(T_g 约为 −60℃)和低熔点(T_m 约为 57℃),在室温下呈橡胶态,这使 PCL 有更好的药物通透性,可以用于体内植入材料及药物的缓释胶囊。PCL 在芳香化合物、酮类、极性溶剂中可以很好地溶解,不溶于正己烷。在水环境中,PCL 在 6～12 个月内可完全分解成 CO_2 和 H_2O。PCL 的分子链比较规整而柔顺,易结晶,其结晶度约为 45%,具有比 PGA 和 PLA 更好的疏水性,在体内降解也较慢,适合作为长期植入材料。PCL 均聚物的体内外降解经过两个明显的过程:PCL 链上的羧端基自催化的酯基无规水解;当分子量下降到 5000 时,链断裂的速度减慢,低聚物扩散离开 PCL 的本体。结晶的 PCL 亲水性较差,不利于主链酯基水解发生,使得其在某些领域的应用受到了限制。常用多种生物相容性的单体与 PCL 共聚来改善其降解速率。

2. 聚己内酯的生物医学应用　PCL 具有中长降解期,可制成长效埋植剂、注射用微球、纳米球、电纺丝等,被广泛用作药物控释载体、组织工程支架以及皮肤修复和输尿管等生物医学制品领域。

(1)药物控释载体:聚己内酯具有优良的药物通过性,可以用于药物控释载体。但因其结晶度高、疏水性强、降解速度慢,一般用于长效药物的载体。通过用多种生物相容性单体与己内酯共聚,可以改善、控制其共聚物的降解速率,从而用于不同药物的载体。如可用聚己内酯制成左炔诺孕酮长效埋植剂。在兔骨髓炎模型中,用 PCL 为载体,制成 PCL+6%托普霉素(tobramycin)棒,将其植入 4 周后,植入可生物吸收抗生素棒的疗效优于对照组,可作为安全有效的抗生素载体治疗骨髓炎。

（2）组织工程支架：聚己内酯满足理想的组织工程支架原材料的条件，根据不同组织对可生物降解材料性能的不同要求，还可以对 PCL 进行改性及表面处理，以扩大它的应用领域。在骨组织工程中，PCL 材料初始强度为 30MPa，接近于 PLA 和 PGA 的水平。因为 PCL 降解速度慢，所以其力学性能维持时间长。用不同的加工工艺及与不同的可生物降解材料复合，得到不同特性的材料，以满足生物医学工程的不同要求。在用 3D 打印技术制备 PCL 支架表面体外培养人成纤维细胞和骨膜细胞 3~4 周后，支架互通的孔道及表面全部充满细胞状组织，表明这些细胞可以在 PCL 支架上增殖、分化、生成细胞样组织。通过静电纺丝技术将 PCL 和 PLGA 混纺制备成具有不同排列规律的膜片，并进行细胞培养，PLGA-PCL 电纺支架能够有效调节细胞骨架、刺激细胞分化、促进细胞间交流。

在神经组织工程方面，用 PCL 纤维通过挤压植入聚甲基丙烯酸-2-羟基乙酯（PHEMA）水凝胶，形成 PHEMA/PCL 复合体，再在丙酮中完全溶解去除 PCL 纤维，从而形成具有纤维通道的 PHEMA 水凝胶体。可以通过调节 PCL 纤维直径和数量来控制水凝胶孔道的直径和数量，形成互通的小（100~200μm）或大的（300~400μm）孔道，从而为脊髓及周围神经横断损伤的诱导神经再生提供支架。

（3）其他生物医学制品：人们设计了一种极薄的 PCL 膜（厚度为 5μm），它能支持人皮肤成纤维细胞的黏附和增殖。在制备 PCL 输尿管时，高分子量（50 000）与低分子量（4 000）的 PCL 按不同比例混合而熔铸成 PCL 薄膜，再加入聚乙烯吡咯烷酮碘（PVP-I）增加生物材料的抗微生物活性，通过调整 PCL 的分子量高/低比值，可获得具有适中极限抗张强度和抗结痂能力的 PCL 输尿管。

（四）聚乙烯醇

1. 聚乙烯醇的基本结构和性能　聚乙烯醇（polyvinyl alcohol，PVA）是一种结晶性聚合物，为白色片状、絮状或粉末状固体，其分子式为 $(C_2H_4O)_n$，其结构式为：

$$\begin{bmatrix} & OH \\ CH_2- & CH \end{bmatrix}_n$$

聚乙烯醇分子链主要是"头尾"结构，其聚合度分为超高聚合度（分子量 25 万~30 万）、高聚合度（分子量 17 万~22 万）、中聚合度（分子量 12 万~15 万）和低聚合度（2.5 万~3.5 万）。聚乙烯醇由于分子链含有大量侧羟基而具有良好的水溶性，它在 95℃ 以上水中可以完全溶解，微溶于二甲基亚砜，不溶于汽油、煤油、苯、甲苯、二氯乙烷、四氯化碳、丙酮、醋酸乙酯等常规溶剂中。其熔点为 230℃，玻璃化温度为 75~85℃，在空气中加热至 100℃ 以上慢慢变色、脆化，加热至 160~170℃ 脱水醚化，失去溶解性，加热到 200℃ 开始分解。超过 250℃ 变成含有共轭双键的聚合物。PVA 具有良好的成膜性、粘结力、乳化性。PVA 在湿环境中有细菌存在的条件下 6 个月内可完全分解成水和二氧化碳，但未发现其在体内具有降解性。

2. 聚乙烯醇的生物医学应用

（1）药物载体：聚乙烯醇是亲水性聚合物，具有良好的力学性能、生物相容性。其水凝胶是聚乙烯醇经交联后形成的网状结构的亲水溶胀体，可使溶于水中的低分子药物从其中渗透扩散，具有膜的特性，可广泛应用于药物释放体系、生物传感器及外科修复中。

（2）组织工程支架材料：聚乙烯醇水凝胶存在无生物活性的缺点，从而导致其细胞黏附率低，并且经过冻干处理所得到的支架存在形状皱缩的现象，严重制约了其在组织工程支架方面的应用，因此，通常将聚乙烯醇与其他材料复合使用。在聚乙烯醇中添加生物活性陶瓷或天然高分子，如羟基磷灰石、磷酸三钙、生物活性玻璃、壳聚糖等，可以赋予其生物活性和生物相容性，改善力学性能，可用作组织工程支架材料。由聚乙烯醇、聚己内酯、壳聚糖通过静电喷射法制成的三维纳米纤维复合支架，因其不同的理化性质及支架的结构特性，对间充质细胞向造骨细胞的分化及不同的细胞分化产生不同的影响。采用溶胶-凝胶法制备聚己内酯、聚乙烯醇、生物活性玻璃的复合支架，并在其上复合骨形态发生蛋白-2，可使支架获得良好的促细胞贴附和细胞增殖能力。

（3）伤口敷料：聚乙烯醇可用来制作泡沫型敷料，其多孔结构对液体有较大吸收容量，在伤口愈合的过程中可以保护伤口、减少感染、吸收分泌物、保持体温,且不存在纤维脱落现象,能促进伤口愈合,被广泛用于临床吸血纤维布。例如,聚乙烯醇/AgNO₃溶液经过静电处理可制成无纺伤口敷料,再经过热处理后可提高聚乙烯醇纤维的结晶度,使其在潮湿的环境中不易溶解;其中银离子在治疗创伤和烧伤方面有广谱、高效抗菌剂的作用。聚乙烯醇因其良好的成膜性,通过聚乙烯醇羟基和明胶羧基的酯化,可以形成聚乙烯醇-明胶水凝胶膜,有良好持水能力、适当的强度、很好的血液相容性,可用于伤口敷料、植入性药物递送系统、人工皮肤等医学领域。

(4)膜剂、涂膜剂:聚乙烯醇与各种药剂相结合作为药用辅料,制备膜剂以及涂膜剂,使得药效更好发挥。常用的成膜合成高分子材料有聚乙烯胺类、聚乙烯氨基羧醛衍生物、聚乙烯吡咯烷酮、聚乙烯吡啶衍生物和聚乙烯醇等。在这些高分子物质中,成膜性能及其所制备的膜的性能,如膜抗拉强度、柔软性、吸湿性和水溶性等,都以聚乙烯醇为最好。因此,目前膜剂制备所用的成膜材料多为聚乙烯醇。聚乙烯醇对眼干燥症的预防和治疗有一定的作用,其病理切片显示,经聚乙烯醇滴眼液治疗后,其眼角膜基底细胞生长活跃,呈高柱状,上皮细胞剥脱所形成的缺损区可被新生上皮细胞覆盖,细胞排列较规则,表明干眼损坏得到修复,说明聚乙烯醇滴眼液可作为泪液代用品。

(5)其他生物医学制品:聚乙烯醇因其良好的耐化学性以及力学性能而被应用于很多生物医学领域。如聚乙烯醇膜已经在人工胰腺、血液透析、植入性生物材料等方面有了应用;其医用海绵在许多手术中已经取代了传统的医用脱脂棉。在聚乙烯醇大分子上引入聚丙烯酸钠侧链可以制成离子化聚乙烯醇海绵,它一种非纤维多孔结构的材料,具有优良的亲水、吸液和吸血的性能,可以在严格要求无纤维脱落的显微外科、眼科手术等医疗操作中使用。在血管吻合术中,利用聚乙烯醇管与瞬间黏合剂在血管对接时可在短时间内溶解,并一触即接上,大大简化手术过程。通过热处理提高其溶解性,可得到一种能被人体吸收的缝合线。用聚合度为400~500、醇解度约为88%的聚乙烯醇可制成专用于治疗口腔溃疡的口腔膜,并与消炎药物做成膜剂贴于患处,可以缓解症状、治疗伤口的细菌感染。聚乙烯醇还可用于制备洗手膜、避孕膜及各种脏器膜(如人工肾膜);还可以把聚乙烯醇制成用于跌打损伤和止血的膜制品。

三、生物医学水凝胶

(一)概述

当溶胀的三维网状结构高分子间相互连结,形成空间网状结构,其孔隙中又填充了液体介质就形成了凝胶。水凝胶(hydrogel)是在具有交联结构的水溶性高分子中引入一部分疏水基团和亲水基团的交联聚合物,前者遇水膨胀,后者与大量水分子结合并将水分子连接在网状内部。凡是水溶性或亲水性的高分子,通过一定的化学或物理交联,都可以形成水凝胶。近年来,水凝胶已经成为修复以及再生各种组织和器官的基质材料,并逐步从传统型向智能型转变;它还可作为组织填充剂、药物缓释剂、酶包埋剂、蛋白质电泳、接触眼镜片、人工血浆、人造皮肤等应用于医用领域。

(二)水凝胶的分类

水凝胶按照材料来源不同,可分为天然水凝胶和合成水凝胶。天然高分子材料组成和结构类似于天然的细胞外基质,具有较好的生物相容性。然而,天然水凝胶也有来源差异、强度低等不足,而合成水凝胶因为结构和性能的稳定性和可控性,已经越来越多地被采用。合成水凝胶具有稳定的化学结构组成和可控的性能,还可以通过改变反应条件形成具有不同结构和力学强度的聚合物,以满足不同的应用需求。但是,与天然高分子水凝胶相比,合成高分子水凝胶的生物安全性、生物活性和生物降解性较差。按照交联方式不同,水凝胶可分为化学水凝胶和物理水凝胶。物理交联水凝胶一般是可逆的,它通过分子链间缠绕和离子、氢键、疏水性相互作用下产生网络状水凝胶结构;其交联的结合力不强,交联点会因温度、pH、离子强度、时间等外界条件的变化而受到影响,并且容易发生凝胶的不均一性而影响水凝胶的使用。化学交联水凝胶是大分子之间通过发生化学反应而形成化学键键合的三维网络结构水凝胶,是不可逆的过程,因此其高分子链只发生溶胀而不会溶解,结构稳定性好。化学交联具有更好的可控性,能够精确控制水凝胶的交联密度,但是需要注意交联剂的毒性和生物降解性。

水凝胶材料按照使用方法不同,还可以分为可注射型水凝胶和不可注射型水凝胶。可注射水凝胶是指凝胶前驱体溶胶在凝胶发生前能够通过注射器针头注射到指定部位,且在合适时间内发生溶胶-凝胶相转变成不可流动的水凝胶。不可注射型水凝胶一般是成凝胶过程比较快而导致整个体系无法注射。不可注射型水凝胶需要手术植入,难以满足预修复组织或者器官的不规则缺损形状的要求,也难以避免植入部位的手术创伤以及可能引起的并发炎症等给患者带来的痛苦。可注射水凝胶是一种特殊的水凝胶体系,可以根据体系中温度和 pH 变化、离子强度的大小或者共价键键合而使体系由溶液向凝胶转变。通过注射的方式植入体内,使所注射的液体充分填充受损部位后,再发生凝胶反应,从而形成与周围组织密切结合的凝胶体,从而开始修复重建受损部位;也可以在注射的凝胶液体中包载细胞、药物、生物活性因子来促进组织修复。这种原位形成可注射水凝胶的优点是易操作、损伤小,可以减少了外科手术给患者带来的痛苦、术后感染、瘢痕的形成,并大大降低治疗费用。

(三)医用水凝胶制备

化学交联水凝胶制备方法相对容易,通常在高分子合成过程中加入交联剂使单体发生自由基聚合,或者通过线性或支化高分子链中官能团相互反应形成共价交联键,它包括化学引发自由基聚合、光引发自由基聚合、高能辐射法、超声波法、原子转移自由基聚合、高分子功能基团间反应法、点击化学和自由基引发接枝共聚等方法。物理交联水凝胶是由聚合物分子通过分子间的非共价相互作用(如氢键作用、疏水作用、π-π 堆积作用,静电作用。金属离子配位作用以及主客体作用等)在水溶液中自聚集形成的。大多数天然凝胶(如蛋白质凝胶)是依靠高分子链段间的氢键形成三维结构,但氢键受热会破坏,是凝胶变成溶胶。库仑力交联是带不同电荷的高分子电介质相互间形成多离子络合物,这种交联在突变 pH 或离子强度等破坏库仑力的条件下都会使凝胶转变成溶胶。由高分子相互缠结形成的凝胶,它的交联点不确定,结合力弱,凝胶形态极不稳定,随时间推延,高分子链会逐渐分散到溶剂中成为溶液。物理水凝胶一般具有良好的可降解性和触变性。因为共价键活化能低,对外界环境的刺激能做出相应,如氢键作用对温度敏感,静电作用对 pH 及盐度敏感。物理交联水凝胶可用于制备可注射式药物缓释体系,药物在温和条件下混入高分子溶液,注射于身体相应部位,在一定的生理条件下使高分子溶液形成水凝胶,其所含药物通过凝胶的分解或其他方式缓慢释放,从而达到药物释放的目的。

(四)水凝胶在医用领域的应用

水凝胶由于其独特的性能,在医用敷料领域、整形领域、角膜接触镜领域和人工角膜领域已有广泛的应用。除此以外,近年来也在组织工程及药物递送领域有广泛应用。

1. **组织工程支架** 通过注射方法将可注射水凝胶植入体内,流动性生物材料很容易充满整个具有不规则形状的缺损部位,手术创伤小且操作简易。作为一种高吸水性材料,组织工程用水凝胶含有足够大的孔结构,为活细胞提供了生存和生长的空间。因此,水凝胶成为可注射型组织工程支架的首选材料,用于组织缺损部位填充。水凝胶在组织工程领域可发挥多种作用:填塞止血材料、生物活性分子的载体、三维支架负载细胞、引导组织的形态发生和重塑等。水凝胶支架可以负载生物活性分子,用于促进血管形成和包裹分泌细胞,它可以构建人体内几乎所有的组织,包括软骨、骨、平滑肌以及人造椎间盘等。

2. **药物载体** 通过控制凝胶基质的交联密度和水凝胶在水环境中的溶胀亲和力来制备高度多孔的水凝胶。这些孔隙结构允许药物分子负载到凝胶基质中,随后让药物以一定的速度从凝胶中释放出来。而且,释放速度依赖于大分子或小分子在凝胶网络中的扩散系数和多孔结构以及材料的化学性质,因此药物释放速度可控。水凝胶制剂具有良好的缓、控释效果,可有效延长药物在体内的吸收,提高药物的利用率。有些水凝胶制剂还可以根据生命节律调节药物释放,以最大限度发挥药物效能。例如,由于人体的胃肠液 pH 存在差异,可采用 pH 敏感性水凝胶制剂进行定位释药。

第三节 生物医学高分子材料的成型加工

一、注塑成型

（一）注塑成型的基本原理和方法

注塑成型（又称注射模塑或简称注塑），是高分子材料成型加工中的一种重要方法。注塑制品约占塑料制品总量的 20%~30%，绝大多数的热塑性塑料及一些热固性塑料都可用该法加工成型。这种成型方法的特点是加工周期短、生产效率高，能一次性加工外形复杂、尺寸精确、带有金属嵌件（如针头等）的医用制品，并且能够实现全自动化生产。目前，注射成型的医用产品主要是注射用品、输液接头、器件外壳等。

注塑成型过程包括以下几个步骤：成型前准备包括原材料的预处理、料筒的清洗、金属嵌件的预热、脱模剂的选用；注射过程包括加料、塑化、注射充模、保压、冷却固化和脱模几个工序。制品后处理大致包括：热处理、调湿处理、整修等。详细来说，注射成型的过程是将粒状或粉状物料从注射机（图 5-1a）的料斗送进加热的料筒，经加热融化呈流动状态后，由柱塞或螺杆推动，使其通过料筒前端的喷嘴，以一定速度和压力注入到闭合的模具型腔中。充满模腔的熔料在受压的情况下，即俗称保压，以补充因熔体冷却而收缩的体积。再经冷却（热塑性塑料）固化后，即可保持注塑模型腔所赋予的形状。开模后取出或顶出制品，在操作上即完成了一个塑模周期。上述生产周期重复进行。注射成型的一个模塑周期从几秒到几分钟不等，时间的长短取决于制品、注射成型机的类型以及塑料品种和工艺条件等因素。每个制品的重量可自 1g 以下至几十 kg 不等，视注射机的规格及制品的需要而异。用注射成型方法生产热固性塑料，不仅使其制品质量稳定、尺寸精确和性能提高，而且使成型周期大大缩短，所以热固性塑料的注射成型发展很快。图 5-1b 为采用注射技术制备的医用注射器的产品图。

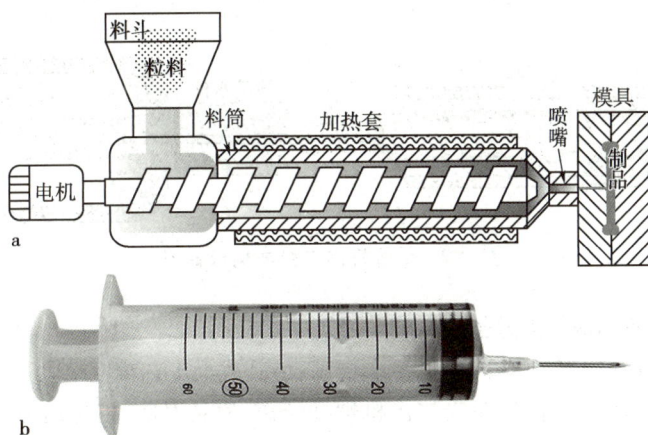

图 5-1 螺杆式注射机（a）及医用注射器产品照片（b）

（二）注塑成型在生物医学高分子材料成型加工中的应用

一次性医用注射器采用等规聚丙烯颗粒为原料，并用不锈钢针头作为嵌入件。一般采用螺杆式注射机生产，其优点为：借助螺杆的旋转运动，可使颗粒原料因摩擦而发热，原料可以均匀熔融塑化，塑化能力强；可成型制品形状复杂，尺寸精度高，可以带各种嵌入件；成型周期短，效率高；加热套压力损小，用较低的注射压力也能成型。这种嵌入件需提前放入模具中，并预热到聚丙烯的注射温度。成型前，原料需要干燥，可采用烘箱、加热板、红外线、高频等方法干燥。在模具中设置计量刻度线和字体标记，使得这种一次性注射器针筒在注塑加工时其上的计量刻度线和数字、字体标记自然成型，达到省工省时、降低成本、防止传统油墨印刷污染的目的。其生产工艺流程如图 5-2 示，依次经过嵌入针头、加料、加热熔融、注射充模、保压冷却等 5 道主要工艺，并通过进一步表面处理和包装、灭菌等后措施，最终成功制备医用产品。

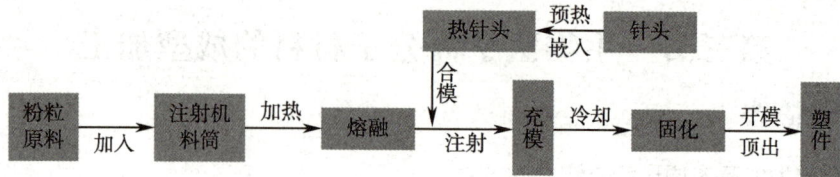

图 5-2 注射成型工艺流程图

二、挤出成型

(一)挤出成型的基本原理和方法

挤出成型也称挤压模塑或挤塑,是在挤出机中通过加热塑化、借助螺杆的挤压作用使熔融高分子以流动状态连续通过具有一定形状的口模而冷却成为具有恒定截面的连续型材的一种加工方法。挤出成型在高分子材料塑料加工领域占比例较大。挤出成型的特点是制成的产品都是横截面一样的连续材料,如输液管、薄膜、单丝、吹塑坯料等,挤出成型方法还可用于塑化造粒、制备色母粒等。挤出机的作用是将固态物料经塑化熔融成温度均匀的熔体,并连续不断地挤出。根据物料在挤出机内所处的状态及挤出机各部位所起的作用不同,可将挤出机机筒沿螺杆轴向分为固体输送、塑化熔融和熔体输送三个功能段,这三个功能段与标准螺杆的三个几何段(加料段、压缩段和计量段)基本一致,如图 5-3 为单螺杆挤出机的结构示意图。其生产工艺流程依次经过加料、熔融塑化、口模成型、定型、牵引冷却等 5 道主要工艺,并通过尺寸检测、截断和包装、灭菌等措施,最终成为医用导管制品。

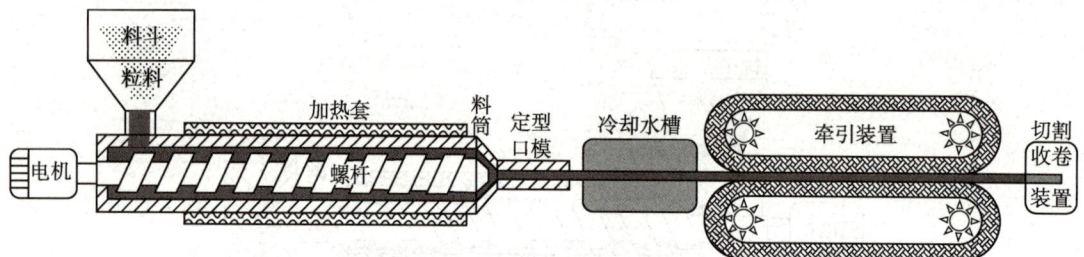

图 5-3 单螺杆挤出机结构示意图

(二)挤出成型在生物医学高分子材料成型加工中的应用

由于医用介入微导管的直径太小、精度要求极高,使其成型工艺难度很大。以聚丙烯医用介入微导管为例,其在挤出成型中,产品质量受挤出机螺杆转速、模具温度、挤出压力、熔体黏度、注气涨大量、牵引速率等因素的影响,其中模具温度对管壁厚度影响大,随着牵引速度提高,其管尺寸减小。一般其挤出温度为 185~220℃(三段温度分布是 188℃、195℃、200℃),模具温度为 200℃,螺杆转速为 4r/min,注气速率为 6ml/min,导管牵引辊速率为 6r/min。如图 5-4b 所示,其出口模型的内外直径分别为 0.7mm 和 1.0mm;在恒定挤出速率下,随着牵引速率变大,导管的直径和厚度都会逐渐变小,直至产品内外直径为 0.3mm 和 0.5mm(图 5-4a);随着螺杆转速的增加,喷嘴物料流速增加,其导管尺寸也会逐渐变大。

三、热压成型

(一)热压成型的基本原理和方法

热压成型是以各种热塑性塑料片材为原料的二次加工技术,主要包括真空成型、压力成型、模塞辅助成型及它们的组合。所有这些成型技术都需要采用压力(或真空)迫使受热的塑料片材在模具上作用成型。热成型法成型具有快速、均匀、周期短、模具费低廉的特点,适用于自动化生产。热成型

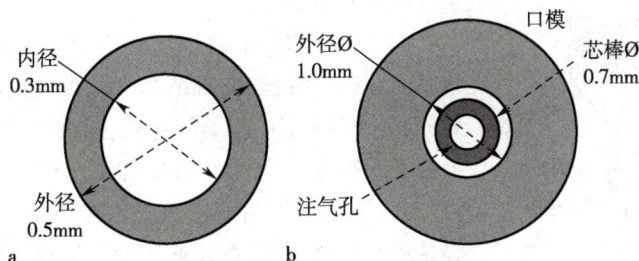

图 5-4　医用微导管的横截面示意图（a）及其挤出成型口模结构简图（b）

塑料制品的特点是壁很薄，从较小的医用包装盒、塑料杯到大型的托盘等都可采用热成型。用于加工的塑料片材厚度通常为 1~2mm，少数只有 0.75mm 或更薄，热成型法的产量较低（每年约 10 万件，而注射成型每月可达 10 万件），模具制造费用约为注射模具的 1/10，但生产周期却是注射成型的几倍，特别是当制件内部形状复杂（翼、肋、凸台等）时往往无法采用热成型。热成型工艺包括片材的准备、夹持、加热、成型、冷却、脱模和制品后处理等过程，其中加热、成型和冷却、脱模是影响质量的主要因素。

（二）热压成型在生物医学高分子材料成型加工中的应用

作为一种无痛、微创、可替代传统皮下注射的透皮贴片型给药工具，塑料微针阵列可以一次性快速、大量经皮输送液体药物。它要求制备微针的聚合物材料具有良好的生物相容性和可降解性，并且能进行大量、快速、高精度生产。针对人体皮肤由真皮、表皮构成和微针刺入给药的特点，微针设计为圆锥形的空心结构。这种空心微针阵列需要与微泵、微流控芯片等器件结合，以达到精确可控给药的目的。这种空心微针一般采用聚甲基丙烯酸甲酯为原料的微热压印成型技术加工，主要操作步骤为开模、打开模具加热电源、加入 PMMA 塑料膜片（厚约 1.5mm）、合模、保压、开模。其工艺条件为热压印温度 120℃，热压印压力为 13MPa，热压时间为 5s。

四、其他加工技术

（一）静电纺丝

静电纺丝是近年来快速发展起来的一种超细纤维制备技术，所制备的纤维直径一般在几十到数百纳米，已成为制备纳米级纤维最重要的一种方法。由于其超细的丝外径和更加细小的纳米微孔，电纺纤维构成的薄膜具有极大的比表面积、较高的孔隙率以及相互贯通的三维多孔结构。这种结构特点使其不仅能模仿细胞外基质的结构，还能通过负载生长因子以及改性获得组织活性功能，为细胞的黏附、长入、增殖、分化提供良好微环境。因此，电纺丝薄膜已被广泛应用于血管、神经、肌肉、韧带、皮肤等软组织修复。

1. 静电纺丝技术原理　静电纺丝技术能使用多种可溶性高分子原料进行连续纺丝，纺丝设备简单、价格低廉，制备加工工艺参数容易调控。静电纺丝装置及技术基本原理及如图 5-5 所示。静电纺丝的加工装置主要由高电压源、精密注射推进泵、贮液槽、喷丝针头以及接收器五部分构成。高压静电源一般是阳极接在喷丝针头上而接收器接在另一电极上或者接地。其纺丝基本原理和步骤如下：①在静电场高压中，聚合物黏液受到电场力作用，在喷丝口针头末端拉伸成一个锥形，形成带电的"泰勒锥"，其表面聚集电荷；②"泰勒锥"在电场力下强力拉伸，当电场力大于聚合物黏液的表面张力时，"泰勒锥"裂分形成十几束的喷射细流，在电场力驱使形成黏液细丝；③在其向电场反电极收集器运动中，细丝黏液中的溶剂挥发，得到了基本固化的聚合物；④在反电极收集器上，固化的聚合物以无序排列方式形成无纺布状的超细纤维毡或丝膜。

2. 影响静电纺丝的因素　影响静电纺丝纳米纤维主要有三大因素：聚合物黏液因素，如聚合物种类、分子量及其分布、电导率、浓度；静电场参数，如电压、接收距离、电场分布等；环境因素，如温度、

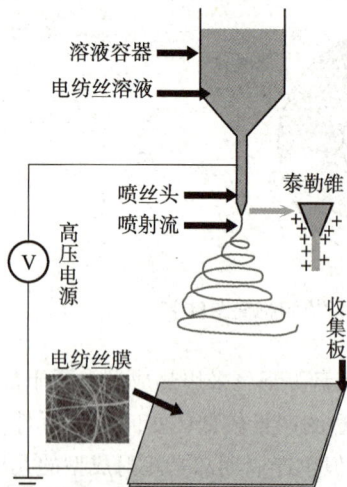

图 5-5　静电纺丝基本原理与装置图

空气湿度和流速等。

（1）聚合物分子量：聚合物分子量越低，则其分子链越难以纠缠而获得纤维丝，并且纳米细丝难以克服空气流动而平行排列；而分子量越高，分子链越长，链间缠绕越容易，可以在较低浓度下获得连续而均一的喷射流；但分子量过高，则使纤维直径过大，也难以得到纳米细丝。在相同分子量下，支链聚合物容易相互缠绕，可以在较低浓度下形成纤维细丝。因此聚合物分子量是决定电纺丝溶液的最小浓度的主要因素。

（2）聚合物纺丝液浓度：由于溶液的表面张力与黏度的相互作用，溶液浓度太低，在电场下难以成丝，会形成液滴或珠状物。因为浓度太低，溶液黏度太小，在泰勒锥的表面张力作用下，会导致聚合物微球或椭球状细珠出现；随着浓度增加，溶液黏度增大，聚合物溶液的粘弹力会阻止椭球状微珠出现，而形成光滑的纤维丝；浓度继续增加，泰勒锥的表面张力会使射流体分裂能力减弱，导致纤维丝的直径增加，丝径分布变大。但若浓度过高，溶液的黏度过大，会堵塞喷丝孔。

（3）溶液电导率：在静电纺丝时，在喷丝口处的溶液在电场下会形成带有电荷的泰勒锥，再克服其表面张力而形成纤维丝。因此溶液的导电性会影响其可纺性、直径、形貌。

（4）溶剂选择：不同溶剂对聚合物的溶解性能不一样。溶剂的极性越大，其溶液的泰勒锥越易裂分为纤维细丝，电场对纤维丝的拉伸力越大，导致达到接收板的纤维直径也越细。溶剂挥发越大，则使喷射丝流的固化时间减小，得到的纤维丝直径增加。

（5）静电场电压：外加电压对纤维丝的直径影响明显。外加电压越大，聚合物溶液喷射流表面的电荷越多，溶液在电场下的裂分能力增加；同时带电纤维丝在高电场中的运动速度加快，电场对射流及形成纤维丝的拉伸能力增加，导致纤维更细，直径变小；外加电压增加，聚合物较浓溶液的纤维丝减少，纤维状的纺锤状珠滴增加，会挂在口壁而逐渐堵塞喷丝口。外加电压也会影响纤维丝的表面形貌，随着电压增加，纤维丝表面会变得粗糙；当其大于某一值时，会出现"珠节状"的纤维丝表面；但随着电压的增加，"珠状"纤维丝也有可能会减少甚至消失。此外，外加电场在理论上会使聚合物分子链在喷射流中进行规整排列，从而提高纤维丝的结晶度；但随着电压的增加，纤维丝流的喷射速率会增加，减少了喷射丝流的运动时间，即减少了分子链的排列时间，因此会使纤维丝的结晶度下降。

（6）溶液推进速度：纺丝液的推进速度也会影响纤维丝尺寸。纺丝溶液推进速度提高，喷射口喷出的溶液增多，不利于溶剂的及时挥发和纤维丝的瞬时凝固，也不利于电场对射流丝的及时拉伸，使纤维丝的直径增大；并且纤维丝未及时凝固，会使接收板上的纤维丝相互粘结，或形成带状薄膜，或因喷射丝液的表面张力而收缩为珠状物聚集体。但是，溶液推进速度只在有限范围影响纤维丝直径，因为推进速度增加，则喷射丝表面的电荷数增多，相应受到电场作用下的拉伸强度增加，从而使纤维丝直径下降而抵消推进速度增大的纤维丝直径。

（7）接收距离：聚合物液滴喷出后，溶剂从细流中挥发的同时，粘丝固化成纤维，最后被负电极接收。接收距离与外加电压相关，接收距离太大，则在接收板前的电场强度太弱，导致纤维丝不易在接收板上规整排列；若接收距离太近，则射流中的溶剂不易挥发完，导致纤维丝容易在接收板上相互粘结。挥发性大的溶剂，则需要较小的接收距离；而减小接收距离，则相当于增加了电场强度，能使喷射流收到的拉伸强度增加，导致纤维丝的直径下降。对于不同聚合物溶液，固化距离对丝直径的影响不同。

（8）环境因素：环境中空气湿度会影响静电纺过程。湿度影响纺丝液的溶剂挥发速率，空气湿度小则溶剂挥发较快；空气湿度大则溶剂挥发较慢，并且还会影响带电射流的移动形态，使其静电纺过程不易控制,难以得到取向性好的纤维丝膜。因此,静电纺丝时的环境湿度不能太高,否则要进行空气除湿。电纺丝时的环境温度也会影响静电纺丝纤维形态。环境温度升高,则溶剂挥发越快;环境温度下降,则溶剂挥发变慢。环境温度较高时,静电纺过程会更容易控制。此外,电纺丝环境的空气流动也会影响电纺纤维丝的形成和溶剂挥发,空气流动会加快溶剂的挥发速率,并且不利于纤维丝的规整平行排列。

3. 有序电纺纤维丝膜　静电纺丝技术为制备可再生修复神经组织和肌肉组织的有序纤维丝膜支架提供了一种最直接而有效的方法。作为神经、肌肉修复的材料支架,纤维丝必须要有序性排列,以利于神经轴突或肌肉细胞按照一定方向有序排列、生长,以提高组织修复的准确性。有两种方法制备有序纤维丝膜:①利用可快速运动的纺丝喷口制备(图5-6);②基于特殊的接收装置运动来控制纤维的取向,如转筒、转轮收集器、平行转动电极等。例如,采用高转速的转鼓作为接收器可制备具有高度有序排列的纤维丝膜,其中控制圆筒接收面的旋转速度是关键,这是高效率、大面积制备有序平行纤维丝膜的重要方法,即转筒的转速与喷口的射流速度相一致,才能有效获取高度有序的纤维丝膜。如果转筒速度过快,则容易在转筒表面产生空气流动,从而干扰细丝的平行分布。

4. 复合电纺纤维丝膜　单一聚合物纤维丝膜往往具有生物降解速率难调控、力学性能差、缺乏表面及物理特性等缺点。因此,电纺复合丝膜及其在生物医学领域的应用越来越受关注,总的来说,可以采用以下几种方式制备复合电纺纤维丝膜:

(1)共混溶液电纺丝膜:配制两种不同聚合物溶液,按比例混合在一起,或者两种聚合物溶解在同一溶剂中,再电纺纤维丝膜。这种方法的最终产品的成分分布难以准确调控。

(2)多喷头电纺丝膜:这种方法就是把两种或多种聚合物溶液分别放在不同储液槽中,从不同喷丝孔中喷出,再在高速旋转的转筒表面进行收集,并且四个喷嘴装置在一个轨道支架上以一定的速度进行往复水平移动,制得不同聚合物的混合纤维丝膜,如图5-6所示。但是,这种方法中的多喷嘴喷射出来的纳米丝容易在电场下相互干扰,难以获得排列均匀的丝膜材料,需要加装一个辅助电极。这种方法不仅能使多种聚合物良好而均匀地混合在一起,还提高了电纺纤维丝膜的制备效率。

(3)多层混合电纺丝膜:这种技术是依次把不同聚合物溶液逐层地电纺到同一接收板上而得到混合纳米纤维丝膜。图5-7为两种聚合物逐层电纺制备多层复合纤维丝膜的过程示意图,以及经过接收板左右高速往复运动制备中间混合的复合纤维丝膜示意图。后者能够制备两种聚合物混合更加均匀的纤维丝膜,并能够获得高孔径和高孔隙率的复合结构。

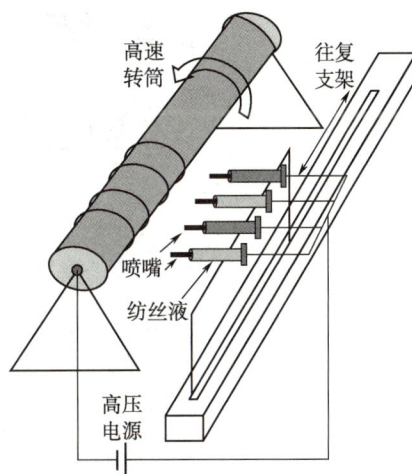

图5-6　一种多喷丝孔电纺混合聚合物纤维丝膜的装置示意图

(4)同轴包覆复合电纺纤维:同轴包覆电纺纤维法是采用同轴复合喷嘴装置产生同轴射流进行静电纺丝的技术。如图5-8所示,一种聚合物的芯液金属细管被插在供应聚合物皮溶液的金属细管中,两细管被同时施加相同静电场高压,在接收板上制备获得皮芯结构的纤维丝膜。其具有两种聚合物的不同的物理或化学性能。如果其内层的芯丝再被溶剂溶解去除,则可获得中空管状结构的纤维丝膜。

(二)中空纤维纺丝

目前,中空纤维过滤膜已经在气体和血液的普通过滤和超细过滤中得到了良好的应用。随着医用器械的快速发展,人们已经认识到中空纤维膜在医用领域将会有巨大发展。医用中空纤维膜具有连续的中空结构,并已广泛地应用于血液净化和透析中。双组分纺丝成型工艺是制备中空纤维最

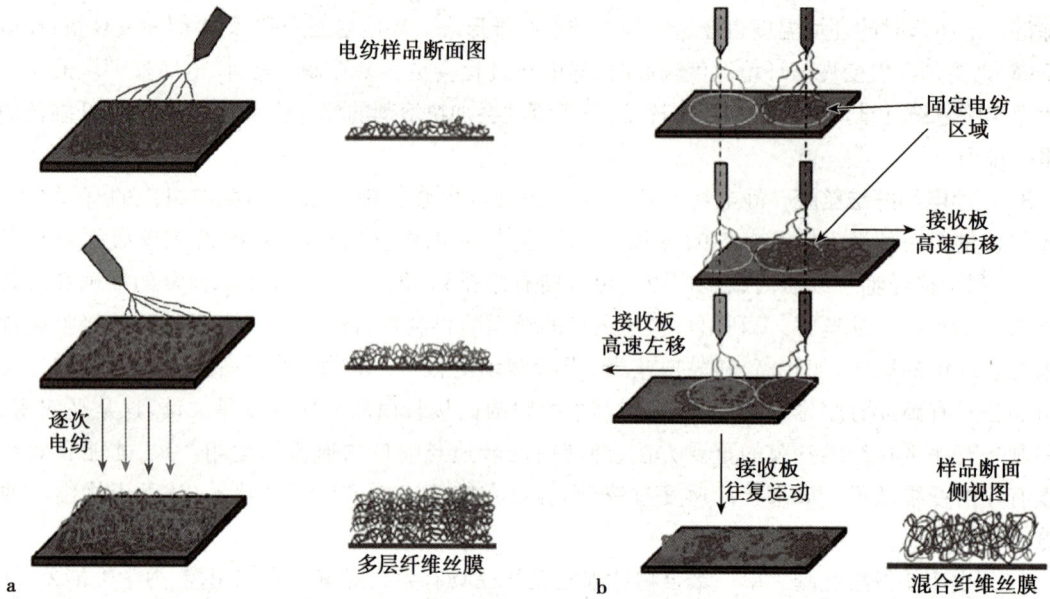

图 5-7　复合纤维丝膜的静电纺丝过程示意图
a. 多层纤维丝膜；b. 中间混合纤维丝膜。

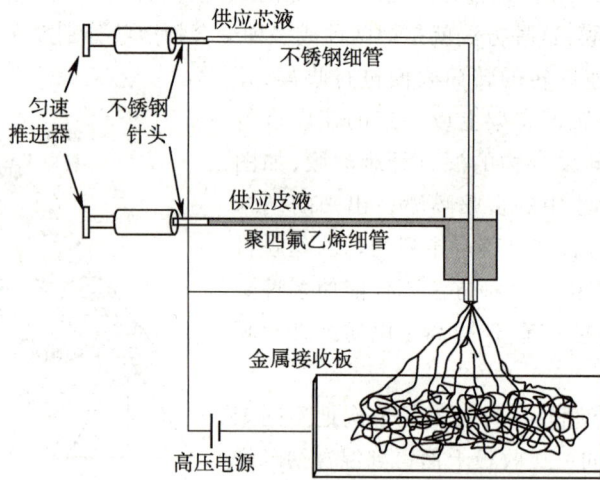

图 5-8　静电纺丝同轴复合纤维的装置示意图

常用的方法,其所选择的芯组分应该为可溶解聚合物,在纤维纺成后,用溶剂溶解掉其中的可溶解成分而形成其中间的空隙管道结构。中空纤维一般通过熔融纺丝或湿法溶液纺丝制备。在熔融方法中,使用特殊结构的纺丝构件,在其纤维中间部分注射惰性气体,从而形成连续纤维的空芯结构。

为了使中空纤维具有良好的血液透析、净化等分离功能,还要求纤维的中空管壁上具有微米、甚至纳米级的孔隙。这些细微孔隙的制备方法主要包括:溶出法、拉伸法和相转变法;其中溶出法和拉伸法是熔融纺丝的制备技术,而相转变法是溶液纺丝的制备技术。①溶出法就是在难溶高分子物相中加入可溶解的成分,然后用溶剂把其中的可溶解成分去掉,即形成多孔的纤维壁结构;②拉伸法就是把容易部分结晶的聚合物材料用挤压方法熔融挤出,再沿其纤维轴向进行拉伸,材料中的非结晶部分会在拉伸方向上形成条状的细微孔隙,最后在较高的温度下冷却定形,即获得了对称性的多孔结构;③相转变法是制备不对称孔膜的常用方法,所制备的膜孔形态也多种多样,这种方法通过控制聚合物溶液向固相转变过程来实现,即均匀的溶液相先转变为两个液-液分层相;其中的高浓度溶液相先固化形成孔隙的支架固体,随后低浓度液相中的溶剂挥发而形成多孔结构,其具体方法包括浸没沉淀、蒸气相沉淀、热沉淀、控制蒸发沉淀等。

1. 熔融纺丝-拉伸法 这种方法制备的孔隙结构与硬弹性体纤维聚合物固化后的聚集体结构有很大关系。其微孔膜的制备原理是:聚烯烃熔体在高压力下挤出成为中空纤维生丝,并在热空气作用下初步形成与挤出方向平行的片晶结构,随后经热处理进一步完善这些片晶结构,并提高其结晶度,形成具有一定硬度的弹性体,然后再进行纤维的轴向拉伸,使其中与挤出方向平行排列的片晶之间的非晶区区域被拉开,而在片晶的间隙中形成了大量的贯穿条状微孔,最后采用冷却定型使孔隙结构固定,从而制得了中空纤维多孔膜。其中的纤维纺丝温度和速率、材料结晶度、片晶取向度、冷却速率、牵拉比率等因素,都会影响孔径的尺寸和分布。聚烯烃材料经过螺杆挤出机从喷丝盘孔熔融挤出,同时其喷丝孔中通过高压氮气,以形成中空纤维;经过热空气冷却后,形成一定的片状结晶的纤维丝;然后在牵拉架上经过多次拉伸产生片晶之间大量孔隙;最后经冷却定型、收卷后得到中空纤维。这种方法的特点是:加工工艺简单,纤维的成膜效率比较高,加工中未使用添加剂,从而使其成本比较低。这种方法一般的制备工艺流程生产线如图5-9所示。首先,聚合物熔体从螺杆挤出机中熔融挤出;再通过计量泵后与氮气汇合后,从喷丝盘中挤出而形成中空纤维原丝;然后再一定温度的空气作用下形成高弹态的中空纤维结晶硬丝;随后进入牵伸箱中进行纤维轴向拉伸成为多孔中空纤维膜;最后经冷却后收卷为成品。

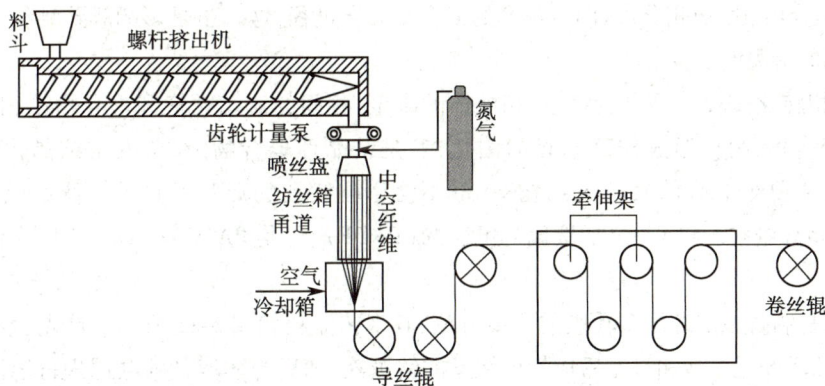

图 5-9 熔融纺丝-拉伸法制备中空纤维膜的生产线图

2. 热致相转变法 这种方法也用于熔融纺丝,其致孔原理与熔融-拉伸法不同,其致孔是温度变化引起的,因而被称为热致相分离法。在高温下,把容易结晶的聚合物与某些高沸点(高于聚合物的晶区的熔点 T_m 值)的稀释剂混合,形成均匀液体,然后进行熔融中空纺丝(氮气作为中空致管剂),随后在缓慢降温过程中,纤维因熔体结晶而发生固-液分相,最后通过溶剂萃取方法去除结晶聚合物中的稀释剂,从而得到了具有微孔结构的中空纤维材料。其制备中空纤维膜的工艺流程如图5-10所示。首先,聚烯烃熔体与高沸点液体充分混合,然后在氮气充入下进行熔融纺丝,得到中空纤维原丝,随后在热空气作用下冷却纤维,使聚合物熔体聚集而与高温溶剂发生相分离,得到含有溶剂微液滴的中空纤维膜,再用低沸点溶剂萃取出纤维膜中的微液滴,最后较低温度热空气干燥而制得了中空纤维膜成品,同时萃取混合液要回收、分离、提纯、再利用。用此法制得的中空纤维膜材有聚丙烯 PP、聚乙烯 PE、聚偏二氟乙烯 PVDF、聚氯乙烯 PVC、超高分子量聚乙烯、乙烯-乙烯醇共聚物等,尤其是超高分子量聚乙烯中空纤维膜的成型效果最好。

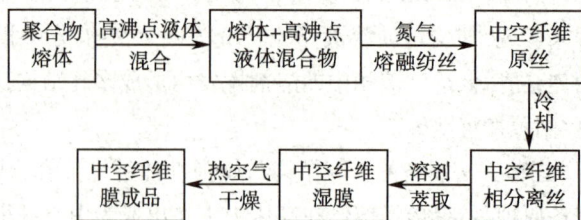

图 5-10　熔融纺丝-热致相分离法制备中空纤维膜的工艺流程图

3. 液-液相转化法　这是一种溶液纺丝方法,即采用高分子铸膜溶液受周围环境的影响,发生溶液中的溶剂与非溶剂之间的物质交换,导致原来稳定的铸膜液发生了相转化分离,即形成了聚合物的浓溶液相和稀溶液相,其中的浓溶液相能缓慢固化而形成纤维膜。具体的制膜方法有溶剂挥发凝胶法、热凝胶法、浸入凝胶法和气相凝胶法,而浸入凝胶法就是我们常说的液-液相分离法。这种中空纤维的成膜过程主要有三个过程。

第一步,逆溶解过程,即配制铸膜液,也称为纺丝液,其为均匀相状态,当铸膜液经过喷丝头形成初生纤维时,铸膜液中的溶剂对聚合物的溶解能力会慢慢发生变化,期间有溶剂挥发或吸收非溶剂(如水等),或者发生溶剂与非溶剂之间的分子扩散交换。

第二步,分相过程,即随着溶剂对聚合物溶解能力的逐步下降,铸膜液会变为不稳定相,导致相分化。根据溶质聚合物的结构差别,铸膜液主要发生两相的相转化分离,非结晶性聚合物(如聚醚砜、聚砜)的铸膜液,其成膜过程会发生液-液相分离;而对于尼龙、聚偏二氟乙烯等结晶性聚合的铸膜液,则会发生液-液相分离、固-液相分离、两者都有的混合相分离过程,这一步是影响膜孔结构的关键因素,是膜性能控制的最关键一步。

第三步,相转化过程,主要包括膜孔相液体的凝聚、相间的流动交换和聚合物浓相的固化。若是非结晶性聚合物,则只形成玻璃态相的固化,若是结晶性聚合物,在会发生结晶化的相转变固化。这一过程主要影响膜的聚集态结构,一般不会影响膜孔的形状及尺寸。使用此法可生产微滤、纳米滤或超滤中空纤维膜,包括聚偏二氟乙烯(PVDF)、尼龙 PA、CA/CTA、聚丙烯腈 PAN、聚酰亚胺(PI)等。

这种方法是制备中空纤维多孔膜的主要方法,其工艺流程如图 5-11 所示。首先,聚合物溶解于其良溶剂中,然后经过脱泡和过滤后成为可纺丝的铸膜液,随后与非溶剂液共同进行溶液纺丝,得到中空纤维初生丝。随后进入室温下的凝固液中浴洗,而发生了浓相与稀相的两相分离过程,最后所形成的中空纤维湿膜在较低温度空气干燥而制得了中空纤维膜成品,同时溶剂、非溶剂、凝固液要回收、分离、提纯、再利用。

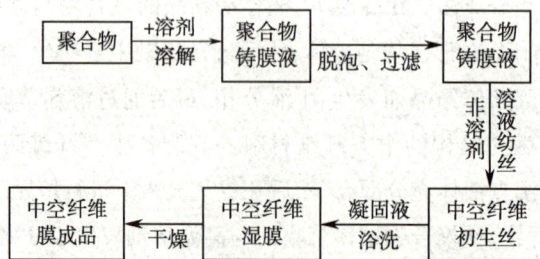

图 5-11　溶液纺丝-液液相分离法制备中空纤维膜的工艺流程图

也可采用空气气流-湿法成型制备中空纤维膜:①在有机溶剂中配制一定黏度的聚合物纺丝原液;②这种纺丝原液从专门设计的纺丝孔板中连续进入空气孔道中,同时氮气等惰性气体以孔流形式高速射入液丝芯层;③所纺液丝从空气孔道下方的纺丝浴液内固化,从而形成多孔的中空纤维膜;④所成型的中空纤维经洗涤以去除溶剂,并在湿态下卷绕成束并干燥,也可先连续干燥再卷绕成束,最终以纤维束的形式出厂。采取后者连续干燥工艺可确保中空纤维膜具有卷曲性能,经过卷曲处理的中空纤维可显著改善其透析性能。

(三)焊接加工技术

医用塑料制品的连接方式有许多种,粘接和焊接是常用的方法。焊接又是最重要的技术,它具有连接如本体一样的高强度、连续性好的表面、应用范围广、加工简单、容易实现连续化而高效率生产。

1. **热熔焊接** 利用加热板或加热管使被加工的塑料件面对面熔化,再通过压力使两个对接面熔融连接,从而实现牢固地焊接。这种方法常用于焊接圆形的医用塑料制品或医用包装袋的封口,例如,塑料输液瓶的螺纹瓶口、医用塑料复合袋、纸塑复合包装袋等制品。

2. **超声焊接** 利用约20kHz的高频率使塑料制件高速振动,使塑料件中的分子链发生快速摩擦生热,从而与塑料的对接面发生融合。这种方法也可用于塑料制件与金属件的焊接,甚至能在1s内把金属件焊接在塑料接口中。这种方法是目前医用塑料制品常用的二次加工技术,它以高效、节能、清洁、优质等优点而得到了范围使用。一般可进行点焊法、镶嵌焊法、平面焊法、铆焊法等。这种技术目前主要应用在血液透析器等医用制品中,特别是血浆单采离心分离器的杯体与端盖之间的焊接。使用这种技术可避免使用溶剂的化学粘合法,可避免因离心杯高速旋转而可能使黏合剂融化的缺陷,从而延长了制品的使用寿命。医用防护面罩、塑料输液器、囊形扩张塑料导管的加工也可以使用这种方法。

3. **高频焊接** 是把热塑性塑料放在两个高频电极之间,塑料中的分子链会被极化而随交变电场变化而产生快速往复运动,分子链之间发生摩擦而产生热能,加热塑料本体直至其熔融,从而使塑料制件连接。高频焊接一般多用于塑料血袋、术后体液引流袋、尿液袋等临床医用制品的加工,以及一些医用透明包装袋的封口。

4. **振动焊接** 是一种通过摩擦生热的自限加热焊接方法。通常以一定的线性位移或角位移进行摩擦生热,使两块制件的接触面熔融。可用于大部分热塑性塑料,尤其适用于结晶性塑料如PE、PA、PP等不易进行超声或熔融焊接的塑料。振动焊接具有焊接速度快、能自动调节焊接温度、焊缝不出现过热、焊缝区很少有杂质等诸多优点,在医用塑料制品方面应用较多。特别适用于超声焊接不易实现的较长的线性接头和热板焊接需用较长时间完成的接头。

5. **激光焊接** 是一种快速、无接触的热塑性塑料的焊接方法。较之其他方法,激光照射非常集中而且能量很高,通过激光照射能使塑料的融化部分熔融挤在一起。由于这块焊接区域非常小,在光斑离开后可以使融合在一起的部位快速冷却而固定。这种技术主要用于焊接热敏感性塑料医用制品,如内藏有微线路板的配件、具有几何形状要求比较复杂的医用制品和要求很高洁净度的医药设备等塑料制品。

(四)飞秒激光微加工技术

飞秒激光对高分子材料的微加工包括激光直接切割块体材料和通过双光子聚合方法把单体或低聚物液体直接制备为植入件。飞秒激光微加工就是使用飞秒激光把医用高分子基材加工为高质量、高精度的体内植入器件,这种方法既避免了原材料的浪费,又能加工出一些复杂、微小的立体结构。而使用飞秒激光的双光子聚合机制还能把植入器件直接"合成反应"出来。

飞秒激光的光聚合加工分为两步:首先,原料吸收光子能量而产生自由基,然后,这些自由基引发原料单体而发生聚合反应。这种双光子聚合是非线性地吸收高功率密度的能量,通过控制光源的聚焦状态及位置来调节其聚合过程,从而实现制件的三维加工。组织工程支架也可以由这种双光子聚合的方法制备。如使用1MHz、1 045nm的飞秒激光照射含有无机填料的有机光固化树脂,从而可以直接制备出了纤维细丝,通过控制激光焦点的移动轨迹来细丝的生长,再经清洗、烘干、光固化后可以获得高精度尺寸的组织工程支架。也可以利用 80MHz、75 飞秒、1 030nm 的激光,对含有聚乙二醇的光刻胶或光敏树脂实施双光子聚合,获得了可支持兔肌肉干细胞增殖或神经元细胞黏附生长的组织工程支架材料。因此,飞秒激光可以很好地对医用高分子材料进行微加工,制备出尺寸微小而结构精细复杂的体内植入件。

心血管支架可由飞秒激光对原料进行切割而制备。一些具有精密结构或微小尺寸的体内植入件,如心血管支架、组织支架等,由于无法用传统方法进行高效制备,可以用飞秒激光引发的双光子聚合的方法来制备这些植入器件。如在 0.8MPa 的惰性气体保护下,用飞秒激光可以把直径为 2.8mm、厚为 0.28mm 的聚乳酸管,切割为表面无残渣、边缘无炭化的短管。

第四节　生物医学高分子材料的应用

一、血液透析膜材料

（一）聚丙烯腈膜

聚丙烯腈(polyacrylonitrile,PAN)中空纤维膜具有良好的耐化学腐蚀、耐热性和力学稳定性,因此这种纤维在血液透析器中已经得到了较好的应用。它主要用于分离中等分子量的物质,难以充分满足血液透析的全部要求。这种材料的疏水性较强,需要与亲水性材料复合使用或者使用化学技术改性平板膜。如先把丙烯腈与顺丁烯二酸酐共聚,纺丝成膜后,再用酯化反应把聚乙二醇(polyethylene glycol,PEG)(数均分子量 400)固定在膜表面;通过控制顺丁烯二酸和 PEG 的含量,能显著提高膜材料表面的亲水性,从而减少膜表面对血清蛋白、血小板和巨噬细胞的吸附量;也可直接用亲水性单体,如 2-羟基-乙基甲基丙烯酸酯和丙烯酸或甲基丙烯酸,进行接枝改性,能显著减少膜表面的蛋白质吸附;使用低温等离子表面处理及亲水基团修饰的表面改性方法,也能大大地提高 PAN 膜表面的亲水性。人们还进行了 PAN 膜表面的水解、表面的生物大分子固定和酶固定技术,以设计更好的亲水性和生物相容性膜 PAN 表面。尽管聚丙烯腈中空纤维膜和其他工程 PAN 平板膜具有良好的柔韧性,使其血液透析性能优于传统的醋酸纤维素透析膜,但其组装的透析器在性能和生物相容性方面仍不理想。此外,PAN 透析材料具有更高的平均孔径,并且其更大的膜壁厚度能增强对 β2-微球蛋白(β2-microglobulin,β2M)的去除,从而促进了对流运输透析模式的应用。PAN 膜的缺点是容易发生过敏反应,这促使人们进一步寻求具有更高生物相容性的血液透析材料。

（二）聚砜高通量透析器

20 世纪 80 年代发现,肾脏不仅能过滤尿素、肌酸酐和各种中等分子量蛋白质,还能过滤 65kDa 的物质,并分解代谢低分子量的蛋白质。因此,新一代血液透析膜是聚砜(polysulfone,PSF)组件,它对于分子量在 60~5 000Da 的蛋白质具有高扩散清除率;对中等分子量物质具有高筛分系数,特别是对 β2M 的筛分系数可高达 0.79;对分子量在 12~40kDa 的大分子物质也具有高渗透性,也称为"高性能膜"(HPM)。这种透析膜具有与肾小球类似的截断值。日本透析疗法协会建议,这种高性能透析膜的孔径必须大于传统透析膜的孔径,这也间接导致了在透析期间白蛋白的截留量(小于每次 3g)较少。他们提倡这种方法,因为如此截留也能加速白蛋白的更新,以及相当数量的 β2M 和炎性细胞因子渗入;使用这种高通量透析膜还可以降低患者的住院率和死亡率。因此,这种膜实现了更高效的中等分子量物质的清除率,从而在更短的透析时间内保持相同的 Kt/V 值。

目前,93% 的透析膜材料属于聚芳砜族,其中 71% 是聚砜,22% 是聚醚砜(polyether sulfone,PES)。选择一种特定的膜来进行透析是一项复杂的工作,必须考虑各种因素。首先是材料的血液相容性;其次是膜的亲水性,更好的亲水膜能在透析后结垢更少,不会降低透析膜的通量;第三是经过膜的通量,较短的透析时间(增强尿毒症毒素的通量)有助于改善患者的生活质量;最后是膜材料必须坚固耐用,才能经受蒸气、γ辐射、环氧乙烷的消毒。它们一起决定了血液透析膜的适用性。PSF是具有优异的热稳定性和化学稳定性的无定形聚合物,它也是唯一可以进行上述三种消毒方法的聚合物。PSF本身虽然是一种疏水性聚合物,但聚乙烯吡咯烷酮(polyvinylpyrrolidone,PVP)等添加剂与PSF混合,不仅可以使其产生亲水性,还可以改变其孔径,从而能调节透析膜的通量。PSF材料系列还包括PES和聚芳醚砜。PSF的中空纤维一般为不对称的膜结构,其薄具有选择性的皮外层,这种皮外层决定了膜的K_0值和K_{UF}值(超滤系数),远远高于PAN膜或纤维素膜。

PVP的添加不仅提高了PSF材料的生物相容性,还能增强这种透析膜去除中等分子量毒素的能力。虽然PSF的热稳定性使其可用蒸气灭菌、γ射线、环氧乙烷灭菌,但γ射线产生的极高热量会改变其材料结构,从而使膜的细胞毒性增强。用环氧乙烷进行灭菌还会导致材料的过敏反应。高温蒸气灭菌整个透析器虽然会破坏微生物,但其中的生物活性成分仍然保持活性。因此,需要在121℃下的高温蒸气吹扫可确保其中的生物组分失活,从而确保透析器安全使用。

然而,PSF具有的力学强度还可使其去除β2M和其他低分子量溶质的优点。高通量PSF透析器具有较大的比表面积和大量的纤维,能够在更高的血液流速下使用这种透析器。因此,为了维持其明显的溶质去除,需要更大的透析液流量;这又会导致透析期间超滤液体损失,使得患者接触到大量透析液和置换液。如果这些替代液体被内毒素(脂多糖,生物活性成分)污染,那么它们可以很容易地渗入患者的血液中,从而引发炎症反应。因为生物活性成分和PSF结构之间的疏水-疏水相互作用,使得PSF膜具有吸附表面内毒素分子的能力,从而能防止内毒素进入患者血液中。因此,PSF膜具有生物相容性、消除低分子量和中等分子量尿毒症毒素、增强对流运输和内毒素吸附能力。

自20世纪90年代中期,有低效率和高效率两种等级的PSF中空纤维透析器大量进入市场。高效透析器具有相同的定义并且属于相同类型的HPM。低效透析器可定义为:①尿素清除率<210ml/min或β2M清除率<20ml/min;②K_0A<500ml/min;③K_{UF}<10ml/h/mmHg。相高效透析器被定义为:①尿素清除率>210ml/min,β2M清除率<20ml/min;②K_0A>600 ml/min;③K_{UF}>20ml/(h·mmHg)。

(三)其他聚合物膜

聚氨酯(polyurethane,PU)也是制备中空纤维透析膜的常用材料。但其是疏水性的,容易吸附血液蛋白而导致血栓形成,因此需要对其进行亲水改性。例如,先使用臭氧对其表面进行活化处理,再用丙烯酸进行表面接枝改性,最后用亲水性的壳聚糖或葡聚糖进行酯化反应。这样处理不仅能显著提高其亲水性,还能明显延长其表面的凝血时间,并减少其表面对血液蛋白、血小板吸附量。乙烯-乙烯醇共聚物(ethylene/vinyl alcohol,EVAL)和PMMA是另外两种可用于透析膜的聚合物。如EVAL膜血液透析器能去除中等分子量蛋白质,并使一些白蛋白损失,导致用EVAL透析器治疗的患者,其血红蛋白水平较高,造成患者的关节疼痛,使得透析相关的淀粉样变性显著减少。

由于高通量透析的要求,人们又开发了PMMA中空纤维膜。一般用高分子溶液的凝胶化制作其透过膜。在亲水聚合物中,由吸水膨胀而制备的中空膜是通过共价键保持其中的孔隙结构。在醋酸纤维膜中,其由氢键引起的分子链微晶形成有助于维持膜孔结构。但是PMMA是高疏水性的,在水中不能溶胀,导致PMMA一旦发生相转化就会沉淀,也无法使用化学方法使其交联。全同立构PMMA和间同立构PMMA能形成立体络合物,因为全同结构和同立构PMMA的链间存在着大量的氢键。因此,用两种聚合物溶解在二甲基亚砜中可以制作PMMA透析膜。间同立构/无规结构/全同立构的比例为55/32/13,分子量从$1.3×10^5$Da变化到$1.45×10^6$Da。PMMA与PSF膜具有本质的结构差异。PSF膜是不对称结构,PMMA具有对称的致密结构。PMMA具有疏水性和优异的生物相容性,由于其中空管壁较厚($20\sim40\mu m$),因此可用于血液透析和血液透析滤过模式。人们也已经开发出基于聚酰胺的中空透析膜,其结构与PMMA类似,它们具有优异的生物相容性和中性表面电荷,由于其中

空管壁厚为 $52\sim63\mu m$，可用于高通量透析。

（四）透析膜研究中的新趋势

1. 新一代生物相容性膜　这需要开发更多、具有更好的减少氧化应激能力的生物相容性膜。降低凝血概率也是一个重要方面，因为它可以减少透析过程中肝素的使用，从而降低治疗成本。通过设计更大的孔径和锐截止来实现更高的肾小球透过率。透析用的主要材料——纤维束，应最大限度减少透析液的纯水用量，开发便携式和可穿戴透析器（如透析带）是其研究的方向。

2. 创新膜　有人提出微流控原理来进行两股流之间的透析，而某科研团队开发了一种新的替代装置，称为"人肾小体滤器"。前者是两种液体流在低雷诺数下彼此接触，从而抑制混合，保持两个不同的阶段，物质交换会在从一个液体流到另一个液体流之间发生，并且可以在两液体的下游分离。而功能类似于肾小球和肾小管，并具有两个过滤器，即 G 膜（模拟肾小球）和 T 膜（模拟肾小管）。没有使用透析液，理论上需要 $0.1m^2$ 的表面积。纳米技术已被用于制作这两个膜上的透析孔。自然启发的狭缝形状的毛孔也正在被探索作为圆形毛孔的替代品，因为它们可能具有更好的性能。

3. 活性膜　每周 3 次透析仅能提供 $15\sim20ml/min$ 的当量清除率。制作可穿戴器件来实现理想的肾脏功能，这些器件将持续发挥作用以排斥尿毒症的毒素。人们把内皮细胞种植在微型毛细管网络装置，能为其应用铺平道路。此外，把成人肾脏细胞培养在血液滤膜的内表面，并使其增殖生长，将有助于在过滤期间维持血液稳态，并重新吸收选择性溶质。

二、聚合物心脏瓣膜的新材料

心脏瓣膜置换器件是最为广泛使用的心血管器械。目前，临床可用的器件仅限于稍微修改的机械和生物瓣膜。聚合物瓣膜有巨大的诱人力，它具有机械瓣膜的耐用性和生物瓣膜良好的血液相容性。而聚合物、纳米材料和表面修饰技术的进步，使得聚合物的生物相容性和生物稳定性改善很大。心脏瓣膜设计和制造工艺也使得聚合物心脏瓣膜更适用于长时间的移植。心脏瓣膜的正常生理功能是在整个心动周期中通过定期打开和关闭，来提供通过心脏腔室和主要血管的单向平滑血流。心脏瓣膜替代疗法对严重症状患者是有效的，已成为标准的治疗手段。目前，瓣膜替代物是最广泛使用的植入物，因为预期寿命的提高导致了与年龄有关的退行性瓣膜病的发病率和发病数量都在增加。虽然机械瓣膜和生物瓣膜已经使用了半个多世纪，但是它们的临床效果却没有得到显著的改善。它们的主要并发症是血栓形成性和耐久性，是临床应用中长期存在的问题。

柔性的聚氨酯二尖瓣是植入人体的第一种人造瓣膜。高分子心脏瓣膜应结合机械瓣膜的耐用性和组织瓣膜的血液相容性的优点，以消除它们的缺点，即机械瓣膜的血栓形成性和生物组织瓣膜耐久性差。近来，材料科学的进步已经产生了非常优越的聚合物，而正在兴起的新型治疗方案，如经皮微创瓣膜置换术，需要瓣膜能够收缩并引入小直径导管中，引起了对聚合物瓣膜技术的更多关注。心脏瓣膜替代疗法中的另一个新概念：心脏瓣膜组织工程，使用合成的生物可降解聚合物作为支架材料，也引起了人们对聚合物的兴趣。

（一）材料选择

材料的选择至关重要，因为它是耐用性和生物相容性的决定性因素。人工心脏瓣膜应该具有更好的血液相容性和提高的耐用性，以克服机械瓣膜和生物瓣的临床问题，如血栓发生、抗凝治疗副作用、过早失效。聚合物瓣膜要想成为可用的替换品，首先是要具有生物稳定特性，如血液相容性、抗血栓能力、抗降解和钙化能力，还必须要有良好的内皮细胞亲和力。

聚四氟乙烯（polytetrafluoroethylene，PTFE）是高度结晶的长链聚合物，具有惰性和低表面能和良好的生物相容性。早期使用柔性三尖瓣 Teflon 织物瓣膜的临床试验在 23 名患者中植入瓣膜发现，这些瓣膜容易变硬,并且在部分瓣叶的孔中发现反流现象,也有撕裂和完全粉碎的现象,这些瓣膜还有一些钙化沉积。膨胀型(ePTFE)主要用于人造血管。有人将这种材料制作的瓣膜置入绵羊模型的三尖瓣位置,进行了长达34周的实验,发现一半的瓣膜有一个或多个硬化的瓣叶,并且在合流区的相邻小叶之间的连接处能肉眼可见的钙化点。

PU是最为成功且广泛应用的生物材料。由于其包括了结晶段和软弹性段的双相微观结构,使其具有良好的血液相容性,结晶的硬链段由二异氰酸酯与短链二醇或二胺(如1,4丁二醇或乙二胺扩链剂)反应形成,弹性的软链段则由与二异氰酸酯反应的高分子量多元醇(为1 000~2 000Da)构成,如聚醚、聚酯、聚碳酸酯。其良好的血液相容性、优化的血流动力学、机械性能,使得PU成为开发心血管器械中的重要材料。但其较低的生物稳定性,即其降解的敏感性是其长期使用时面临的问题。氧化会引起PU降解,酸或酶水解会导致它的机械性能的丧失,并最终产生瓣叶的撕裂和裂隙。第二个弊端是钙化问题。人们对其最脆弱的软链段组分进行的改性,以提高其性能。目前,有三种主要类型的聚氨酯:聚酯型聚氨酯、聚醚型聚氨酯和聚碳酸酯型聚氨酯(PCU)。聚酯型聚氨酯由于聚酯软链段容易快速水解,并不适合长期植入。聚醚型聚氨酯具有优异的水解稳定性,但聚醚软链段也容易被氧化降解,并在体内条件下会受到环境应力而开裂。聚碳酸酯型聚氨酯表层的生物降解程度明显较低,具有更高的抗氧化稳定的特性。

把具有抗生物降解性的分子连接到聚合物上,是提高PU的生物稳定性的有效方法。例如,聚二甲基硅氧烷(polydimethylsiloxane,PDMS)可以提供良好的热稳定性和氧化稳定性,聚环氧乙烷可以促进非极性大分子二醇PDMS进入PU的聚醚主链中,然后在聚环氧乙烷的存在下,把PDMS引入PU骨架中,从而使其具有优良的长期稳定性。通过双膦酸盐与肝素的共价结合,可以减少PU钙化率,但这种方法在体内的长期有效性还缺乏证据。

其他几种潜在聚合物材料也被研究用作人造心脏瓣膜。聚乙烯醇由于其良好的力学性能,而被认为是一种特别有前景的用于制造修复心脏瓣膜的材料,但其生物稳定性和钙化抗性尚未得到有效的证明。一种新型聚烯烃(聚苯乙烯-聚异丁烯-聚苯乙烯),作为一种潜在的心脏瓣膜材料,它具有抗氧化和抗酸性水解的特性及良好的生物稳定性,能把血栓形成降至最低。天然瓣膜小叶中存在具有应力降低性质的胶原纤维,人们模仿这种胶原纤维,把纤维添加入这种材料进行增强,从而使这种聚合物的机械性能得到大大的改善。当聚丙烯纤维掺入其中时,其耐久性和血液相容性可大大提高。

纳米技术新技术的出现和结构修饰的进步促进了优质生物材料的发展。最近,一种基于多面体低聚倍半硅氧烷纳米粒子和聚碳酸酯脲型聚氨酯的创新型纳米复合材料已经被开发出来,其纳米复合材料显示出了优异的生物相容性、生物稳定性、抗血栓形成性、良好的机械性能和弹性分布以及抗钙化性能。此外,植入后其可以实现心脏瓣膜的原位自体内皮化;患者的外周血干细胞可被吸引并黏附于心脏瓣膜上,从而能增殖、分化成内皮细胞。这些性质使这种新型纳米复合材料成为发展心脏瓣膜的潜在方向。

(二)材料设计

具有特定解剖学和组织学特征的稳定结构在瓣膜功能中起着重要作用。由于天然瓣膜的复杂解剖结构,使人们很难构建具有天然瓣膜的精确解剖和功能特征的结构。然而,与生物瓣膜相比,合成瓣叶瓣几乎可以设计成各种各样的形状。人们在聚合物瓣膜的发展中提出了几种不同的设计方案,包括双叶二尖瓣、单瓣硅树脂覆盖的涤纶纤维尖和包含一个大的前部和小的后牙尖的不对称双叶二尖瓣。然而,三叶设计是聚合物瓣膜最常用的原始设计,它受到半月瓣的启发,其特点是三个对称的瓣,称为小叶,它们在瓣膜中央汇合在一起,将其关闭。但是,这种设计因合成瓣叶材料的质量不足,而导致在第一次临床试验发现其容易发生僵硬、钙化、高死亡率。

在随后对现有材料进行改进后,Fisher在20世纪90年代提出了新颖的替代性瓣叶设计,即带椭圆形瓣叶的瓣膜设计,它能够在低流量条件下获得改善的开启特性,但瓣膜关闭不令人满意,应力分布不均匀,部分部件暴露于高应力下。最近,有人提出了一种创新设计是纤维增强型无支架瓣膜,旨在模拟具有减压功能的增强原生瓣膜胶原纤维,并在瓣膜功能期间提供更多的生理运动。将来,更复杂的设计可能通过减少瓣叶上的应力集中而提供更好的血液动力学性能和增强的耐久性。如图 5-12所示各种可行的三叶瓣膜设计图。

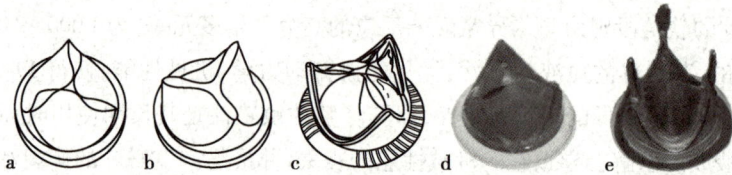

图 5-12 各种三叶瓣膜设计

a.非对称的叶片瓣膜;b.对称的叶片瓣膜;c.在叶片具有防反流的复杂瓣膜;
d.具有涤纶线环和硅树脂覆盖的复杂瓣膜;e.具有不锈钢丝加强和三个尖端短柱缝线环的复杂瓣膜,这种半短柱加强瓣膜能确保更优异的体内动力学操作,即更多的动态开闭次数及在每次心脏搏动时更有效的节流孔面积、流量和应力分布特性。

(三)加工技术

聚合物瓣膜的加工过程也是其良好性能的一个重要因素,因为加工会影响瓣膜的耐用性和血流动力学功能。几种聚合物的制备方法已经被开发出来,如浸渍铸造、薄膜制造、注塑和型腔模塑。

浸铸(dip casting)方法使用了专门设计的芯轴,在芯轴中反复循环浸入聚合物溶液,并随后在空气或干燥空气烘箱中固化(聚合物液膜),直至达到所需厚度。聚合物溶液的浓度要随聚合物的种类及加工阶段而变化。浸涂过程通常需要多次浸入稀聚合物溶液,这种方法的主要缺点是难以准确控制瓣叶的厚度分布。瓣叶也可以通过仅一次浸入浓缩的聚合物溶液而制成,这样可以实现更精确的再现性,并将对操作者的依赖性降至最低。膜法制作(film fabrication)方法中,首先需将聚合物膜浇铸成所需的厚度,而后将膜切成所需的形状来制造瓣叶;再使用溶剂,将瓣叶结合到另外制造的支架上;最后,使用热成形来获得所需的瓣膜几何形状。模腔成型(cavity moulding)是通过将热聚合物引入到模具中,使用由静态组件(凹形部件)和移动组件(凸形部件)组成的型腔模具来制造瓣膜的整个结构;然后将密封的模具放入水浴中,在−20℃和+20℃下进行交替的冷冻和解冻循环以形成聚合物薄膜。注射成型(injection moulding)方法是使用注射成型机在芯轴上的一个部分打开位置制造瓣叶,注射压力为 3 500atm,温度为 110℃;然后,反复应用热水和冷水浴以获得最终瓣膜。通过浸铸法制造的瓣膜比由薄膜方法制成的瓣膜具有更好的血液动力学性能和耐久性,然而所用的聚合物也将决定可能的制造技术,因为有些方法不适用于某些特定类型的聚合物。

(四)瓣膜性能评估

尽管聚合物瓣膜替代治疗的早期阶段很快进入了临床试验阶段,但最初的结果是灾难性的高死亡率,这主要是由于植入瓣膜的功能障碍和耐用性差造成的,还有血栓形成现象、流体动力学材料损坏、由瓣叶僵硬和自由边缘转化/钙化引起的结构性失效等问题,进而导致瓣叶固定脱落、破裂和穿孔。这些早期的经验说明,大量定量的临床前评估植入前瓣膜的功能和耐用性是非常必要的。

在过去的几十年中,已经进行了大量的体外和体内研究来评估聚合物瓣膜的性能。与机械和猪心包瓣膜的流体动力学功能相比,聚合物瓣膜表现出良好的压力和流量特征,仅仅伴有较少的反流和渗漏。瓣膜耐久性的评估通常在高循环试验机上进行,美国食品和药物管理局的规定,生物人造瓣膜应完成2亿次的开闭循环,而机械瓣膜应完成6亿次循环。有人对PU聚合物瓣膜进行高循环次数疲劳研究显示,普通PU瓣膜的循环寿命可达5.27亿次,合成PU三叶瓣膜的寿命为高达6.8亿次,聚碳酸酯型聚氨酯主动脉瓣膜的寿命为3亿次。而新提出的二尖瓣双叶设计中,由聚碳酸酯型聚氨酯制成的瓣膜最多可达10亿次,相当于使用了26年。尽管测试方法可能并不完全符合体内使用的微环境,但这些结果仍然令人兴奋,因为这些数据表明,聚合物瓣膜的耐用性正在逐步提升,经过改进可能会进一步提高在聚合物瓣膜植入人体所需的耐久性。

瓣膜替代物的临床前评估包括在大型动物体内测试。动物模型的选择需要基于几个标准,例如动物心脏的解剖学、功能、大小,动物的总体成本以及动物和人之间在凝血、钙化、抗感染方面的生理过程相似性。例如,猪模型由于其解剖学相似性而被普遍使用;牛犊被认为是一种极端的钙化模型,因为牛犊的生长速度很快,同时血流动力学负荷极大。在首次植入研究中,PU三叶型瓣膜被植入狗中,但大多数狗在手术后数小时内死亡。在20世纪90年代,PU瓣膜在绵羊生长中表现出良好的性能;然而,8个测试中的3个瓣膜显示出严重的血栓形成,而羊的血栓形成低于人类。由聚碳酸酯型聚氨酯制成的聚合物瓣膜通过植入到成长的小牛的主动脉位置20周的研究结果显示,聚合物瓣膜替代物显示良好的体外和体内血流动力学;与生物瓣膜相比,聚碳酸酯型聚氨酯瓣膜的血栓生成并未增加,但是注意到外植瓣膜有不同程度的钙化,以及血管翳增生。

(五)目前的挑战和展望

目前,聚合物瓣膜产品开发中最重要的挑战是其耐用性有限,它们容易发生钙化,导致瓣叶变硬和撕裂。虽然在材料结构、性能和表面改性方面已经取得了相当大的进展,但问题尚未完全克服。几种不同的因素可导致有限的耐久性过早失效,包括氧化、水解和钙化、材料降解,这些现象可能引起瓣叶连合处附近撕裂进而导致植入瓣膜过早断裂。合成聚合物瓣膜也受到其血流动力学性能受损的阻碍。材料的生物和血液相容性是聚合物瓣膜能否应用的最重要因素之一。另外,瓣膜工作的恶劣生理环境会使合成材料承受巨大的环境压力,这对其长期性能产生不利影响。而且聚合物瓣膜还缺乏长期的临床数据,这已经引起了人们对这些装置在临床实践中的安全性和功效的担忧。此外,在体外和动物模型中评估聚合物瓣膜缺乏明确的监管标准,这使得其难以达到临床试验阶段。

改善瓣膜血液动力学性能的一种解决方案是优化瓣膜设计,以达到尽可能好的性能,同时在瓣叶上尽可能降低应力破坏。通过表面修饰和结构改进来控制或减少聚合物与生物环境之间相互作用的不利影响,是增强聚合物的生物相容性一种有效方法。如连接修饰由精氨酸、甘氨酸和天门冬氨酸组成的短肽(RGD)或生成特定的纳米形貌表面,可以改善合成表面的细胞亲和力。增加合成材料表面吸引内皮细胞的能力,可显著增加生物相容性和瓣膜的整体血流动力学功能和耐久性。在过去的几十年中,高分子瓣膜设计在流量特性和减压方面得到了改进,而新颖的加工方法也得到了发展,能够降低成本以制造高质量瓣膜。

聚合物瓣膜应用的未来领域是经皮心脏瓣膜替代疗技术。这种方法采用经血管内通路的介入导管递送瓣膜,来代换患病的瓣膜,而无需常规开心手术和严重手术创伤的风险。由于聚合物瓣膜容易折叠并放入输送导管中,所以小型聚合物瓣膜具有经皮植入的优点。然而,这种方法仍处于发展的早期阶段,在其被证明有效之前,需要大量的设计改进和长期的安全性和有效性证明。聚合物作为支架材料在组织工程瓣膜中的应用也得到了深入的研究。由于可生物降解的聚合物支架能够促进细胞附着和增殖,预计这些材料将在未来被深入的研究。随着该领域发展,聚合物瓣膜很可能在不久的将来再次达到临床应用,并将可能取得成功且获得理想的结果。

思考题

1. 超高分子量聚乙烯具有什么独特的物理化学性能？其主要用于制备哪些医疗用品？为什么？
2. 聚氨酯为什么可以用作制备人工医用血管？
3. 医用水凝胶分为哪两类？各有何特征？如何制备可注射医用水凝胶？
4. 医用中空纤维可以通过哪些方法制备？简述它们的制备步骤和结构差别。
5. 简述静电纺丝的原理，其主要因素是如何影响纺丝质量的？
6. 为什么说复合电纺丝膜难以制备？有哪些方法可以制备较好的复合电纺丝膜？
7. 聚合物心脏瓣膜都有哪些制备方法？如何提高聚合物人工瓣膜的耐久性？

（黄忠兵　李海燕）

笔记

第一节　天然生物医学材料概述

天然生物材料（natural biomaterials）是指在自然条件下生成的生物材料。主要包括天然纤维、生物体组织、结构蛋白和结构多糖、生物矿物等材料，这类材料来源于人体、动物或植物，是具有生物功能或生物活性的结构相对较为复杂的生物大分子或无机材料，也是一类重要的生物医学材料。与合成生物材料相比，天然生物材料特点如下：①生物相容性优异，尤其是来源于动物体的生物材料，因在生物体自然新陈代谢过程中产生，一般由碳、氢、氧、硫、氮等主要元素组成的氨基酸、多糖、无机物等大分子或小分子在生物体内通过自组装等方式组合而成，有着由非共价键作用而维持的复杂多级结构和特殊构象，具有合成材料难以媲美的宏观仿生结构和分子水平的生物活性与生物功能，在促进细胞黏附和生长及促进组织再生修复等领域有重要作用。②来源于动物体的天然生物材料结构复杂，因来源物种和个体差异，材料的质量可控性及稳定性较差，还存在免疫原性和潜在传染性病原体感染等风险；此外，结构蛋白、脱细胞组织等天然材料存在力学性能较差、降解性能不易控制等问题。不同种类的天然生物材料，在结构与性能方面存在很多优缺点，将在下面章节中具体展开论述。经过科研工作者及临床医生的多年努力，天然生物材料已经作为组织再生修复材料、药物载体等在生物医学工程领域得到了广泛应用。

根据化学结构、来源、特点和性能的不同，天然生物材料可以分为天然蛋白、天然多糖、天然矿物、生物体衍生材料等；根据结构和性能的不同，天然蛋白生物材料的又可分为胶原、明胶、纤维蛋白、丝素蛋白、多肽等；天然多糖可分为均一多糖和非均一多糖，均一多糖包括淀粉、纤维素、壳聚糖等，非均一多糖包括透明质酸、肝素、硫酸软骨素等。相关天然生物材料的详细分类、名称、体内分布和生理功能见表 6-1 所示。本章将详细介绍各类天然生物材料的结构特点、制备方法和临床应用。

表 6-1　天然生物材料的分类及特性

种类		存在部位	生物功能
天然蛋白类	胶原	动物结缔组织	机械支撑（工业产品）
	明胶	胶原降解产物	血液凝结
	纤维蛋白原	血液	保护茧
	丝素蛋白	蚕、蜘蛛等节肢动物	保护组织
	角蛋白	头发	机械支撑
	弹性蛋白	结缔组织（颈韧带、肌肉）	参与代谢
	多肽类材料	动物脏器、血液、植物、微生物	

续表

种类		存在部位	生物功能
天然多糖类	纤维素	植物、微生物、藻类	机械支撑
	甲壳素与壳聚糖	昆虫、甲壳类动物	提供形状
	透明质酸	微生物、动物组织(关节、玻璃体、滑液、脐带、鸡冠)	机械支撑
	肝素	肠黏膜或肝、肺	抗凝血
	硫酸软骨素	结缔组织(软骨、骨、肌腱、肌膜)	机械支撑
	淀粉	植物	能量储存
	海藻酸盐	海洋植物、细菌	能量储存
	葡聚糖	微生物	能量储存
生物软组织衍生材料	皮肤衍生材料	同种异体或异种动物皮肤	组织保护
	肠黏膜衍生材料	异种动物肠黏膜	机械支撑
	心包衍生材料	异种动物心包	机械支撑
生物硬组织衍生材料	羟基磷灰石	动物骨骼	机械支撑
	碳酸钙	珊瑚、贝壳	机械支撑
微生物合成类材料	细菌纤维素	微生物	机械支撑
	聚羟基烷酸酯	微生物	机械支撑
	聚氨基酸	微生物	参与代谢

第二节　常用的天然生物医学材料

一、天然蛋白类

蛋白质(protein)是多肽(polypeptide)的聚合体,是一种由氨基酸(amino acid)聚合而成的重要的大分子体系。天然蛋白质是在细胞内合成的聚合物,是由存储在 DNA 中的遗传信息转录成的氨基酸功能序列。蛋白质的合成过程分为两步:第一步被称为转录,由某些特定的 DNA 序列作为模板通过转录合成信使 RNA(mRNA);第二步被称为翻译,由核糖体进行,转录的 mRNA 被翻译成氨基酸,形成对应 DNA 序列的多肽聚合体。组成天然蛋白质的氨基酸有二十种(图 6-1),可分为极性、非极性、芳香性、阴离子性和阳离子性五类。

由于其结构和生物学特性,天然蛋白质材料在天然生物材料中扮演着十分重要的角色。鉴于其独特的性质,蛋白质材料在过去几十年内被广泛地研究,为开发新型生物材料提供了多种方案。蛋白质材料可用于制备薄膜、多孔支架(porous scaffold)、凝胶(hydrogel)和复合支架等,广泛应用于生物医学工程领域,如药物输送系统(drug delivery system)、生物传感器(biosensor)及组织工程(tissue engineering)等。

(一)胶原

胶原(collagen)是细胞外基质(extracellular matrix,ECM)的主要组成成分,也是构成动物机体的重要功能物质。胶原具有很强的弹性,是韧带和肌腱的主要成分,同时存在于皮肤、软骨、骨等器官中,并对各器官的正常生理功能起着举足轻重的调节作用。

胶原的分子量(molecular weight)分布范围较窄,其电泳图谱包括一条 β 链(200kDa)和两条 α 链(100kDa)。其类型繁多,包括由 40 多种多肽链形成的 29 种不同类型的胶原。胶原的关键特征是它独特的分子结构-胶原三螺旋结构,由 3 条独立的螺旋状蛋白链组合而成(图 6-2),而每条 α 链都是由交替出现的氨基酸序列(Gly-X-Y-)构成左手螺旋,其中 Gly 为甘氨酸,X 和 Y 分别为羟脯氨酸(Hyp)和脯氨酸(Pro)。

笔记

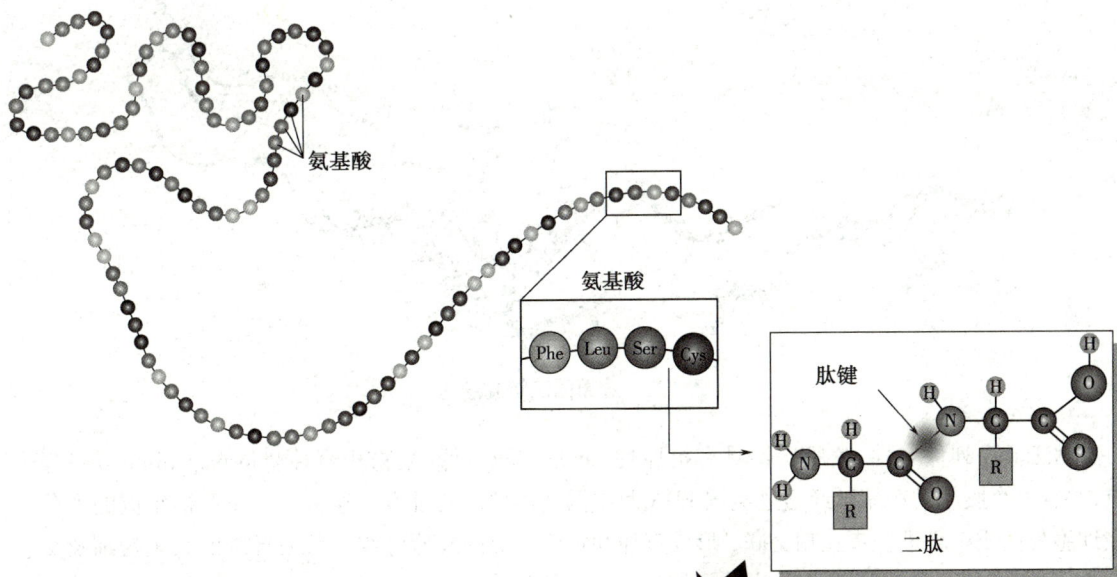

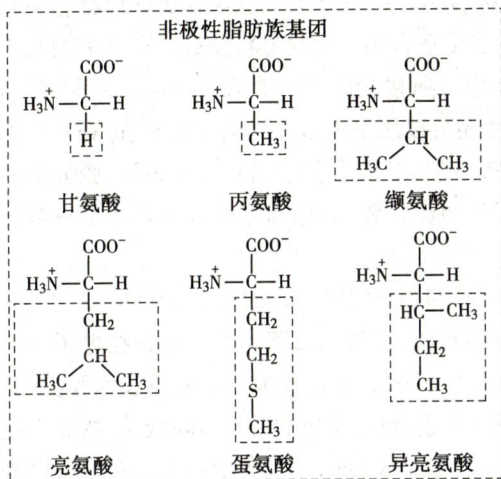

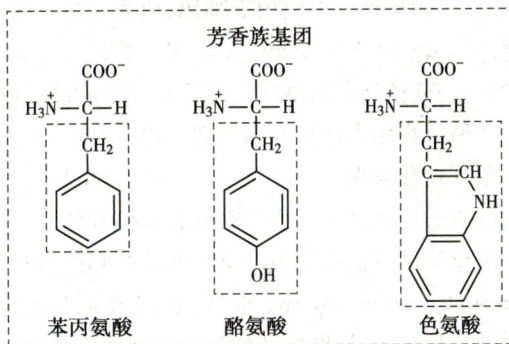

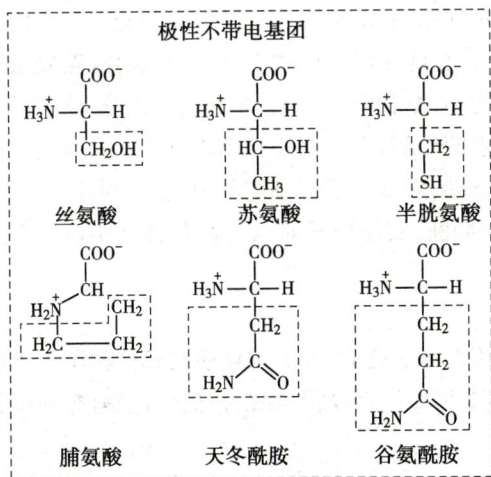

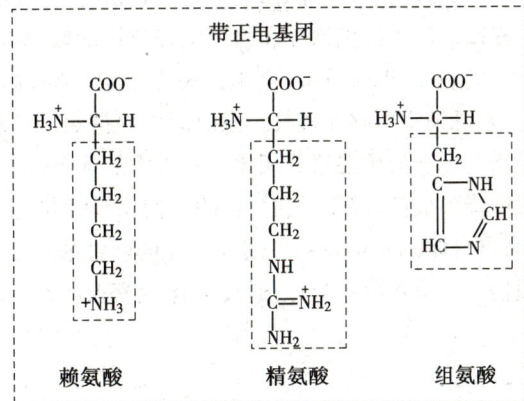

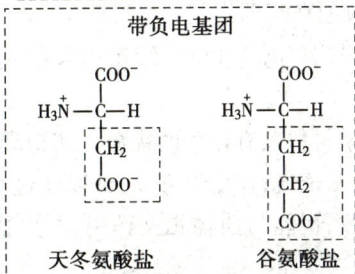

图 6-1 氨基酸残基与肽键

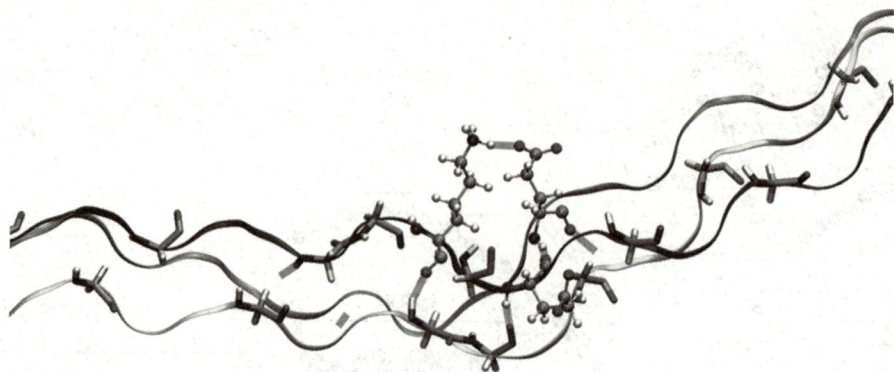

图 6-2　胶原的三螺旋结构

由于其序列保守性,胶原支架具有抗原性(antigenicity)低、生物相容性(biocompatibility)好等优点,并且多个胶原类产品已经通过美国 FDA 及中国药监部门的批准。这种由三条肽链组成的大分子在细胞外间质中可进一步互相交联,形成直径和长度不等的胶原纤维。胶原纤维的长短粗细及交联(cross-linking)程度,对胶原生物材料的强度与性能有直接影响。胶原分子中包含有促进细胞黏附和生长的多肽片段,具有优异的细胞相容性,所以胶原蛋白非常适合用于生物材料领域。在过去的几十年里,胶原基生物材料已被应用于临床,成为临床医生和患者所接受的安全有效的产品。目前,国内外均有商品化的胶原人工皮肤产品出现。此外,医用胶原还可以用于整形外科填充除皱、神经外科外周神经的修复、创伤外科肌腱断裂后非承力组织缺损的修补等,具有引导组织再生的效果。胶原蛋白支架作为一种生物相容性良好的支架材料也被广泛应用于组织工程,其他新型的胶原基生物材料产品仍在不断开发和涌现。

纯化胶原通常通过戊二醛交联或者其他双醛、二异氰酸酯、脂肪族环氧化物、水溶性的双二亚胺和非酶糖基化等进行稳定处理。交联前胶原膜为白色海绵状,孔径较大且不均匀。在扫描电子显微镜(scanning electron microscope,SEM)下,未交联的胶原膜呈孔网状,孔径较大。交联后胶原膜变薄、无色、半透明、致密、柔韧性好,镜下可见致密排列的胶原纤维成网状,支架的吸水力降低,抗撕裂强度大幅度提高。用于细胞治疗和组织工程应用的胶原/明胶微球是胶原的一个典型应用。在单层培养时,软骨细胞(cartilage cells)会迅速失去表型(phenotype)并丧失分泌软骨特异蛋白的能力。而旋转培养时,软骨细胞能够在较长一段时间内保持表型特性。在旋转培养模式下,细胞在胶原/明胶微球上的扩增与传统的单层培养相比具有很大的优势,可吸收的微球可以作为移植物的一部分,将细胞处理的程度降到最低,避免了胰蛋白酶的使用,从而减少对细胞的损伤。在小型猪承重骨软骨修复实验中,将来自自体(autologous)活组织切片的软骨细胞在体外扩增,3 周后将细胞分别注入全厚度软骨缺损的损伤处。手术后 6 个月,通过大体观察及组织评分判断,胶原微球对软骨修复具有明显的促进作用。

(二)明胶

明胶(gelatin)由胶原在高温作用下变性产生,是胶原部分解旋的产物,因此明胶仍然保留了单股螺旋结构。明胶分子可用(Gly-X-Pro)$_n$ 结构式来表示,其中 X 代表以赖氨酸、精氨酸、蛋氨酸和缬氨酸为主的氨基酸。

明胶作为生物医学材料具有显著的优势。在物理方面,明胶的抗张强度高,延展性低,具有类似真皮的形态结构,且透水透气;在化学方面,可以通过对明胶材料进行适度交联,调节支架的溶解性,明胶支架可被组织吸收,也能与药物相互作用;在生物学方面,明胶的生物相容性好,并且具有生理活性。

明胶在水中具有一定的溶解度,也可以被许多不同类型的细胞产生的胶原酶消化,这是明胶在医药应用中的一个显著缺点。为了改善明胶的物理性质,研究者使用交联的方法,以获得水溶解度低、

笔记

机械强度高、抗酶降解稳定性好的明胶材料。明胶在医药卫生方面主要用于制作药物胶囊(drug capsule)、生物膜材料、医用纤维、医用海绵等。

以明胶溶液为水相,含酮洛芬(ketoprofen)的聚己内酯(polycaprolactone,PCL)为油相可以得到稳定的乳化液,将此乳化液经静电纺丝(electrospinning)制备成薄膜,使用戊二醛蒸气进行交联,防止亲水凝胶相溶解。实验结果表明,酮洛芬成功地嵌入到静电纺丝薄膜中,该静电纺膜表现出高疏水性(hydrophobicity),但耐热性差。在体外释放研究中发现,相比纯 PCL 静电纺丝膜,PCL/明胶膜大大延长了酮洛芬的释放,并表现出持续释放该药的能力(4 天)。此外,含酮洛芬的薄膜明显增强了 L929 小鼠成纤维细胞的黏附与增殖。这种静电纺丝材料具有优异的调控药物释放的能力,有望作为伤口敷料应用。

针对当前水凝胶构建实质性功能器官存在制备血管网络困难的问题,研究者采用转谷氨酰胺酶交联明胶,构建明胶水凝胶仿生微流道。结果表明,随着水凝胶浓度的提高,水凝胶的力学性能成线性增加,微结构的成型性能也逐步改善,但是浓度过高性能反而降低,明胶质量浓度为 10% 的水凝胶综合性能相对较好。采用的微流道成型工艺保持了原有水凝胶的力学性能,细胞在微流道内分布均匀,实现了微流道的内皮化,该技术有望应用于实质性功能器官的仿生再建。

(三)丝素蛋白

蚕丝由丝素蛋白(silk fibroin)纤维通过丝胶蛋白(sericin protein)黏合而成。丝素蛋白是蚕丝的主要组成部分,占蚕丝总量的 70%~80%,含有 18 种氨基酸,主要为甘氨酸(gly)、丙氨酸(ala)和丝氨酸(ser)。丝素蛋白的分子量约为 2 286kDa,主要包含三部分,分别为:重链(H 链,分子量约 350kDa)、轻链(L 链,分子量约 25.8kDa)及糖蛋白 P25(分子量约 25kDa)。重链和轻链通过二硫键相互连接形成复合体,P25 糖蛋白以非共价的形式存在于复合体中,形成稳定的轻重链复合体。

丝素蛋白具有良好的生物相容性、良好的机械性能(mechanical properties)及生物可降解性(biodegradability),其降解产物可被机体吸收,是一种极具应用潜力的生物材料。利用丝素蛋白制备生物材料支架有多种方式,可制备成微球、膜、凝胶、三维多孔支架及管状支架等,用于皮肤、骨、软骨和血管等组织器官的修复。

丝素纳米纤维也可用作皮肤敷料(dressing)。研究发现,再生丝素蛋白纳米纤维可以有效促进角质化细胞及上皮细胞的增殖,对皮肤创伤修复有一定效果。在丝素蛋白纤维中加入壳聚糖,还可以起到止血、促使上皮细胞黏附和增殖的作用。

将含有生物活性的硅酸钙颗粒与丝素蛋白混合可以构建具有良好亲水性(hydrophilicity)的丝素蛋白薄膜,而且能促进薄膜表面磷灰石晶体的形成。将 MG63 细胞接种于薄膜的表面进行培养,细胞能正常黏附增殖。使用超声波诱导制备能够缓释 VEGF 和 BMP-2 的丝素蛋白水凝胶,并将水凝胶注入兔上颌窦底黏膜与骨壁之间,以期实现微创提升上颌窦,利于口腔种植等手术的开展。研究结果表明,术后 12 周实验组的兔上颌窦底有新骨形成,与手术前相比,上颌窦高度明显提升。

用蚕丝在编织机上织出具有一定结构的管状支架材料,然后把该管状支架材料脱胶(degumming),并浸入含有交联剂的丝素蛋白溶液中,将支架冻干后再浸入去离子水中除去未反应的交联剂,可以得到具有海绵结构的人造血管,该人造血管的涂层(coating)可以阻止血液从血管中渗漏。将磺酸基团接枝到丝素蛋白,通过丝素蛋白表面的羟基与氯磺酸反应,能够形成具有类似肝素结构的磺酸化丝素蛋白,可以提高血管材料的抗凝血性能(anticoagulant properties),同时促进血管内皮细胞的黏附和增殖。

(四)多肽类材料

多肽广泛存在于生命体中,是生物生命活动和生物学功能得以实现的基础。多肽分子具有特殊的生物活性和良好的生物相容性,能够赋予材料独特的生物学功能。多肽易于合成,通过 20 种天然氨基酸的排列组合以及外源性功能基团的引入,可以组合成数以亿计的多肽分子。

多肽本身有氨基、羧基、羟基等多种生物活性基团,在设计与发展功能性生物材料方面具有独特的优势。多肽的分子结构可控,改变氨基酸的类型、序列(sequence)等可以形成结构各异的多样化分子结构。多肽可以被赋予不同的带电基团,具有良好的生物可降解性,其降解产物为天然氨基酸,可被人体吸收。多肽类生物材料在药物/基因控制释放、生物矿化(biomineralization)、生物传感以及组织工程等生物医学工程领域具有广阔的应用前景,受到国内外研究人员的广泛重视。

以多肽为基础的生物聚合物在组织工程的主要应用是可注射支架(injectable scaffold)。这种可注射支架可以在体内通过物理或化学交联等方式形成凝胶。弹性蛋白样多肽(elastin like polypeptide,ELP)具有逆温度相变,并且可以在基因水平上进行设计,可以用来制备热敏(thermosensitive)可注射水凝胶。通过对残基的选择,ELP 可以设计为在室温下是液体,当温度升高后,又可以在原位形成凝胶状的一种材料。ELP 聚集体能够在不添加软骨形成因子的条件下促进人脂肪来源的成体干细胞向软骨细胞分化。被包封在 ELP 凝胶中之后,干细胞的 Sox9 和 Ⅱ型胶原表达增强,表明控制软骨表型的基因表达上调,而成纤维细胞的表型特征 Ⅰ 型胶原基因的表达则下调,说明 ELP 是一种良好的软骨修复材料。

ELP 也可用作药物载体(drug carrier),具有生物相容性好、单分散性和多功能性的特点。将 FK-506 结合蛋白融合到 ELP 纳米粒子中可以增强西罗莫司的溶解性,抑制乳腺癌移植瘤的生长,并减少副作用。将载药与肿瘤靶向两种不同的 ELP 嵌段共聚物融入该体系,合成一种新的 ELP 纳米粒子,其理化性能如表 6-2 所示。该粒子包含典型的整合素(integrin)靶向配体(ligand)RGD,FSI 和 ISR 以 1:1 的摩尔比组装进该体系中。通过体外细胞黏附与药物残留实验、体内乳腺癌 MDA-MB-468 肿瘤回归和肿瘤积累实验评价该组装纳米粒子的生物功能,发现双功能纳米颗粒不仅表现出卓越的靶细胞结合和类似 FSI 的药物保留能力,还提高了药物的抑制效果,与没有靶向的 FSI-雷帕霉素粒子相比,肿瘤生长被抑制了 3 倍。ELP 介导的支架在装载多功能纳米药物与癌症治疗方面具有潜在的应用价值。

表 6-2　ELP 嵌段共聚物的理化性质

标签	氨基酸序列[a]	MW/ kDa[b]	纯度/ %[c]	CMT/ ℃[d]	R_h[e] 20℃/nm	R_h[e] 37℃/nm
SI	G(VPGSG)48(VPGIG)48Y	39.6	94.7	27.4	5.1±0.8	23.3±0.4
FSI	FKBP-G(VPGSG)48(VPGIG)48Y	51.4	99.1	25.0	4.8±0.1	23.7±0.1
IS	G(VPGIG)48(VPGSG)48Y	39.6	93.6	28.7	4.4±0.5	23.9±0.4
ISR	G(VPGIG)48(VPGSG)48Y-GRGDGG	40.1	93.8	26.5	4.3±0.1	24.2±0.3

[a]:FKBP 氨基酸序列:GVQVETISPGDGRTFPKRGQTCVVHYTGMLEDGKKFDSSRDRNKPFKFMLG-KQEVIRGWEEGVAQMS-VGQRAKLTISPDYAYGATGHPGIIPPHATLVFDVELLKLE;[b]:从不包括甲硫氨酸的起始密码子开始估算;[c]:纯度的测定采用十二烷基硫酸钠-聚丙烯酰胺凝胶电泳和使用 Image J 计算的氯化铜染色凝胶光密度分析结果;[d]:CMT 是 25μm 的 ELP 在磷酸盐缓冲液(PBS)组装成纳米粒子的最低温度;[e]:R_h,通过 25μm 的 ELP 溶液动态光散射测量得到。

二、天然多糖类

多糖是所有生命有机体的重要组成部分,在控制细胞分裂和分化、调节细胞生长和衰老以及维持生命有机体的正常代谢等方面有重要作用。同时,多糖也满足作为生物医学材料的基本要求,具有良好的生物相容性,能够在生物体中被酶解成易吸收、无毒副作用的小分子物质,不会残留在体内,是一类生物降解吸收型天然高分子材料。常见的天然多糖类物质包括:甲壳素、壳聚糖、纤维素、海藻酸盐、透明质酸、硫酸软骨素、肝素、淀粉等,其结构均是由 D-葡萄糖单元共聚而成的。

(一)甲壳素与壳聚糖

甲壳素(chitin),又名甲壳质、壳多糖等,化学名为聚[(1,4)-2-乙酰氨基-2-脱氧-β-D-葡萄糖],是一种天然高分子多糖,广泛存在于虾、蟹和昆虫等节肢动物的外壳和菌、藻类等低等植物的细胞壁中。甲壳素是自然界中含量仅次于纤维素的一种多糖,同时也是地球上数量最多的含氮有机化合物。甲壳素是灰白色或白色的片状、半透明的固体,并伴随着珍珠光泽,相对分子量因原料和制备方法的差异而从几千到数百万不等。

壳聚糖(chitosan)是甲壳素的脱乙酰化产物,具有许多优良性能,如生物相容性、生物可降解性、无抗原性、无致炎性、无有害降解产物、止血、止痛、抗菌性和生物安全性等,同时具有选择性促进表皮细胞生长的特性。因此,壳聚糖作为良好的支架材料在组织工程中有广泛的应用。

采用浸渍-沉淀相反转法制备成的不对称壳聚糖膜敷料,其微孔状的高密度表层可阻止细菌的渗透和伤口表面的脱水,大孔海绵状的内层可排除伤口处的分泌物,促进组织重生、加速伤口愈合,同时还有很好的透气性和止血性。还有研究利用冷冻干燥技术将纳米 TiO_2 水溶胶引入琼胶-壳聚糖支架中,并对复合材料的溶胀性、孔隙率、降解性、抗菌性、红细胞聚集和细胞毒性进行探究。实验结果表明,多孔支架的溶胀性好,可以阻止伤口渗出物的积累,减少炎症发生概率;适于细胞的增殖、分化和迁移;对金黄色葡萄球菌具有明显抑制作用;伤口处红细胞极易聚集,可以提高止血效率。琥珀酸可通过化学改性方法引入壳聚糖中合成水溶性壳聚糖衍生物,形成 N-琥珀酰壳聚糖。利用 L929 细胞研究水溶性壳聚糖衍生物的细胞毒性,并通过抑菌圈法和细菌生长曲线分析评价支架的抗菌活性。结果发现,与壳聚糖相比,N-琥珀酰壳聚糖的溶解度大幅提升,无细胞毒性,且抗菌性能良好。动物实验也证明 N-琥珀酰壳聚糖能显著缩短伤口的愈合时间。

(二)纤维素

纤维素(cellulose)是自然界中最为丰富的可再生资源,是由 β-D-吡喃葡萄糖彼此以 β-1,4-苷键连结而成的线性半刚性天然高分子化合物(图 6-3),主要分布于植物以及真菌、藻类中。作为绿色天然高分子材料,纤维素因其来源丰富、可再生、生物可降解性、生物相容性、成本优势、用途广且符合可持续发展的要求而日益受到人们的重视,特别是由于纤维素具有良好的生物相容性和可降解性,近年来在组织工程领域作为支架材料成为研究者关注的热点。

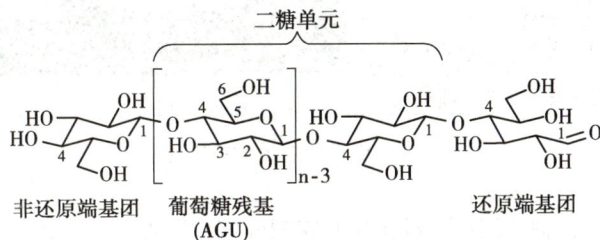

图 6-3 纤维素分子结构

纤维素在结构上可以分三层:①单分子层,纤维素单分子即葡萄糖的高分子聚合物;②超分子层,自组装的纤维素晶体;③原纤结构层,纤维素晶体和无定形纤维素分子组成的基元原纤等进一步自组装的各种更大的纤维结构以及在其中的各种孔径的微孔等。纤维素的特点是易于结晶和形成原纤结构。纤维素原纤是一种细小、伸展的单元,这种单元构成纤维素的主体结构,并使长的分子链在某一方向上聚集成束。由于原纤聚集的大小不同,可以细分为基元原纤、微原纤和大原纤。微原纤由基元原纤所构成,尺寸比较固定。大原纤由多个微原纤构成,其大小随原料来源或者加工条件不同而异。纤维素大分子链中每个葡萄糖基环上有三个活泼的羟基,纤维素各种不同形式的氧化反应多发生在这三个羟基上,可生成醛基、酮基和羧基,其中某些试剂或试剂的复配物可使纤维素发生特定位置和形式的氧化,称为选择性氧化。

未改造的细菌纤维素在压强 2 000Pa 杨氏模量下,性能优于同时测试的胶原基材料,更加类似于猪的膝盖半月板。虽然天然半月板在抗压性上强于细菌纤维素,但细菌纤维素可以通过引导纤维生长方向,或在细菌纤维素中注入蛋白多糖模拟正常半月板的组成,或者通过在培养过程中在细菌纤维素中加入人体成骨细胞等方式,实现具备天然半月板的特征。研究者利用纤维素、聚丙烯酰胺、纳米羟基磷灰石制备了一种半互穿式网状复合材料支架。首先将聚丙烯酰胺通过自由基聚合接枝到纤维素上,然后将纳米羟基磷灰石嵌入复合支架上。在模拟体液中浸泡之后,磷灰石颗粒可以生长在支架表面,实验结果表明这种复合材料可作为具有生物活性的骨植入材料用于骨组织工程。纳米纤维素支架也可应用于软骨组织工程中,有学者使用致密的纳米纤维层、纳米纤维以及海藻酸钠构成的大孔复合层制备出了一种新型的细菌纳米纤维素双层支架。鼻中隔软骨细胞在该支架上体外培养6周以及皮下埋植8周后,内毒素分析实验和细胞毒性实验都表明此支架无细胞毒性且生物相容性良好。这种新型支架不仅具有良好的机械稳定性和结构完整性,还能为细胞提供多孔环境适合其生长。

（三）海藻酸盐

海藻酸(alginic acid)是一种天然多糖,主要来源于海洋植物,即绿藻纲、蓝藻纲、红藻纲和褐藻纲。目前大多数所用的原材料来自褐藻纲,故也曾被称为褐藻酸。此外,海藻酸还可以从固氮菌和假单胞菌中提制,这一类产物也被称为细菌海藻酸。海藻酸不仅可与一价的钠离子或钾离子结合为海藻酸钠或海藻酸钾,还可以与许多二价和三价阳离子结合,例如:海藻酸钙和海藻酸铵等。海藻酸可以与含有铵根的化学物质结合,形成海藻酸铵(图6-4)。

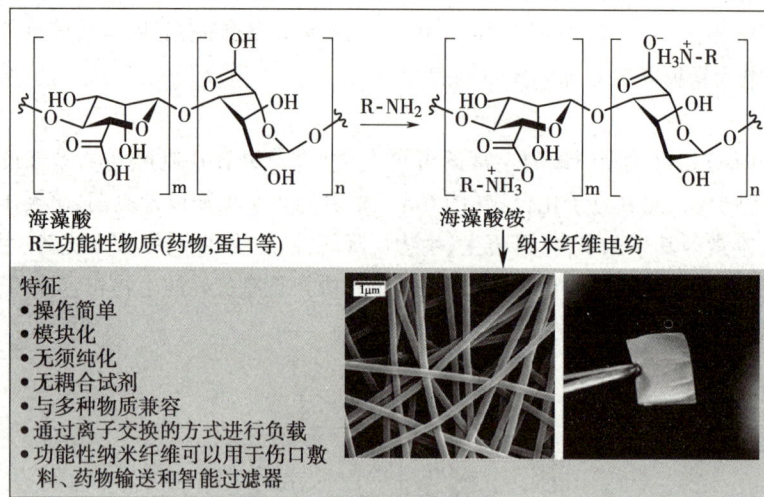

图 6-4　海藻酸铵的制备方法

海藻酸钠是由 α-L-古洛糖醛酸(G)和 β-D-甘露糖醛酸(M)连接形成的线性嵌段共聚物,其中的 G 和 M 单体可以以 GG、MM 和 G/M 三种方式进行连接。海藻酸钠的分子主链上含有大量亲水的羟基和羧基活性基团,可以与二价金属离子(常用 Ca^{2+})、二胺、二肼类物质和聚阳离子电解质发生交联,分别形成离子交联、共价交联水凝胶和聚电解质复合物。其中离子交联方法是制备海藻酸盐水凝胶最常用的方法,与聚阳离子电解质通过静电作用形成的聚电解质复合凝胶具有很好的亲水性,包埋在水凝胶中的细胞可进行以渗透扩散为主的营养和代谢物质交换,其酶解产物对人体无毒害作用,在组织工程领域应用较多。海藻酸钠具有成本低廉、无毒、来源广泛和可生物降解等优点,拥有巨大的应用潜力。

有学者研究海藻酸钙微囊对不同细胞的生长和蛋白质分泌的影响,证明海藻酸钙微囊是理想的细胞培养和蛋白质分泌的载体。但海藻纤维目前存在的主要问题是机械性能较低,而高分子间的共混技术是改善高聚物材料性能的有效方法,可改善纤维的各种性能。将含有纳米羟基磷灰石的海藻酸钠溶液与壳聚糖溶液混合后进行冷冻干燥并对其进行表征。结果表明,当羟基磷灰石的含量增加到70%以后,复合材料的抗压强度和弹性模量均显著提升,并且也有助于前成骨细胞 MC3T3-E1 的分化和矿化。有研究将 RGD 多肽序列接枝到海藻酸盐分子上,利用冷冻干燥技术制得海藻酸盐多孔支架材料,并考察了接枝到海藻酸盐支架上的 RGD 多肽序列对心脏组织细胞的影响。结果表明,RGD 多肽序列的存在促进了细胞在支架材料上的黏附,防止了细胞凋亡,加速了心脏组织的再生。活死细胞染色及 HE 染色结果也可以看出,接枝了 RGD 多肽序列的海藻酸盐支架上的心肌细胞密度明显高于未接枝 RGD 多肽序列的海藻酸盐支架。综上所述,海藻酸盐是理想的组织工程支架材料,但存在机械强度不足的缺点。

(四)透明质酸

透明质酸(hyaluronic acid,HA),又名玻尿酸,是一种独特的线性大分子酸性黏多糖,由 β(1-4)-D-葡萄糖醛酸和 β(1-3)-N-乙酰-D-葡糖胺的双糖单位反复交替连接而成,其相对分子质量在数百万级,其分子在空间上呈刚性的双螺旋柱型,也能形成连续的三维蜂窝状网络结构。HA 广泛分布于结缔组织中如关节、玻璃体、滑液、脐带、软骨、皮肤、鸡冠、A 族和 C 族溶血性链球菌和华顿氏胶中。外源性 HA 在体内可降解为氨基葡萄糖而被人体吸收,具有优良的生物相容性和可降解性,且不同分子质量的 HA 具有不同的理化性质和生理功能。与其他天然黏多糖不同,透明质酸分子内不含硫酸基团,也不与蛋白质共价结合,能以自由链形式在体内游离存在,且其在溶液中为无规则卷曲状态,具有良好的流体动力学特性、黏性及保水能力,这赋予了透明质酸重要的物理特性,即高度黏弹性、可塑性、渗透性和良好的生物相容性。

HA 的大分子网状结构通过与水形成氢键可结合大量的水,在体内构成基质,具有调节渗透压、调控大分子物质的转运、形成物理屏障以及调节细胞功能等多种生理功能,使 HA 及其衍生物被广泛地应用到生物医学领域的研究中。目前已利用 HA 成功地开发出人造皮肤、人造骨等产品,HA 在作为神经、血管等器官的修复材料研究中也表现出广泛的应用前景。

由于 HA 的优良性质,其可单独应用或配合其他功能性材料、生长因子等而应用于组织工程领域中,相关研究已取得一定进展。以氨基丙三醇为交联剂,通过酰胺化反应形成腙-HA 基质,体外实验证明这种透明质酸衍生物复合骨形成蛋白(BMP-2)没有细胞毒性,组织相容性较好。将复合物注射在鼠颅骨表面,8 周后组织学检查显示颅骨表面有新骨形成,而且有较高骨钙素、骨髓血管生成的表达,证明腙-透明质酸可以作为 BMP-2 的运输载体,并能促进骨扩增。有研究者利用 HA 制备出真皮-表皮双层原位凝胶,可模拟人类皮肤双层结构。其中,所用 HA 是经过化学修饰而得到的 HA-CHO 和 HA-ADH;真皮层含血纤蛋白和 HA-CHO,这层的 HA-CHO 经过纤连蛋白的修饰,可以促进细胞的黏附;而表皮层中,HA-CHO、HA-ADH 和聚-L-赖氨酸溶液以 2∶2∶1 比例混合注入聚四氟乙烯铸模中,经溶剂蒸发法获得机械强度理想的膜结构,并将层黏连蛋白-5 修饰于该膜材表面促进角质细胞的黏附。该支架可以很好地模拟人类的皮肤结构,为细胞增殖、黏附等提供良好的微环境。

(五)硫酸软骨素

硫酸软骨素(chondroitin sulfate)是一类硫酸化的糖胺聚糖,存在于人和动物结缔组织中,主要分布于软骨、骨、肌腱、肌膜和血管壁中。由于不同的生物或者相同生物的不同组织所含硫酸软骨素的种类和含量均不同,使得其结构和活性复杂多样。硫酸软骨素的分子结构主要由 D-葡萄糖醛酸和 N-乙酰-D-氨基半乳糖以 1,3 糖苷键连接形成二糖,二糖之间以 β1,4 糖苷键连接而成,相对分子质量(Mr)一般为 25 000~30 000。根据其分子结构中糖醛酸种类和氨基己糖上硫酸酯位置的差异,硫酸软骨素主要分为硫酸软骨素 A、硫酸软骨素 C、硫酸软骨素 D、硫酸软骨素 E。硫酸软骨素是构成细胞间质的主要成分,对维持细胞环境的相对稳定性和正常功能有重要作用。

硫酸软骨素用于体内移植或注射时无炎症或变态反应,在动物体内可逐渐被降解为氨基葡萄糖,参与代谢,表现出良好的生物相容性和生物可降解性,因而在组织工程中显示出较为广泛的应用前景。研究者在制备出聚(ε-己内酯)静电纺丝纳米纤维之后,通过紫外线/O₃ 和氨解作用将硫酸软骨素修饰到纤维表面。检测发现,修饰之后的纤维支架表面粗糙度更低且亲水性更好。在与人关节软骨细胞共培养后,发现细胞在修饰后的纤维支架上能维持其典型形态且成团聚集。此外,关于硫酸软骨素的应用,还有许多问题有待研究,比如,不同硫酸软骨素与性能的关系、对作用机制的研究、对生物利用度的提高等。

笔记

（六）肝素

肝素（heparin）是一种只见于肥大细胞的线性未支化的硫酸化糖胺聚糖，由糖醛酸和葡糖胺的衍生物构成的约32种二糖单位连接而成（图6-5），平均分子量14kDa左右。它是一种天然抗凝血物质，采用肝素功能化来提高医用高分子材料的抗凝血性能已经有几十年的历史。此外，肝素具有良好的生物相容性，不仅与多种生长因子具有较强的结合能力，能够促进生长因子对细胞黏附、生长、增殖、组织或器官修复和再生的作用，并且具有抑制平滑肌细胞增殖、抗炎症、抗肿瘤及抗病毒等生物学功能。

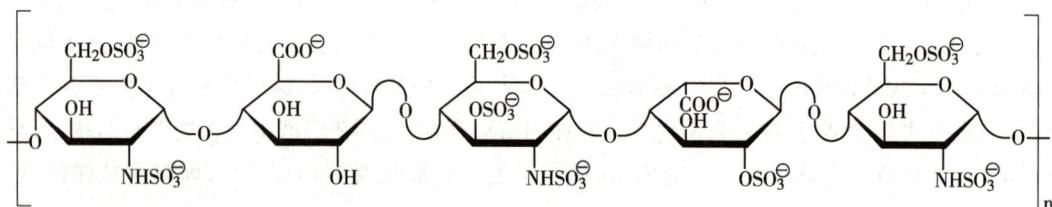

图 6-5 肝素的化学结构

作为高度硫酸化的蛋白多糖，肝素的基本结构由不同硫酸化修饰的己糖醛酸和氨基葡萄糖以1-4糖苷键连接。糖醛酸残基中约90%是L-艾杜糖醛酸，只有10%是D-葡萄糖醛酸。一个典型的肝素二糖单元带有3个硫酸基团，使得肝素成为自然界中酸性最高的生物大分子。O-硫酸基团通常在糖醛酸的C-2位以及葡萄糖胺残基的C-6位，少部分在C-3位。同时，葡萄糖胺残基中的氨基可以硫酸化或乙酰化。正因为如此，肝素二糖单元的种类可能有48个之多。硫酸乙酰肝素存在于很多细胞和组织中，其结构与肝素相类似，但分子链更长且结构更复杂，含有更多的N-乙酰化葡萄糖胺残基和D-葡萄糖醛酸残基以及较少的硫酸基团。由于生物合成过程中的差向异构化和硫酸化的可变性，大部分的肝素都有微结构不均一性。当GAG链中的O-硫酸化多于N-硫酸化，且大部分（大于80%）的葡萄糖胺被N-硫酸化时就称之为肝素。

肝素作用于凝血系统的多个部位，但肝素主要通过和抗凝血酶Ⅲ、肝素结合蛋白和血小板因子等活性物质结合来发挥其生理功能起到抗凝血作用，其中抗凝血酶Ⅲ占80%左右。内源性凝血-抗凝血系统中，肝素能与血管壁相互作用，被血管内皮吸附，因此血管壁是肝素的主要储存场所（比血浆中高7 500倍）。肝素吸附于血管壁后，可促进内源性氨基多糖释放，使受损的血管内皮细胞恢复表面电荷，防止血小板黏附，阻止血小板释放蛋白因子，达到抗凝血作用。肝素还能促进血管内皮细胞对组织纤溶酶原激活物的释放，预防血栓形成。另外肝素可以增加血细胞表面和血管壁的负电荷，增强其相互间的排斥性，具有抗聚集作用，从而改变血黏稠度，促进血液流动并预防血栓形成。

实现材料表面的肝素化有多种方式，主要包括表面涂覆、共价修饰等方法。肝素分子带有很强的负电荷，分子链之间产生排斥而不易弯曲或缠结，因此高分子材料表面吸附肝素后，在一定时间内具有良好的抗凝血性能。共价修饰法的主要步骤是对聚合物材料表面进行预处理，使其具有和肝素反应的能力，然后再键合肝素分子，主要利用肝素多糖的羧基和硫氨基基团。

肝素近年来在组织工程研究的多个领域获得广泛应用，比如血管、肝脏、神经、皮肤、骨和软骨等。有研究通过在蚕丝蛋白/壳聚糖支架中导入肝素使支架形成一个有效的肝素释放系统用于肝细胞的培养和移植，从而提高支架的血液相容性。为了构建一个能够模拟体内环境，包括各种信号分子和细胞外基质，促进细胞增殖、分化，从而引导组织再生的肝组织工程细胞支架，研究者将羧基功能化的肝素与胺化聚（1,8-辛二醇-共聚柠檬酸盐）修饰的膨胀性聚四氟乙烯结合，制备的血管支架材料可显著减少血小板的黏附，抑制全血凝固，并能够维持血管内皮细胞的活力和增殖，降低平滑肌细胞的增殖并提高其α-肌动蛋白的表达，实现支架的抗血栓和内皮化功能。

（七）淀粉

淀粉（starch）是植物经光合作用而形成的碳水化合物，其来源广泛、价格低廉，降解后仍以二氧化碳和水的形式回到大自然,是一种重要的可再生和可生物降解的天然材料。淀粉是一种天然多晶聚合物,直链淀粉和支链淀粉是淀粉颗粒的两种主要组分,其化学结构如图 6-6 所示。直链淀粉相当于一个链型分子,主要由 α-1,4 糖苷键连接的 D-吡喃葡萄糖单元所组成;支链淀粉分子中的葡萄糖单元有由 α-1,4 糖苷键连成的链,还有由 α-1,6 糖苷键连接成的分支,分支上又有 α-1,6 糖苷键连接成的分支,形如树枝状。淀粉的颗粒结构主要是由结晶区和非结晶区交替构成的,淀粉多晶体系中还存在着介于结晶和非晶之间的亚微晶结构,因此淀粉多晶体系还可以看成是由结晶、亚微晶和非晶中的一种或多种结构形成的。淀粉及淀粉衍生物结晶性质及结晶度大小直接影响着淀粉产品的应用性能。

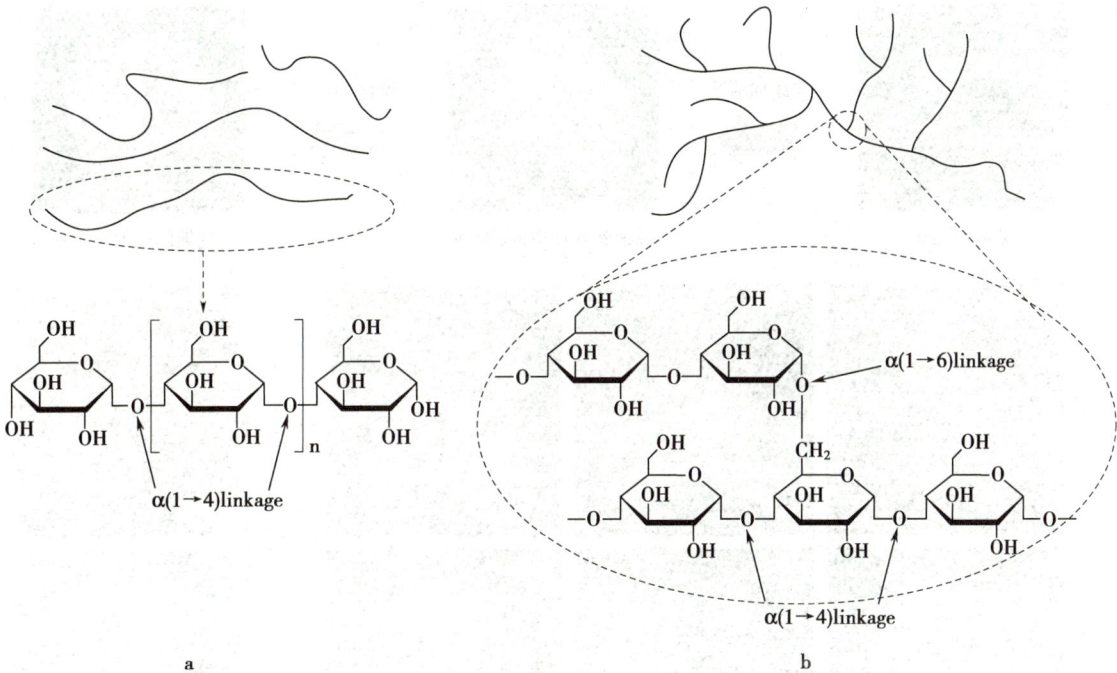

图 6-6　直链淀粉(a)和支链淀粉(b)的化学结构

由于淀粉具有不溶于冷水、抗剪切性差、耐水性差以及缺乏熔融流动性等缺点,使得它难以单独作为一种高分子材料使用,需要对其进行处理来增强某些功能或形成新的物化特性。淀粉改性涉及物理改性和化学改性,物理改性包括热塑性改性、共混改性,化学改性主要包括酯化反应、醚化反应、氧化反应、交联反应等。改性后的淀粉除了用于造纸、纺织、胶黏剂、超吸水材料、水处理絮凝剂、发泡材料等传统领域外,还可以用于制备生物降解塑料、组织工程支架、药物释放载体、生物活性物质的载体等有研究者通过静电纺丝湿纺法成功制备了淀粉基纤维支架,并且在后续的实验中研究了淀粉分散体系的流变性质和可纺性之间的联系。淀粉基支架在植入大鼠后,均表现出良好的骨反应,并且所有支架周围会迅速形成结缔组织,这是一种早期的骨形成形式。研究发现,通过同轴旋转设备制备的淀粉-PCL 纳米复合支架,溶液黏度和电导率可随着淀粉浓度的增加而增加。PCL 可形成均匀的纳米纤维,而淀粉则形成圆珠状,PCL 支架的直径也随着淀粉浓度的增加而增加,细胞实验结果也证实淀粉的加入能够增强细胞活力。

三、生物体衍生材料

天然组织(natural tissue)经多步骤的脱细胞(acellular)、脱钙(decalcification)等处理,保留下来具有完整外观形态和组织学及超微结构的不可溶成分,如胶原、弹性蛋白、氨基葡聚糖结构等,形成形式各异的生物体衍生材料。生物体衍生材料含有人工合成支架所不具备的细胞生长因子等,为种子细胞生长提供了理想的环境,同时也去除了组织中可能引发免疫排斥反应的细胞成分。根据组织来源不同,生物体衍生材料大体上可分为软组织基质衍生材料与硬组织基质衍生材料。

（一）软组织基质衍生材料

软组织基质衍生材料主要指软组织脱细胞基质材料(acellular derived material,ADM),这类材料是将生物体的皮肤、黏膜、心包以及肾脏等软组织或脏器经过脱细胞工艺进行处理而得到的。脱细胞基质材料去除了能够引起免疫排斥反应的抗原成分,同时完整地保留了细胞外基质的三维空间结构及一些对细胞分化有重要作用的蛋白质、多糖和生长因子,如胶原纤维、弹性纤维、糖蛋白等(图6-7)。将脱细胞基质材料植入人体后有利于自体细胞浸润、增殖,促进组织修复。

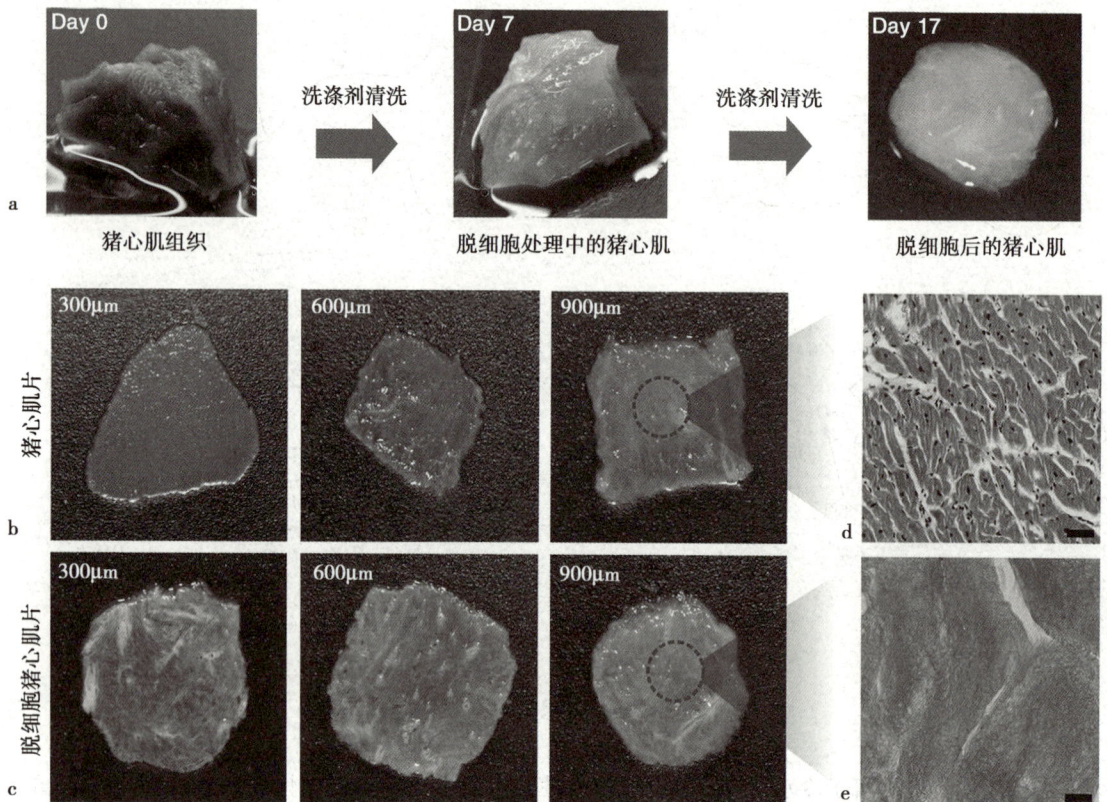

图6-7　天然组织(b,d)及其对应的脱细胞基质(c,e)的光学照片(a~c)及HE(d,e)染色图
脱细胞基质保留组织的形态,但不含细胞成分。

1. 皮肤脱细胞衍生材料　皮肤脱细胞衍生材料是将皮肤组织经过脱细胞工艺进行处理而得到的。经过处理的皮肤ADM材料具有良好的机械力学性能,该材料的组织相容性好,植入体内没有免疫排斥现象,同时其三维的空间结构及细胞因子有利于细胞的黏附和生长。因此,近年来皮肤ADM受到口腔医学领域以及烧伤与整形外科的重视。此外,皮肤ADM还被广泛应用于组织工程的研究。

皮肤ADM在口腔医学领域中的应用偏重黏膜缺损修复和腮腺术后Frey综合征的防治。皮肤ADM在修复黏膜缺损方面的应用范围包括唇、面颊、舌、口腔前庭、牙龈、硬软腭、扁桃体和上颌窦等多个部位,修复成功率在95%以上。目前,临床上尚未发现明显的排斥反应。

2014年,脱细胞真皮基质在部分国家和地区被批准用于协助乳房重建。使用皮肤ADM进行乳房假体重建,可有效避免乳房假体与皮肤组织的直接接触,从而减少因此产生的皮肤缺血坏死、假体外露、假体轮廓显示等并发症,减少假体向上移位的风险。此外,皮肤ADM辅助的假体重建可精确控制乳房下皱襞位置,使重建的乳房形态更为自然,有利于患者获得满意的乳房外形。然而,研究者收集了2014年1月和2015年8月之间使用脱细胞真皮基质进行假体乳房重建的患者审查数据。通过基本统计参数,数据的风险因素、手术相关因素、术后因素和后续信息均被一一收集,所有并发症均详细描述并记录。研究发现,在26位病人身上进行的42例乳房重建病例中,手术相关并发症的发病率为26%,红乳综合征的发生率为16.67%,有1例移植物消失现象发生。因此,皮肤ADM材料的安全与否尚需谨慎评价。

2. **肠黏膜衍生物** 肠黏膜衍生物具有三维多孔结构,是小肠黏膜(small intestinal mucosa,SIM)在去细胞基础上通过一系列处理而制成的以胶原为主要成分的生物补片,即SIM脱细胞基质。SIM脱细胞基质通常取自猪小肠黏膜下层(small intestinal submucosa,SIS),来源广泛、取材方便。这种材料是一种乳白色、半透明的膜状物,具有一定的弹性与韧性,免疫原性低,生物相容性好,美国FDA已经批准SIM脱细胞基质用于临床组织的修复。目前,SIM脱细胞基质被广泛应用于组织工程腹壁、膀胱、角膜上皮以及各种软组织的修复重建。

SIM脱细胞基质具有较好的抗感染性(anti-infectivity)及良好的生物组织相容性,在腹股沟疝修补及腹壁缺损修补方面具有良好的效果,使用SIM脱细胞基质补片可以明显减轻患者术后疼痛及不适感,因而避免了止痛药物的使用,大部分患者能够很快恢复正常活动和工作。SIM补片完全重塑时间约为6个月,在补片重塑后调查发现,患者的恢复情况良好,未出现腹股沟疝复发的患者。临床应用SIM补片进行无张力腹壁缺损修复,具有手术简便、术后舒适性好、创伤小、恢复快、术后并发症少等优势。

用小肠黏膜脱细胞基质进行前尿道狭窄的治疗时发现,采用脱细胞基质作为尿道修复重建支架材料,片状修补优于管状修补。小肠黏膜脱细胞基质弹性好且表面光滑,手术后不容易出现尿路感染、排斥反应等并发症,最大尿流率较高。与心包等脱细胞基质材料相比,小肠黏膜脱细胞基质在治疗前尿道狭窄中具有疗效好、术后感染率低、排斥发生率低等优点。

3. **心包衍生物** 目前使用的心包(pericardium)衍生物主要来源于猪、牛、驴等大动物的心包组织,是将动物心包组织经脱细胞工艺和/或交联工艺处理得到的心包脱细胞基质材料。心包衍生物具有强度高、柔韧性好的优点,且免疫原性小、生物相容性好。未经交联处理的材料能够在机体内降解,降解产物可吸收;经过交联处理的材料具有优良的耐疲劳等机械性能,被广泛应用于骨、眼以及心脏瓣膜(cardiac valves)等组织的修复。

心包衍生物用于心血管疾病的治疗具有独特的优势。心包脱细胞材料与天然瓣膜的结构相近,胶原结构轮廓清晰分明,不宜引发血栓栓塞等并发症,患者不需要进行长期的抗凝治疗,有利于机体功能的恢复。

牛心包衍生物生物瓣是进行房室瓣修复的理想材料。研究发现,切除机体内已经损坏的瓣膜,保留与腱索连接的瓣叶,然后用牛心包片修复前后叶。手术后的超声图像观察发现左房室瓣没有反流现象,术后9个月,患者恢复良好,体力活动不受限制,心功能恢复到Ⅰ级,一般体力活动不引起过度疲劳、心悸、气喘或心绞痛。

心包脱细胞材料具有良好的纤维排列和优良的力学性能,在角膜急性穿孔和角膜溃疡无供体角膜移植时,心包脱细胞材料可替代异体角膜,也作为义眼台(orbital implant)的包裹材料。对于眼球萎缩的患者,切除其角膜前弹力层和角膜缘上皮组织,将脱细胞牛心包覆盖于角巩膜表面,术后1个月水肿消退后再配戴薄壳义眼片,此时,患眼睑裂大小、眼睑活动度、饱满度与健眼无明显差别。

(二)硬组织脱细胞基质

1. **冻干骨** 冻干骨,顾名思义,通过冷冻干燥的方法处理骨材料所得。简单来说,将新鲜骨深低温冷冻后放入冷冻干燥机内,使骨组织内剩余水分降低到一定比例,灭菌后常温下无菌真空保存。

冻干骨具有良好的生物相容性,利用现代骨组织库技术,通过供体筛选和辐照灭菌可以有效防止疾病传播,综合深低温冷冻干燥和辐照灭菌可以有效降低抗原性,在植入小块骨后极少发生免疫排斥反应。

针对冻干骨的细胞相容性,有研究将间充质干细胞接种在犬的冻干骨支架上,通过扫描电镜观察细胞生长形态,通过MTT比色法检测细胞活性。结果显示细胞很好地黏附在材料生长,铺展成多角形;MTT比色法显示,实验组与培养皿中扩增的对照组在细胞活性上无明显差异,反映出冻干骨良好的细胞相容性。

对比煅烧骨与冻干骨,两者主要成分都是羟基磷灰石。力学方面,煅烧骨较冻干骨力学性能明显降低,脆性增加。骨材料经煅烧处理后抗原成分明显降低,而冻干骨则保留较多。临床上对冻干骨的研究主要集中在同种异体冻干骨,辅助以供体筛选和灭菌技术,可以有效地降低抗原性,减少免疫排斥反应。如拔牙后立即植入两种骨替代材料,同种异体冻干骨和市售羟基磷灰石,并覆盖胶原蛋白生物膜进行临床研究。结果显示,术后6个月,两种材料在牙槽骨垂直和水平吸收量上无显著差异,在新生骨密度上也未表现出显著差异,初期临床效果良好。此外,临床上将同种异体冻干骨与自体骨松质复合后用于修复下颌骨缺损也取得了不错的效果。

2. **煅烧骨**　煅烧骨(sintered bone,SB/true bone ceramic,TBC)是生物骨经高温煅烧后得到的骨无机物,由钙、磷元素构成,两种元素原子数量比约为1.83∶1,与人体骨的钙磷比接近,主要由高纯度的羟基磷灰石构成。异种骨在高温炉中经过高温煅烧后,骨成分中的有机物被氧化清除,异种抗原也在高温煅烧过程中被消除,表现出良好的生物相容性;保留下原有的无机盐骨架,具有极高的孔隙率,内表面积大,可大量容纳和黏附成骨细胞,适合骨细胞移行并快速修复骨缺损。由于其表面的微孔结构和材料轻度溶解所形成的高钙离子层和微碱性环境的存在,成骨细胞与材料之间表现出高度的亲和性,细胞黏附、铺展后可迅速产生骨基质胶原,进一步矿化形成骨组织。

针对煅烧骨生物相容性可能存在的问题,有研究将骨髓间充质干细胞接种到煅烧骨上,7d后可见细胞分泌大量细胞外基质,细胞与胶原纤维基本包埋支架;动物实验皮下植入后无感染、化脓出现,材料无排斥现象,表现出了良好的生物相容性。

对煅烧骨最成熟的研究集中在骨修复方面,比如应用煅烧骨对兔的股骨远端骨缺损进行修复,术后4周开始有新骨在骨缺损附近形成,12周时材料中出现新骨长入,且材料逐渐开始降解。利用煅烧骨对兔的牙周骨缺损进行修复,表现出良好的成骨诱导能力。为了获得更优的骨修复材料,也有研究将煅烧骨与骨发生蛋白复合,在骨修复过程中表现更好。

3. **脱细胞骨**　脱细胞骨(acellular bone,AB)基本保留了细胞外基质的结构和主要成分,为骨修复提供了物质和结构基础。除大量无机成分外,脱细胞骨保留了一定的有机成分,包括大量胶原和少量无定形物质,其中,胶原占到有机成分的95%。脱细胞骨基质呈致密的网状结构,胶原纤维基本保持了原有的形态和结构,它们相互连接、聚集、排列成束,形成网状支架。支架周围分布着各种粘连蛋白、多糖、透明质酸和硫酸软骨素等。无机成分以钙盐为主,以羟基磷灰石的形式大量存在。天然的脱细胞骨与人体骨的成分接近,通过脱细胞处理大大降低了骨的抗原性并保留了生物活性物质;脱细胞骨基质与正常骨外基质成分一致,在植入人体后将逐渐被新生的细胞外基质替代。

利用脱细胞骨基质与壳聚糖复合,构建骨组织工程支架,用于培养兔的骨髓间充质干细胞。培养48h后,细胞呈梭形,大部分黏附于支架表面,小部分细胞已进入支架孔隙内,表现出良好的细胞活性。进一步将脱细胞骨基质与壳聚糖复合后,培养自体脂肪基质细胞,用于兔的胫骨骨缺损修复。与单纯的脱细胞骨基质-壳聚糖支架作对比,含脂肪基细胞的实验组在第4、7、14d的细胞存活率明显高于对照组,DNA含量明显高于对照组。术后第8周,实验组可见骨膜大部分完整,骨痂生成,较对照组优,表现出脱细胞骨复合支架良好的相容性,以及脱细胞骨材料在骨修复领域广泛的应用前景。

4. **脱钙骨**　脱钙骨基质(demineralized bone matrix,DBM)是将同种异体骨皮质进行保存活性的脱钙处理后得到的一种新材料,其临床应用效果接近冻干的骨松质。目前一般使用Urist法或其改良方法制备脱钙骨基质,需经过脱脂—脱钙—中和的过程。脱脂一般采用三氯甲烷/丙酮、三氯甲烷/甲醇及乙醇/乙醚处理或超声清洗等方法,脱钙一般利用0.5~0.6mol/L的盐酸溶液。脱钙处理后,用蒸馏水反复洗酸至中性。

有研究比较了DBM,壳聚糖(CS)和聚甲基丙烯酸甲酯(PMMA)的骨修复效果。对大鼠进行临界大小的骨缺损再生手术8周后,进行影像诊断、组织病理学、组织形态学、扫描电子显微镜、生物力学测试。相比CS和PMMA支架,DBM表现出明显优越的生物相容性、生物降解性、骨传导性及骨诱导性。此外,对脱钙骨基质作为骨移植替代物的研究显示其具有植骨融合能力。实验以改良 Urist 法制备了 DBM,使用液氮冷冻球磨机及 MICROS 超细粉碎机制备纳米 DBM。这种方法制备的纳米 DBM 颗粒可在材料表面自然形成不规则的纳米沟槽,能够促进成骨细胞在其表面黏附生长,增强成骨诱导活性。在家兔腰椎椎板及横突间分别植入纳米 DBM 及自体骨。术后 12 周,纳米 DBM 组表现出与自体骨组相似的修复效果,椎板、附件形态已接近正常节段,新生骨与椎板间隙完全消失,新生骨与植骨床骨质密度均匀一致。表明纳米 DBM 具有良好的成骨诱导能力,是自体骨移植的良好替代物。

5. 珊瑚 珊瑚是珊瑚虫分泌出的外壳,也是一种天然生物体衍生材料,其主要成分是碳酸钙,以方解石的形式存在。由于珊瑚独特的结构构造,使其成为一种重要的医用生物材料。珊瑚具有管状和狭缝状的孔径分布,与骨细胞之间有很高的生物活性,并且能与再生骨形成坚固的无缝融合。珊瑚有许多种类,其中,Scleractinia 珊瑚孔径大小分布在 $1 \sim 200\text{mm}$ 之间,孔隙率在 $50\% \sim 80\%$ 之间,其形态和纹理上与海绵骨松质类似。其他种类珊瑚(如 Acropora 等)的结构则类似于人的骨皮质,孔径大小分布在 $0.1 \sim 10\text{mm}$ 之间,孔隙率在 $12\% \sim 40\%$ 之间变化。由此可见,珊瑚用作生物材料的研究集中在骨组织工程领域。但是,珊瑚作为生物材料的研究及应用长期受珊瑚种类缺乏和培养方法的限制。因为,一般来说,只有孔径大小分布在 $100\mu\text{m}$ 左右、孔隙率大于 20% 的珊瑚才有研究和应用的价值。海洋污染和对海洋过度开采造成的损害使得完全从海洋中获取理想珊瑚材料的设想变得难以实现,于是有科学家在实验室中培养具有理想功能属性的珊瑚。例如通过克隆珊瑚孢子菌来扩大菌落生长,加速珊瑚培育速度。

有早期研究制备珊瑚/聚乳酸复合材料用于骨组织工程,证明了珊瑚复合材料的体内降解速率低于单纯珊瑚材料,且力学性能较单纯珊瑚材料强。另有通过水热反应制备梯度珊瑚羟基磷灰石材料,以调控材料在体内的降解速率用于骨组织工程支架材料。体外小鼠胚胎干细胞检测实验证实了珊瑚人工骨的生物相容性,珊瑚具备成为骨组织工程支架材料的良好前景。对于不同种类珊瑚生物相容性的差异,有研究用 2-2'-偶氮异丁腈(AIBN)作引发剂制备质量分数比为 1:1 的甲基丙烯酸羟乙酯(HEMA)和甲基丙烯酸甲酯(MMA)混合物,并将红珊瑚(red coral,RC)和白珊瑚(white coral,WC)按 30% 的质量分数添加到上述混合物溶液中,$70℃$ 下磁力搅拌 3h,最后切割成 2mm 厚的圆盘,添加聚合物后的珊瑚材料分别命名为 RCP 和 WCP。之后,将 RC,WC,RCP 和 WCP 分别与成骨细胞系 MG63 共培养,提取培养细胞的 RNA 和 DNA 在微阵列上进行逆转录和杂交,细胞学检测未反映出细胞毒性。四种材料也被植入到兔胫骨,结果没有炎症和不良反应出现,组织学和细胞学检测都反映出珊瑚和珊瑚聚合物具有良好的生物相容性。

四、微生物合成类

(一)聚羟基烷酸酯

聚羟基烷酸酯(polyhydroxyalkanoate,PHA)是原核微生物在某种基本营养成分,如 N、P、S、O 或 Mg 供给受限制时,将过量碳源以碳源和能量的形式储存而合成的一类胞内热塑性聚酯,是一类典型的利用微生物直接制造的可降解生物聚酯,因为具有良好的热塑性、生物相容性和可降解性而受到人们的广泛关注,是一类可以替代传统塑料的新型生物材料。PHA 的结构通式如图 6-8 所示。

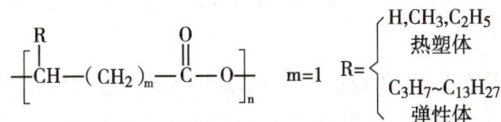

$$\begin{bmatrix} \overset{\displaystyle R}{\underset{\displaystyle |}{CH}}-(CH_2)_m-\overset{\displaystyle O}{\overset{\displaystyle \|}{C}}-O \end{bmatrix}_n \quad m=1 \quad R= \begin{cases} H,CH_3,C_2H_5 & \text{热塑体} \\ C_3H_7 \sim C_{13}H_{27} & \text{弹性体} \end{cases}$$

图 6-8 PHA 结构通式

式中 m 可以是 1,2 或者 3,其中 m=1 最为常见。R 为可变的基团。当 m=1,R 是 CH_3 时为常见的均聚物——聚羟基丁酸酯(polyhydroxybutyrate,PHB)。PHA 的材料性质主要由其单体组成和单体比例决定,随着结构单元组成不同,PHA 在硬的晶体和软的弹性体之间转变。一般来说,短链 PHA 结晶度较高,硬而强;长链 PHA 结晶度降低,软而韧。

PHA 用于生物材料拥有良好的前景。通过等离子体表面改性技术处理 PHA 表面,使 PHA 带有—NH—CO—和—COOH 等功能基团,可以提高 PHA 表面的亲水性、抗凝血性能和对牛血清白蛋白(bovine serum albumin,BSA)的吸附能力。利用等离子表面改性和层层自组装技术,在 PHA 表面构建抗菌涂层,可使 PHA 表面对大肠埃希氏菌有显著的抗菌效果并改善其亲水性。在钛表面涂覆载有抗生素的 PHA 涂层,PHA 涂层降解过程中缓释抗生素赋予了钛植入体一定的抗菌性能。制备 PHA 和羟基磷灰石多孔支架,在缓慢降解过程中实现自体骨愈合,可用于骨组织工程。也有研究通过复合 PHA 和碳纳米管,制备应用于神经组织工程的导电弹性体。PHB 是 PHA 中最常见的聚合物,它的力学性能与聚乳酸(polylactic acid,PLA)相似,具有良好的组织与血液相容性,常用作可吸收植入材料,但 PHB 结晶度高、脆性大,影响其应用。有研究工作将 PHB 与 PLA 共混来改善材料柔韧性,发现加入 20%PHB 可以明显提高材料韧性,断裂伸长率由纯 PLA 的 44%增大至 140%。另有研究发现,不同比例 PHB 与壳聚糖共混薄膜与单一的壳聚糖薄膜相比,溶血率下降,复钙化时间延长,动态凝血曲线变化缓慢,血小板黏附现象明显减少。

(二)细菌纤维素

细菌纤维素(bacterial cellulose,BC)是由细菌产生的胞外产物,具有高持水性、高结晶度、超细纳米纤维网络、高弹性模量和抗拉强度等独特的性质,在医用敷料、组织工程等领域均有良好的应用前景。

细菌纤维素是由葡萄糖分子以 β-1,4 糖苷键聚合而成,通过分子内和分子间氢键形成网状结构,形成过程中发生特征性的聚合和结晶,使细菌纤维素具有良好的机械性能。细菌纤维素作为生物医学材料具有许多优点:其内部有众多"孔道",有良好的透气、透水性能,能吸收几十至几百倍于其自身干重的水分,且具有很好的引流效果;空间网络结构避免微生物侵入造成感染;生物相容性好,在自然界中直接降解,不造成污染。

得益于其良好的生物相容性、机械性能、柔韧性和可加工性,细菌纤维素广泛应用于医用敷料,且是临时包扎伤口的理想材料。通过热干燥和冷冻干燥法制备了芦荟多糖/细菌纤维素改性复合膜,复合膜具有良好的吸湿、透气性能,孔隙率高,能有效吸收伤口渗出液,是较为理想的医用敷料。利用湿法纺丝可以制备高强度再生细菌纤维素(regenerated bacterial cellulose,RBC)和细菌纤维素复合微丝,降低了 RBC/BC 长丝的结晶度(从 60.29%降低至 33.22%),极大地提高了 RBC/BC 长丝的机械性能。有研究在细菌纤维素薄膜表面接枝氨基烷基硅烷,通过在薄膜表面分别培养大肠埃希氏菌、金黄色葡萄球菌、枯草芽孢杆菌和白色念珠菌表征功能化薄膜的抗菌性能。结果显示,接枝氨基烷基硅烷的细菌纤维素 100%抑制了大肠埃希氏菌的生长,对金黄色葡萄球菌、枯草芽孢杆菌和白色念珠菌的抑制分别达到 99.4%、99.9%和 98.7%,表现出优越的抗菌性能。另有研究者在细菌纤维素上原位复合纳米银制备具有抗菌作用的细菌纤维素敷料,研究敷料对大肠埃希氏菌、金黄色葡萄球菌以及绿脓杆菌的抑制作用,研究结果表明,适当纳米银含量的敷料对上述细菌具有优异的抗菌杀菌作用。此外,还有研究者将细菌纤维素进行选择性氧化处理后接枝功能性氨基酸,在该复合膜上培养成纤维细胞和内皮细胞,研究表明该复合膜对成纤维细胞和内皮细胞的增殖具有明显促进作用。

(三)聚氨基酸

聚氨基酸具有良好的生物相容性和降解性。均聚型聚氨基酸指由同一种氨基酸单体聚合而成的高分子聚合物,它耐热、耐腐蚀,具有良好的相容性,可被降解吸收,但降解速率难以控制,溶解性能差异大;共聚型聚氨基酸指两种或两种以上单体聚合而成的高分子聚合物,通过控制单体可实现对材料降解速率的调控。均聚型聚氨基酸在 20 世纪中叶就已经可以被合成,但长期应用受限,主要是因为均聚型聚氨基酸结构简单且制备技术水平低下。

聚氨基酸良好的相容性和降解性使其在生物医学领域有很大的潜在应用前景。采用原位聚合法制备的纳米羟基磷灰石/聚氨基酸复合材料,可用于骨组织工程修复。采用发泡法制备磷石膏/聚氨基酸多孔复合材料,在磷酸盐缓冲液(PBS)中可实现缓慢降解。采用原位聚合法制备的硫酸钙/聚氨基酸[poly(amino acids)/calcium sulfate,PAA/CS]复合材料,与 L929 细胞共培养显示基本无细胞毒性。将复合材料植入兔胫骨近端干骺端,进行大体和组织切片观察,发现未引起排斥反应且有新生骨长入材料内部,与宿主骨形成牢固的骨性愈合,显示出良好的组织相容性和生物活性。在聚氨基酸(聚天冬氨酸-聚谷氨酸)/磷酸钙骨水泥中,聚氨基酸的加入不仅提高了材料内部聚合强度和可注射性能,而且显著提高了细胞相容性。

第三节　天然生物医学材料的制备及加工技术

一、天然生物医学材料的制备技术

天然生物医学材料源于自然界,资源丰富、容易获取,具有较好的生物相容性、可降解性和较低的毒性,因而有着广阔的应用前景。其提取制备技术可按前一节材料种类进行划分,包括蛋白、多糖的提纯处理、生物组织衍生材料的脱细胞处理、微生物合成等。

(一)蛋白的提纯处理

天然胶原难溶于水,其制备方法分为两种,即采用盐溶或者酸溶的化学法及用酶处理的生物化学法。去除脂肪、无机物等物质的前处理对提取胶原的纯度影响很大,一般选用化学碱法或者甲醇-三氯甲烷等溶剂法去除脂肪等。比如用稀盐酸(0.5~0.6mol/L)脱除骨中的羟基磷酸钙,用 EDTA 溶液浸泡法脱除鱼皮、骨中的矿物质。利用中性盐和有机酸主要用来提取盐溶性胶原和酸溶性胶原。0.15~1.0mol/L 的 NaCl-Tris-HCl 缓冲液可以用来提取交联程度低、可溶性高的盐溶性胶原。醋酸、柠檬酸、乳酸等有机酸可以用于酸溶性胶原蛋白。常见的酶法提取主要以胃蛋白酶为主,胃蛋白酶可切去胶原肽链端肽的交联区,而且在胃蛋白酶作用所需的酸性 pH 条件下,胶原组织将发生膨胀、进而溶解。再提高反应体系 pH 至中性,使胃蛋白酶失活,或在对胶原进行纯化的过程中除去胃蛋白酶。

明胶来源于动物皮、筋、骨骼中的胶原蛋白质,是胶原部分水解的产物。商业化的明胶目前有两种,一种为动物皮肤加酸水解获得的阳离子型明胶,还有一种为用骨胶原加碱水解获得的阴离子型明胶。

为了得到纯净的丝素蛋白,应去除蚕丝纤维外包裹的丝胶。目前用于丝素脱胶的比较普遍的方法是水煮法和碳酸钠溶液煮沸法。丝胶的分子结构中极性基团较多,亲水性较强,能与水形成均匀的胶溶体。尽管丝胶具有较好的亲水性,仍然需要较长时间的高温热处理才能使其与丝素分离开来。因此一般采用 Na_2CO_3 溶液煮沸法对蚕丝进行脱胶处理,使用 0.2mol/L 的 Na_2CO_3 溶液对蚕丝进行脱胶处理,脱胶 30min 后,丝胶即可完全除去。

脱胶后的丝素纤维可以用 9.3mol/L 的 LiBr 溶液或摩尔比为 1:2:8 的 $CaCl_2/H_2O/C_2H_5OH$ 三元溶液作为溶剂进行溶解,而采用 9.3M 溴化锂溶液溶解丝素纤维对丝素蛋白分子量的影响较三元溶液小。经 LiBr 溶解后,丝素蛋白的分子量低于 100kDa(图 6-9)。研究发现,溶解时间越长,丝素蛋白的分子量越低。

多肽的合成方法有蛋白质生物合成法、固相肽合成法及 α-氨基酸-N-羧基环内酸酐开环聚合法等。蛋白质生物合成法的基础是基因重组技术,主要有两种途径:若目标多肽可从生物体获得,则直接克隆 DNA

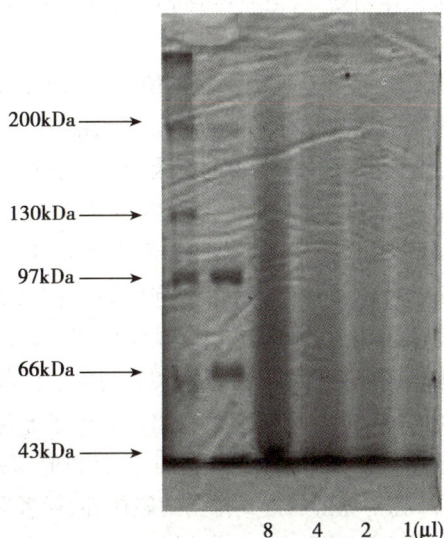

图 6-9　经 LiBr 溶解后丝素蛋白的分子量

序列并在宿主细胞内表达此基因;若无天然的 DNA 序列,则先合成多肽,将此多肽构建成一个人工 DNA 引入宿主细胞表达,最后克隆目标多肽。固相肽合成法需将肽链的一端固定在聚合物载体上,然后把氨基被保护的氨基酸逐步加成到肽链上,这是合成多肽的常见方法,但最大链长限制在 50 个氨基酸残基。α-氨基酸-N-羧基环内酸酐开环聚合法可制备长链多肽,经济方便,但分子量分布宽,无法对链长和氨基酸残基序列精确控制。

(二)多糖的提纯处理

壳聚糖是甲壳素经浓碱溶液处理后部分乙酰化的产物,其化学结构图 6-10 所示,是自然界中唯一的碱性多糖,又名甲壳胺、脱乙酰甲壳素,化学名(1,4)-2-氨基-2-脱氧 β-D-葡萄糖。一般而言,脱乙酰度越高,壳聚糖分子链上的游离氨基越多,就越容易溶于水;而相对分子质量越大,分子链之间由于氢键会缠绕的更紧,溶解度反而会降低。含有大量的活泼氨基和羟基的壳聚糖分子,有较强的化学活性。在一定条件下,壳聚糖分子能发生水解、烷基化、硝化、氧化、还原、缩合等一系列化学反应。除了脱乙酰度之外,壳聚糖另一项重要指标就是它的黏度,黏度可以反映壳聚糖的相对分子质量(相同浓度、温度、溶剂条件下)。黏度越大,壳聚糖相对分子质量越大;反之,黏度越小,壳聚糖相对分子质量越小。

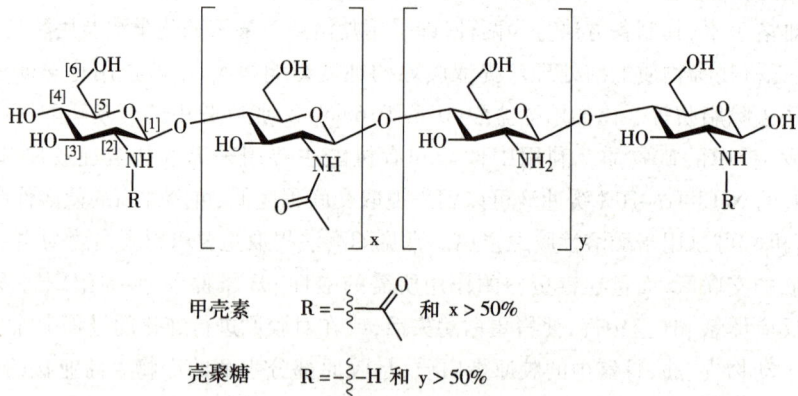

图 6-10　甲壳素与壳聚糖的化学结构

目前从植物中用常规方法获取的纤维素纤维的尺寸大都在微米级以上,且支架的制备方法或涉及有机溶剂的使用,或涉及较为复杂的衍生物加工过程。一般情况,传统的制备方法是通过酸水解或用机械作用处理,但产物通常含有纤维束,难以得到单分散的纤维素纳米纤维,同时导致纤维素降解严重,产物得率和聚合度下降。以棉纤维为原料,用 N-甲基吗啉氧化物作溶剂,将纤维素配成溶液,采用旋转-涂布法制备了乳糖修饰的透明纤维素膜,用于小鼠肝细胞的培养。研究表明,修饰后的纤维素膜与肝细胞有更好的结合,肝细胞在纤维素膜上很好地吸附和繁殖。

通过生物技术获得的细菌纤维素拥有许多不同于植物纤维素的性质,包括纳米级别的超细纤维、高结晶度和高化学纯度、高持水量、极佳的形状维持能力和抗撕力、较高的生物适应性和良好的生物可降解性、生物合成时性能和形状的可调控性。自然界中,能够产生纤维素的微生物种类繁多,常见的有醋杆菌属、根瘤菌属、芽孢杆菌属、八叠球菌属、假单胞菌属、土壤杆菌属、气杆菌属、无色杆菌属、固氮菌属和产碱菌属等。葡糖醋杆菌因其较高的纤维素产率被作为模板微生物广泛用于微生物合成纤维素的研究。细菌纤维素实为葡糖醋杆菌的代谢产物,其生物合成过程主要分为两个部分:细胞内生物合成以及细胞外生物自组装。由于葡萄糖小分子在微生物体内经历了四个主要的酶参与反应,形成糖核苷酸前驱体——尿苷二磷酸葡萄糖,并最终经由细胞侧壁,呈线性排列的终端合成器,以 β-1,4 葡萄糖链的形式排出细胞体外,后者通过分子链间氢键结合,经过纤维素微纤、纤维素丝带、纤维素丝束等步骤,最终形成各向异性的纤维素网状结构。

海藻酸盐的提取方法主要包括钙凝-离子交换法、酸凝-酸化法、钙凝-酸化法。后两种方法由于工艺上的限制导致生产过程中的中间产物海藻酸不稳定,所得到的成品率也比较低,因此较少使用。钙凝-离子交换法的主要步骤是:在常温条件下将海带浸泡于1%的甲醛水溶液中,目的是通过甲醛破坏植物细胞壁纤维组织,有利于海藻酸盐的置换与溶出。浸泡后,用蒸馏水清洗海带,切碎后加入Na_2CO_3溶液消化。待消化结束,加入一定量的水稀释、过滤所得的糊状溶液。过滤后的溶液中加入水稀释,再缓慢地加入一定量10%的$CaCl_2$溶液进行钙析。将钙析后的产品过滤之后,加入一定量15%的NaCl溶液进行离子交换脱钙,将交换后的絮状凝胶过滤、干燥、粉碎后即得到海藻酸钠。

　　透明质酸的生产工艺主要分为两大类,分别为以动物组织为原料的提取法和微生物发酵法。几乎所有的动物组织中均含有HA,只是含量不同,能够用于生产的原料主要为鸡冠和人脐带。细菌发酵法是利用兽疫链球菌等菌种,在生长繁殖过程中,向胞外分泌以HA为主要成分的荚膜。细菌发酵法与动物组织提取法相比,具有生产规模不受动物原料限制、发酵液中HA以游离状态存在、易于分离纯化、成本低、易于形成规模化工业生产、无动物来源的致病菌污染等优点。

　　目前,国内外硫酸软骨素的提取多来自猪软骨、猪喉骨、鸡胸软骨、牛或羊鼻骨、喉骨、软肋、气管、月牙骨以及各部位的杂软骨、鱼软骨、蛋壳膜等。硫酸软骨素主要利用动物提取法和发酵法进行提取制备。动物提取法主要是碱提液醇沉工艺、酶法提取工艺、碱-酶提取法、碱提-酶解-醇沉法、反向沉淀法、超声波辅助法、超声波辅助-碱-双酶-乙醇法、氯化十六烷基吡啶沉淀法及有机溶剂沉淀法等,但制得的硫酸软骨素均为粗品。微生物发酵法提取硫酸软骨素采用的主要菌株有巴斯德杆菌、大肠埃希氏菌和枯草芽孢杆菌三种,它们都能利用以尿苷二磷酸前体形式存在的单糖。相比于动物提取法,微生物发酵法具有工艺条件温和、原料丰富、无污染等优点,且产物提取率高,所含杂质少,已成为国内外研究的热点。

　　肝素的制备主要包括:肝素复合物的提取、肝素的分离和肝素的精制三个步骤。目前根据肝素复合物的提取和分离方法的不同,主要分为季铵盐沉淀法、盐析-树脂法、酶解-树脂法这三类。使用常规方法提取的肝素,效价过低且纯度不高,需要对肝素进行进一步的纯化,即精制后才能达到临床和研究的要求。肝素的精制过程,主要包括对粗品肝素的脱色和除杂等,其中脱色包括氧化脱色和非氧化脱色,除杂则是将混于肝素里的大量杂质,如蛋白质、核酸和其他酸性糖类去除。

　　淀粉按照来源可分为禾谷类淀粉、薯类淀粉、豆类淀粉以及其他淀粉。我国的大米产量居世界前列,且大米中淀粉的含量高达80%左右,因此大米是制备淀粉材料的主要来源之一。大米淀粉的制备方法主要包括碱法、酶法、表面活性剂法等。碱消化法可以使得蛋白质和淀粉的结合变得稀疏,易于分离。此外,碱液也可以破坏高级结构间的次级键,增加蛋白质表面的介电常数,使得某些氨基酸侧链基团解离,增加蛋白质的水溶性,从而实现蛋白质和淀粉的有效分离。碱消化法是最适合工业法生产的方法,但是此法会产生大量废碱液,不易处理,且容易破坏淀粉的结构和性质,导致直链淀粉的分子量降低。表面活性剂法是实验室中制备大米淀粉的常用方法。十二烷基硫酸钠(SDS)能与氨基酸参加紧密结合使得蛋白质变性,去除掉SDS-蛋白质复合物后,即可得到淀粉。此方法制得的淀粉回收率较碱消化法高,但是生产成本相应较高,已分离的蛋白质也很难回收利用。酶法提取淀粉的原理是利用蛋白酶水解包括在淀粉外层的蛋白质,使得淀粉与蛋白质的结合变得疏松,在水解过程中逐步释放出蛋白质以实现大米淀粉的分离。常用的蛋白酶有碱性蛋白酶和中性蛋白酶。酶法反应条件较温和,其中的营养物质基本不会遭到破坏,且分离出来的大米蛋白可被回收利用,但酶的价格较高,导致生产成本提高。

(三)脱细胞法

　　组织和器官作为一种重要的生物材料,包括从心脏瓣膜、血管、皮肤、神经、骨骼肌、肌腱、韧带、小肠黏膜下层、膀胱和肝脏等获得的细胞外基质,已成功用于组织工程和再生医学。因供体组织中的活细胞含有大量引起免疫反应的成分,所以脱细胞是该类产品不可或缺的材料处理技术。常用的脱细胞方法包括物理、化学和酶消化等。物理法包括机械搅拌和超声处理法、电穿孔、加压法、冻融法。物理法处理的目的是破坏细胞膜，但物理法往往无法完全脱细胞，必须联合化学方法，如借助洗涤剂来清除细胞碎片。常用的化学试剂包括表面活性剂、酸、碱等，表面活性剂是最常见的脱细胞剂，通常通过溶解磷脂细胞膜来裂解细胞。这些试剂根据其电荷分类可分为离子型、非离子型和两性离子型。离子型表面活性剂 SDS，由于其有效地去除细胞和遗传物质而被广泛使用。比如，它是灌注法制备离体大鼠心脏脱细胞基质的主要试剂。非离子表面活性剂 Triton X-100 通常用于去除残余的 SDS，这种做法在整个器官灌注脱细胞过程中尤其普遍。Triton X-100 不仅在洗涤过程中有用，而且它通常可单独用作脱细胞剂。由于它是非离子型的，不如 SDS 剧烈，因此较少地损害组织的结构完整性。两性离子，非变性洗涤剂，3-(3-胆酰胺丙基)二甲基氨基]-1-丙烷磺酸盐（CHAPS）已用于浸泡法和灌注法脱细胞过程。细胞外基质蛋白如胶原蛋白和弹性蛋白都能被保留下来，使肺组织保持其顺应性，因而常用于肺等疏松组织的脱细胞。虽然 CHAPS 在蛋白质和结构维护方面表现出色，但 SDS 等其他洗涤剂在降低残余 DNA 水平方面表现出更高的效率。酸碱等脱细胞剂，比如过氧乙酸和氢氧化钠则利用本身的电荷性质溶解细胞膜和核物质。

　　酶脱细胞具有高度特异性，然而仅通过酶的作用完全去除细胞成分很困难。残余的酶类物质不仅会影响细胞再生，还会引发不良的免疫反应。常用的酶类主要有核酸酶、胰蛋白酶及中性蛋白酶等。核酸酶特别是脱氧核糖核酸酶（DNase）被用于分解组织内的核酸序列以促进其去除或消除其功能。脱氧核糖核酸酶在复杂器官脱细胞中无处不在，因此可以大大缩短总体处理时间。研究表明，冲洗后脱细胞组织内不存在功能性 DNase，消除了先前对 DNA 酶可能存在持续影响的担忧。胰蛋白酶和丝氨酸蛋白酶通常用于破坏组织中的细胞-基质相互作用。胰蛋白酶可特异性靶向胶原蛋白，从而导致机械强度降低，因此应尽量避免接触胰蛋白酶。而一些组织，如猪心脏，其接触胰蛋白酶是其脱细胞过程中的关键步骤。中性蛋白酶能水解特异肽键，主要作用于纤维连接蛋白和Ⅳ型胶原蛋白，但单独使用时，效率极其低下，所以通常也与其他脱细胞试剂一起使用，如 Triton X-100 或 SDS。胶原酶也被使用，但通常浓度非常低，除非不需要维持结构。当需要辅助破坏结构以允许细胞从组织中运输时，胶原酶和胰蛋白酶能相当有效地应用于早期步骤。

　　天然组织材料除了经过多步骤的脱细胞处理，一些硬组织脱细胞基质还需要进行脱钙处理。比如煅烧骨，一般选择动物骨去除软组织和骨膜后切块，过氧化氢溶液浸泡脱蛋白，三氯甲烷溶液浸泡脱脂，焦磷酸钠溶液浸泡去除多余液体，高温煅烧后洗涤烘干，研磨成粉后灭菌封装备用。冻干骨，顾名思义，通过冷冻干燥的方法处理骨材料所得，即将新鲜骨深低温冷冻后放入冷冻干燥机内，使骨组织内剩余水分降低到一定比例，灭菌后常温下无菌真空保存。脱细胞骨，可取新鲜骨，去除软组织和污物，锯成一定大小的骨块，无菌去离子水高压冲洗去除血液、骨髓和脂肪。脱脂、脱蛋白处理后用 TritonX-100 浸泡去除细胞成分，反复洗涤后冷冻干燥，研磨成粉，灭菌保存。脱钙骨基质（DBM）是将同种异体骨皮质进行保存活性的脱钙处理后得到的一种新材料，其临床应用效果接近冻干的骨松质。DBM 的传统制备过程中酸处理时间长，去酸过程需要通过超声进行长时间清洗，不仅耗时，且容易造成蛋白损失，破坏 DBM 的成骨活性。采用改良的动态脱钙和二次换酸等工艺制备 DBM，利用赋形剂可将 DBM 颗粒制备成可注射式 DBM。与传统方法制备的 DBM 相比，改良脱钙的 DBM 表面形貌无明显改变，钙含量百分比均明显低于行业要求的标准值。

（四）微生物合成

　　微生物合成高分子材料是由生物通过各种碳源发酵制得的一类高分子材料，常见几类如下：

　　聚羟基烷酸酯（PHA）的合成主要有细菌合成和基因合成两种途径。细菌合成中，多种纯菌属（产碱杆菌属、假单胞菌属、肠杆菌属等）可以将 PHA 作为内含物进行累积，良好的菌属具有菌体生长迅速、可利用廉价碳源、产量高等特点。大肠埃希氏菌具有代谢途径多、生长迅速的优点，且当胞内积累大量 PHA 时,大肠埃希氏菌胞体会变得脆弱易提取,所以利用重组大肠埃希氏菌生产 PHA 也有相当的优势。工业上常用野生和重组的混合菌落生产 PHA,混合菌落无需灭菌,能利用廉价的碳源,PHA 的最高累积量可达微生物干重的 90%。除细菌合成外,利用转基因农作物合成 PHA 可以实现以极低的成本大量获取 PHA。1992 年首次利用转基因技术从植株中获取 PHA,但产率仅约为 0.1%。随着技术的发展和研究的深入,利用转基因作物合成 PHA 最高产率曾达到过 40%。

细菌纤维素利用微生物发酵的方法进行生产,相较于植物纤维素具有环保、可控、成本低等特点。要进行细菌纤维素的生产,首要的是选择合适的菌种。目前的研究主要集中在醋酸杆菌属的几个菌种,如木醋酸杆菌,具有生产潜力大、合成能力强的特点。除此之外,通过诱变和基因工程选育菌属,获得能够大量生产细菌纤维素的优良菌属,也是目前研究的主要方向。细菌纤维素有静置培养和动态培养两种方式。静置培养是目前的主流方式,静置培养所得细菌纤维素产量高、质量高,但是发酵周期长、占地面积大、效率低。动态培养则发酵周期短、产量低。

α-氨基酸 N-羧基酸酐(N-carboxyanhydrides,NCA)开环聚合法是制备聚氨基酸的常用方法,制备方法简单,可以高产率的制得高分子量聚合物。传统的 NCA 开环聚合法中,常用亲核试剂和碱性试剂作引发剂,伯胺及烷氧负离子是最常见的。金属醇盐类引发剂常用于合成高分子量聚氨基酸。伯胺长期以来被认为是较为理想的引发剂,但是伯胺作引发剂的 NCA 开环聚合过程中产物端基常不一致,且通过这种方法制备嵌段共聚物的组成与投料单体比例不一致,常存在大量聚合物。传统 NCA 聚合过程难以有效控制增长链末端的反应活性,即难以有效控制分子链端基。后来又陆续出现以过渡金属、伯胺盐酸盐、硅氮烷类衍生物和金属铂类作引发剂的新方法来弥补传统 NCA 开环聚合的不足。共聚型聚氨基酸较均聚型的可控性更好,日渐受到研究关注。例如聚氨基酸-聚醚共聚物,其中最典型的聚氨基酸-聚乙二醇共聚物,利用氨基化的聚乙二醇参与 NCA 开环聚合即可得到。

二、天然生物医学材料的加工技术

天然支架是利用天然材料本身存在的疏松或多孔状结构,通过一定的制备加工方法得到的多孔支架材料。在组织工程中,支架材料起到细胞外基质的作用,是对细胞外基质的结构和功能的仿生。它不仅起支撑作用,保持原有组织的形状;而且还起到模板作用,为细胞提供赖以寄宿、生长、分化和增殖的场所,从而引导受损组织的再生和控制再生组织的结构。组织工程支架的加工制备技术近年来得到较快发展,常用的有热诱发相分离、冷冻干燥、超临界流体、溶剂流延、致孔剂致孔、静电纺丝等方法。

(一)热诱发相分离

热诱发相分离(thermally induced phase separation,TIPS)早期在专利中被提出,即利用高聚物均相溶液在淬冷条件下发生相分离的原理,通过改变温度制备聚合物微孔膜的一种相分离技术方法。首先将聚合物溶解在合适的溶剂中,当温度高于临界温度(Tc)时,聚合物形成均匀的单相溶液;逐步冷却至临界温度以下时,即出现相分离微区,形成聚合物富集相和聚合物贫集相。相分离完成后,经冷冻干燥去除溶剂,可得到多孔的聚合物膜或支架。

图 6-11 为聚合物-溶剂的温度-组成二元相图。双节线和旋节线之间的部分为介稳区,体系在此区域通过成核-生长机制分相,制得的支架一般为孤立的闭孔结构。旋节线以下部分为不稳定区,体系通过旋节线机制分相,这种分相是自发的,分散相区之间有一定程度的相互连接,利用这种分相机制制备支架的孔是互相贯穿连接的。体系的多孔微观形态决定于分相机制,而采用何种机制分相取决于体系的淬

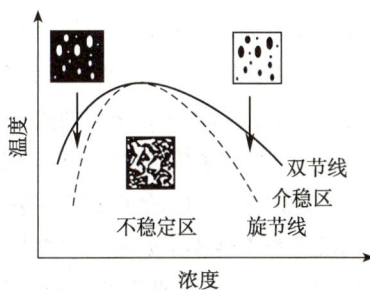

图 6-11 聚合物-溶剂的温度-组成二元相图

火温度。

支架的性能可由聚合物浓度、溶剂/非溶剂组成、淬火过程以及添加剂等制备过程中的技术参数进行调控。此外,液-液相分离的熟化和粗化过程对支架的形态也有重要影响,该效应是由两相分离区间的界面张力不同引起。增加聚合物溶液的浓度,使得系统中溶剂的含量降低,孔隙率降低,原因是随着浓度的增加,溶液的黏度增加,使得溶剂晶体的生长速率降低,从而形成大量较小的晶体,使得支架孔径较小。聚合物溶液的淬火温度对所得支架形态也有影响,在液氮中处理的支架的孔径远小于冷却至−80℃和−20℃的支架,这可归因于相分离过程中溶剂结晶过程的影响;在较低的淬火温度下,冷却速度快,溶剂成核,晶体生长和相分离的时间短,导致小型支架的形成;较高的淬火温度有利于晶体生长,从而产生更大的晶体和孔径。该技术通常产生具有较小孔径的支架,可能不适用于组织工程应用。使用粗化工艺,可以生成大孔径支架。比较两种不同的粗化方案,正常的粗化工艺产生了具有闭孔形态的平均直径为几微米至 $150\mu m$ 的样品,而两步粗化技术产生了具有直径高至 $300\mu m$ 大孔和贯通开放孔的支架。在正常粗化过程中,系统分为两个阶段:聚合物富集相和聚合物贫集相。随后在较低温度下再粗化,可以产生聚合物富集相的一些新的聚合物贫集区,新形成的聚合物贫集区可以聚结以产生具有大孔径和良好孔间互连性的聚合物支架。改善孔隙形态的另一种方法是加入表面活性剂。研究 Pluronic F127 对所获得的支架孔隙形态的界面增容作用,结果表明添加 Pluronic F127 作为表面活性剂,可以产生更大孔径的海绵支架。

为了模拟组织细胞外基质的天然纤维结构,TIPS 方法被用于制备纳米纤维丝素蛋白(SF)/藻酸钠(SA)复合支架,即将 SF/SA/1,4-二噁烷/水混合物滴入 24 孔细胞培养板中,并快速转移至−80℃容器中,冷冻 4h 以诱导凝胶形成;然后将凝胶在室温下解冻;再浸入冷乙醇(−20℃)24h 以固化凝胶;用去离子水洗涤固体凝胶以除去乙醇和 1,4-二噁烷,最后冷冻干燥 24h,得到 SF/SA 支架(图 6-12)。TIPS 法也被用于制备高度多孔的基于壳聚糖的生物陶瓷复合材料壳聚糖/丝素蛋白-羟基磷灰石复合材料。复合材料的孔隙率大于 94%,呈现出两种连续不同的形态:表面上形成不均匀的各向同性孔结构,内部形成规则的各向异性多层结构。此外,复合材料由孔径小于几百微米的互连开孔结构组成。将明胶溶液与二氧化硅溶胶混合,制备出明胶/二氧化硅纳米纤维混合支架,可以模拟天然骨细胞外基质的物理和化学结构。该方法还可以结合其他技术来控制支架的微观和宏观结构,比如一种模拟天然胶原物理结构和化学成分的 3D 纳米纤维明胶支架的制备。先通过使用 TIPS 技术制备具有纳米纤维结构的明胶基质,然后将 TIPS 技术与致孔剂浸出工艺结合,制备大孔的纳米纤维明胶支架。此支架具有高比表面积($>32m^2/g$)、高孔隙率($>96\%$)、良好的大孔互连性和纳米纤维孔壁结构,是用于组织工程的极佳支架材料。

(二)冷冻干燥

冷冻干燥(freeze drying)技术是先将湿物料冻结到其冰点温度以下,使水分变成固态的冰,然后在适当的真空度下,使冰直接升华为水蒸气,再用真空系统中的水气凝结器(捕水器)将水蒸气冷凝,从而获得干燥制品的技术。干燥过程是水的物态变化和移动的过程,这种变化和移动发生在低温低压下。因此,冷冻干燥技术的基本原理就是在低温低压下传热传质的机制。

冷冻干燥法制备多孔支架的过程与相分离法类似。高聚物与分散体系形成的凝聚物或凝胶,在冷冻过程中,由于冰晶晶粒生长而形成连续的互相贯穿的结构,在这一过程中高聚物可以穿插到晶粒之间的空隙之中。当冰晶在真空中升华出去后,得到多孔的支架。冷冻干燥法尤其适用于胶原、壳聚糖和明胶等加工性能不好的天然高分子材料。因为通常以水为溶剂,故可保持这些天然高分子的生理活性,并方便引入各种生长因子。有学者将丝素蛋白粉末溶解于水形成 1% 的溶液,壳聚糖粉末溶解于 95% 的乙酸中形成 2.5% 的溶液,将丝素蛋白溶液和壳聚糖溶液以一定体积比混合,在−80℃下冷冻 24h 后冷冻干燥,得到多孔支架。结果表明,聚合物溶液的配比在很大程度上影响了支架的性

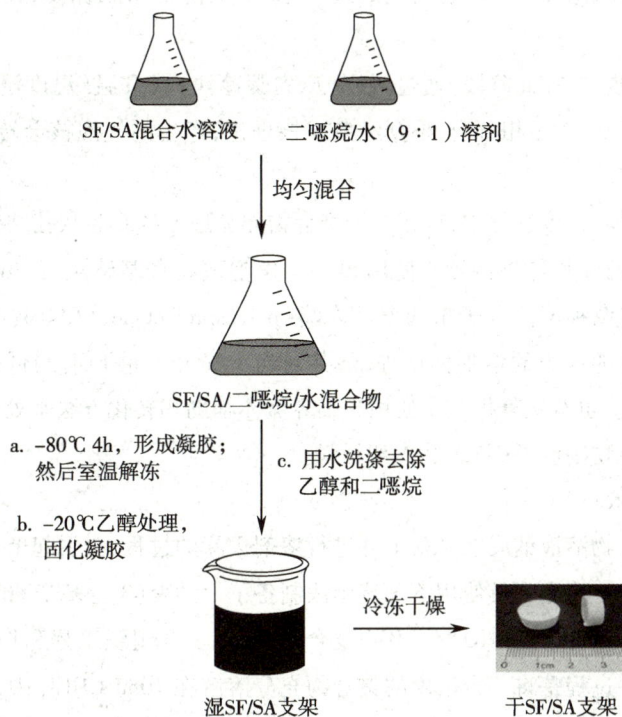

图 6-12　热诱发相分离法制备纳米纤维丝素蛋白/藻酸钠复合支架过程示意图

能,丝素蛋白溶液和壳聚糖溶液以 80:20 的体积配比最佳。孔的大小和孔隙率可以通过冷冻温度、冷却速率和溶液浓度等因素分别进行调控。

(三)超临界流体技术

超临界流体是指物质在温度、压力高于临界温度和临界压力时所形成的可压缩性高密度流体,其密度接近液体,黏度接近气体,具有与液体相近的溶解能力和与气体相近的扩散特性。超临界流体最显著的性质是其密度随温度和压力的改变而改变,因而可以通过调节温度或压力达到改变其溶解能力的目的,其在萃取、材料制备、化学反应及相转移催化等方面都有广泛的应用。气体在聚合物体系中的扩散和溶解使得体系的黏度降低,从而允许反应在比较低的温度(30~40℃)下进行,也避免了使用有机溶剂。因此温度敏感型的药物和生物制剂可以在超临界流体气体技术制备支架的过程中使用。

常见的超临界流体介质有二氧化碳、乙烯、乙烷、水等。二氧化碳是最常用的超临界流体,使用超临界二氧化碳($SCCO_2$)的优点是:简单地通过调节工艺条件即压力和温度,产生了最终结构的样品,可避免后续的干燥步骤;具有良好的分散性和传质性能;获得具有多孔结构且不含任何残留溶剂的干燥产物。$SCCO_2$ 是极性聚合物的不良溶剂,但可与许多非晶态聚合物相互作用,降低聚合物的玻璃化转变温度。与 $SCCO_2$ 作用时聚合物增塑,黏度降低,便于添加不溶性客体粒子。超临界状态下的 CO_2 具有较强的二氧化碳亲水性聚合物溶胀能力,而这种能力取决于温度、压力、二氧化碳和聚合物之间的分子间相互作用等因素。

$SCCO_2$ 的发泡过程包括三个主要步骤:

第一步,是饱和阶段,将液化的聚合物与 CO_2 作为发泡剂在高压下混合直至饱和化。通常,聚合物熔体的黏度随着温度和压力的升高(高达饱和压力)而降低。但是一般来说,气体在聚合物熔体中的溶解度在更高的温度下会降低,并在更高的压力下得到提高,因此增加压力更合适。此外,CO_2 可以降低熔融温度,从而降低聚合物熔体的黏度和表面张力,这有助于许多聚合物的加工操作。通过降低聚合物的黏度,增加聚合物链的迁移率,从而降低熔融黏度,提高聚合物和发泡剂的混溶性。

第二步,是过饱和步骤:在此阶段,通过减压(压力骤冷法)或升温(温度浸泡法),系统进入过饱和状态。在过饱和状态下,发生相分离,根据经典成核理论,产生的气泡核会转化为聚合物基体内的孔隙。

第三步,为增长步骤,在该过程中,贯穿整个聚合物样品形成的胞腔状孔结构得到不断发展,直到聚合物玻璃化,这些孔的生长还将持续。使用 SCCO$_2$ 发泡法将羟基磷灰石(hydroxyapatite,HA)纳米颗粒作为填料加入含有两种不同分子量的聚己内酯(polycaprolactone,PCL)共混物中制备多孔支架,结果表明支架的孔隙度随压力的增加而增加,随共混物中高分子量 PCL 与低分子量 PCL 的比例和HA 含量的增加而降低。也有文献报道了使用超临界流体辅助相转化方法来处理天然聚合物,将壳聚糖和聚左旋乳酸的共混物制成了 3D 多孔支架材料。

(四)其他加工技术

溶剂流延是将聚合物溶液铺展在基材上并进行溶剂去除的过程,会引起聚合物的分子取向,导致薄膜或多孔支架的形成。研究人员使用溶剂流延法制备了一种聚(3-羟基辛酸酯)生物活性玻璃纳米粒子[poly(3-hydroxyoctanoate)P(3HO)/ n-BG]复合薄膜,在皮肤组织工程和伤口愈合领域具有潜在的应用价值。具体制备过程是将一定浓度的聚合物充分溶解在 10ml CHCl$_3$ 中,然后将聚合物溶液过滤并浇铸到皮氏培养皿中,将膜在室温下空气干燥 1 周,然后冷冻干燥 10d。溶剂流延/颗粒沥滤(solvent casting particle leaching,SCPL)技术常使用氯化钠、糖类等不溶于有机溶剂的水溶性颗粒作为致孔剂。首先将通过筛选得到的所需粒径尺寸的致孔剂均匀铺散在皮氏培养皿底部,然后将溶解于有机溶剂的聚合物溶液铺展到充满致孔剂的培养皿上,待溶剂挥发后,用水反复冲洗试样,以除去致孔剂,最后得到不含粒子的聚合物多孔支架材料。

静电纺丝(electrospinning)技术制备的纤维具有与体内许多细胞尺寸相当的纳米直径,其较高的孔隙率和较好的孔道连通能够促进细胞的黏附、增殖和分化,且静电纺丝工艺容易得到三维结构的纳米纤维,这对于体外细胞培养、模拟细胞外基质构造具有特殊优势。典型静电纺丝装置主要由高压直流电源、喷射装置和收集装置(如铝箔)组成。高压电源在喷丝头和收集屏之间形成静电场,导电聚合物溶液或熔体带上几千到几万伏高压静电,喷丝头末端的液滴首先被拉成圆锥形(即泰勒锥),当电场强度超过某一临界值后,液滴克服自身的表面张力和粘弹性力形成喷射细流,进而被拉细、弯曲,随着溶剂的挥发或熔体的固化而最终落在收集装置上。

3D 打印技术又称快速成型技术或增材制造技术,是以计算机辅助设计/制造(CAD/CAM)为基础将材料(流体、粉材、丝材、块体)或逐层固化、熔敷,或逐层累叠、块体组焊连接成为整体结构的新兴制造技术,目前在生物医学工程领域有着很大的应用前景。

第四节　典型天然生物医学材料的临床应用

胶原、明胶、壳聚糖、海藻酸、透明质酸和脱细胞生物组织等材料是临床使用历史悠久的天然材料,由于其原材料来源丰富,价格适中,生物相容性优良并具有特有的生物学活性和生理功能,所以在生物医学、医疗器械及药品领域得到了广泛的应用。随着对各类天然材料研究的深入,以及各种提取纯化及加工技术的发展,其在医疗器械产品开发领域的应用日益广泛,不断有各种类型的天然材料医疗器械产品问世并在临床上发挥了重要作用。本节将对几类常见天然生物材料的临床应用和具体医疗器械产品进行归纳和简要介绍。

笔记

一、蛋白类天然生物材料的临床应用

（一）胶原蛋白医疗器械产品

胶原产品由肌腱、皮肤等动物组织经过酶消化或酸溶胀提取等方法制成,由于酶消化作用去掉了胶原蛋白中的末端肽,大大降低或消除了胶原蛋白的免疫原性,同时灭除了可能存在的动物病毒,产品具有良好的生物相容性和临床安全性,常见产品如下：

医用胶原充填剂:该产品为3.5%牛胶原蛋白及0.3%盐酸利多卡因的生理盐水悬浮液预填充在玻璃注射器(含注射针)内。该产品用于面部真皮组织填充以纠正中、重度鼻唇沟。

医用胶原膜:该产品原料为牛腱,经过消化法提取、高度纯化的Ⅰ型胶原蛋白,经冷冻干燥加工制成的白色片状多孔性的双层薄膜(一层为致密层、一层为疏松层),再经伽马射线辐照灭菌。该产品适用于五官科、整形外科、神经外科和肌腱断裂非承力软、硬组织缺损的引导组织再生。

可吸收生物膜Bio-Gide:是由高纯度的天然Ⅰ型胶原和Ⅲ型胶原蛋白(猪源化)构成的可吸收的双层胶原膜。该产品适用于口腔种植牙术中引导骨再生,拔牙术后即刻种植时引导种植体周围骨再生、拔牙术后延期种植时引导种植体周围骨再生、引导骨裂型骨缺损区的骨再生、局部牙槽嵴增高术(延期种植手术中应用)、牙槽嵴扩增术(口腔修复治疗中应用)、牙根切除术,口腔囊肿切除术及残根拔除术后的骨缺损区域的填充、牙周骨缺损。

胶原基骨修复材料:该产品是提取的胶原蛋白和经调制矿化形成的羟基磷灰石复合而成的骨修复材料,有粉状、条状、粒状、块状、管状和柱状,胶原蛋白与羟基磷灰石的比例为35∶65。该产品用于非承重部位各类骨折伴骨缺损、骨不愈合或畸形愈合及矫形植骨、骨良性囊性病变、腰椎不稳及(或)腰椎管狭窄导致的脊柱融合、关节融合术中的植骨。

胶原蛋白植入剂:该产品由猪皮纯化而成的Ⅰ型胶原蛋白经过滤除菌及无菌操作方式分散于磷酸生理食盐缓冲溶液中,并充填于无菌注射针筒中制成。产品用于面部真皮组织填充以纠正额部动力性皱纹(如眉间纹、额头纹和鱼尾纹等)。

（二）明胶

明胶是由胶原部分降解而成的,胶原特有的三螺旋结构发生部分分离和断裂。胶原的主要组成为氨基酸组成相同而分子量分布很宽的多肽分子混合物。常见产品如下：

吸收性明胶海绵。该产品由明胶制成的白色或微黄色、无菌、不溶于水的海绵状物,具有吸水性。该产品用于创面渗血的止血及创伤止血。

明胶海绵颗粒栓塞剂,该产品为白色或微黄色质轻而软的多孔海绵颗粒状物,由猪皮明胶制备而成。不溶于水,但在体内可降解,是中期栓塞物质,完全降解时间14~90d。每100mg产品中游离甲醛含量不大于50μg。经辐射灭菌,一次性使用。该产品为血管栓塞剂,适用于各种富血管性实质脏器肿瘤和动脉性出血性病变的栓塞治疗。

（三）纤维蛋白胶

纤维蛋白胶在我国作为药品管理,而不是医疗器械。主要成分包括动物或人血浆制备的纤维蛋白原(含有凝血因子ⅩⅢ、纤维结合蛋白及适量的抑肽酶)和凝血酶浓缩物,在两种成分混合时,模拟凝血链级反应的最后一步,通过凝血酶对纤维蛋白原的激活作用,使纤维蛋白原逐渐聚合,可溶性纤维蛋白原转变成不溶性纤维蛋白,使血液凝固,起到术前和术后止血及组织黏合作用。常见产品如下：

猪源纤维蛋白黏合剂,来源于猪血,辅助用于常规手术操作控制出血不满意的外科止血。

人纤维蛋白黏合剂,来源于健康人血,经过病毒灭活处理。辅助用于处理烧伤创面、普通外科腹部切口、肝脏手术创面和血管外科手术创面的渗血。

二、多糖类天然生物材料产品的临床应用

（一）壳聚糖临床产品

壳聚糖是甲壳质的一级衍生物。其化学结构为带阳离子的高分子碱性多糖聚合物，并具有独特的理化性能和生物活化功能，如具有良好的成膜性、透气性和生物相容性。常见产品如下：

壳聚糖敷料壳聚糖敷料，本品为由虾壳提炼加工而成的壳聚糖的敷料。本产品适用于多量渗出液伤口；挫伤、擦伤、撕裂伤无感染性浅层或表面伤口处理处理照护。

壳聚糖颗粒型止血材料，本品为由虾壳提炼加工而成的聚氨基葡萄糖（壳聚糖）颗粒粉末。用于控制紧急条件下严重的皮肤表面局部出血，或用于撕裂伤、小型切口和破损伤口等出血的皮肤表面局部处置。仅供皮肤表面止血使用，不供外科手术使用。

（二）海藻酸盐临床产品

海藻酸盐又称海藻酸胶、褐藻酸盐或藻酸盐，是海藻酸的盐类。它主要存在于褐藻的细胞壁和细胞间黏胶质中，也存在于一些产黏质荚膜的假单胞菌和固氮菌等细菌中。常见产品如下：

海藻酸钙医用敷料。产品用于伤口吸液、护理。

海藻酸钠微球血管栓塞剂。该产品的基质材料是从天然植物褐藻中提取的海藻酸钠，保存在氯化钙溶液中，在钙离子作用下产生大分子链间交联固化，可加工成不同大小规格的可塑性的圆形或类圆形微球，一次性使用。该产品适用于各种实体性肿瘤的介入栓塞治疗，动脉性出血，外伤导致的实质脏器出血性病变、咯血和血管畸形导致的动脉出血、甲状腺功能亢进、脾功能亢进。

在药物领域，海藻酸是常用的药物辅料，它的黏性使它成为片剂的黏合剂。由于它遇水膨胀，又被用作崩解剂将片剂分散在人体内，或是用作分散剂分散有效成分到液体中成为悬浊液。海藻酸盐被用作药物缓释剂，也可以作为吸收剂来治疗重金属中毒。

（三）透明质酸临床产品

透明质酸是一种酸性黏多糖，以其独特的分子结构和理化性质在机体内显示出多种重要的生理功能，如润滑关节、调节血管壁的通透性、调节蛋白质和水电解质扩散及运转、促进创伤愈合等。尤为重要的是，透明质酸具有特殊的保水作用，是目前发现的自然界中保湿性最好的物质，被称为理想的天然保湿因子。透明质酸是一种多功能基质，透明质酸（玻尿酸）HA 广泛分布于人体各部位，随着人类衰老，透明质酸的含量降低，新陈代谢效率减弱。常见产品如下：

医用透明质酸钠凝胶，本品是由透明质酸钠及生理平衡盐配制而成的无色透明凝胶状的液体。透明质酸钠原料是利用微生物发酵法制得的。本品辅助用于预防或减少腹（盆）腔手术的术后粘连。

眼用透明质酸，该产品由透明质酸钠的水溶液（标示浓度 15mg/ml）预灌装进注射器制成，注射器锥头套有保护帽，包装内配有冲洗针。其中透明质酸钠由微生物发酵法制取。该产品经过滤除菌和无菌过程控制达到无菌，一次性使用。该产品为眼科手术用粘弹剂，用于：①人工晶状体植入及取出术；②角膜移植术；③青光眼手术；④视网膜剥离术；⑤眼外伤手术及眼外科手术。该产品作为粘弹性保护剂，用于辅助眼科手术。

牙周用透明质酸溶液，本品为含 0.025% 透明质酸钠溶液。用于辅助治疗牙龈炎和牙周炎，帮助牙龈组织的自行修复、再生与伤口愈合，缓解脱牙后不适或口腔手术后的水肿与炎症，促进牙龈康复。

透明质酸衍生物阴道凝胶，该产品是一种无色凝胶，主要成分为 Hyaff 11p50（透明质酸衍生物），其他成分为丙二醇、卡波姆、尼泊金甲酯、尼泊金丙酯、氢氧化钠、纯化水。该产品用于各种原因引起的阴道干燥补充治疗，促进阴道黏膜中摩擦引起的小损伤的自然恢复。

注射用修饰透明质酸钠凝胶，该产品由预灌封玻璃注射器、不锈钢注射针和封装在注射器中的凝

胶颗粒悬液组成。凝胶颗粒悬液主要由交联透明质酸钠、非交联透明质酸钠、氯化钠、磷酸盐缓冲体系以及注射用水组成,其中透明质酸钠由微生物发酵法制备,标示浓度为 23mg/ml(包括交联透明质酸钠 21.85mg/ml 和未经修饰的透明质酸钠 1.5mg/ml)。封装了凝胶的注射器经高温蒸气灭菌,注射针经环氧乙烷灭菌,该产品一次性使用。该产品适用于面部真皮组织中层至深层注射,以纠正鼻唇沟。

三、生物组织衍生材料的临床应用

动物源性或同种异体来源的组织材料在医疗器械领域应用广泛,经过各种不同的工艺处理,使得材料具备各种性能,应用于不同的医用领域。

(一)脱细胞基质产品

脱细胞基质是天然动物或人体组织经严格脱细胞处理去除组织中含有的各种异体或异种蛋白、DNA、抗原而保留下天然完整外观形态、组织学微结构的细胞外基质结构不溶性支架(acellular tissue matrix,ACTM)。由胶原蛋白、弹性蛋白、蛋白多糖等细胞外基质成分构成,是再生医学领域广泛应用的医疗器械产品。此类材料的组织来源多样,包括人尸/猪的真皮、牛/猪/马的心包、牛/猪的腹膜、猪小肠黏膜下层、猪膀胱黏膜层基底膜、人羊膜等。从不同生物部位获得的膜材组织成分存在较大差异,如心包等组织结构致密,成分几乎仅为结构蛋白(胶原纤维和弹力纤维);小肠黏膜下层与细胞外基质结构更加相似,具有三维超微结构,材料中还残留有生长因子等生物活性成分。常见产品如下:

(1)脱细胞异体真皮:该产品取材于人体捐献体的皮肤,经特殊的理化处理,将组织中可引起宿主免疫排斥反应的所有细胞清除,同时完整地保留与原有组织结构相同的细胞外基质。该产品可供人体真皮缺损的替代和修复(不包括面部除皱)。脱细胞异体真皮还能应用于普外科腹壁修复领域,作为疝补片,将同种异体的皮肤组织经脱细胞处理而成细胞外基质(ECM)膜,以无菌状态提供,一次性使用。该产品用于对疝和体壁缺损的修复。

(2)脱钙骨修复材料:该产品为牛骨松质经过一系列脱细胞、脱脂处理后制成的骨基质,保留了其天然的三维多孔结构,主要成分为羟基磷灰石和胶原蛋白。该产品适用于牙颌骨缺损(或骨量不足)的填充和修复。

(3)生物疝修补片:该产品为淡黄色片状结构,取材于猪的小肠黏膜下层组织(SIS 材料),为可吸收的细胞外基质,其上有均匀分布的小孔。该产品用于植入人体以修补软组织缺陷。

(二)交联的生物膜材产品

戊二醛等交联剂处理生物组织材料后,其机械性能显著增强。在某些领域交联材料的应用很重要,如作为人工生物心脏瓣膜中的牛心包瓣叶必须经过交联处理,以避免因降解而使外形改变导致不能有效关闭,最常用的交联方法是借助化学制剂发生生物、化学反应。常见产品如下:

(1)生物型硬脑(脊)膜补片:该产品以猪心包膜或胸膜组织经交联处理制成,产品一面光滑,另一面有绒毛状或条状或网状天然结构。产品包装在生理盐水保护液内。产品经 γ-射线辐照灭菌,一次性使用。该产品用于硬脑(脊)膜缺损时的外科修补手术。

(2)人工生物心脏瓣膜:该产品分为主动脉瓣和房室瓣,由瓣叶、瓣架、瓣座、缝合环组成。瓣叶材料为牛心包片,瓣架及瓣座材料为钴铬镍钼铁合金等金属材料,缝合环及缝合线材料为聚酯。戊二醛灭菌,一次性使用。该产品用于替代患者病变的心脏瓣膜。

(3)生物疝补片:该产品以健康黄牛心包组织为原材料,经过脱细胞、戊二醛交联化学改性处理成的方形或长方形组织片,保存于生理盐水中。产品经辐照灭菌,适用于放式腹股沟疝修补术。

思考题

1. 纤维素和淀粉在结构上的异同点是什么？
2. 聚氨基酸可以分为哪两种，各自的特点是什么？
3. 组织工程脱细胞的方法有哪几种？各自的特点是什么？
4. 天然生物医学材料的加工技术有哪些？选择时应考虑材料的哪些特点？
5. 透明质酸与其他天然黏多糖有何不同？有什么应用？
6. 肝素的抗凝作用体现在哪些方面？其原理是什么？

（郑裕东　刘海峰　刘文博）

第七章

组织工程与再生医学材料

第一节 概　述

一、组织工程学与再生医学

组织工程学是运用工程学和生命科学的原理及方法,从根本上认识正常和病理的哺乳动物组织和结构功能的关系,并研究生物学的替代物,以恢复、维持和改进组织的生物替代物(1987年,美国国家科学院基金会提出)。也有人称之为再生医学,是指利用生物活性物质,通过体外培养或构建的方法,再造或者修复器官及组织的技术。目前,但由于组织工程的内涵不断扩大,包括干细胞治疗、细胞因子和基金治疗等能引起组织再生的技术均被列入组织工程的范畴,因而组织工程与再生医学两者经常混用。组织工程学作为一门多学科交叉的边缘学科,融合了工程学和生命科学的基本原理、理论和方法。组织工程的主要研究内容是将细胞、材料以及组织、细胞因子和基因治疗广泛地应用于体内的组织再生或体外的组织构建。组织工程的三要素包含种子细胞、支架材料和生物信号。其核心是建立细胞与生物材料的三维空间复合体,即具有生命力的活体组织,用以对病损组织进行形态结构和功能的重建并达到永久性替代。此三维空间结构为细胞提供了获取营养、气体交换、排泄废物和生长代谢的场所,也是形成新的具有形态和功能的组织器官的物质基础。组织工程与再生医学一般采用以下三种策略:①细胞和生物材料的复合体系:如从小块活组织分离组织特异细胞,经过体外扩增,将其种植在具有生物相容性、可降解聚合物构建的多孔支架内,将细胞/支架结构物回植在患者体内,随后聚合物降解,可重建新组织。②细胞体系:如干细胞移植。③生物材料体系。以上3种策略中以复合方法应用最广。此外,生物活性因子在损伤组织与病损器官的修复和再生中发挥了重要作用。

二、组织工程学与再生医学的发展前景

组织工程学与再生医学近三十年来发展速度快,研究范围不断拓宽,研究内容不断深入,现已在许多大动物身上成功构建了多种再生组织。组织工程学为再生医学的崛起开辟了崭新的道路,它的意义不仅在于为患者提供了一种新的治疗方法,更重要的是提出了复制"组织""器官"的新思想,标志着"生物科技人体时代"的到来,是"再生医学的新时代",是一场"意义深远的医学革命"。但总体上讲,目前仅仅是走通了应用组织工程技术修复简单组织缺损这条路,还有许多制约组织工程应用与发展的基本科学问题没有阐明。除了要拓展种子细胞来源、加快组织特异性材料的开发、研制特定组织生物反应器以及探索复杂器官的重建以外,还必须开展组织工程相关基础科学问题的研究。例如,组织工程化组织在体外或体内形成过程中的演变规律如何;这些演变规律与正常组织发育、再生及创伤修复等过程有何异同;影响组织工程化组织形成与成熟过程有哪些相关影响因素及作用机制如何等。这些问题涉及组织工程技术临床应用的有效性、稳定性和安全性。因此,只有系统地阐明组织工

程化组织形成、成熟及体内转归过程中的一系列重要问题和内在机制,才能真正实现组织工程的临床应用与产业化。

第二节　典型人体自然组织的结构特征

一、人体组织的化学组成

人体内有 50 多种化学元素,其中碳、氢、氧、氮四种元素最为重要,占人体体重的 90% 以上,尤其是碳元素,是生命分子中的骨架或核心。此外,还有硫、磷、钠、钾、钙、镁、氯等常量元素。以及铁、锰、铜、锌、钼、钴、镍等微量元素,虽然它们的含量十分微少,但是在人体的生理功能和新陈代谢中同样发挥重要作用。人体内的化学物质组要有水、糖类、蛋白质、脂类、核酸、无机盐、维生素等。其中,糖类、蛋白质、脂类最为重要,被称为营养三要素。水是人体中含量最多的组成成分,占人体重量约 60%,具有构成体液、调节体温、参与并促进物质代谢、维持组织形态功能的作用。糖类是多羟基的醛或酮的化合物以及它们的衍生物,是组织细胞的重要组成成分,具有提供能量、调节脂肪酸代谢的功能。蛋白质是存在一切细胞中的生物大分子,是一切机体形态结构和生理功能的物质基础,是生命活动的主要承担者。脂肪作为重要的供能物质,具有储藏能量多、供能效率高、所占空间少的特点。核酸分为 DNA 和 RNA 两大类,是生物遗传的物质基础,担负着遗传信息的储存、复制和表达的功能。

二、人体组织的微观结构特征

细胞是生物体形态结构和功能活动的基本单位,有了细胞才有完整的生命活动,机体的一切活动都是以细胞的生命活动为基础的。细胞膜是将细胞的原生质与周围环境相分隔的一层界膜。细胞膜是由脂类、蛋白质和糖类构成,具有选择透过性,使细胞保持一个相对稳定的内环境。流动性和不对称性是细胞膜完成复杂生理功能的必要条件。细胞器一般认为是散布在细胞质内具有一定形态和功能的微结构或微器官,主要有线粒体、内质网、溶酶体、高尔基体、核糖体、细胞核等。它们组成了细胞的基本结构,使细胞能正常的工作和运转。细胞核是真核细胞内最大、最重要的细胞器,是遗传信息储存的场所。核内进行基因复制、转录和转录出的初级产物的加工等活动,从而调控细胞的遗传与代谢。细胞骨架是真核细胞内某些蛋白质成分组成的复杂纤维网架体系,对于细胞形态的维持和改变、细胞器的空间分布、细胞的运动、细胞内的物质运输、细胞分裂分化等各种形式的活动起着重要作用。

细胞外基质(extracellular matrix,ECM)是由细胞合成和分泌到外环境中,并经自组装形成的精细复杂的不溶性大分子网络,在维持组织器官结构与功能的完整性和内环境稳定、诱导细胞极性的建立、引导细胞的迁移运动、调控细胞增殖和分化、参与细胞凋亡等方面扮演着重要作用。任何活细胞在与外环境进行物质、能量和信息交换的过程中,都必须维持一个完整连续和运动变化的细胞表面以作为交换界面。

三、人体组织的力学特性

生物力学是研究生命体运动和变形的学科,通过生物学与力学原理方法的有机结合,认识生命过程中的规律,解决生命与健康领域的科学问题。骨骼是人体承担力学载荷的主要结构,力学因素在骨骼生长、发育和重建中的影响至关重要。人体骨骼结构复杂,它是人类为适应各种生存环境需要而形成的,同时又符合最优化设计原则,即重量轻、受力性能好。它的力学性能随着年龄、性别、生活习惯、健康状况及工作环境的不同而不同。已证实,骨的强度和刚度可随着衰老而逐渐下降。肌肉运动是人体运动的动力源。因此,肌肉的功能和力学特性是人体和器械运动的基础,肌肉力学是运动生物力学研究和运动训练的基础。当肌肉受激发时,表征肌肉活动的基本生物力学变化指标有张力和长度的变化。在一定范围内肌肉收缩张力随着初长度的增长而增长,但过度增加初长度则可使收缩力下降。通常情况下，肌肉一般都处于最适初长度状态，以利于产生最大的收缩张力。

四、人体组织的生化微环境特征

成人体液总量占体重的60%左右，其中细胞内液约占体重的40%，细胞外液约占体重的20%。细胞内液和细胞外液电解质成分有很大的差异。细胞外液阳离子主要是 Na^+，其次是 K^+、Ca^{2+}、Mg^{2+} 等，阴离子主要是 Cl^-，其次是 HCO_3^-、HPO_4^{2-}、SO_4^{2-} 及有机酸和蛋白质；细胞内液中 K^+ 是重要的阳离子，其次是 Na^+、Ca^{2+}、Mg^{2+} 等，主要阴离子是 HPO_4^{2-} 和蛋白质，其次是 HCO_3^-、Cl^-、SO_4^{2-} 等。细胞内外液中的电解质维持着各自的渗透压，正常生理情况下，细胞内外渗透压基本相同。细胞内液的容量和成分与细胞的代谢和生理功能密切相关，细胞外液构成了人体的内环境，是沟通组织细胞之间和机体与外界环境之间的媒介。人体的体液环境必须具有适宜的酸碱度才能维持正常的代谢和生理功能，正常人体血浆的酸碱度在范围很窄的弱碱性环境内变动。机体依靠体内各种缓冲系统以及肺和肾的调节功能来维持 pH 的恒定，这对保证生命活动的正常进行至关重要。

第三节 组织工程的基本要素

一、种子细胞

组织工程面临的问题之一是选取合适的种子细胞。目前广泛使用的一种策略是从病人身上获取细胞，在体外扩增后将其接种到支架上，支架提供组织形成所需的生物力学环境，促进细胞产生自己的 ECM 形成所需的组织。将该组织植入体内后，工程化组织必须能够生存，修复正常功能，并与周围组织紧密结合。组织工程成功的一个最重要的因素是能够产生足够数量的细胞来维持适当的表型和所需的生物学功能。理想的种子细胞应具备以下特点，①取材：便于获取，来源丰富，且对供体的伤害降到最低；②增殖：增殖力强，在体外培养能迅速生长；③黏附：黏附率高；④生物学特性：构建的组织应与植入患者的生理组织具有相同的生物学功能，且在修复的各阶段均能保持细胞表型的稳定，在体内长期存活；⑤生物安全性：无明显的免疫排斥或者免疫排斥反应不对机体造成伤害。目前组织工程中常用的几种细胞见表7-1所示。

表 7-1 种子细胞类型及应用

细胞种类	来源	优势	缺陷	应用范围
原代细胞	机体组织	免疫相容性好	来源少、数量低、增殖慢、易去分化	骨/软骨、椎间盘、尿道、血管等
胚胎干细胞	胚胎	无限增殖、全能分化潜能	伦理限制、免疫原性、致畸性	骨/软骨等
成体干细胞	骨髓、脂肪、皮肤、肌腱、椎间盘等成体组织	分布广泛、增殖快、分化潜能大	增殖能力弱、受限的分化潜能	骨/软骨、椎间盘、尿道、血管、肌腱等
诱导多能干细胞	原代细胞诱导	分化潜能接近胚胎干细胞、免疫相容性好	存在致畸可能	骨组织、软骨组织、椎间盘、尿道、血管等
定向分化的干细胞	干细胞定向分化	增殖快、数量多	稳定性和安全性有待验证	骨/软骨、椎间盘、尿道、血管等

（一）原代细胞

原代细胞是从组织中直接提取出的、组织特有的成熟细胞。在免疫相容性方面，原代细胞较为理想的。但总的来说，它们是分化和有丝分裂后的细胞，在体外培养过程中，某些细胞类型也有去分化的趋势。例如,培养中的关节软骨细胞往往产生纤维软骨,而不是透明软骨。血管内皮细胞曾被认为是最理想的血管组织工程细胞,研究显示随培养周期的延长,其增殖活性逐渐下降,随着时间延长就会出现细胞"去分化"和"老化"等问题,逐渐丧失特有功能。虽然原代细胞(特别是自体细胞)仍被用于组织工程,但其产量和增殖率往往较低,仍存在免疫排斥可能性。同时取材易造成新的创伤。因此,从病人或供体获取细胞并不是最好的选择。

（二）干细胞

干细胞能够快速增殖并具有自我更新和分化的能力。干细胞因其来源广泛、体外增殖能力强、具有多向分化潜能和旁分泌功能等优势受到众多研究者的青睐。胚胎、胎儿、成人组织中均可提取干细胞,但这些干细胞可分化的细胞类型的范围不同。

（三）胚胎干细胞

胚胎干细胞(embryonic stem cell,ESC)是分化潜能最大的细胞。胚胎干细胞最早是从发育中的小鼠囊胚的内部细胞团中分离出来并在实验室中生长的。ESC 已被证明是全能的,可分化为所有的细胞类型,包括生殖细胞系和滋养层囊胚。在体外,小鼠 ESC 可以以未分化的状态无限增殖,并保留向所有成熟的体细胞表型分化的能力。人胚胎干细胞在裸鼠体内可诱导产生包括骨组织在内的多种组织成分。但目前,ESC 的应用受到伦理学的限制。

（四）成体干细胞

成体干细胞是在组织或器官中发现的一种具有自我更新能力的未分化细胞。这些干细胞存在于整个身体的不同的组织中,如骨髓间充质干细胞(bone marrow mesenchymal stem cell,BMSC)和脂肪干细胞等。BMSC 是存在于骨髓基质中的非造血干细胞,具有成骨、成软骨、成脂等多向分化的潜能。BMSC 仍具如下优越性:①骨髓易于获得,同一个体中可多次抽取;②体外易于分离纯化、增殖;③具有多向分化潜能;④可自体移植,避免伦理道德和免疫排斥。所以 BMSC 被认为是最有可能成为种子细胞的干细胞。脂肪干细胞是从脂肪组织中分离得到的一种具有多向分化潜能的干细胞,可以向脂肪细胞、骨细胞、软骨细胞、肌细胞、神经细胞等分化。其具有以下优点:①取材方便,来源丰富;②抗原性低;③不易发生癌变。国外研究表明脂肪间充质干细胞在多向分化潜能、生长动力学、细胞衰亡、表面标志等方面与 BMSC 无明显差异。在骨组织工程、膀胱/尿道组织工程等修复中有较为充分的研究和效果。以上两种细胞在骨组织工程修复、软骨组织工程等修复中均有广泛研究应用。但是,对于某些成体干细胞类型而言,其可获得性、干细胞比例、受限的分化潜能和增殖能力弱等问题往往限制了它们在组织工程中的应用。

（五）诱导多能干细胞

通过将 *Oct3/4*、*Sox2*、*Klf4* 和 *c-myc* 等外源基因转入体细胞,可获得诱导多潜能干细胞(induced pluripotent stem cell,iPS)。将 iPS 种植于聚合物共聚支架构建小直径血管,可形成血管组织,成为组织工程血管适宜的种子细胞。研究发现,iPS 可以有效分化为软骨细胞,应用于软骨组织工程。另外,iPS 也可应用于骨组织工程。iPS 的分化潜能接近 ESC,但跨越伦理限制。同时,细胞可取自于患者,在理论上减少了移植后免疫抑制的需要。由于自体细胞治疗遗传性疾病和退行性疾病的前景广阔,人们对进一步优化 iPS 细胞的来源并引导其分化为组织修复所需的细胞仍感兴趣。尽管如此,iPS 有恶性分化潜能,外源基因的安全性仍待研究。

（六）定向分化的干细胞

通过培养条件改变,干细胞可以被诱导分化为所需表型。通过控制或限制现有的分化途径,可产生具有特定表型的大量细胞。这些操作包括以特定的细胞因子、生长因子、氨基酸、其他蛋白质和活性离子,与相关的细胞/组织类型共培养等。目前发展的一种全新的方法是使用基于细胞提取物的重编程,使干细胞暴露在目标表型的提取物中。之后,再利用细胞分选技术,进一步纯化细胞。利用这些方法,可以将干细胞转化为体内的任意细胞类型。但此方法的稳定性和安全性还需进一步验证。

笔记

二、支架材料

组织工程与再生医学的目标在于通过适宜的基体材料在体外构建工程化的组织或者在体内对其进行修复。作为在身体中主要起连接和支撑作用的基本单元，各组织器官是由各种具有特定功能的细胞、弹性纤维、胶原纤维和基质等构成的具有一定空间结构的复合体。在正常组织内，成体干细胞以保持沉默态和处于激活态两种方式并存的形式存在，对组织的生理性稳态的维持和损伤组织的再生具有重要的调节作用。组织损伤后自愈能力较差的原因并非组织中不含有干细胞，而是干细胞处于沉默状态。因此，如何有效地激活内源性干细胞并诱导其向其目标组织细胞定向分化达到修复目的，是组织损伤后再生的新思路。

在此过程中，基体材料与细胞的相互作用是一个不可避免的过程，其相互间的作用将最终决定着组织能否重建。在任何组织中，细胞外基质(ECM)都是它周围的细胞与外部环境信息交流的重要媒介。因此，组织工程支架材料的研究目标即是从组成、形态、结构和力学特性等方面模拟 ECM。总体而言，组织工程支架材料与细胞间的作用包含直接作用和间接作用。细胞与材料直接接触，因此材料的表面性质，即拓扑结构、官能团、亲疏水性、电荷、模量等可直接影响与其接触的细胞的行为。而支架材料中释放的生物信号、传递的力学信号等会间接调控细胞的生长行为。因此，支架材料在组织工程中的作用，主要表现为组成、结构和力学性能对组织再生的调控作用。

(一)支架材料的组成对组织再生的调控

人体组织的 ECM 通常由蛋白(胶原蛋白、黏附性蛋白等)、黏多糖(透明质酸等)、蛋白聚糖及间质流体组成，但是每种组织含有各种成分的比例有所差异。在肌腱中，胶原蛋白含量高，使得肌腱组织具有很高的牵引阻力。而在皮肤或血管组织中，弹力蛋白含量相对较高，使得皮肤或血管展现较好的弹性。除此之外，ECM 上的黏附蛋白也是调控细胞行为的重要因素，当细胞膜上的整合素连到 ECM 后，能够引起细胞形态、增殖等方面的变化。而蛋白多糖不仅可以吸水，使组织具有独特的抗压缩特性，它还能够结合细胞生长因子等，从而调控细胞的行为。

组织工程中的支架材料按照组成，可划分为高分子材料、无机材料、金属材料和复合材料。鉴于不同组织在细胞组成和表观性能方面均具有差异性，从支架材料入手模拟 ECM 的难点在于根据组织特性量身定做适宜的支架材料。通过改变支架材料的本体组成，其理化性质会有所变化，尤其是亲疏水性、力学性能和降解性能的差异，将影响细胞的行为。因此，通过本体组成的改变，可实现对组织工程支架材料性能的精确控制。胶原、透明质酸等天然材料具备良好的生物相容性，但其力学性能较难做到力学上的模拟。羟基磷灰石(hydroxyapatite，HA)和 β-磷酸三钙(β-tricalcium phosphate，β-TCP)等生物活性陶瓷与骨组织中无机成分类似，具有骨传导性，常用于骨组织工程支架的制造。人工合成材料具有批量化生产和可控制备的优势，在软组织修复方面具有其独特优势。目前聚氨酸类材料已经获得美国 FDA 许可，应用在组织再生领域。但其酸性的降解产物会引起局部低 pH，导致炎症及其他副反应的产生。与聚乳酸类材料相比，聚氨酯类材料具有良好的弹性，在生物医药领域应用广泛。尽管其降解产物具有致癌风险，但概率极低，因此这种材料在市场上仍然存在。值得一提的是，这种致癌风险只存在于某种特殊结构的聚氨酯，因此完全可以通过改变聚氨酯的构成来避免致癌风险。鉴于此，生物降解性的聚氨酯材料有望成为软组织修复领域的替代材料。已有报道，聚氨酯类材料可以应用于神经和血管修复等领域。

为了最终实现对细胞和组织功能的重建，支架的三维微观结构也需做到与 ECM 的相似。因此，需根据目标组织的需要，构建出不同形态的组织工程支架。鉴于细胞基质呈现的纳米纤维网状结构，纳米纤维支架可以很好地支持细胞黏附和生长，高的比表面积利于细胞的生长和营养供应。多孔支架材料具有重量轻、形态可控的孔结构和高比表面积使其作为组织工程支架材料受到青睐。通常认为超过 90% 的孔隙率、几十至几百微米的孔径和通透性是利于组织修复的，但不同组织的修复需求又有所区别，如对于皮肤组织来讲，适宜的孔径范围为 $20\sim100\mu m$。利用三维打印技术，能够精确控制三维支架的组成和孔径,是一种在亚微米至微米范围内精准调控支架制备的手段。支架的三维结构除了直接影响细胞的行为外,也通过影响其降解和生物活性因子的释放速率对组织再生产生间接作用。已有报道证实,支架的孔形态、孔隙率等会影响支架的降解行为和活性因子的释放。此外,材料的空间构造也会影响组织的重建。根据目标组织的需要,组织工程支架的构造也多种多样,有平板膜、圆柱形和螺旋形等。研究显示,针对皮肤组织,在平板膜上预种植细胞,然后多层叠加构建出的支架可用于其修复。而螺旋缠绕的支架相比较管状或水凝胶制备的圆柱体,更利于神经组织的修复。以上不同构造对组织修复的影响,将归结于改变构造导致的表面积、力学性能和孔隙率的差异。如螺旋缠绕的支架,拥有更多的表面积使细胞黏附生长,且大的通道不仅利于细胞周围营养物质和代谢废物的传输,还利于细胞长入支架内部。

(二)支架材料的力学性能对组织再生的定向引导

在组织工程中,材料的力学性能对细胞类型的分化及基质分泌也有重要作用,如图 7-1 所示。在 2006 年,研究人员将 BMSC 接种于弹性模量分别为 $0.1 \sim 1kPa$、$8 \sim 17kPa$ 和 $25 \sim 40kPa$ 的材料上,BMSC 可分别向神经细胞、成肌细胞和骨细胞分化,首次揭示了材料力学性能与天然组织匹配在组织工程的重要性。这一结论在其他组织中也陆续得到了证实,如 $4kPa$ 的材料更有利于软骨细胞的维持,而 $30 \sim 50kPa$ 利于肌腱细胞分化。除了调控细胞向不同组织细胞类型分化,材料的力学性质还可更为精确地实现种子细胞向同一组织不同细胞分化的调控。研究人员利用 $2 \sim 15kPa$ 的水凝胶基质用于间充质干细胞(mesenchymal stem cell,MSC)培养,发现当水凝胶弹性模量为 $3kPa$ 左右时,有利于 MSC 向内皮细胞分化,当水凝胶弹性模量大于 $8kPa$ 时,MSC 则主要向平滑肌细胞分化,为血管化精细构建提供了较好的方法。这些研究结果明确证实了在组织工程构建尤其是复杂组织构建中,材料力学性能是一个需要考虑的因素。

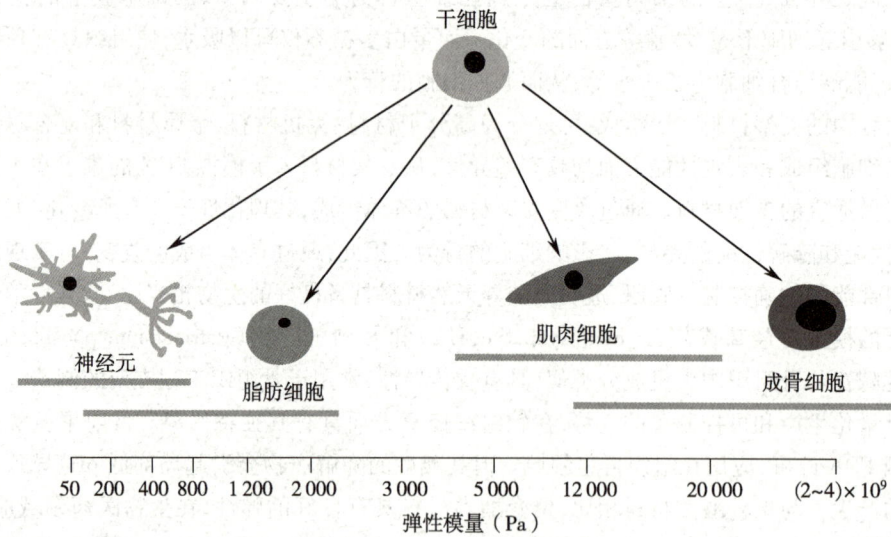

图 7-1　材料的弹性模量调控干细胞分化

三、信号因子

生物信号在组织工程构建和组织再生过程中起着重要的作用。它们调控一个或者多个再生和修复过程,如细胞的存活、黏附、增殖、迁移以及分化等。生物活性信号包括生长因子、细胞黏附因子、分化因子和力学信号等。这些生物活性信号整合到支架材料中,对细胞发挥调控作用。

(一)生长因子

生长因子是一类通过与特异的、高亲和的细胞膜受体结合,调节细胞生长与其他细胞功能等多效应的多肽类物质,存在于血小板和各种成体与胚胎组织及大多数培养细胞中,对不同种类细胞具有一定的专一性,包括胰岛素、成纤细胞生长因子、血小板来源生长因子、血管内皮生长因子(vascular endothelial growth factor,VEGF)、骨形态发生蛋白(bone morphogenetic protein,BMP)生长激素释放抑制因子、皮质醇和甲状腺素等。生长因子由细胞分泌并被 ECM 所包裹,直接与 ECM 相互作用,并将信号递呈给细胞表面受体。这些因子都是可溶性信号多肽,可与特异的、高亲和的细胞膜受体结合,调节细胞功能。近几十年来,出现了很多工程化生长因子并成功应用于临床,包括重组人内皮生长因子,碱性成纤维细胞生长因子和血小板来源生长因子。

(二)细胞黏附分子

细胞黏附分子是参与细胞与细胞之间及细胞与 ECM 之间相互作用的分子。细胞黏附指细胞间的黏附,是细胞间信息交流的一种形式。而信息交流的可溶递质称细胞黏附分子。细胞黏附分子是一类独立的分子结构,是通过识别与其黏附的特异性受体而发生相互间的黏附现象。多数细胞黏附分子的作用依赖于二价阳离子,如 Ca^{2+}、Mg^{2+}。细胞黏附分子的作用机制有三种模式:两相邻细胞表面的同种细胞黏附分子间的相互识别与结合(亲同性黏附);两相邻细胞表面的不同种细胞黏附分子间的相互识别与结合(亲异性黏附);两相邻细胞表面的相同细胞黏附分子借细胞外的连接分子相互识别与结合。黏附分子可大致分为钙黏素、选择素、免疫球蛋白超家族、整合素及透明质酸黏素五类。

(三)分化因子

信号因子还包括分化因子,这是一类在生物体发育中使细胞和组织结构独特化和专一化的过程中,涉及细胞内分化和细胞间分化两个层次的一大类调控因子。如 VEGF 生长因子、粒细胞集落刺激因子、粒细胞-巨噬细胞集落刺激因子、生长分化因子、胰岛素样生长因子等。VEGF 是最有效的促血管形成因子,作为内皮细胞的有丝分裂原和血管通透性的调节因子,通过与酪氨酸受体结合,刺激血管新生。随着材料工程和基因工程的发展,利用化学结合或微囊包裹技术构建缓释 VEGF 的支架材料,或利用基因转染技术修饰细胞,可实现 VEGF 的长久稳定缓释。生长分化因子也常用于组织再生研究,其中生长分化因子-5 亦称软骨形成蛋白-1,是 BMP 家族中较新的成员,在骨骼系统中发挥多种调节作用,研究表明生长分化因子-5 对肌腱、骨、软骨、椎间盘有潜在的治疗作用。

(四)信号因子的活性和浓度对细胞行为的影响

蛋白稳定性低、易失活、循环半衰期短、细胞内化速度快、局部组织活性等都极大地限制了其在组织工程及再生医学中的时空效应。如纤维母细胞生长因子稳定性极低,在体内循环半衰期仅有 1h。肝细胞生长因子,在 37℃下的生理盐水中浸泡 3d 便失去 50% 的活性。此外,信号因子有效的浓度对于组织再生也具有重要影响。例如,生长分化因子-5 浓度为 $10\mu g/L$ 和 $50\mu g/L$ 时,对脂肪干细胞形态及分化无明显作用;在浓度为 $200\mu g/L$ 时,细胞开始凋亡;在 100 和 $150\mu g/L$ 浓度下,可见少量细胞由梭形变为不规则形态,部分细胞在 7~10d 变成圆形或椭圆形,其中以 $100\mu g/L$ 浓度的诱导分化效果最好。

(五)力学刺激对细胞生长的调控作用

组织和器官体内受到多种生物力学作用,这些力学刺激对细胞和组织的发育、成熟以及正常功能具有重要影响。在离体细胞或组织培养过程中施加力学刺激同样可以影响细胞代谢和功能。根据组织或细胞在正常的生理状况下受到的力学刺激所设计的体外力学加载模型通常分为牵张应力、压应力、切应力和微重力加载。研究者在研究成体干细胞时证实,牵张应力是通过经典信号传导途径诱导细胞增殖和分化,即 ECM-整合素-细胞骨架复合系统。2007 年有学者在研究大鼠间充质干细胞时发现,当频率为 1Hz、8% 张力、持续 6min 时对 MSC 具有最强的增殖作用。压应力对种子细胞分化同样具有重要的影响。后来,有学者模拟人体关节内受力情况,采用>7.58MPa 压应力,每天加载 4h,连续加载 2 周后即可诱导部分 BMSC 向软骨细胞分化。流体切应力能够促进 MSC 归巢并诱导分化。研究人员发现,用培养基灌注的方式模拟体内滑液对流体关节产生的剪切应力有利于人 MSC 向软骨分化。此外,研究人员通过一种旋转壁式生物反应器来模拟微重力环境,表明微重力对人间充质干细胞软骨生成具有重要的影响。

第四节　材料的化学组成对细胞和组织再生的调控作用

一、材料的组成对细胞和组织的调控

天然的 ECM 中含有大量的黏附蛋白,可作为细胞与外界进行信号交流的媒介。天然高分子具有良好的生物相容性及生物降解性能,可以与细胞相互作用,为细胞的黏附、迁移及增殖提供良好的微环境。有些天然高分子可被特定的酶识别降解产生对机体无害的小分子,最后排出体外。例如,胶原具有非常好的生物相容性,是 ECM 中的重要成分,细胞可在胶原营造的三维环境中生存良好。

猪小肠黏膜下层胶原是一种非常好的生物材料,胶原含量在 90%以上,以 I 型胶原为主。此外,猪小肠黏膜下层中也含有纤连蛋白和层黏蛋白等黏附分子以及细胞生长因子等,有利于细胞的黏附、增殖和分化。透明质酸具有非常好的粘弹性,生物相容性以及可生物降解等性能,因此其作为生物材料应用于组织工程受到了人们广泛关注。如,透明质酸和胶原复合而成的水凝胶可以仿造 ECM 促进细胞分布,纤维重塑以及黏着斑的形成,为细胞的 3D 培养提供了有利条件。但是,天然高分子通常力学性能较差,所以如何保持良好的生物相容性的同时改善其力学性能成为关键。为此,有研究人员制备了一种纳米组分的水凝胶,该水凝胶以透明质酸为基底,通过自组装与双磷酸镁形成纳米粒子,该水凝胶具有较好的力学性能并能不断释放镁离子,以促进成骨。

与天然高分子相比,合成高分子的生物相容性及降解性能较差,但其力学性能很高,通过控制聚合参数可以制备软硬不同的聚合物,满足不同的应用需求。例如,高度交联的水凝胶具有较强的力学性能,在受损的纤维环负荷及力学响应下可以保持形态,核黄素的加入可以促进纤维环修复,使纤维环恢复力学功能。聚己内酯(polycaprolactone,PCL)材料修复神经时,伴随身体的移动,缝合端产生的应力不利于神经组织的修复,而含有 PCL 的聚氨酯则展现出良好的弹性,其刚度比纯 PCL 有所改善,利于神经再生。在一项实验中,将 PGA 片层代替切除的肌腱植入大耳白兔中,发现 PGA 组再生的腱附着端处可以看到一个完整的纤维软骨层。此外,具有梯度弹性模量的聚醚聚碳酸酯型聚氨酯可在力学特性上模拟纤维环不同区域力学特性,为纤维环组织工程的材料选择提供新的思路。结合天然高分子及合成高分子的优良性能,可制备出性能优良的生物材料。如将 ECM 修饰到聚酰胺树枝状大分子低聚物大孔泡沫上后,该支架融合了 ECM 和聚酰胺-胺型树枝状大分子低聚物大孔泡沫两者的优点,成功再生脂肪组织。

二、无机和金属材料的化学组成对细胞和组织再生的调控作用

（一）无机材料在组织工程中的应用

无机材料,如生物陶瓷是指用作特定的生物或生理功能的一类陶瓷材料,现可应用于人工骨、人工关节、人工齿根、骨充填材料、骨置换材料等,还可应用于人造心脏瓣膜、人工肌腱、人工血管、人工气管等。须具备下列特性:①无毒性、无致癌作用、无变态反应;②在生物机体内的物理化学性能稳定;③生物相容性好;④易进行灭菌、消毒处理等。生物陶瓷材料的应用范围很大,下面主要介绍磷酸钙陶瓷和氧化铝陶瓷。

1. **磷酸钙陶瓷**　磷酸钙陶瓷材料是生物陶瓷中的一种,包含 HA、TCP 和硫酸钙等。HA 为钙的磷酸盐化合物,也是骨组织中的一种重要成分。多孔 HA 陶瓷的孔隙有利于支持微循环,为新生骨提供营养,是一种性能优异的骨组织替代材料。TCP 的钙磷元素比例接近人体骨组织的钙磷比例,能在人体内降解,其降解产物 Ca^{2+}、PO_4^{3-} 等有助于新骨形成,且无局部炎症反应及毒副作用。一般高温相的 α-TCP 的溶解速率比低温相的 β-TCP 快,生物相容性也更好。硫酸钙具有生物降解性,由于二水硫酸钙和半水硫酸钙降解速率不同,可通过调控材料比例得到不同降解速率的复合相硫酸钙。二水

笔记

硫酸钙和半水硫酸钙均已应用于骨缺损修复,并且可将无水硫酸钙与β-TCP复合到一起制备成降解速度较快的复合生物陶瓷。

2. 氧化铝和氧化锆陶瓷 氧化铝和氧化锆陶瓷也是常见的生物惰性陶瓷。氧化铝陶瓷植入体内后以异物的形式存留于体内,不能与活组织形成键合,而是被纤维结缔组织膜所包绕。氧化铝陶瓷具有优良的生物相容性、化学稳定性和物理性能,已广泛用于制作人工关节、人造牙根和人工骨等。氧化铝还可以喷涂在金属生物材料表面提高植入体与受体间的结合强度。氧化锆是另一种生物惰性陶瓷,在常压条件下有三种晶相,从高温相到低温相依次是立方结构、四方结构和单斜结构,且在一定的温度下可相互转化,生物医学上使用的主要是四方相氧化锆陶瓷。

(二)金属材料在组织工程中的应用

医用金属材料在医学应用中主要作为承力材料,有修复骨骼、关节、血管、牙齿等多种临床应用,是生物医学材料的重要组成部分。但是,金属生物材料仍然存在腐蚀问题、生物力学相容性问题、组织相容性问题和细胞毒性等问题。目前组织工程中围绕金属材料的研究主要包含可降解金属材料和不同金属离子对细胞分化和组织再生的作用。

1. 可降解金属支架材料 目前可降解金属支架材料主要有以镁基材料为代表。镁及镁合金的密度约为$1.74g/cm^3$,杨氏模量为$41\sim45GPa$,与人体骨密质密度和模量相当,可有效缓解应力遮挡。镁是人体细胞必需的阳离子,可参与蛋白质的合成,激活体内多种酶,调节神经肌肉和中枢神经系统的活动等。有报道表明,镁离子能促进BMSC的细胞增殖以及α2和α3整联蛋白的表达。镁离子对细胞和组织的影响呈剂量依赖性。约$1\sim3mmol/L$的镁离子能刺激成骨细胞的间隙连接细胞间通讯,而人BMSC的存活力,增殖和分化需确保镁离子在$2.5\sim10mmol/L$范围内。目前,可降解镁合金材料的研究还不成熟,要成为优异的可降解材料必须满足三个条件:其一,镁合金及其分解物要与生物体相容;其二,降解速度必须与生物体的愈合速度相匹配;其三,具有优良的力学性能。满足以上条件的可降解镁合金,将在心血管及外科等领域具有很大应用前景。在外科领域,镁合金可用来制备骨板、骨钉、多孔骨修复支架等,其具有更好的延展性、更高的强度,作为新型可降解医用材料在力学性能上占有优势。锌是人体的必需元素且其制备过程比较方便,故锌是潜在的可降解材料。目前,有关生物可降解锌合金的研究正处于探索阶段。

2. 活性金属离子 在正常人体中,各种活性金属离子如钙、镁、铜、银、锶、锌等可作为酶的辅助因子并刺激相关的细胞信号转导通路从而产生一系列的生物学反应。铁是人体内最重要的离子之一,不同的细胞内反应如脱氧核糖核酸和核糖核酸的合成、电子传递过程、细胞增殖和分化都与铁离子有关。这些效应是基于铁离子作为酶分子的主要组分,例如氧化酶、过氧化氢酶、过氧化物酶、乌头酸酶和核糖核苷酸还原酶等。作为血红蛋白和肌红蛋白中心的配位离子,铁是氧气运输和几种代谢酶调节所必需的一种微量元素。去铁胺(一种能够去除全身铁的铁螯合剂)的应用改善了铁对成骨细胞标志物表达和矿化的负面影响。钙是人体最常见的矿物质,主要储存在骨骼中。钙稳态受到甲状旁腺激素和降钙素的紧密调节,其通过刺激或抑制破骨细胞介导的骨吸收来调节钙血清水平。在骨重塑期间,破骨细胞的骨吸收可以产生高达$40mmol/L$浓度的局部细胞外钙离子。在20世纪80年代,细胞外钙被证明能够激活细胞外的G蛋白偶联受体,称为钙传感器受体。钙传感器受体在造血谱系的细胞中表达,如单核细胞,破骨细胞和间充质细胞系中。升高的钙水平通过激活钙传感器受体增强骨髓来源的间质细胞的成骨分化,从而增强细胞的增殖和成骨分化。除了铁和钙,铜也是人体最重要的金属元素之一,其能产生具有酶功能的铜蛋白。铜蛋白在生物体中具有三个主要功能:参与电子转移反应、氧气运输和金属本身的运输或储存。因此,铜参与多种生理功能,包括调节骨代谢。铜不平衡也会影响神经系统,并可能导致人体血管异常。有研究发现,从生物陶瓷释放的铜离子对人脐静脉内皮细胞和人皮肤成纤维细胞中血管生成生长因子表达的积极影响。

由于某些金属离子的离子状态不稳定,直接摄入可能会产生毒性作用。因此将活性金属离子作为治疗剂引起了组织工程领域研究者们极大的兴趣。活性金属离子可产生独特的治疗作用,如水解和氧化还原活性、酸度、电性、几何结构、磁效应、放射化学性质等，表明活性金属离子通过与其他离子的相互作用可以改变细胞的细胞代谢或生物功能，如结合到酶和核酸等大分子物质和/或激活相关的离子通道。然而，金属离子的局部释放所产生的潜在毒性必须加以考虑。

三、改善支架材料的表面特性对细胞行为的调控以促进组织再生

生物支架材料表面成分、结构、形貌、亲疏水性、电荷、力学等表面特性会影响材料与生物体之间的相互作用。通过物理、化学、生物等各种技术手段改善材料表面性质，可改善生物材料与生物体的相容性。

（一）支架材料表面形态改性

具有良好微纳米形貌的支架表面可以是不同程度的粗糙表面，也可以是不同图案化表面。除管腔内表面需要光滑外，一定粗糙程度的支架表面更有利于生物体内的蛋白和细胞等生物分子吸附，从而显示出更好的生物活性。冷冻干燥法能制备具有多孔粗糙表面的支架；通过聚合物分离、胶体光刻和化学蚀刻等可使支架表面改性粗糙化；利用打磨、热处理方法等进行表面处理能获得不同的表面粗糙度，等等。利用光刻技术也可以方便实现对支架表面的微米至亚微米范围内的图案化控制，进而可以引导细胞图案化生长。研究显示，通过光刻技术可成功在玻璃片表面制备出方形、圆形和三角形等不同形状的壳聚糖薄层区域，心肌成纤维细胞在这些图案化区域内培养18d后，细胞仍然只在这些形状区域内生长。此外，以上研究还发现这些不同的形状设计会影响细胞的基质分泌。在另一个研究报道中，研究者利用纳米压印光刻技术制备了具有沟槽结构的表面，沟槽宽度在100～400nm，深度97nm，神经细胞在上面培养后，可发生细胞骨架的重排引起形状的改变，而且细胞基因表达也有变化。目前，研究人员已经通过自组装技术做到了纳米至亚微米范围的图案化控制。通过自组装方法制备的具有蜂巢状孔结构的表面，蜂巢的孔径大小可以调控细胞的黏附、形态和功能，对比蜂巢结构的表面和平滑表面，蜂巢结构的表面明显更利于内皮细胞的生长。

（二）支架表面亲水性改性

大量研究表明疏水性强的表面会吸附较多的非黏附蛋白，导致黏附蛋白的吸附受到阻碍，且黏附蛋白的天然构象易遭到破坏，无法暴露活性位点，不利于细胞的黏附、增殖和分化；而具有适度亲水性的表面有利于细胞的黏附和铺展，更易于形成类似于 ECM 的环境。目前通过氧化处理、接枝共聚亲水性基团，以及使用亲水性的多糖、多肽和硅烷等涂层改性，可提高支架的亲水性。经羟基、甲基、羧基以及氨基饰的 PCL 膜的表面润湿性和血清蛋白吸附情况不同。经羧基、羟基表面修饰的 PCL 膜能显著促进干细胞黏附，而氨基修饰的膜材料倾向于诱导干细胞向成骨细胞分化。

（三）支架材料表面的化学改性

将类似于天然 ECM 蛋白长链分子或肽序列构成的低分子量的生物活性分子，对支架材料进行表面改性，可以促进组织再生，是提高材料生物相容性和功能性的另一策略。如为了促进细胞在人工合成材料表面的黏附，可将黏附蛋白涂层在支架表面。报道显示，在多孔聚氨酯支架表面涂层纤连蛋白后，明显促进了平滑肌细胞在支架表面的黏附。但是，这些黏附蛋白的作用并不单一，同时影响细胞的多项功能，无法精确控制细胞行为。依据整合素识别配体肽链中的短序列肽的原理，将具有生物活性的短肽序列（如 RGD 肽）复合在材料表面，可在材料表面形成类 ECM 层，可明显改善细胞的黏附。通过研究发现，在这类黏附蛋白中存在的一些短肽是其发挥作用的核心组成，如 RGD 等。短肽的优点则是可以定向调控细胞的黏附或其他行为。这些短肽可以添加在本体成分（作为聚合单体或交联剂）中，也可以通过表面接枝技术修饰在支架表面。RGD 能够调控神经突增生、成肌细胞和内皮细胞的黏附、增殖和分化。在聚酰胺纳米纤维支架上共价修饰细胞粘合素-C 这种多肽，促进了神经元的黏附和生长。另一种细胞外基质中的重要成分糖胺多糖，主要包括透明质酸、硫酸角质素、硫酸软骨素、肝素、硫酸肝素等，也被修饰在聚合物生物材料表面，调控细胞功能。聚多糖材料的葡萄糖单元上

还有一些化学反应活性较高的官能团,如氨基、羧基等,为进一步固定其他特异性活性分子制备类细胞外基质多糖复合物提供了可能。

综上,生物活性因子主要为蛋白质、短肽和聚多糖等,在聚合物表面的固定方法主要有物理吸附法和化学键合法两种。物理吸附法是固定生物活性因子较简便的方法之一,主要包含两种方式:静电吸附作用,可将含负电荷的生物活性分子如肝素等固定于材料中带正电荷的部位;分子间作用力吸附,如蛋白质与聚合物分子间的吸附作用。吸附到表面的蛋白质可用光辐射或交联的方法使其稳定。相比之下,化学键合方法的稳定性更高,它克服了物理吸附中生物活性分子不能长期作用于材料表面、易脱离的缺点。化学固定方法通常要求基材表面具有羟基、羧基、氨基等反应性基团。因此通过表面改性使材料表面产生这些反应性基团是固定的前提;同时由于固定可能引起蛋白质的变性,细胞受体与蛋白质之间不能建立最佳的相互作用,故应在聚合物表面预先引入桥联结构。

第五节　材料的三维结构对细胞和组织再生的调控作用

一、水凝胶

在组织工程领域,水凝胶是具有较大开发潜力的一类生物材料。水凝胶内部的三维网络结构使得水凝胶自身能够吸收大量的水分而发生溶胀,并在溶胀后继续保持结构的稳定而不被溶剂溶解。水凝胶在与人体组织相接触时,不会影响机体正常的代谢过程,同时培养在水凝胶中软骨细胞的代谢产物又可以通过水凝胶内部的孔隙排出,表现出良好的生物相容性。与合成生物材料相比,以天然高分子材料为基础的水凝胶在性质上更加类似于 ECM。水凝胶材料同时具备优良的力学性能,可以承载一定的力学载荷与压缩变形。软骨细胞在水凝胶支架中呈现圆形或者椭圆形的形态,与在天然软骨基质中的形态更为接近,所以有利于软骨细胞的正常表达。一定条件下,水凝胶可以保持流动性,这样就使得水凝胶具备可注射性。可注射的水凝胶支架可以充满复杂的组织缺损处,在微创治疗方面的优势。不仅如此,水凝胶在药物释放、细胞片层制备、3D 打印以及用于剥离术的黏膜下层注射剂等方面也有较好的应用。

二、微球/支架

微球可以用于药物或者生物活性因子的包埋与缓释,也可以用于装载细胞。作为药物输送系统,微球因为其较大的比表面积,所以载药量得以提高。相比于其他剂型,微球和黏液之间较高的亲和性增加药物吸收。微球内可以包埋促进(或抑制)细胞增殖、迁移和分化的生长因子,并且由于微球分散性好,流动性强,其可作为可注射型支架运用于组织工程修复中。微球支架通常指由直径在纳米至微米尺度,形状为球形的球体堆砌而成的具有一定孔隙的支架,微球以其可设计性和多功能性吸引了越来越多科学工作者的兴趣。

多孔支架材料具有形态可控的孔结构和高比表面积使其作为组织工程支架材料受到青睐。孔径是三维多孔支架物理结构的重要参数,它除了决定支架内部的物质交换,还影响细胞铺展过程中的骨架张力,进而调控细胞行为。细胞在生物支架材料上能识别到5nm的微结构,如果孔径远远大于细胞的直径,细胞会将孔表面识别成一个平面或是一个微弧度的培养面来黏附,因此细胞所激活的力传导机制会类似于细胞培养在平面上。另外,孔径大小与细胞大小的关系对干细胞的迁移也十分重要。关于孔径对成骨分化的研究最多,普遍认为100~450μm的孔径比较有利于骨组织的形成,但是具体孔径的选择可能与特定种子细胞有关。比如,孔径为100~300μm的支架有利于骨髓来源 MSC 的成骨分化,孔径为200μm的支架有利于细胞向成骨分化。而针对成骨细胞的研究发现,孔径为350μm的支架最有利于其增殖,孔径为500μm的支架由于孔径过大导致细胞的低黏附性而不利于细胞的增殖。此外,孔径为370~400μm的支架有利于脂肪来源MSC成软骨分化;孔径小于150μm的支架有利于ESC向造血细胞的分化;血管的形成在大孔径(400μm左右)比在小孔径(300~400μm)的支架中趋向于更密集,而纤维状组织的形成在小孔径比大孔径支架中更容易。值得一提的是,三维多孔支架的孔径还与支架的降解速率有关,从而间接影响组织的形成。在组织工程中,由于支架的理想降解速率应等同或稍低于组织形成的速率,并且支架的降解速率能影响细胞的活性、生长和宿主应答反应,所以不同组织的修复对于支架孔径的要求有所不同。

利用三维打印技术,能够精确控制三维支架的组成和孔径,是一种在亚微米至微米范围内精准调控支架制备的手段。支架的三维结构除了直接影响细胞的行为外,也通过影响其降解行为和生物活性因子的释放行为对组织再生产生间接作用。利用三维打印技术构建出基于透明质酸-明胶水凝胶也具有良好的细胞活性,并能同时将多种血管细胞以仿生形态打印其中。此外,三维打印技术在复杂组织/器官构建方面也具有其独特优势。研究人员利用三维打印技术将干细胞或多种不同种类的细胞,共同载入同一材料中,并可以控制细胞的排布,这将使非单一细胞构成的复杂组织/器官的重建成为可能。

三、纤维

由于纤维具有与细胞基质类似的三维结构,所以其在组织工程中具有应用潜力。静电纺丝支架孔隙率高达90%以上,并具有较高的比表面积,对细胞的黏附、形貌、排列、迁移、分化及合成ECM等都有影响。首先,细胞形貌会受细胞黏附底物的影响。与平滑培养基质对照组相比,培养在纳米纤维上的细胞主要表现为圆形。与培养在较大直径(1~5μm)纤维中相比,培养在较小直径(10~200nm和200~1000nm)纳米纤维支架中的人胚胎静脉内皮细胞表现出更加伸长的细胞形貌。由于这种生长方式是细胞沿单一纤维生长的结果,因此在纳米纤维支架中,细胞的生长将更有可能沿着较为粗大的纤维方向扩展。

神经、骨骼、心肌、肌腱、韧带和血管等组织的细胞都存在高度线性排列特性。我们可以通过纤维的取向排列来引导细胞在材料表面的取向排列生长。培养在直径1.8μm及550nm、线性排列纳米纤维支架中的心室肌细胞和平滑肌细胞,能够沿着纤维方向以线性排列的方式生长。培养在直径300nm的线性排列纳米纤维支架上的人类骨骼肌细胞生长排列亦为线性。在无规排列的纳米纤维支架上,细胞生长排列亦具无规性。具有取向特性的聚氨酯/胶原和聚氨酯/弹性蛋白电纺纤维支架,能引导平滑肌细胞沿纤维排列方向取向生长。取向纤维对细胞生长的调控同样体现在神经组织中。在没有其他的诱导因子存在的情况下,纤维取向这一单一的物理信号也可以促进轴突的生长从而促进神经组织的再生。对比取向纤维和未取向纤维支架,在体外培养条件下神经元或神经胶质细胞可以按照纤维支架的取向定向生长,并表现出伸长的形态;在体内大鼠脊髓损伤模型中,只在取向纤维支架上观察到了更长的轴突再生和神经胶质细胞。

第六节　材料的力学特性对细胞和组织再生的调控作用

一、基底硬度对细胞行为的影响

在组织工程中,除了材料的组成、微观结构等对细胞具有明显的调控作用外,用于模拟胞外基质的材料的力学性能对细胞分化及基质分泌也有重要作用。主要原因有:①在生理条件下,体内细胞均生长于硬度不同的组织基底上,其生物学功能具有独特的硬度特性;②在病理条件下,某些疾病的发生、发展和转移与基底硬度密切相关,如某些肿瘤细胞易转移至较硬的基底上;③在离体条件下,通过调控材料基底和生物基质的硬度,可以解释诸多与细胞力学响应相关的病理生理现象。目前,用于构建基底硬度的高分子材料包括聚丙烯酰胺、聚苯乙烯、聚二甲基硅氧烷、胶原、琼脂糖凝胶和硅胶等,其中聚丙烯酰胺胶因其本身的三维结构、良好的亲水性能、不易受微生物腐蚀和酶解、理化性质稳定等特性,是模拟体内细胞生长的理想基质,应用最广。通过控制丙烯酰胺与双丙烯酰胺的比例可以构建硬度范围从102Pa到102kPa的凝胶。

基底硬度在干细胞分化中扮演关键角色,基底硬度通过影响细胞黏附调节细胞内力学平衡,进而影响细胞形态、黏着斑、骨架形态、细胞间连接方式等多种行为,对干细胞表型的维持至关重要,甚至决定着干细胞分化的命运。在2006年,研究人员首次揭示了材料力学性能在组织工程中的重要性。除了调控细胞向不同组织细胞类型分化,材料的力学性质还可精确地实现种子细胞向同一组织不同细胞分化的调控。将不同模量的3-D聚乙二醇二甲基丙烯酸酯水凝胶基质用于干细胞的培养,发现当水凝胶弹性模量为3kPa左右时,利于MSC向内皮细胞分化,当弹性模量大于8kPa时,MSC则主要向平滑肌细胞分化,此研究为血管精细化构建提供了借鉴。MSC生长在类似脑组织硬度的基质时可分化为神经细胞,生长于类似肌肉组织硬度的基质时可分化为肌细胞,而生长在类似骨胶原硬度的基质上则可分化为成骨细胞,提示干细胞在不同硬度的基底上越容易向更接近组织硬度的特异组织细胞分化,并且力学因素导致的分化与生物化学因子诱导的分化呈正相关协同作用。基底硬度除影响干细胞的分化方向外,还能维持已分化细胞的生长功能。例如,关节软骨细胞在硬度为4kPa的基底比在其他硬度基底上更圆、表达更多的Ⅱ型胶原蛋白和典型的关节组织蛋白聚糖;在可调节硬度的水凝胶上培养小鼠ESC分化的类肝细胞,在越软的基底上分泌更多的白蛋白。在生物力学机制层面,干细胞对基质硬度的不同响应模式被认为与细胞骨架收缩产生的应变能和基底与细胞作用的界面能相关,表面体系总自由能取决于基底硬度与细胞硬度比值,两者相等时能量最小,从而为细胞更青睐于与自身硬度相当的基底环境提供了一种合理的力学解释。在骨架重构和分子调控方面,细胞形态、胞内骨架和黏着斑组装均直接受到基底硬度的调节;在硬基底上,细胞铺展面积大、应力纤维粗而呈张紧状、黏着斑紧密且组装完善;而在软基底上细胞行为截然相反,铺展面积小并趋近于圆形、细胞骨架和黏着斑组装均不够完善。

二、细胞对生理力学环境的感知与响应

干细胞对力学刺激的应答机制与其自身的力学性质密切相关,细胞刚度是其响应力学刺激的关键。细胞刚度体现其内在特性,控制着干细胞在生理环境和体外培养环境中对外力的响应。细胞刚度可随干细胞形态和细胞骨架的改变而变化,刚度越小则其硬度越低。细胞在运动、分裂等正常生命活动中会产生拉伸力或收缩力,细胞质的边缘是决定细胞力学特性的主要部位,其主要成分是肌动蛋白,可通过肌动蛋白结合蛋白的交联而形成各向同性的网络结构或平行的束状结构,呈双股螺旋状,直径为8nm。随着肌动蛋白聚合和交联的变化,细胞骨架结构也发生变化。进而非线性地调节细胞刚度,所以肌动蛋白对维持细胞形态、运动、增殖、分化、胞内物质输运等均具有重要作用。肌动蛋白动态聚合控制细胞突出和铺展过程,使其在应力诱导下的形状改变与骨架结构的改变具有一致性。在相同硬度基底上,小鼠ESC的刚度比由其分化的组织细胞低7倍,两者细胞刚度与它们的肌动蛋白密度呈负相关,说明肌动蛋白是决定细胞刚度的重要因素。

ECM是由动物细胞合成并分泌到胞外、分布在细胞表面或细胞之间的大分子,通过构成复杂的网架结构,支持并连接组织结构、调节组织的发生和细胞的生理活动。ECM弹性是细胞所处微环境的重要组成部分,其力学性质是一种持续存在的生理力学刺激,与细胞因子、生物化学诱导剂等为人熟知的影响因素相比,这种力学刺激持久、稳定,对干细胞的功能及命运决定过程具有重要的调控作用。因此,细胞响应ECM弹性的特性为解决组织工程化构建与再生医学中种子细胞的诱导分化、表型维持等问题提供了新的线索。细胞感受ECM弹性的过程就是细胞将感受到的力学刺激转化为生物化学信息的过程,称为细胞力学信号转导。

目前已知的能够将胞外力学信号传递到胞内的蛋白质分子主要有位于细胞膜表面的整合素、黏着斑中的相关蛋白和力学敏感的离子通道,对力学感受和传导都起着关键的作用,介导细胞外调节蛋白激酶(extracellular regulated protein kinases,ERK)、Wnt、RHO/ROCK 信号传导通路的激活。整合素介导的黏着斑(focal adhesions,FAs)是一组多蛋白复合体,将细胞骨架肌丝与 ECM 相联系,并参与力学信号的传导,如图 7-2 所示。黏着斑是细胞膜上一类大分子蛋白复合物,它和整合素将细胞骨架与 ECM 连接起来,参与多种细胞力学信号传导,包括成纤维细胞和内皮细胞中的非受体型酪氨酸激酶和内皮细胞中的黏着斑激酶(focal adhesion kinase,FAK)。FAK 就是 FAs 中的一种关键蛋白,与整合素、桩蛋白、肌动蛋白及其他蛋白一起将局部黏着斑和细胞骨架肌丝联系来。力学信号引起 FAK 磷酸化的增加能促进局部黏着斑 FA 形成和成熟,并将力学信号由细胞外向内传导,最终影响细胞的增殖、迁徙和分化等。研究发现,ECM 的硬度变化通过 FAs 引导细胞的迁移。也有研究发现,周期性单轴牵张应力通过 FAK 信号通路增强 I 型胶原诱导的人 BMSC 成骨分化,说明 FAK 信号通路在力学传导过程中起到一定的作用。细胞骨架对力学感受和传导都起着关键的作用。研究发现,动态压应力引起软骨细胞的细胞骨架重构,并且这与 RHOA 下游信号位点 ROCK 的活性有关。FAs 是连接整合素和细胞骨架动态结构,能感受外界环境的变化能感受外界环境的变化。

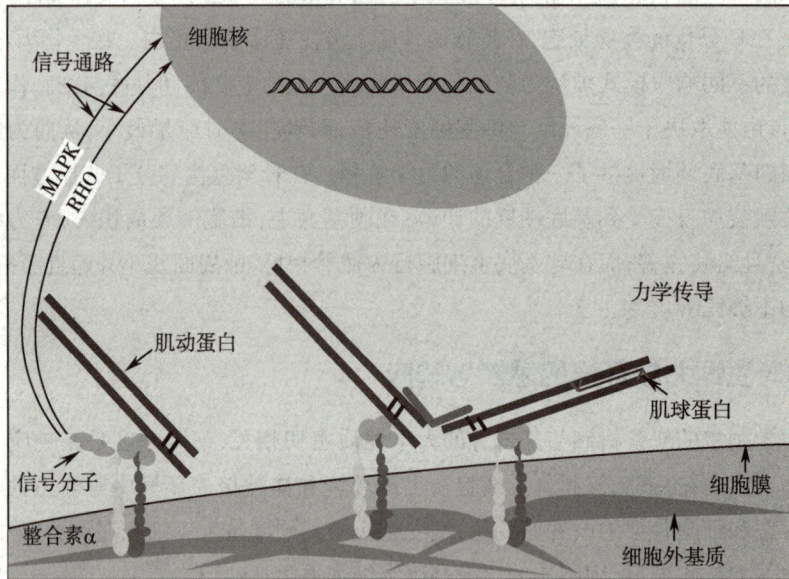

图 7-2　细胞上的整合素感受细胞外基质力学特性,参与力学信号传导

第七节　原位组织工程

组织工程技术的出现,为组织或器官的修复带来新的希望,但仍存在一些问题。①种子细胞来源问题。异体来源细胞常会引起机体的免疫排斥反应,应用自体细胞将不可避免造成机体二次创伤。而且,体细胞作为种子细胞存在来源有限、取材困难、无法无限增殖等问题。②复合组织工程问题。有些组织缺损包含多种组织,以传统的组织工程方法难以形成复杂的复合组织工程产品。③传统的组织工程技术需要进行细胞培养扩增、干细胞诱导分化、细胞与支架复合培养、体内植入等过程,其过程繁复、耗时长且技术要求高,尤其不适用于急性损伤的修复。原位组织工程的概念于 1998 年提出。原位组织工程技术的基本方法是运用组织工程学基本原理,通过各种方法诱导缺损组织局部细胞(包括体细胞及成体干细胞)发生迁移、增殖与分化,形成新生组织修复缺损,如图 7-3 所示。

原位组织工程在某些方面具有独特优势。某些组织细胞的再生能力较强,如黏膜上皮、骨骼组织

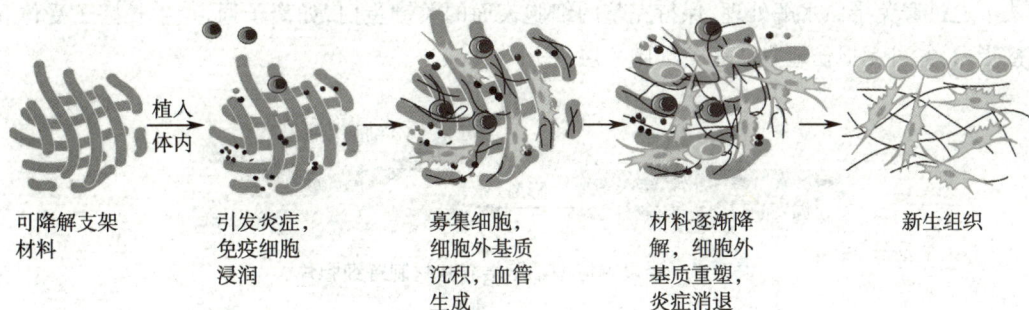

图 7-3 原位组织再生的不同阶段,从可降解支架替代为新生组织

等,较适用原位组织工程修复。在某些解剖结构复杂,组织成分多样,存在含气结构等部位的组织缺损,如耳鼻咽喉、胃肠道等处组织缺损,运用传统离体组织工程培养的细胞常需与外界接触,且难以在短期内形成血管化,得到足够的营养来源,应用原位组织工程将极大地降低修复难度,减轻患者痛苦。原位组织工程,利用体内微环境和精细的调节机制在组织缺损局部培养"种子细胞",可以避免离体组织工程中种子细胞来源、免疫排斥反应、变异、功能退化、培养、保存等一系列问题,并且更接近临床实际,具有很好的研究应用前景。

研究发现,原位组织工程技术对骨、软骨、神经及黏膜等多种组织及器官损伤有较好的修复作用。人们很早就认识到 MSC 在不同损伤组织的局部可发生分化,在关节软骨下制造微小骨性缺损并以支架填充,BMSC 会迁移入缺损处,并因其周边特殊调节因子的存在而分化为软骨细胞。由于认识到人体绝大多数组织中都有不同含量的成体干细胞,这使利用 BMP 与支架材料,在骨损伤局部甚至异位(如肌肉组织、皮下等)进行原位组织工程成骨/软骨成为可能。将 BMP 与多孔 HA 骨复合形成支架,用于修复兔上颌窦骨壁破坏,组织学检查结果发现,这种附有 BMP 的支架材料形成了新生的骨组织,而对照组则不能形成。这说明 BMP 可以诱导周围组织中存在的成体干细胞发生迁移、分化与增殖,使其成为成骨细胞,导致新骨形成。因此,应用生物相容性材料,负载具有诱导趋化作用的生物因子,在原位诱导成体干细胞向骨及软骨分化,有可能成为修复骨/软骨缺损的一种简便方式。

今后原位组织工程研究主要集中在三个方向:第一,支架材料的研究。所用支架应适用不同部位、不同组织再生需要,并具有生物相容性和降解可控性;第二,局部组织再生机制研究。研究局部损伤再生的启动与刺激因素,尤其是研究局部生长因子的作用以及支架材料与生长因子相结合用于促进局部缺损修复;第三,成体干细胞研究。研究成体干细胞分化特性以及体内分化调控机制,利用成体干细胞多向分化特性,使组织缺损在局部精细调节因素作用下得到修复。

第八节 无支架组织工程

传统的组织工程方法主要集中在注入细胞悬液或使用生物可降解支架来支持组织形成这两种策略上。在过去 20 年左右的时间里,已经有一些组织再造成功,如骨、心脏瓣膜和软骨。然而,传统的组织工程方法的临床应用,由于供体短缺和被排斥的困扰,受到了限制。

在 1990 年,首次出现了无支架组织工程的概念,即细胞片工程。通过在普通培养皿表面共价接枝温敏型聚合物聚 N-异丙基丙烯酰胺的方法制造温度敏感性培养皿。这种温度敏感性培养皿在 37℃正常培养细胞的条件下,培养皿表面利于细胞附着,生长扩散,与普通的细胞培养皿相似。然而,在降低温度低于聚合物的最低临界共溶温度(32℃时),培养皿表面变得更加亲水,同时聚合层体积膨胀,在培养皿表面和细胞之间形成水化层,使其在不需要酶处理如胰酶消化的条件下自然脱离。这种方法可通过避免蛋白水解处理,保持完整的细胞表面的关键蛋白,如离子通道、生长因子受体和细胞连接蛋白,并可无损伤地收获完整细胞片层(图7-4)。

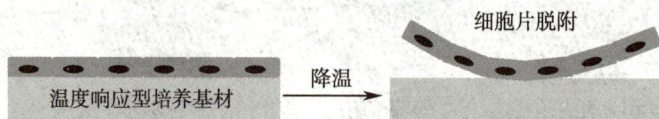

图7-4　温度响应型细胞培养基材制备细胞片

　　细胞片移植法相比较单细胞悬液注射法具有明显的优势。注射单细胞悬液后,希望注射的细胞能与受损的宿主组织结合,从而维持或恢复本地功能。然而,在大多数情况下,局部组织不能充分支持细胞悬浮液。一个主要原因是,用蛋白水解酶消化获得的细胞,会损失 ECM。而细胞片技术获得的细胞和 ECM 一起被完整获取,利于与宿主细胞形成连接。在一项细胞片与直接细胞注射修复平滑肌的对比研究中,细胞片在5min 内牢固地附着在植入部位,并在移植后一周,形成一个致密的平滑肌层。相反,当分离的平滑肌细胞作为细胞悬液注射时,观察到具有明显细胞丢失的小岛状聚集体。此外,细胞片移植法相比较生物可降解支架在某些应用上也具有一定的优势。其一,生物可降解支架占据的空间先前经常充满大量的 ECM。因此,细胞在重建稀疏结构,如软骨或骨,制造的结构可能类似于原生组织,相对较少的细胞和大量的 ECM。其二,对于较大结构的构建,通常观察到支架外围的细胞通常是健康的,而构建组织中心的细胞容易形成坏死。这是由于被动扩散的限制,营养物质的输送和代谢废物的去除受到限制,导致细胞存活率的下降。其三,以支架为基础的设计最大的缺点是由于其生物降解引起的强烈的炎症反应。几乎所有聚合物材料的植入,即使无毒,都会引起非特异性炎症反应。事实上,为了避免炎症性并发症,在某些外科手术如角膜移植手术中,不允许使用由 PGA 和 PLA 等组成的生物可降解缝合线。而细胞片工程获取的细胞片中完全不含生物可降解材料,从而避免造成并发症。

　　细胞片移植法修复组织损伤在临床上已经有多种尝试。应用体外培养的黏膜上皮细胞膜片进行先天性腭裂修补,可有效解决腭裂成形治疗后因腭黏膜组织量不足而导致的瘢痕挛缩、骨面暴露和颌骨发育受限的问题。用转染 γ-干扰素的口腔黏膜细胞膜片修复3周龄大鼠裸露硬腭,结果表明采用口腔黏膜细胞膜片修复口腔肿瘤切除术后缺损,可明显促进局部黏膜角化上皮修复和颌骨再生,抑制瘢痕形成。有研究人员通过酶联组织块法体外培养人牙周韧带干细胞,构建牙周韧带干细胞片并鉴定其 ECM 的主要结构蛋白;结果表明牙周韧带干细胞膜片高表达 I 型胶原、层粘连蛋白及纤连蛋白,具有牙周韧带的生物学特性。将人牙周膜细胞膜片移植至免疫缺陷大鼠的牙周缺损区,4周后观察到牙本质表面均有新生纤维斜插入其中,且纤维另一端有薄层牙骨质样硬组织形成,表明细胞片可用于牙周组织的再生。

　　细胞片层可进一步通过不同方法重建成各种组织和器官。①单细胞片直接移植到宿主组织表面,如在皮肤、角膜上皮、尿道上皮和牙周韧带等这类组织;②同型多层的细胞片构建三维的结构,如心脏、肌肉等;③用异型多层的细胞片层用于构造分层结构的组织如肾小球,肝小叶。通过制作具有多响应型培养皿,收获共培养的细胞片,将为重建具有更复杂形态的组织提供可能。细胞片工程可避免使用采用细胞注射和基于支架的技术的传统组织工程方法,从而克服传统组织工程方法的一些局限性,具有更好的应用前景。

第九节　组织工程产品的临床应用前景

一、组织工程技术修复皮肤

真正意义上的组织工程皮肤是指由种子细胞和支架材料体外三维构建培养成的皮肤替代物,但广义的组织工程皮肤还包括仅由细胞组成的组织工程化皮肤产品和仅由支架材料组成的组织工程化皮肤产品。至今,已有多种类型组织工程皮肤产品面市,还有十几种皮肤替代物产品处于研发阶段。组织工程皮肤研究从 1975 年起始,至今已有四十多年的历史。

(一)组织工程皮肤临床应用

较为成熟的组织工程化复合皮肤制备工艺可以分为胶原提取、细胞库建立和皮片构建。利用组织工程皮肤修复溃疡创面可促进创面早期修复、缩短病程,使用过程中患者皮肤未发生排斥反应,愈合后也未发现溃疡复发的病例。将新生儿的成纤维细胞接种于可吸收 PLA 纤维网上培养,成纤维细胞在支架内增殖,分泌胶原、氨基多糖、生长因子等基质成分,成纤维细胞被埋在基质中,这些细胞和胶原蛋白由内到外覆盖整个网架,构成人工真皮,其优点是结构和成分接近真皮成分,应用方便,有较强的抗张性,易与处理,无免疫排斥。该人工真皮移植后 3~4 周 PLA 纤维网因生物降解而消失。临床已成功治疗糖尿病性溃疡和烧伤。

(二)由细胞组成的组织工程化皮肤产品

由细胞组成的组织工程化皮肤一般是只含自体表皮细胞的产品,按照形态可以划分为细胞片和细胞悬液。其中体外培养的自体表皮移植物,自 1988 年上市后已成功治疗烧伤和难愈性下肢溃疡患者。而自体表皮细胞悬液皮肤产品,也部分应用于烧伤和供皮区创面的修复。

(三)具有临床应用前景的组织工程皮肤

通过改进的黑色素细胞培养方法,能使黑色素细胞保持高增殖活力和良好的生长状态,并且达到 100% 的纯度。实验表明,由黑色素细胞所构建的组织工程皮肤结构完整、层次清晰、表皮细胞和成纤维活力良好。为进一步的动物实验和临床应用奠定了基础。另有研究人员构建的一种包含成纤维细胞和角质细胞的人工皮肤,可用于临床移植皮肤,也可用于皮肤病的治疗。人工皮肤替代物可加快慢性愈合如糖尿病足癣的治疗,但由于缺少血管内皮细胞,造成伤口血管新生延迟,不利于伤口处的皮肤再生。因此可构建出含成纤维细胞、血管内皮细胞、角质细胞的人工皮肤,将成纤维细胞与血管内皮细胞包埋在牛胶原,构建真皮层,角质接种在真皮层,最终一起培养得到完整的人工皮肤。

二、组织工程技术修复软骨

(一)组织工程化软骨产品

科学家们以建立三维的软骨样组织为出发点,结合软骨细胞及各种组织工程支架构建组织工程化软骨。目前,已经投入到临床应用的有多种产品。如应用组织工程化软骨产品可治疗并明显改善患者关节功能,未发现术后并发症。也有报道证实,利用组织工程化软骨产品,可有效修复膝关节全层骨软骨缺损。组织工程化软骨产品也成功应用于治疗髌骨关节全层软骨损伤,术后 5 年 91.7% 的患者关节功能主观评分达到正常或接近正常水平。在 2006 年的一项报道中,14 例股关节损伤患者应用组织工程化软骨产品后随访 2 年,关节功能均有提高,84.6% 的患者达到优良。

(二)具有临床应用前景的组织工程软骨

在整形外科领域,软骨组织工程研究重点是构建具有复杂三维结构的组织工程化组织。研究人员成功构建具有精细三维结构人耳廓形态软骨,带动了组织工程领域的整体发展。组织工程化人耳廓形态软骨构建主要分为细胞培养、支架预构、细胞接种培养与体内植入几个步骤。研究人员也评估了 PGA/PLLA 支架在兔喉气管重建过程中的作用,并将重建效果与自体移植方法相比较,结果发现实验动物成活率较高且未发生严重的并发症。此外,也有研究发现,用纤维蛋白胶包裹兔鼻软骨细胞,在体外进行三维培养,软骨细胞可以正常表达 Ⅱ 型胶原和蛋白聚糖,并维持软骨细胞的表型。进一步用纤维蛋白胶包裹自体鼻部软骨细胞处理兔关节软骨缺损,在缺损区域形成透明软骨样组织。

三、组织工程技术修复骨

人造骨通常是通过支架内填充材料来引导骨的再生。以磷酸钙为基础的填充材料已被广泛研究,这类材料的理化性质极大地影响着成骨细胞的分化和生长和骨吸收。与传统治疗手段相比,应用组织工程骨修复骨缺损,能够解决自体骨移植疗法存在的移植骨来源有限、供区损伤等问题,同时还克服了生物材料替代物缺乏骨诱导特性和不能达到生理性修复的局限性。

早在 2001 年,研究人员已尝试将患者自体骨膜细胞接种到珊瑚材料上,置换了患者一个撕脱的拇指末节断指,是组织工程骨临床应用的最早尝试,但功能并不理想。后来,研究人员等制作了一种填充羟基磷灰石的外包钛网支架,并负载了重组人骨形态发生蛋白-7 与人骨髓基质细胞,重建了患者下颚骨,短期随访结果显示了良好的功能。用接种 BMSC 的多孔羟基磷石灰支架构建组织工程骨,成功治疗了 4 例骨干缺损 4~8cm 的患者。并对患者进行了 6~7 年的长期追踪随访,该支架材料成功与宿主组织融合并没有出现有害影响。2017 年,对两例趾骨远端表皮样囊肿的病人作了刮除术以及植入了 β-TCP 人造骨支架,术后 3 月的骨再生良好,人造骨已经包围了原先的骨质。此外,细胞片技术也应用骨修复。结合 BMSC 细胞片和富血小板血浆的犬脱钙骨构建的植入体,植入犬左侧背阔肌深面,其成骨效果明显优于不加细胞膜片的组织工程骨。应用 BMSC 细胞片包裹含有重组人 BMP-2、VEGF 生长因子的 PLGA 物支架表面,也能成功构建组织工程骨并修复犬下颌骨缺损。

四、人工肌腱/韧带

肌腱和韧带的损伤也是临床中最常见的损伤之一,会导致活动能力下降。随着人口老龄化,这种类型的损伤比例不断提高。传统手术治疗,常常存在容易感染、免疫排斥和替代假体的生物相容性不良等问题,其治疗效果也不能达到令人满意的水平。自体型韧带,多为自身采集的髌腱或半肌腱,虽然副作用小,但是恢复缓慢,可能造成关节功能损失,也有断裂的风险;同种异体型韧带,多为异体采集的半肌腱或跟腱,来源相对广泛,但可能会发生个体排斥反应,并且本身能传播乙型肝炎、艾滋病等疾病。人工韧带于 1985 年应用聚酯材料,模仿人体韧带的解剖结构和生物力学原理设计而成,有良好的抗疲劳强度,尤其可抗重复的扭转、弯曲的力量以及因牵引过度而造成的伤害。LARS 人工韧带已经被非常广泛地运用在临床上。通过对 111 例急性膝关节脱位且运用 LARS 人工韧带治疗的患者进行随访调查,结果显示,大于 90% 的病例有良好的膝关节前稳定性,大于 60% 的病例有良好的膝关节后稳定性。目前,研究人员正不断研发更具有生物功能的人工韧带。

五、人工膀胱/尿道

用于膀胱和尿道修复的材料大多相似,主要有天然的材料胶原、明胶、透明质酸等,以及膀胱和小肠黏膜下层脱细胞基质。有研究人员将具有网孔结构的丝素和猪膀胱黏膜下层脱细胞基质复合并接种脂肪干细胞,用于膀胱部分缺损的修复。为了构建功能更好的人工支架,研究者尝试了通过接种不同细胞来构建更完整的组织替代物,这些细胞主要分为膀胱平滑肌细胞、尿路上皮细胞和各种干细胞(髓或脐血来源的间充质干细胞、脂肪干细胞和毛囊干细胞等)。近年来发现脂肪干细胞在防止尿道狭窄和植入部位膀胱平滑肌和神经恢复上也有重要作用。除干细胞外,还有一类祖细胞,也具有多向分化潜能,如尿源性细胞以及外周血来源的平滑肌祖细胞等。这些细胞也逐渐开始被用于膀胱修复与再生的研究。有学者在尿液中发现一类祖细胞,对其给予适当的诱导培养后,可以分化为膀胱平滑肌细胞、尿路上皮细胞、血管内皮细胞和成纤维细胞,分化生成的膀胱平滑肌细胞与自体膀胱平滑肌细胞具有相似的收缩功能。最近新兴的三维打印技术,由于其独特的可以在空间配置材料和细胞的特性,未来在膀胱和尿道等空腔器官的替代品制造上有巨大的应用前景。此外,细胞片技术在尿道缺损修上也有很好的相适应性。针对膀胱尿道修复效果的评价,需要结合尿动力学、多普勒彩超、尿道造影等多种手段对其功能进行评价。

目前的各种人工尿道和膀胱在大面积的缺损修复方面,受限于血供和氧供,在应用上还有很大局限性,以及对泌尿器官需要足够的抗感染、自洁的功能,以及如何避免术后结石、尿瘘远期的肿瘤形成方面还有很长的路要走。

六、人工血管

目前组织工程的血管研究主要分为两个方面,一种是在体外用材料和细胞构建小血管,随后植入体内,另一种是通过改良支架材料来促进组织工程支架在体内的募集新生血管生成。冠状动脉搭桥术是冠心病的重要解决方式,另外每年还有大量患者因严重的下肢缺血需要血管移植。移植所需的动脉来源一直是一个有待研究的问题。人工血管替代物将有望解决这一难题。20世纪50年代问世的人工血管,由于它对凝血系统激活作用而只能对大口径血管有较短的替代作用。以后又开发出聚四氟乙烯、聚氨基甲酸乙酯、膨体聚四氟乙烯等新的血管材料。人工血管要满足一定的抗张强度,最重要的是需要具备连通性的孔结构,利于细胞迁移和各种生物活性分子的传递,早期有盐析、气体发泡和相分离等方法形成多微孔结构。目前小口径血管替代物的研发仍待突破。近年来,静电纺丝技术产出的支架具有孔隙率高、比表面积大等的特点,而且可加入各种材料来产生亚孔隙,越来越多被用于血管修复。为了减少移植后感染、狭窄等不良反应,支架的抗凝处理如涂覆一些可降解涂层如硫酸软骨素、含肝素的明胶的表面肝素化或是接枝两性离子如磷酰胆碱等,来缓解在内皮细胞长入之前的血小板聚集、纤维素形成现象,这类的研究也有很多。由于内皮细胞从支架边缘长入距离有限,于是后来人们尝试在体外构建搭载内皮细胞的材料,但因为血流的切应力作用,细胞容易脱落或是内皮细胞移植到体内后在短期被取代。于是近年来人工血管表面修饰,主要是针对内皮祖细胞的特异修饰,实现对外周血内皮祖细胞的捕捉,使血管材料植入体内后在原位实现快速内皮化。如CD34抗体修饰和纤连蛋白的RGD多肽位点修饰都对内皮细胞的黏附增殖有一定效果。为了形成利于血管生成的微环境,在材料中加入生长因子的思路被采用。随着转基因技术的发展,将基因载体与DNA的复合物固定到材料表面的、支架材料介导的基因递送体系给支架血管化提供了新思路,如将DNA固定到血管支架表面,可应用治疗猪动脉再狭窄。

七、神经导管

神经导管是指桥接于神经断端间、非神经来源的生物或人工合成管道,具有引导、促进神经再生的作用,运用神经导管修复神经损伤的手术方式就称作神经导管桥接修复术。神经导管的材料来源可分为天然材料和合成材料两大类。天然材料主要有壳聚糖、胶原、变性骨骼肌、静脉等可降解材料。合成材料主要有聚四氟乙烯、硅胶等不可降解材料,以PCL、PLA等可吸收材料。1880年,首例神经导管的报道,是以骨制的导管桥接修复神经缺损。20世纪80年代研究人员设计了著名的Y形硅胶管实验,证实了神经的趋化性,为神经导管的应用奠定了理论基础。2001年,采用自体静脉作为神经导管,桥接下牙槽神经和舌神经缺损,当舌神经缺损在5~14mm范围时,无感觉恢复,当舌神经缺损小于5mm时,部分感觉恢复。采用不可降解的硅胶管修复11例前臂尺、正中神经缺损;在术后3个月时,发现两组中导管组触觉较好。神经导管不仅广泛应用于神经缺损的桥接修复,还在不伴有组织缺损的神经切割伤治疗中有着不错的疗效。临床上使用的神经导管目前尚无法完全取代神经断端吻合术和自体神经移植,但是随着研究的不断深入,神经导管修复神经损伤的质量必将进一步提高。目前的神经导管只能促进有限距离的神经缺损的神经再生,为使神经纤维生长的方向更具特异性和使其能应用于较长的缺损,还需要广大研究者和医疗卫生人员的不懈努力。

八、角膜修复

(一)人工角膜产品

人工角膜是指用生物高分子材料制成的类似于人体正常角膜组织的材料。人工角膜的出现,使角膜移植摆脱了手术成功率低、供体缺乏等问题,为角膜疾病的患者带来了新的希望。随着人工角膜研究的飞速发展,至今已有多种人工角膜应用于临床治疗并显示出了一定的效果。其中较为成功的人工角膜模型包括:"螺母-螺钉式"人工角膜、"骨-齿型"人工角膜、"领扣式"人工角膜以及"核裙式"人工角膜。早期提出的使用玻璃片替代混浊角膜的观点,拉开了人工角膜研究的序幕。人工角膜研究初期,由于当时材料和科技水平受限,人们对材料的生物相容性认识不足,存在排斥反应等问题,研究进展缓慢。但是,近几十年来,随着材料学的发展和科技水平的提高,人工角膜研究取得了巨大的进步。对 25 例严重眼外伤的患者植入了"领扣式"波士顿型人工角膜移植,术后41%的患者视力恢复到 20/60 以上。术后的并发症包括 5 例人工角膜松脱、1 例脉络膜驱逐性出血、8 例青光眼加重、2 例眼内炎、1 例玻璃体脱离。

(二)应用细胞片修复角膜

利用细胞膜片构建组织工程角膜,并在患者身上取得了很好的修复效果。他们利用患者自体分离获取的口腔黏膜上皮细胞,在体外培养并获取细胞片,然后将其直接移植到患者角膜表面,术后 1 周,患者的角膜上皮细胞再生,角膜透明度恢复,视力显著提高,随访 14 个月为发现并发症。应用细胞膜片修复角膜,无需使用载体材料,提高了角膜的透光性;移植的细胞片层和受区基质直接接触,可加速创口愈合,降低炎性反应,并显示良好功能。

第十节　总结与展望

再生医学材料是组织工程中的要素之一,再生医学材料研究的终极目标是通过适宜的基体材料在体外构建工程化的组织或者在体内原位进行修复。各组织器官是由具有特定功能的细胞、弹性纤维、胶原纤维和基质等构成的,具有一定空间结构的复合体。细胞外基质是细胞与细胞以及细胞与外部环境信息交流的重要媒介,也是影响细胞命运的重要因素之一。理想的组织工程支架材料,应达到与细胞外基质的类似功能。因此,组织工程支架材料的研究目标即是从组成、形态、结构和力学特性等方面模拟细胞外基质。

然而,目前组织工程中采用的材料,包含天然材料合成高分子、无机材料、金属材料都具有与自然组织明显不同的理化特性。这些材料作为组织工程支架材料,基体材料与细胞的相互作用将最终决定着组织能否重建。材料的表面性质,即拓扑结构、官能团、亲疏水性、电荷、模量等可直接影响与其接触的细胞的行为。而支架材料中释放的生物信号、传递的力学信号等会间接调控细胞的生长行为。因此,支架材料组成、结构、性能以及外部力学环境对于调控细胞与支架材料间作用尤为重要,对组织再生起决定性调控作用。

目前组织工程材料在某些领域已经进入到临床应用阶段,有些组织工程产品展现出很大的临床应用前景,但是具有更好临床治疗效果的组织工程产品的研发一直在进行中。组织工程是一门交叉性较强的学科,需要世界各地的材料学、医学、工程学、化学、生物学等不同学科背景的人携手开展,才能为提升人类生命健康和生活质量做出贡献。

笔记

思考题

1. 组织工程的三要素是什么?
2. 支架材料在组织工程中的作用有哪些?
3. 支架材料的力学性能对细胞和组织再生有什么影响?
4. 组织工程与再生医学材料有哪几类?
5. 请举例说明组织工程与再生医学材料的一种典型的临床应用。
6. 请选定一种组织,设计应用组织工程与再生医学材料修复该组织的基本思路和流程。
7. 目前组织工程与再生医学材料领域面临的挑战有哪些?

（李　斌　韩凤选）

第八章　生物医学材料的表面改性

生物材料长期或临时与人体接触时,须具有生物相容性,即生物体不发生任何毒性、致敏、炎症、致癌、血栓等生物反应,而这些反应很大程度上取决于材料表面与生物体环境的相互作用。因此,控制和改善生物材料的表面性质是发挥和运用材料与生物体之间的有利条件、抑制不利因素的关键途径。

第一节　生物医学材料表面改性概述

材料与人体接触后,体液中的各类蛋白首先黏附于材料表面,黏附蛋白的种类、数量及构象等受控于材料的表面性质,影响功能细胞的行为,调控材料表面生物组织的响应。材料的表面性质包括材料表面的物相/化学组成、几何构形、粗糙度、润湿性、表面能等。通过表面改性技术对生物医学材料表面进行处理,构建不同的材料表面,可在不影响基体性能的前提下,实现所需的生物学性能。

对于生物医学材料,表面改性的目的主要是提高植入物的生物相容性。利用各种物理、化学等方法处理生物医学材料表面,使其表面的组成、结构发生变化,从而改变其生物学性能的手段均可认为是生物医学材料的表面改性。为了提升生物材料某方面的性能,可选择一种或多种表面处理技术对材料表面进行改性,如表面机械研磨、溶胶-凝胶法、水热合成法、电化学沉积法、自组装单层膜法、等离子喷涂法、物理气相沉积法、化学气相沉积、激光熔覆法、生物表面分子修饰等。本章第二至四节将对常见的几种表面改性方面进行介绍。

第二节　物　理　方　法

一、机械方法

机械手段(滚压、内挤压和喷丸等)可使金属表面产生压缩变形,在表面形成硬化层。形变硬化层与基体无明显界面,且沿着基体至表面方向,产生两种连续变化:一是逐渐增加的残余压应力,二是在组织结构上,晶粒逐渐细化、位错密度及晶格畸变度逐渐增加。

表面机械研磨法(surface mechanical attrition treatment,SMAT)是由喷丸衍生出来,近几年发展起来的一种表面纳米化技术,工作原理如图 8-1 所示。在容器中放置球形弹丸,容器的上部固定样品,下部与振动发生装置相连,工作时弹丸高速振动,并不断以随机的方向高速撞击样品表面,每次碰撞都会在材料的表面产生一个应力场,沿不同的方向产生塑性变形,多次碰撞后,任何一个小体积元沿不同方向的微观变形量都非常大,导致材料表面附近的晶粒细化至纳米量级。以生物金属纯钛及纯锆为例,经 SMAT 处理后,表面可形成晶粒尺寸为 10nm 纳米晶层,层厚可达 20mm。若逐渐远离表面,残余压应力、位错密度逐渐降低,晶粒尺寸逐渐增加;当残余压应力较低时,孪生为主要的变形机制。图 8-2 为 SMAT 方式下材料表面附近的梯度结构及应变量和应变速率沿深度分布。通过调整工艺参数,SMAT 可将金属表面晶粒细化成不同尺寸(纳米到微米级)。体外细胞研究结果表明,SMAT 形成不同尺寸的晶粒可影响特异性蛋白的吸附,具有调控细胞黏附、增殖及分化的能力。此外,一些表面形变强化手段虽可能引起表面粗糙度的增加,但却使切削加工的尖锐刀痕变得圆滑,减轻切削加工留下的尖锐刀痕的不利影响,增加植入体在体内的耐蚀及疲劳等性能。

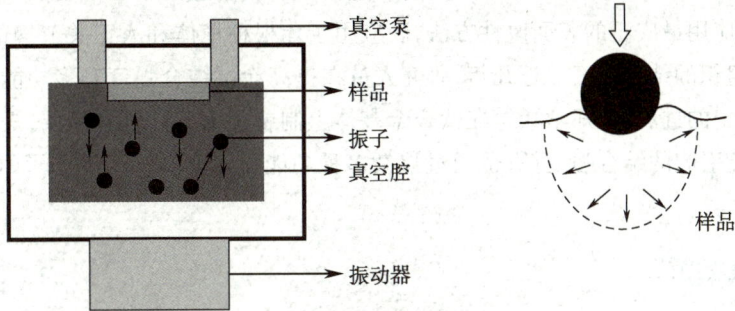

图 8-1　表面机械处理原理图

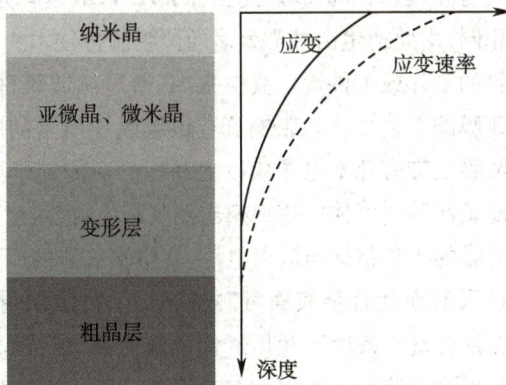

图 8-2　SMAT 方式下材料表面附近的梯度结构及应变量和应变速率沿深度分布

二、喷涂

喷涂通过喷枪或碟式雾化器,借助于压力或离心力,将材料分散成均匀而微细的雾滴,涂于材料表面的方法,按温度可以分为冷喷涂和热喷涂。

冷喷涂是在相对较低温度下通过压缩空气加速粉末粒子到临界速度后直接轰击到基体材料表面形成的涂层,不存在涂层熔融的过程,常用于金属基体表面喷涂金属涂层。近年来随着冷喷涂技术的发展,有效解决和拓展了用于医疗器械表面改性的涂层材料体系,如超高分子量聚乙烯(UHMWPE)涂层,以及高密度聚乙烯(HDPE)和聚醚醚酮(PEEK)表面冷喷涂制备生物涂层。最值得关注的是冷喷涂或真空冷喷涂技术制备陶瓷涂层,如羟基磷灰石(HA)、羟基磷灰石-石墨烯(HA-graphene)以及二氧化钛(TiO_2)等。

热喷涂技术是指使用某种热源,如气体燃烧、气体放电等,使喷涂材料加热至熔融或半融状态,用高压气流将其雾化,并一定速度喷射到经过预处理的材料表面,形成涂层的表面加工技术。使用这种技术可以在材料基体表面沉积一层熔融或半熔融的金属或非金属涂层。热喷涂通过采用不同热源,加热融化不同形态的喷涂材料,形成了不同的喷涂方法,其中以等离子喷涂在钛及钛合金表面应用较早。涂层与基体的结合强度是采用等离子喷涂制备生物相容性涂层需要考虑的主要问题。涂层的结合包括膜基结合和涂层内的结合,分别为膜基结合强度和内聚力。膜基结合主要包括:机械结合、物理结合、扩散结合及冶金结合,涂层内聚力主要取决于喷涂粒子间的机械结合、物理结合、扩散结合、冶金结合及晶体外延等。例如,为了改善钛或钛合金的生物活性,一般喷涂的物质为生物相容性优良的羟基磷灰石,但喷涂形成的涂层与基底的结合以物理结合为主,结合力不够高,且存在较多孔隙,极大限制了涂层的使用寿命。此外,喷涂时羟基磷灰石在高温下易分解,并以非晶态形式存在,降低了涂层的生物相容性和稳定性。如何提高等离子喷涂羟基磷灰石涂层在基体上的结合强度及稳定性依然是需要解决的问题。虽然等离子喷涂涂层存在许多弊端,如不适用于形状复杂的生物金属材料基底,但目前它仍是应用最广泛的表面改性方法,已应用于牙根种植体和人工关节柄部等医用器件,提高了植入体与骨组织的结合强度。近几年,研究人员在提高涂层结合强度和多功能方面进行了深入研究,并取得了一定的进展,如郑学斌等在钛合金基体上制备了 HA-Ti 复合涂层,缓和了涂层与基体间热膨胀系数失配引起的结合强度低;也通过掺杂多种功能元素如 Zn 等,赋予了 HA 良好的生物活性及抗菌性。

三、物理气相沉积

物理气相沉积是在真空条件下,采用各种物理方法将固态的物质转化为原子、分子或离子态的气相物质后再沉积于基体表面,形成固体薄膜的一类薄膜制备方法。按沉积薄膜气相物质的生成方式和特征可以分为:真空镀膜、溅射镀膜、离子镀膜。此三种 PVD 基本镀膜方法中,气相原子、分子和离子所产生的方式和能量各不相同,由此衍生出种类繁多的薄膜制备技术。

真空蒸发镀膜是把待镀膜的基片或工件置于真空室内,通过对镀膜材料加热使其蒸发汽化而沉积于基体或工件表面并形成薄膜的工艺过程。影响真空镀膜膜层质量的因素有:真空度、蒸发温度、蒸发源和蒸发方式等。溅射镀膜是带有几十电子伏以上动能的荷能粒子轰击固体材料时,材料表面的原子或分子会获得足够的能量而脱离固体的束缚逸出到气相中,把溅射到气相中的材料收集起来,使之沉积成膜的工艺过程。薄膜的生长结构与溅射电压、真空室气体的压强、靶材和基片的距离及基片的温度有关。采用射频磁控溅射在钛合金表面可制备满足生物涂层材料使用性能要求的 HA 及 HA 和 TiO_2 复合薄膜。离子镀是在真空条件下利用气体放电使被气化的物质部分离子化,在轰击基体表面的同时沉积于基体上并形成薄膜的一种气相沉积方法。离子镀兼具蒸发镀的沉积速率高和溅射镀膜沉积粒子能量高的特点,其绕射性好、可镀材料广泛,制备的膜层与基体结合力强;但由于离子束的直射性,无法处理面积较大的样品,不适用于大批量产品的镀制等。

四、离子注入

离子注入是将所需物质的离子(例如 N^+、C^+、Cr^+、Ni^+、Ti^+、Ag^+、Ar^+ 等非金属或金属离子),在电场中加速成具有几万甚至几百万电子伏能量的载能束轰击工件表面,使之注入工件表面一定深度的真空处理工艺,也属于 PVD 的范围。离子注入引起材料表层的成分和结构的变化,同时由于原子环境和电子组态等微观状态的扰动,材料的各种物理、化学和力学性能也发生变化。离子本身质量较大,惯性大,撞击材料时产生了溅射效应和注入效应,引起变形、分离、破坏等机械作用和向基体材料扩散形成化合物等的化学作用。离子注入的特点:①不同于任何热扩散方法,注入元素的种类、能量和剂量可选择,可注入任何元素,且不受固溶度和扩散系数的影响;②离子注入一般在常温或低温下进行,但离子注入温度和注入后的温度可任意控制,且在真空中进行,不氧化,不变形,不发生退火软化,表面粗糙度一般无变化;③可控性和重复性好;④可获得两层或两层以上性能不同的复合材料;⑤离子注入在材料表面产生压应力,可提高植入体的抗疲劳性能。目前,该技术主要用于高分子和金属生物材料的表面改性。许多研究者采用离子束方法改善金属生物材料的耐腐蚀、耐磨损、耐疲劳、生物活性及抗菌性能。钛及其合金经氮离子注入后不影响材料与软组织及骨的相容性。Ti 合金表面注 N、C 等可在 Ti 合金表面形成 TiN、TiC 等硬质相,提高 Ti 合金的表面硬度及体内耐腐蚀及磨损性能。钛及其合金表面注钙离子可显著提高种植体表面的成骨响应,钙、银离子共注可同时赋予钛表面良好的细胞相容性及抗菌活性。

笔记

第三节　化　学　方　法

一、电化学改性

电化学法是用电化学的方法,通过调节电解液的成分、浓度、pH、反应温度、电场强度、电流等来控制反应的制备方法。电化学法包括电泳沉积、电沉积(电结晶)、复合电镀等几类。电泳沉积是电泳和沉积两个过程的综合,是悬浮液中带荷电的固体陶瓷微粒在电场作用下发生定向移动并在电极表面沉积的现象。电化学法制备的涂层均匀,制备过程简洁快速,条件温和,工艺实施具有连续性,易于实现自动化生产,对基底的形状和表面情况没有限制,设备投资少,生产费用低,原料利用率高,工艺简单等优点,可以避免高温喷涂等引起的羟基磷灰石相变和脆裂,但存在基膜结合不够高等问题。电化学法可在钛板和多孔钛孔隙表面沉积羟基磷灰石。电结晶是在电化学作用下金属离子从溶液中沉积出来形成晶体的过程,用此方法可以在 Ti-6Al-4V 合金表面制备出碳含量接近于自然骨的羟基磷灰石涂层。

二、微弧氧化

微弧氧化又称电解液等离子体氧化(plasma electrolytic oxidation)或微等离子体氧化,是一种在有色金属(Al、Ti、Mg、Zr 等)及其合金表面原位生长氧化物陶瓷层的新技术。微弧氧化设备实验装置示意图(图 8-3),微弧氧化电源有直流、交流和脉冲等几种工作模式。工作时,待处理试样为阳极,不锈钢电解槽为阴极,采用冷却系统控制电解液温度。

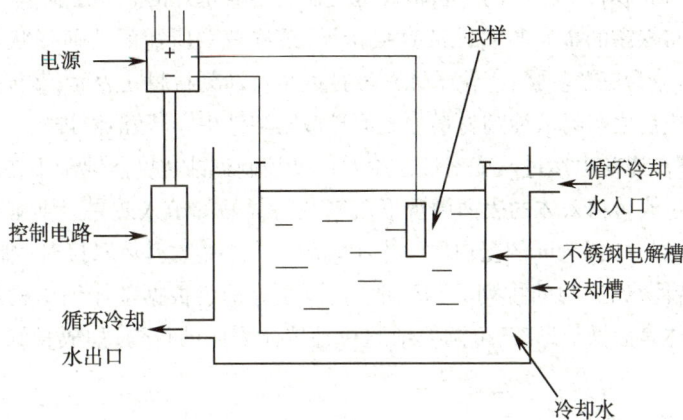

图 8-3　微弧氧化设备示意图

微弧氧化成膜基本过程是:适宜的电压使阳极试样表面析出大量氧气泡,在试样周围形成一个以氧气为主的气封;电极间的强电场使气封中的气体发生微弧放电并形成等离子体;通过阳极发生的等离子轰击、扩散、电化学反应、熔融-凝固、烧结相变等过程,形成厚度可控且与基体结合牢固的多孔陶瓷涂层。采用微弧氧化法对生物医学金属 Ti、Zr、Ta、Mg 及其合金进行处理,在其表面其处理所可生形成的多微孔氧化膜或其他生物活性陶瓷层,如羟基磷灰石、钛酸钙等涂层。目前,微弧氧化 TiO_2、HA 等涂层已实现临床应用,主要应用于种植体(如牙根植入体)表面改性。微弧氧化形成的涂层具有以下优点:①陶瓷膜是原位生长,与基体之间没有明显的界面,表现出较高的结合强度;②电解液中的离子可参与微弧氧化反应,通过调节工艺条件和电解液组成可改变微弧氧化膜层的成分和性能(如功能离子、纳米粒子掺杂);③瞬间放电温度高,在放电区域内氧化物会发生熔化,在膜层中可获得高温相,实现微弧氧化涂层物相组成的调控;④试样表面微弧放电区的温度很高,但基体温度不超过300℃,基体的性能不受影响;⑤非线性操作,可在复杂形状的工件内外表面成膜;⑥操作简单,不需要真空或高温条件,前处理工序少,性价比高;⑦将金属和陶瓷的优点结合起来,提高金属表面耐磨损、抗腐蚀性能。

三、化学气相沉积

化学气相沉积是通过气相物质的化学反应在基材表面上沉积固态薄膜的一种工艺方法。各种化学反应,如分解、化合、还原、置换等都可以用来获得沉积于基片的固体薄膜,反应多余物质(气体)可以在反应时排出。化学气相沉积过程中,气体流动状态是获得高质量、均匀生长薄膜的重要工艺参数,反应气体均匀地流过需生长薄膜的基片表面是获得高质量薄膜的前提条件。CVD 的过程包括:反应气体的获得且导入反应室;反应气体到达基片表面并吸附于其上;在基片上产生化学反应;固体生成物在基片表面形核、生长;多余的反应产物被排除。与物理气相沉积相比,化学气相沉积具有气相材料运输方式不同和沉积温度较高的特点,CVD 薄膜如下特点:①薄膜均匀性好;②薄膜内应力低。然而,CVD 因较高的反应温度限制了基片材料的选择,且薄膜和基片热膨胀系数之间差异易产生热应力。为了降低 CVD 的温度,围绕选择新的反应物和向反应提供激活能两个方面,CVD 技术发展了许多工艺方法,例如:常压和低压化学气相沉积、等离子辅助化学气相沉积、电子束辅助化学气相沉积、激光束辅助化学气相沉积、金属有机化合物化学气相沉积。化学气相沉积金刚石薄膜具有高的硬度和耐磨性能。此工艺在人工关节头的耐磨性能提高方面具体应用潜力。

四、蚀刻

蚀刻也称光化学蚀刻,其基本原理是利用化学感光材料的光敏特性,在金属基片两面均匀涂敷感光材料,采用光刻法将胶膜板上栅网的形状精确地复制到金属基片的感光层掩膜上,通过显影去除未感光部分的掩膜,再将裸露的金属与腐蚀液直接接触,最终获取所需的几何形状及高精度尺寸的产品。湿式蚀刻过程可分为三个步骤:①化学蚀刻液扩散至待蚀刻材料之表面;②蚀刻液与待蚀刻材料发生化学反应;③反应后之产物从蚀刻材料之表面扩散至溶液中,并随溶液排出。三个步骤中进行最慢者为速率控制步骤。通常可通过改变溶液浓度及温度控制刻蚀速度。蚀刻不在基体表面产生强化层或附加涂层,只通过改善植入体的表面微观形貌来获得最好的植入效果。细胞与基体的联接是通过在两者之间形成一层厚约 15nm 的蛋白质膜来实现的。当细胞与基体联接时,细胞对基体的表面形貌具有反应的自然特性,如细胞的排列、形状、取向、极性等都会根据基体纳米构形的变化而变。因此,通过蚀刻调控基体表面微纳形态,可调控细胞在种植体表面的行为,如成骨细胞的黏附、增殖、分化、矿化等。

五、化学接枝

化学接枝方法是利用材料表面的反应基团与被接枝的单体或大分子链发生化学反应而实现表面接枝,包括偶联接枝、化学或臭氧引发接枝。偶联接枝是指被接枝的高聚物反应基团与接枝高聚物上的基团之间所进行的反应可通过某种物质偶联而实现。化学引发接枝是通过化学试剂与高聚物表面组分发生反应,产生活性中心,从而引发单体的聚合。臭氧引发接枝是将材料置于臭氧之中,材料表面会形成过氧化物,过氧化物分解产生自由基以引发单体在材料表面的接枝聚合。通过化学接枝将大分子蛋白质或酶等有机高分子物质引入基体表面,可使材料具有更优良的生物活性。研究表明大多数金属表面存在一层氧化膜,一定条件下会与[H]或 H^+ 作用,形成附于基体表面的—OH。在这种情况下对基体进行硅烷化处理,再通过戊二醛的作用,可将一些蛋白质或酶的分子如胰蛋白酶,化学键联接在基体表面上。此法是由美国科学家 David A. Puleo 提出,它可以将活的生物分子固定在无机、孔状、松散生物材料的表面,从而使材料表面活性大大提高。由于生物分子种类繁多,在基体上化学键联所用的引导物质也各有不同。此种表面改性方法对材料的耐磨性、耐腐蚀性没有明显改善作用。因此,化学接枝法一般作为材料表面改性最后的修饰方法。

笔记

第四节　生物分子表面修饰

采用生物分子对材料表面进行修饰,是指将一些具有生物活性的物质例如蛋白质、多肽、酶和生长因子等固定在生物材料表面,使表面形成一个能与生物活体相适应的过渡层。这种方法不会影响基体材料的本体性能,同时可发挥所固定的生物分子的生物活性,赋予基体材料特定的生物功能。目前,已经广泛应用于治疗、诊断、分离和生物加工方面。本节将分别对不同种类的生物分子表面修饰的方法进行介绍。

一、多肽表面修饰

近年来人们运用仿生学原理,模拟细胞外基质蛋白与其周围细胞的相互作用,在材料表面接上黏附性蛋白或多肽以赋予材料生物信号,来提高材料的生物相容性和细胞亲和力。其中使用最广泛的是含 RGD 序列的多肽。RGD(Arg-Gly-Asp)肽是由精氨酸、甘氨酸和天冬氨酸这 3 个氨基酸组成的短肽序列。在生物材料处理中,RGD 多肽被广泛用来促进细胞的黏附,使其成为组织工程学中的重要修饰物。多肽固定的方法主要包括物理吸附和化学偶联两大类。物理吸附是指将肽段通过非共价(疏水性、电荷分布、范德华力、氢键等)作用吸附于材料表面,应用较广、操作简单但稳定性和重复性不佳。化学偶联是将材料通过某种方法活化,如表面水解、等离子沉降、紫外线辐照、自组装、模板技术等,引入能与多肽结合的功能基团,如羟基、羧基、氨基、巯基、活性氢等基团,然后利用交联剂与肽段以共价键结合。

物理吸附方法中,单纯的混合吸附操作简单。国外学者利用 1-乙烯-3-二胺丙基-碳二亚胺(EDC)和 1-N-羟琥珀酰亚胺(NHS)作偶联剂,使甘氨酸-精氨酸-甘氨酸-天冬氨酸-丝氨酸短肽序列(GRGDS)先与多聚赖氨酸共价结合,再物理吸附至聚乳酸表面对其进行修饰。

常用共价固定方法包括:

(1)碳二亚胺法:碳二亚胺是一种很强的脱水剂,能使羧基和氨基脱水生成酰胺键,实现两者的交联,因此可以采用碳二亚胺法将多肽分子固定于带有羧基或氨基的材料表面。但这种方法不能区分链端与链中的反应,因此,由于多肽的氨基或羟基与材料结合位点之间的位置的因素,这种方法有可能由于妨碍到多肽与材料之间的结合而对影响其生物活性。

(2)活泼酯法:在二环己基碳二亚胺(DCC)作用下,多肽羧基与 NHS 反应生成活泼酯衍生物,该衍生物再与材料表面的氨基以酰胺键连接,实现多肽在材料表面的固定。

(3)马来酰亚胺基类活泼酯法:利用马来酸亚胺基活泼的双键,一端与肽段氨基形成酰胺键,一端与材料表面游离的巯基结合。

(4)异双官能交联剂 SPDP 法:N-羟基琥珀酰亚胺基-3-(2-吡啶基二硫)-丙酸酯通过活泼酯成分与多肽氨基反应,然后利用巯基加成或交换反应与另一分子交联,实现多肽的固定。

二、蛋白质表面修饰

细胞外基质中富含玻璃粘连蛋白、胶原蛋白以及纤维粘连蛋白等,这些蛋白与细胞的黏附有关,被统称为黏附蛋白。细胞与细胞外基质间的黏附就是靠黏附蛋白来实现的。因此,采用各种黏附蛋白对材料进行表面修饰,能够促进细胞在材料表面的黏附,改善材料的细胞相容性。同样,蛋白质与载体材料的结合方法主要有两种:非共价键的物理吸附和共价键化学结合。

物理吸附能够较好地保持蛋白质的空间结构,具有操作简单方便等优点,但是物理的非共价吸附结合力比较弱,蛋白与基体材料结合不牢固,容易脱落。例如,通过蛋白质与材料分子间的静电作用、范德华力和氢键作用等可将蛋白质吸附到材料表面。

化学结合克服了物理吸附中蛋白分子与基体结合不牢固的缺点,需要在载体表面引入活泼的化学基团,如醛基、环氧基、氨基及一些螯合物等,通过共价键结合达到对蛋白质的固定。上述介绍的固定多肽的化学交联法都可用于蛋白的固定。例如,有研究采用表面光接枝改性,以二苯甲酮为光引发剂,在聚丙烯膜表面分别接枝一层聚丙烯酸(PAA)、聚丙烯酰胺(PAM)和马来酸酐(MAH)。然后分别在上述接枝层表面对牛血清白蛋白(BSA)进行固定。其中,接枝 PAA 的表面含有羧基,能与 BSA 分子中的氨基发生酰胺化反应;接枝 PAM 的表面含有氨基,能与 BSA 分子中的羧基发生酰胺化反应;接枝 MAH 的表面含有酐基,能与 BSA 中的氨基发生反应,使 BSA 固定在基底膜表面。

三、生长因子表面修饰

生长因子是一类具有刺激和诱导细胞增殖以及调节细胞其他生物功能的蛋白或多肽类物质。生长因子对促进细胞增殖、组织或器官的修复和再生都具有重要的作用。目前,生长因子已经用于骨、皮肤、软骨、神经、血管等组织的再生以及细胞的诱导分化等领域。由于生长因子一般在室温环境下很容易失去生物活性,因此直接使用生长因子时常会由于环境因素导致失活,达不到预期的生物效应。科研工作者将基体材料负载各种生长因子,能够对其进行控制释放达到理想的效果。

生长因子载入材料表面的方法包括物理方法和化学方法。通过物理吸附方法将生长因子载入支架材料表面是一种常见的负载方法,但此种方法结合力弱,生长因子容易从材料表面脱落。另一种常用来吸附生长因子的方法是利用肝素与生长因子之间的静电吸附。研究表明肝素表面带有硫酸根,与许多生长因子之间具有特殊亲和力。基于此,很多研究者采用肝素静电吸引的方法负载生长因子,再将负载生长因子的肝素固定在材料表面,从而对材料表面进行了生长因子修饰。此外,研究者尝试在材料表面修饰一层硫酸根模拟肝素表面的结构,并用以吸附与肝素亲和性的生长因子如 VEGF 和 bFGF 等,得到了很好的修饰效果。

生长因子表面修饰的化学方法是指将生长因子通过共价键结合固定于生物材料的表面。此种方法能够牢固地将生长因子固定于基体表面,长期发挥功效。近年来,已有一系列方法实现了将生长因子通过共价键连到基底材料上。下面总结了一些常用的方法:

1. **碳二亚胺固定化方法**　多肽的固定方法中介绍了碳二亚胺固定法,碳二亚胺是一种常使用的将生物分子和一系列化合物结合的脱水剂。使用碳二亚胺法固定的生长因子有很多,包括 NGF、EGF 和 VEGF 等。例如,科研工作者采用碳二亚胺法将 VEGF 固定至多孔胶原支架上,可以促进内皮细胞的增殖和活性。

2. **巯基-烯点击反应**　有研究采用巯基-烯之间的点击反应,成功将 VEGF 连接至胶原上。反应路线如图 8-4。首先利用 VEGF 的伯胺与磺基 SMCC 的 NHS 一端反应,将马来酰亚胺基引入生长因子中,然后使其与巯基化的胶原之间通过点击反应连接,从而实现 VEGF 与胶原的连接。后期体外及体内实验表明,该胶原支架可以有效促进血管新生。

3. **光致固定化方法**　光致固定化也是一种常用的固定生长因子的方法。这种方法首先需要在生长因子上引入一个光敏基团,然后通过特定波长的光(一般为长波紫外线)的照射将该修饰过的生长因子与生物材料共价相连。光敏部分修饰有很多选择,通常叠氮苯基修饰和丙烯酸酯修饰是光致固定法的两种常见的实现途径。

有研究使用叠氮苯基修饰的光致固定化方法将生长因子 EGF 和 IGF-1 联合固定到支架材料上,该支架材料能显著促进细胞迁移。反应路线如图 8-5。首先通过生长因子(growth factor,GF)链中赖氨酸所带的伯氨基与 Sulfo-SANPAH(SS)一端反应,得到光敏性的 SS-GF,然后在紫外线照射下将 SS-GF 连接到聚苯乙烯表面上。

此外,图 8-6 显示了采用丙烯酸酯修饰的光致固定化方法的反应路线,首先,生长因子分子中的伯氨基与单端丙烯酸酯基分子(如 PEG-NHS 或 PEG-SMC)反应,得到通过一个 PEG 壁相连的丙烯酸酯基化的生长因子,然后通过自由基聚合反应使生长因子共价连到含有丙烯酸酯的材料上。有研究采用这种方法先使 bFGF 与丙烯酰-PEG-NHS 反应,将 bFGF 连结到 PEG 上,形成丙烯酰-PEG-bFGF,

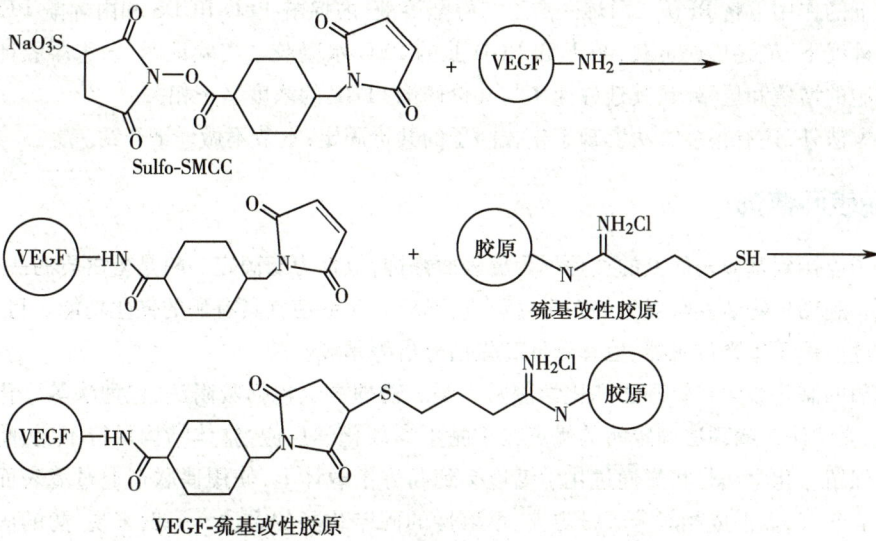

图 8-4　使用 Sulfo-SMCC 将 VEGF 连接到胶原上

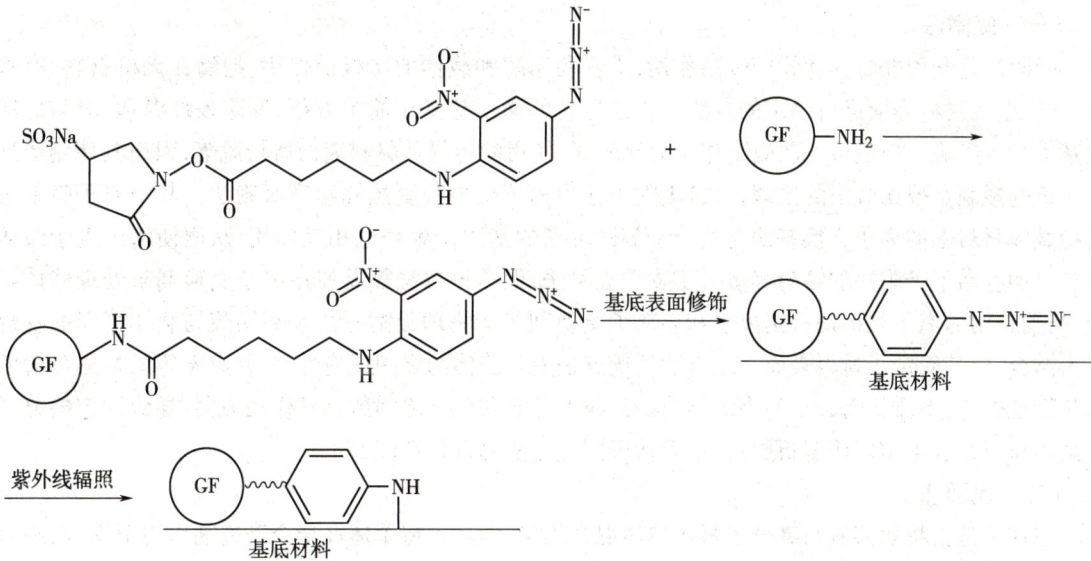

图 8-5　通过叠氮苯基光敏性交联剂固定 EGF 和 IGF-1

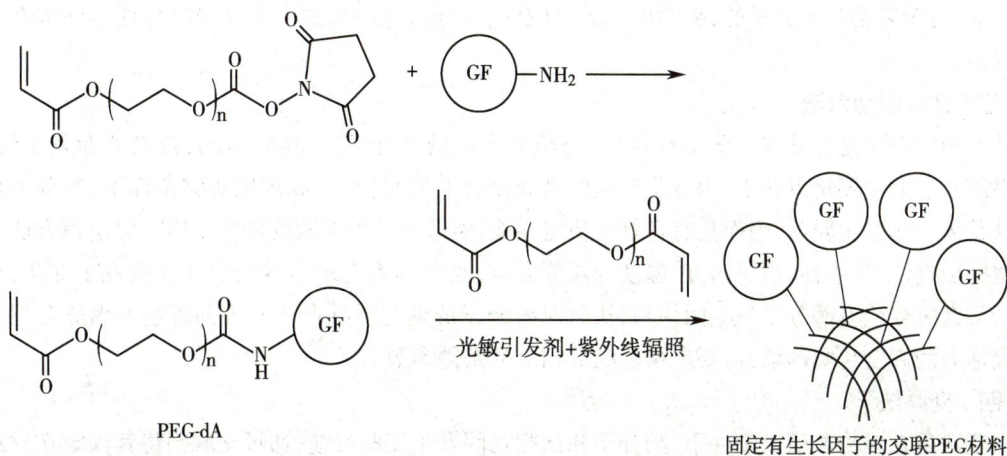

图 8-6　通过丙烯酸酯交联法固定化生长因子

再在光引发剂的作用下将 PEG 二丙烯酸二乙二醇酯溶液、丙烯酰-PEG-RGDS 和丙烯酰-PEG-bFGF 暴露在长波紫外线下,最终形成负载 bFGF 和 RGD 肽的 PEG 水凝胶。实验证明,该水凝胶能够促进血管平滑肌细胞的增殖和迁移,且其迁移速率与共价修饰 bFGF 的浓度呈正相关。

除以上方法外,还有很多方法实现了生长因子的共价固定,本节不做详细介绍。

四、酶表面修饰

将酶分子连接到基质表面上的过程称为酶表面修饰,也称为酶固定。酶是蛋白质的一个亚类,具备催化功能。利用生物活性酶对生物医学材料进行修饰,能够使其具有酶的催化功能。目前,酶固定这一技术已经应用于生物传感器、控释器件和蛋白分析等领域。

固定化酶的制备方法有物理法和化学法两大类。物理方法包括吸附法、包埋法等。化学法包括共价结合法、交联法。物理法固定酶的优点在于酶不参加化学反应,整体结构保持不变,酶的催化活性得到很好保留。化学法是将酶通过化学键连接到高分子载体上,使用偶联剂通过酶表面的基团将酶与载体交联起来,而形成相对分子量更大、不溶性的固定化酶的方法。一般来说,酶的固定方法的选择取决于固定载体材料和固定化酶的种类,在某些情况下也会将几种固定方法的联合起来使用。下面分别总结了这几种常用方法。

(一)吸附法

吸附法是利用非特异性物理吸附作用,或者利用酶和载体的次级键作用,把酶在无机材料、有机高分子、金属材料表面进行固定的方法。它最显著的优点是操作简单方便,反应条件温和,对酶的活性基本没有影响。但是该方法吸附作用力比较弱,使得酶容易从材料表面解析脱落,因而其使用受到了一定的限制。根据吸附的原理,又将吸附法分为离子交换吸附法和物理吸附法。其中离子吸附法是指载体材料上的离子交换基团与酶分子侧链解离的基团产生静电相互作用,从而使酶固定于载体材料表面。离子吸附法的吸附容量大于物理吸附法,但是该方法需要使用离子交换剂来处理载体材料,目前常用的离子交换剂有阴离子和阳离子交换剂等。物理吸附方法是利用酶与载体之间的物理吸附结合,使其固定于材料表面。该方法的优点是酶与载体的之间适应性好,并且不容易被破坏酶的催化活性中心,不改变酶分子的高级结构。其缺点是酶和载体之间的相互作用力弱,导致固定酶分子与载体材料结合不牢固而解析脱落,最后使得固定化酶的催化性能低下。

(二)包埋法

包埋法是指将酶溶液与高分子材料单体混合均匀,然后再将单体在聚合助进剂作用下聚合,最后得到包埋酶的高分子材料的方法。一般包埋的酶分子的氨基酸基团不参与化学结合反应,因此酶分子的空间结构很少改变,保持了其活性,应用非常广泛。但是这种方法只适用于小分子催化底物和产物的反应,对于底物是大分子的,酶的催化活力较低。目前,包埋法技术能够同时包埋多种酶来发生催化反应。

(三)共价键结合法

共价键结合法是将载体上的活性基团,与酶分子上的功能基团之间形成共价键从而发生结合。共价键结合法的主要优点在于,酶分子与载体之间结合非常牢固,在高浓度底物条件下,酶分子仍然不会从载体表面发生脱落,因而具有良好的稳定性能,能够持续发挥酶的催化作用。但是该方法受载体材料的稳定性、亲水性、离子强度、温度、pH 等影响,某一因素变动会导致酶的性质发生变化,并且在共价结合时会改变酶分子的空间构象,从而对酶分子的催化活性产生一定的影响。因此若想要获得较高活力的固定化酶的话,需要严格控制好相应的条件参数。

(四)交联法

交联法是在双功能试剂条件下,酶分子和试剂之间发生交联反应,通过交联剂将其固定在材料表面。此时在酶分子之间,或者是酶分子内部发生交联作用,然后通过共价键作用下形成三维交联网状结构。目前能起到交联作用的试剂非常多,经常使用的交联剂主要是双耦连苯胺-2,2'-二磺酸、戊二醛、己二胺、鞣酸、顺丁烯二酸酐和双偶氮苯等。当反应条件或者利用的材料不同时，交联法制各得到的固定化酶的物理性质也不同。交联法存在的缺点是反应条件比较剧烈，酶活力相对很低。因此通常把包埋法或交联法与吸附法联合起来使用，以提高固定化酶的活力，同时增强载体与酶分子之间结合的牢固性。

五、生物多糖表面修饰

生物多糖是自然界含量最丰富的生物聚合物，在生命体内履行一系列的生理功能，并在细胞识别、生物信息的携带和传递等生命活动中起着重要的作用。多糖是细胞膜表面上多糖-蛋白质复合结构中的重要组成部分，能显著地促进细胞的黏附和生长。某些生物多糖还具有特殊的生物活性，如抗肿瘤、抗菌、抗病毒、免疫调节作用等。因此，利用生物多糖进行医用高分子材料的表面修饰具有十分重要的意义，国内外学者对此也展开了一系列的研究，其中涉及较多的生物多糖是葡聚糖、肝素和类肝素类物质、壳聚糖等。

（一）葡聚糖

葡聚糖是一种以葡萄糖为单糖组成的同型多糖，由某些微生物生长过程中分泌的黏液中获得。它具有优良的提高机体免疫力、抗炎、抗辐射、溶解胆固醇，预防高脂血症作用以及抑制肿瘤等生物活性，被誉为最具有生理活性的一种多糖。用葡聚糖进行生物医学高分子材料的表面修饰受到了国内外研究学者的关注。为了将葡聚糖接枝到生物材料的表面，研究人员探索了很多表面接枝方法，包括等离子体技术、光引发聚合、层层自组装等。科研工作者以氨气为反应气体通过等离子技术在聚合物表面沉积了氨基基团，然后再通过希夫碱反应将高碘酸钠氧化过的葡聚糖固定在聚合物表面。此外，有研究人员通过光引发聚合的方法在聚丙烯微孔膜表面引入了甲基丙烯酸-2-氨乙酯的接枝链，利用该接枝链上的氨基进行葡聚糖的固定化，从而对聚丙烯微孔膜表面进行了葡聚糖修饰。研究人员通过层层自组装技术，利用静电力在己二酸/对苯二甲酸/丁二醇共聚物（PTAT）的表面上制备了多层"葡聚糖硫酸酯-壳聚糖"涂层，并且发现当组装了四个双分子层且最外层为葡聚糖硫酸酯时，材料能有效抑制纤维蛋白原吸附和血小板的黏附，由于葡聚糖硫酸酯具备抑制凝血酶、促进抗凝血因子活化的特性，修饰过的材料还表现出良好的抗凝血特性。

（二）肝素及其类似物

肝素是一种天然的酸性黏多糖，它通过抑制凝血酶原的活化，延缓及阻止纤维蛋白的凝聚作用而防止凝血，经过表面肝素化的材料显示出优良的抗凝血性能。目前，表面肝素化是研究或制备抗凝血表面的最为广泛的方法之一。材料表面肝素化的方法分为物理共混法和化学键合法两大类。物理共混法通过将肝素与材料共混而包埋固定，在材料与血液接触时释放肝素以起到抗凝血的作用。使用这种方法能够保持肝素的活性，但在使用过程中材料表面的肝素易被血液带走，因此无法长期有效地使用。化学法又分为离子键合法和化学键合法，采用这种方法材料结合肝素的稳定性要远高于物理法，但固定后对肝素的构象造成影响，从而影响其活性。为了提高肝素的生物活性，研究者们又进行了新的探索。例如引入 PEG 后固定肝素，从而提高其生物活性。

表面肝素化的材料在临床及临床基础研究中除了表现出良好的抗凝血性外，还表现出其他生物活性如抑制炎症反应。用肝素的结构类似物如软骨素硫酸酯、透明质酸硫酸酯等多糖硫酸酯进行表面修饰也可使材料获得良好的抗凝血性。

（三）壳聚糖

壳聚糖是由甲壳素脱乙酰后产生的一种可体内降解吸收的天然生物多糖，是一种可再生资源，而且具有无毒性、抗菌性、可降解性和生物相容性良好等特点，因此在医疗领域有很大的应用潜力。壳聚糖的主链结构中含有大量的氨基，因此可以利用它们的反应活性将一些生物活性分子引入到生物材料的表面。研究人员制备了具有光活性的壳聚糖，然后在紫外线的照射下将壳聚糖接枝到聚乙烯（PE）的表面上，结果表明改性后的 PE 抗血小板黏附和蛋白质吸附的能力显著提高。另外，有研究人员利用氨基化反应在聚乳酸微球的表面上引入氨基,再通过戊二醛作为交联剂,将壳聚糖固定到聚乳酸微球表面,制备出的聚乳酸细胞微载体能够更有效地促进软骨细胞的黏附和生长。

（四）其他生物多糖

研究者还对其他类型的生物多糖如海藻酸钠、透明质酸、改性纤维素、果胶类多糖、香菇多糖、茯苓多糖、褐藻酸多糖等对高分子材料的表面修饰进行了研究,使得材料的生物相容性得到了显著的改善。

思考题

1. 什么是表面改性,金属表面生物活化改性常见的手段有哪些?
2. 简述冷喷涂和热喷涂的区别及两种工艺制备的生物相容性涂层有哪些?
3. 简述离子注入法表面改性的特点,列举两种常见注入离子并说明其作用。
4. 什么是生物分子表面修饰,列出 2 种生物分子表面修饰的方法,说出每种方法采用的代表性生物分子。
5. 常用的共价固定方法有哪些,简述其优缺点。
6. 试简述医用纯 Ti 经表面机械研磨处理后表面到基体内部的微观结构变化。
7. 试比较冷喷涂和热喷涂的技术原理的差异性,并举例说明其在医用金属表面改性涂层上的应用。

（憨　勇　郑裕东　贺　玮）

第九章　生物医学材料的仿生制备

第一节　材料仿生制备概述

一、材料仿生制备的意义

生物医学材料的仿生制备是一个由来已久的课题。人类早已认识到自然界的植物和动物具有很多超出人类自身的功能和特性。进入 21 世纪以来,随着科学技术的发展,使得生物医学材料的仿生制备进入一个全新的发展阶段。近年来,由于细胞工程,基因工程等生物技术的发展及其与材料科学的交叉,更加显示了仿生材料诱人的发展前景。目前,人类科学研究的重点正逐步从周围的无机世界转向包括自身的生命现象之中。人类试图模仿植物和动物的形态、结构、功能和行为,或者从中得到启发,来解决人类所面临的技术难题,特别是应用于生物医学技术,这就是仿生学的思想。这一思想是在生物学和工程技术之间架起一座桥梁,通过研究生命现象的原理,找到解决问题的途径和方案。20 世纪 90 年代兴起的组织工程,就是这一思想的典型代表。组织工程采用仿生的思想,通过框架材料和细胞加生长因子的复合来修复缺损的组织和器官。

人类曾经认为自己是地球上最强大和有控制力的生命,是大自然的主人,然而人类却不能对生命的运行施加任意的控制。我们体内的细胞按照遗传既定的程序运行。无论是酶的分泌,蛋白质分子的合成,还是细胞间的识别通信等,都不由大脑的思维决定,而是有条不紊地自发进行。这种自发性,从六亿年前的单细胞组合开始,逐步造就了海藻、水母、昆虫、鸟兽,直至人类这样复杂的多细胞生物体。自发性系统所具有的高度复杂性令人称奇。且不说像眼睛,肾脏这样复杂的器官,单就一个简单的贝壳所具有的优美精巧的结构就足以令人瞠目。一个直径仅有 $1\mu m$ 的大肠埃希氏菌,其细胞基因组拥有的数字存储能力相当于一个普通的高密度存储软盘,一个小小的核糖体同时具有组装 50 多种蛋白的能力,绿色植物光合作用所合成的精细化工物质比全球化工产业的总产量还要多。大自然的分子机械技术比人类目前任何一种制造技术都要精密。

与人工合成生物材料相比,自然界存在的天然生物材料具有人工材料无可比拟的优越性能。例如:具有高强度和高韧性的人和动物的牙釉质;海洋生物能长出色彩斑斓、坚固又不被海水腐蚀的贝壳等。漫长的生命演化过程可以看作是一个分子自组装进化和作为动植物机体的基石-天然生物材料的长期选择、自我更新和自我优化的过程。许多天然生物材料的内部结构精细,有机和无机分子间相互组装所形成的多级结构非常巧妙,能在无机和有机两种组分的性质有极大差别的情况下组建出具有特定功能又非常可靠的界面。生物有机体制造的材料在某些性质上已远远超过了当今的工程材料。其原因主要是这些生物材料从分子尺度到纳米、微米乃至宏观尺度上,都具有高度有序的层次结构。同时,这些材料还是智能化的、动态的、复杂的、能够自我修复的,而且还是多功能的,具有独特的声、光、电、磁和机械性能。生物体这些固有的结构就产生于我们周围的环境中,而且往往是在水溶液的条件下形成的。其中有机大分子起到了重要的作用,它们不但采集并传输原始物质,还能够将这些物质自组装成为短程和长程有序的结构,从而形成了生物有机体中多种多样的生物组织,从微生物到人体都是如此。天然生物材料由于其所处环境的限制,不可能像人工合成材料那样任意选用所需的原料,但是天然生物材料采取了自组装微纳米结构这一策略,采用周围环境中最普通的原料(C,H,O,Ca,P 等),在室温下,以自下而上的自组装方式把一个个分子组成了多级别的超分子结构,形成了生物有机体中多种多样的从微生物到人体的生物组织。不论在结构或制备方式,或是使用性能上都是非常完善的。天然生物是最好的材料设计师和制备者。

随着人们对生物体认识的深化,发现在基因的调控下细胞可以分泌出特有的细胞外基质,构建成含蛋白质和糖胺聚糖的物理、化学交联网络。细胞同细胞外基质组成一个物质、能量和信息传递的体系,构成要素间存在多重相互作用,具有对环境刺激的高度非线性反应。深入了解生物大分子的协同相互作用,模仿其协同作用来构思生物医学材料,可使材料具有所期望的宿主反应,实现材料仿生到智能化是材料科学与生命科学交叉的体现,也是生物医学材料研究和开发面临的挑战。

二、生物矿化的基本原理

生物矿化的基本理论是有机基质调制矿化。生物矿物通常在有机模板如大分子框架,脂膜或细胞壁表面合成。因此,第一,需要理解生物源的矿物生长和形态发生,例如,磷酸钙、碳酸钙等如何在有机表面上发生沉积的过程。第二,利用生物结构和系统,在实验室内模拟矿化过程,从而在有机组分如病毒和细胞内合成无机材料,这将是仿生材料合成最主要的推动力。第三,生物矿物的力学性能的研究,为人工合成具有高的断裂韧性和强度的人工骨等材料的制备提供途径。

这些生物矿化材料是怎样形成的,这是我们特别感兴趣的问题。因为制造这些精细的无机材料的能力在许多领域具有很高的价值,特别是生物医学工程。对于材料科学来说,生物矿化提供了一个材料设计的典范,像骨、牙这类材料作为复杂的化合物而合成,其结构和界面选择了适于其功能的最佳设计。生物体在漫长的进化过程中,已经达到了近乎完美的程度,产生了类似骨骼和皮肤的高性能、高智能材料,目前还无法人工合成与骨骼和皮肤完全相同的材料。模拟这种结构设计将使我们朝着智能生物医学材料的设计方向迈进。

早在 20 世纪 80 年代,国内就开展了有关天然生物材料的微观结构,生物矿化以及病理矿化机制等方面的研究。其中很重要的一个方面就是在学习矿化材料合成方法的基础上,研究并实施新的材料制备策略。而深入进行这些研究的一个重要的前提就是表征天然生物矿物的分级结构及探索生物矿化的基本机制。

生物矿化理论的建立主要是基于对软体动物的研究提出的,软体动物通过对其外壳、骨针等硬组织中碳酸钙晶体的结构和形貌进行控制,可以获得优异的机械性能,因而达到有效地保护软体生物自身组织的目的。

经过几十年的研究,人们对生物矿化的机制已经取得了一些共识。但是新的猜测、验证、实验方法、检测方法等不断出现,这些研究的积累让人们越来越多地了解生物矿化的奥妙和应用前景。通过生物矿化机制的研究,仿生制造符合人们需要的各种新型生物医学材料,已经成为生物材料发展的一个必然趋势。

生物矿化中有机基质对无机晶体的成核、生长、晶型及取向等控制是一个非常复杂的过程。一个核心原则就是通过界面相互作用降低无机矿物的形核能,通过有机表面的功能基团和过饱和溶液中的离子之间的界面相互作用,控制成核速度、数量、成核位点、晶型选择和取向性。其中最具有代表性的理论就是有机-无机界面分子识别理论。

(一)界面分子识别

基于生物矿化中有机模板指导的定向成核现象,采用单层膜的分子有序组合体作为晶体生长基底,模拟 $CaCO_3$ 矿化体系,在拟定的溶液环境下探讨成分、溶液 pH 及官能团、有序体的结构、形态、膜表面极性头部的电荷状况,以及双层磷脂内外凹凸曲面的化学势差异对晶体形成与生长的影响,以研究膜上矿化的分子识别过程。结果显示,有机大分子模板对成核的无机离子的选择涉及表面的分子反应,以及蛋白质在界面上的吸附。矿化过程中活化能的降低同矿物相离子和有机大分子表面的功能基团之间的界面作用力有关,如图 9-1 所示。一般情况下,这些作用力包括多种不同形式的有机-无机界面分子识别。有机-无机界面间的分子识别是分子间弱相互作用力、空间几何结构和立体化学匹配协同作用的结果。

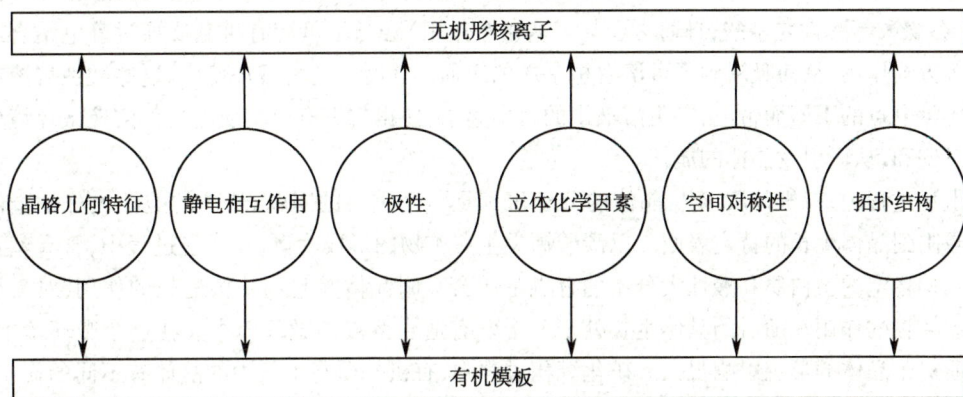

图 9-1　生物矿化中有机-无机界面的分子识别示意图

（二）静电积累

生命矿物的成核同表面电荷分布有重要的关系。晶体表面离子的电荷分布和有机表面的配基的界面互补性能够降低活化能,促进成核。有机基质表面的功能基团和矿物相的化学特性存在一定的对应关系。例如,含钙矿物常与富含羧酸和磷酸基团的氨基酸和二硫糖基结合。这些带负电的配基和钙离子有很强的静电作用,使得金属阳离子能够在有机质表面特定位点聚集。

有机基质表面与离子结合,形成的离子有序性达到一定的尺度,即可满足成核的要求。该机制被称为离子移变机制,是指有机基质表面形成高空间电荷密度,在有机表面增加局部过饱和度或者降低成核活化能。这种高空间密度、低亲和相互作用力,使得离子能够运动到结晶核心的周期点阵位点,促进成核。

（三）表面形貌

有机表面的离子的静电积累受配基的局部团簇及其空间电荷分布影响,这些依赖于有机基质的表面结构和形貌。有机表面的局部形状的改变影响功能基团的空间电荷分布,因此能够促进无机团簇的形成,有机表面的局部形状有三种可能:

1. **凹表面**　比如铁蛋白,提供高的空间电荷密度和三维的离子团簇,易于成核。
2. **凸表面**　低的电荷密度,不利于成核,可以通过有机基质表面限制成核的数量。
3. **平表面**　电荷密度介于凹表面和凸表面之间,起二维成核位点的作用。

很明显,在凹表面的部位可在一定空间内产生高电荷密度区,以及稳定的核心（$1\sim5nm$）。

（四）结构匹配

有机-无机界面的结构匹配对于矿化中取向成核有着关键的作用。在有机基质表面能够形成取向成核,一个重要的原因就是晶体中晶格间距与界面上有序排列的官能团之间存在着几何匹配。通过在有机基体表面特定的区域键合离子,与成核有关的界面能的降低可以与结构控制相匹配,以使得产生的核心能够沿着一个结晶方向优先取向。

（五）立体化学模型

特定晶面的离子配位环境同有机基质表面的配基排列之间的立体化学的匹配对于成核取向、生命矿物形态多样性的选择起着关键的作用。所谓立体化学匹配,要求有机-无机界面处的有机基团和晶体中的无机离子在空间结构上达到互补,从而达到相互识别的效果。立体化学匹配在有两个晶面竞争生长时,其作用更为突出。

（六）有机基质诱导成核

在生物矿化机制研究中,迄今为止最重要的贡献是 Steve Mann 提出的有机基质调制矿化的理论。在生物矿化的过程中,有机基质起着至关重要的作用。目前的研究通常将不可溶有机基质和可溶有机基质对于晶体成核和生长的作用分别研究。生物矿化过程通常有两个重要的特点:一是不可溶有机基质通常作为一个惰性的结构框架存在,例如疏水蛋白质和几丁质等;二是酸性的可溶有机基质(富含天冬氨酸等酸性氨基酸,且通常会与多糖相互作用)会与不可溶有机基质通过静电结合或共价键结合等方式作用,从而吸附到不可溶有机基质的表面。在特定的溶液环境中,这些酸性可溶有机基质会由于等电点的不同而带电,吸附溶液中的自由离子,使得靠近有机基质的局部溶液微环境中的离子浓度过饱和,从而引发晶体的成核。

在上述过程中,有机基质-无机晶体的分子识别是一个重要的问题:特殊的酸性大分子蛋白质会选择性吸附到晶体生长的特定表面。以碳酸钙类生命矿物的形成为例,在成核过程中,含有丝素蛋白等相对结构稳定的蛋白质和酸性大分子的有机基质会吸附晶体并起到结构框架的作用,对无机晶体的成核起模板的作用。随后的晶体生长处于一个含有适合溶液的微环境中。在这个微环境中,溶液中的溶质对于晶体的形貌影响很大。矿化沉积过程中,有机基质与生长中的晶体有不同的作用方式,溶解的大分子会吸附到晶体的特定表面,从而减缓或者阻止晶体沿这一方向的生长;吸附的大分子还可能完全覆盖晶体表面从而形成晶格缺陷或者导致晶体结构的不连续性。

1. 可溶有机基质的调控作用　根据其在溶液中的溶解度,有机基质分为可溶和不可溶有机基质。体外矿化实验是一个简单并直接研究在天然生物矿化过程中有机基质调控无机晶体形成的方法。目前国内外有多位学者研究了体外矿化过程中,可溶和不可溶有机基质对于碳酸钙晶体的调控作用。研究结果从不同角度证明了不可溶有机基质在矿化过程中主要起结构框架作用,为碳酸钙晶体成核提供位点,而可溶有机基质控制晶型等性质,另外还发现有机基质是控制晶型的一个重要因素,但并不是唯一的因素。

在体外矿化实验中,研究了贝壳珍珠层和棱柱层的可溶和不可溶有机基质对于碳酸钙矿化的影响。研究发现,可溶有机基质单独存在即可以控制碳酸钙的晶型,并且从贝壳珍珠层和棱柱层中提取的可溶有机基质可以分别诱导具有和珍珠层(文石)和棱柱层(方解石)相同晶型的碳酸钙晶体。实验研究同时发现,添加了相同可溶有机基质的体系中,即使采用的基底不同(单晶硅片或者不可溶有机基质模板),沉积的碳酸钙晶体的形貌仍然相似。据此可以推测,碳酸钙结晶的晶型、形貌和晶体学取向等重要特征主要都是由可溶有机基质调控的。

2. 不可溶有机基质的调控作用　在已报道的体外矿化实验中发现,在其他实验条件相同的情况下,不可溶有机基质上沉积的碳酸钙晶体的密度大,而晶体尺寸小。同时发现,如果实验中添加的可溶有机基质和不可溶有机基质来自于贝壳的同一层(珍珠层或者棱柱层),沉积的碳酸钙晶体发育更加完善。由此可以推测,不可溶有机基质对于晶体的沉积,尤其是对成核过程有较大影响,并且来自于贝壳同一层的可溶有机基质和不可溶有机基质由于空间立体化学等因素结合更加紧密,对碳酸钙结晶具有较大的调控作用。在高度有序的结晶过程中,不可溶有机基质能够提供特殊的成核位点,从而调控有序的晶体生长。在生物体内,通过生物矿化过程形成具有特殊结构和结晶过程的生命矿物是可溶和不可溶有机基质共同作用的结果。

三、生物矿化的基本过程

生物矿化中晶体的形成过程可以分为四个阶段:

（1）有机基质的预组织:在矿物沉积前构造一个有组织的反应环境,该环境决定了无机物成核的位置,有机基质的预组织是生物矿化模板的前提。有机基质与无机相在分子识别之前将环境组织得越好,则它们的识别效果越佳,形成的无机相越稳定。这是生物矿化进行的第一阶段。

（2）界面处分子识别：分子识别可理解为有机基质组装体与无机物的选择性结合，并具有专一性的过程，互补性和预组织是决定分子识别过程的两个关键性因素。分子识别过程可引起体系构象及物理、化学性质的变化，这些变化意味着化学信息的存储、传递及处理。在已形成的有机基质组装体的控制下，无机物在溶液中的有机/无机界面处成核。其中的分子识别表现为有机基质分子在界面处通过晶格几何特征、静电势相互作用、极性、立体化学互补、氢键相互作用、空间对称性和形貌等方面影响和控制无机物的成核的部位，结晶物质的选择，晶型，取向及形貌等。

（3）生长调制：无机相通过晶体生长进行组装得到亚单元，同时晶体的形状、大小、取向和结构受有机基质分子组装体的调制；由于实际生物体内矿化中有机基质是处于动态的，所以晶体生长在时间和空间上也受有机基质分子组装体的动态调节。在许多生物体系中，分子构造的第三个阶段赋予了生命矿物独特的结构和形态。

（4）外延生长：这一阶段是细胞水平上的调控与再加工，在细胞参与下亚单元组装成更高级的结构。该阶段是造成天然生物矿化材料与人工材料差别的主要原因，而且是细胞对复杂超精细结构进行最后修饰的阶段。

通过以上四个阶段，生物体可以从化学、空间、结构、形貌、构造等方面控制无机晶体的成核、生长、晶型、取向、形貌、尺寸等材料学特征。

（一）晶体的成核和生长

生物矿化的实质是在生物体内进行的晶体生长过程。除了传统结晶学所研究的晶体生长影响因素之外，生物矿化还含有更多更复杂的化学及生物过程，比如结构互补、空间匹配和静电协同作用等，而这些作用往往又是通过蛋白质、细胞乃至基因来实现的。在生物体系中，这些蛋白质和细胞为矿物生长提供了合适的矿化位置，可以从含有多种沉积相的复杂体液中选择特定的矿化形式及矿化相，还能够进一步控制晶体的定向组装，最终赋予这些矿物特定的生物活性及功能。生物矿化的控制看起来十分复杂并且千变万化，但上述生物因素和环境因素对于矿化过程的调控最终仍然要通过最基本的物理化学过程-晶体成核和生长来实现。所以传统的晶体生长理论对于生物矿化的研究来说仍然是十分重要的。当前，生物矿化的一个重要发展趋势就是要从基本理论上理解生物矿化的机制，通过分子识别等方法结合晶体生长的研究建立生物矿化的实验模拟体系，同时建立其化学和物理模型，将复杂的生物过程变成相对简单的物理化学过程，这样就有可能用科学的方法对生物矿化进行精确研究。

（二）有机基质的调控作用

与人工合成的晶体相比，生物体对于晶体生长过程的控制程度令人惊叹，这种差异不仅表现在晶体成分上，也表现在晶体的形貌和复杂结构上。生物体能够控制晶体成核的位点、晶体学取向、生长中的晶体的形状以及最终生成的物相，而这些功能的实现都依赖于矿化过程中存在的有机成分在矿物形成和生长阶段的调控作用。另一方面，有机物也能够控制晶体成核。若对生命矿物在复杂的有机复合物的特定位点成核，以及有一定晶体学取向的晶体的生成进行解释，就必须考虑成核阶段的有机物调控。很多证据表明，蛋白质和其他一些有机大分子能起到"模板"的作用，提供择优成核位点，并控制晶体生长的方向。包括鸟类的蛋壳和软体动物的外壳在内的很多有机-无机复合物都存在层状结构，这说明在这些复合物的合成过程中，无机晶体是在有机基质-溶液界面形成的。

近年来，生物矿化研究的一个重要进展就是认识到了有机模板对无机晶体的调制作用，即有机分子通过有机-无机界面的分子识别在晶体成核、生长以及微结构的有序组装方面起着关键的作用。有机基质通常具有以下几个方面的功能：

（1）机械设计：力学性能，例如强度和韧性的设计，以满足生物行为的需要。

（2）矿物成核：控制成核位点和组织形式、无机相的结构和晶体学位相。

（3）矿物稳定：通过矿物溶解或相转变达到矿物的稳定。

（4）空间组织：建立控制生长的具有半渗透功能的微环境空间。可见有机基质在生物矿化过程中发挥重要的调控作用，包括分割矿化空间，起到结构框架作用和成核的界面活化功能。

（三）仿生制备

通过仿生研究可发现材料新的性能和应用。最早的尝试是材料的成分仿生。天然硬组织很少由纯的无机矿物构建，几乎所有优异的生物矿化材料都采取了有机分子调控无机相生长的策略。因此，如何将性能完全不同的有机相与无机相结合起来，制备具有优异力学性能，甚至具有天然材料的分级结构，成为生物材料研究者考虑的问题，这就是结构仿生。结构仿生主要是通过制备与生物相似结构或者形态，得到人工合成材料新的优异性能，如人工类珐琅质高强韧陶瓷、仿生人工骨、仿蜘蛛人造纤维等。后来又提出了过程仿生的概念，即仿天然生物材料的生成过程，在常温常压下制备高性能结构和功能材料。功能仿生主要是以仿造自然界动物和植物的特异功能和智能响应，发展具有与生物相似或者超越生物现有功能的人工材料，如仿荷叶自清洁材料、仿鲨鱼的自润滑材料等。

仿生制备不仅仅是一个材料学问题，它的发展最终成为一个涉及分子生物学、细胞学、疾病医学和组织工程材料学、化学、生物力学的新的交叉学科。著名杂志 Science 曾经组织了一个骨的重构与修复专辑，讨论骨的细胞、分子生物学和组织工程构建问题，以及如何将他们运用于骨骼疾病的治疗。这就意味着从蛋白质、细胞和基因控制的水平上去理解骨的基本发生过程及矿化控制机制是这一领域发展和突破的关键。

1. **从组成和结构上仿生制备**　在设计用作组织工程的支架材料时，可以模仿天然细胞外基质制备人工细胞外基质材料。骨植入材料是医用材料中应用需求很大的一类材料，模仿骨的成分制备的骨修复材料或者是羟基磷灰石表面涂层，由于成分与自然骨相近，在生物相容性方面表现良好，不会引起免疫反应。模仿骨的分级结构中最基本的胶原-纳米羟基磷灰石结构制备的人工骨，可以促进骨缺损的自我修复，并获得了临床应用。模仿贝壳的结构制备层状的有机-无机复合材料或者金属-陶瓷复合材料，同时具有高强度、高硬度和较好的韧性。模仿竹子的结构，在块体材料中加入纤维，增加强度，在层状材料中使层间纤维升序排列，可有效增强冲击韧性。

2. **从组装过程上仿生制备**　从组装过程上仿生制备主要是模仿生物体对于有机质的组装以及对于矿物材料的调制机制，在纳米尺度上通过界面控制材料的结构和形貌。如：通过分子识别效应，利用酶来控制体外的蛋白质、多肽、低聚核糖核酸的人工合成；利用超分子和共价键合力，使用模板控制材料的自组装，制备具有特定形貌的纳米材料或介孔材料。在过去的几十年里，自组装多肽已发展成为纳米组织工程支架的热门材料之一。有报道模仿珍珠层的微组装过程，使用硅酸溶液、表面活性剂和有机单体，通过预组装的有机微泡先驱体，自组装形成了具有类似珍珠层结构的有机-无机复合纳米片涂层。也有人通过模仿珍珠层的微组装，利用自组装方法制备出了高岭石-聚合电解质纳米涂层，其结构类似于珍珠层的砖墙结构。

3. **功能和性能仿生**　模仿生物的智能，可以使某些材料具有一定的智能倾向，比如模仿生物体的自感知、自诊断、自适应、自修复功能制造出的具有特殊功能和性能的仿生智能材料（压电材料、形状记忆材料、磁性材料、导电材料、自修复材料等）；模仿生物的感觉器官制造出的生物传感器（电子鼻、电子眼等等）。如果把人看作是由各种天然生物材料制造的完整的机械系统，那么机器人就是对人的一种功能仿生。

第二节　自然界材料的自组装

生物矿化材料是由生物系统参与合成的天然生物陶瓷和生物高分子复合材料。研究表明，这些以碳酸钙、磷酸钙、氧化硅和氧化铁等为主要无机成分，经有机基质和细胞调控形成的材料大多具有分级结构的特征。其形成过程是一个高度控制的过程，受生物机体内在机制调制，可以实现从分子水平到介观水平上对晶体形状、大小、结构、位向和排列的精确控制和组装,从而形成复杂的分级结构。

自组装可分为热力学自组装和编码自组装。热力学自组装是在其组装过程中呈现出能量最稳定的形式,如雨滴的形成。一片树叶上的雨滴自动呈现一定的形状,是因为能量定律要求这种形状,使不稳定的表面最小而稳定性最高。这种自组装形式称为热力学自组装,只用于构成最简单的结构。生命有机体虽然非常复杂,他们也是自组装的,细胞的每一次分裂都复制自身。生命中包含的自组装类型称为编码自组装,编码自组装是由生命体所体现的,用一套已建立的指令设计材料以使它们能适应生命的复杂性。这里要说明,实际上将热力学自组装及编码自组装严格区分是不科学的。不同层次的相互作用构成了组装过程的编码,系统设计的指令隐含在相互作用及其组件中。也就是说,即使是热力学自组装也有一定程度的编码。反之,通常的编码自组装只不过编码更复杂些,其每一步也都是热力学自组装。可以认为编码自组装是很多热力学自组装的集成。

很多生命矿物体由复杂的生命过程和特殊的生长环境调控形成,通过自组装排列而具有分级结构特征,使其展现特殊的物理、化学和生物学等方面的特征,比如与天然矿物相比,具有极高的强度、韧性等力学性能,较强的化学耐受性,良好的生物相容性,特殊光学特性等。在生物体内,生命矿物的形成过程高度受控,在有机基质的调控下,实现了由微观到介观、宏观尺寸上对无机晶体的晶型、形貌、位点、尺寸、取向等方面的精确控制、组装,形成复杂的分级结构。天然生命矿物体中,分级结构的特征与有机基质的不可溶结构蛋白有着密切的关系,研究生命矿物体的分级和自组装方式与其展现的特殊性能之间的关系是生物矿化学科的一个重要任务。目前国内外有多项关于天然生命矿物分级结构的研究,如贝壳珍珠层、斑马鱼骨、象牙、牙釉质、鱼耳石、鱼鳞等。

有关结构蛋白在生物材料中的自组装存在三定律:

(1)具有稳定化学性质和生物学性质的结构蛋白结合成几个不同大小和层次的组织。这些生物大分子通常为纤维状,本身又由更小的亚纤维组成。纤维排列为多层复合结构来实现特殊的生命功能。在一个生物体系统中,能够观察到的层次由小到大至少有四个水平,即分子水平、纳米水平、微观水平和宏观水平。这是一个有序分级结构所需的最基本的结构单元。

(2)多层结构之间由特殊的相互作用结合在一起,通常存在特定结合位点或一些具有晶体特性的分子外延的化学结合。

(3)由纤维或纤维层状物自组装成有取向的分级结构。这种无机晶体-有机基质形成的复合结构使得生物体的构成更加复杂多变,适应复杂生活环境的能力提高。这种智能复合系统是生物体在不断的进化过程中逐渐衍生出来的,它的形成取决于实现高级生命活动的需要。

一、贝壳珍珠层

碳酸钙矿物具有六种不同的结构:方解石(calcite)、文石(aragonite)、球文石(vaterite)、一水合碳酸钙、六水和碳酸钙和非晶碳酸钙。在这些同素异构体中,只有方解石和文石具有热力学稳定的结构,而且方解石的稳定性大于文石。文石为正交晶系结构,晶胞参数为 $a=0.494nm$,$b=0.794nm$,$c=0.572nm$,碳酸根平面垂直于轴,Ca-O 距离为 $0.25nm$。方解石为单斜晶系,晶胞参数为 $a=0.572nm$,$\alpha=101.9°$,Ca-O 距离为 $0.237nm$。需要注意的是,天然矿物中镁离子经常存在于钙晶格中,其含量可高达 30%。

在绝大多数主要非脊椎动物中都发现了钙化组织,其中最简单,最具代表性的是珍珠和贝壳。作为一种典型的天然生物矿化材料,其构成含有令人类佩服的特殊的组装方式,因而具有强韧性的最佳配合。双壳纲软体动物的外套膜受到沙粒、寄生虫等杂物侵入时,受到刺激的表皮细胞以杂物为中心核,内陷进入外套膜的结缔组织,陷入的一部分外套膜表皮细胞首先分裂形成珍珠囊。在珍珠囊这个封闭的矿化微环境中,外套膜外层细胞分泌一种特殊的物质-珍珠质,以核为中心,层复一层将核包裹起来形成珍珠。

珍珠层是构成贝壳和珍珠的主要结构。作为一种天然的生物复合材料,珍珠层因其特殊的自组装方式而具有优异的力学性能,如断裂伸长率、断裂韧性,一直以来备受材料工作者的关注,对其结构和性能的研究不但可以指导仿生材料的研究,还可以为人工合成高性能有机-无机复合材料提供新思路和方法。

正常的珍珠层是由大约95%的文石晶体和约5%以蛋白质-多糖构成的有机基质组成。通常,单个文石板片为多角片形,以六边形居多。文石板片外部被有机基质包裹,经过板片的层层堆砌,形成紧密的"砖墙结构"。层间有机基质的厚度为20~50nm,有机基质在限制晶体厚度中起到关键作用。

图9-2所示为双壳纲贝壳珍珠层的三级分级结构示意图。一级结构为文石晶体层,尺寸在20~180nm之间(图9-2a),这些层状结构是由二级结构——文石板片沿C轴方向堆积形成的(图9-2b),每个板片宽约1~5μm,厚约200~500nm。垂直板片的方向为文石晶体的(001)方向,六边形的边缘为文石的(110)方向。这些文石板片是由晶体取向上高度一致的文石晶体排列形成。六方晶系的文石纳米晶体是贝壳珍珠层的三级结构(图9-2c),在有机基质的调控作用下形成近似六边形的文石板片。

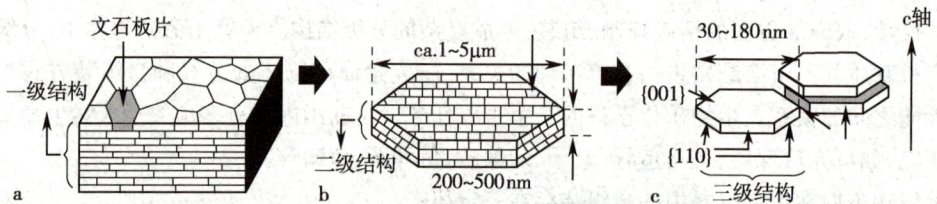

图9-2　双壳纲贝壳珍珠层的三级分级结构示意图
a. 文石晶体层(一级结构);b. 文石板片(二级结构);c. 文石纳米晶体(三级结构)。

二、斑马鱼脊椎骨

生物矿化中最常见的是磷酸钙类,这些不同形式的磷酸钙与矿物中对应的磷酸钙基本相同。最常见的是磷灰石类,其代表为羟基磷灰石[$Ca_{10}(PO_4)_6(OH)_2$],以下简称 HA,它的氢氧根离子被氟离子取代,会形成氟磷灰石[$Ca_{10}(PO_4)_6F_2$]。骨和牙由磷酸钙组成,存在形式为 HA 与大量蛋白质共存。生物 HA 的结构非常复杂,多数情况下矿物的成分不纯,钙离子经常缺少造成各元素非化学计量比,且碳酸根离子在各种晶格位点替代磷酸根离子。尽管我们习惯称骨的矿物质为 HA,实际上是碳酸磷灰石。除羟基磷灰石之外,磷酸钙类还包括磷酸八钙、磷酸三钙、二水磷酸氢钙等,不同的结构主要来源于钙磷的摩尔比以及 PO_4^{3-} 质子化、Ca^{2+} 的羟基化的不同。这些不同的结构在不同条件下形成,且能互相转化。非晶磷酸钙则主要在骨和软骨矿化的早期阶段出现。

骨骼主要有骨松质和骨密质两种。骨密质的结构单位是哈弗式系统。骨松质的结构为三维的骨小梁框架。骨是一种具有高度复杂分级结构的材料。其无机成分主要是羟基磷灰石和碳酸磷灰石等,约占总重量的65%;有机成分主要是 I 型胶原纤维,约占总重量的34%;其余为水。有人报道了人长骨具有 7 级自组装分级结构。对斑马鱼脊椎骨的微结构进行细致观察,发现斑马鱼脊椎骨也存在类似的分级结构,并且将其分为 7 级分级结构。

如图9-3所示,斑马鱼脊椎骨的 1 级结构为骨的基本组成成分,包括有机的胶原纤维和无机的羟基磷灰石晶体。两者经过矿化结合形成脊椎骨的基本单元-矿化的胶原纤维(第 2 级)。矿化胶原纤维沿着长轴方向平行排列构成矿化胶原束(第 3 级)。矿化胶原束的排列方式有两种:平行排列和类胶合板式排列(第 4 级)。在更高级别的组装方式上,初始沉积的骨组织经过内部重塑形成了多层板结构,包围中心的脊索(第 5 级)。第 6 级和第 7 级结构分别为脊椎骨节和脊椎骨整体。

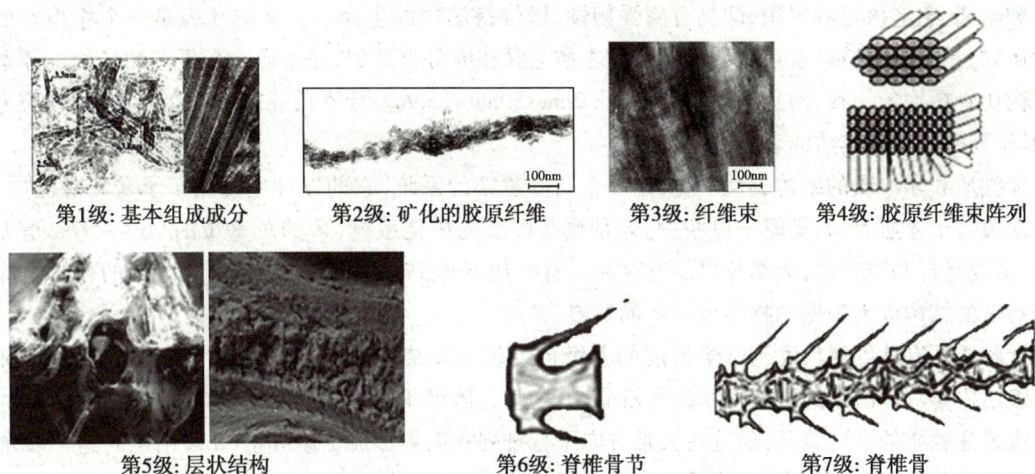

第1级: 基本组成成分　　第2级: 矿化的胶原纤维　　第3级: 纤维束　　第4级: 胶原纤维束阵列

第5级: 层状结构　　　　第6级: 脊椎骨节　　　　第7级: 脊椎骨

图 9-3　斑马鱼脊椎骨的分级结构

三、象牙

象牙是一种典型的具有高度复杂分级结构的矿化材料,象牙中大约有 1/3 的质量为有机物,其余 2/3 为无机矿物,这一比例与骨类似。其基本有机框架由 I 型胶原分子构成。胶原分子自身先经过自组装形成一套严格的分级有序结构。象牙的无机矿物为类羟基磷灰石晶体(OHA),其 Ca 亚晶格的一部分格点为 Mg 所占据。象牙中无机物晶粒不足 20nm,并且无机物颗粒与有机物大分子之间存在着特殊的取向关系,即(OHA)晶体的[001]方向平行于胶原纤维轴,而胶原纤维的择优取向平行于象牙的轴向。

胶原蛋白的逐级分级结构为原胶原蛋白分子→胶原微纤维→胶原纤维→矿化基质的三维网状结构。如图 9-4 所示,象牙一级结构为胶原的三股螺旋结构,单股胶原微纤维是由若干原胶原蛋白分子平行排列而组装成的,原胶原分子以阵列规则排列构成胶原微纤维,并形成了周期性结构,周期大约为 67nm,胶原纤维直径约 60~200nm。这种胶原纤维提供了矿物沉积的模板,矿物在孔区择优形核。结合在胶原纤维孔区的非胶原蛋白提供了矿物形核的位点并规范矿物的取向,还可起到桥接矿物与胶原的作用。胶原微纤维进一步组装形成基质的三维空间结构,这样的胶原纤维簇成为了矿化的模板。

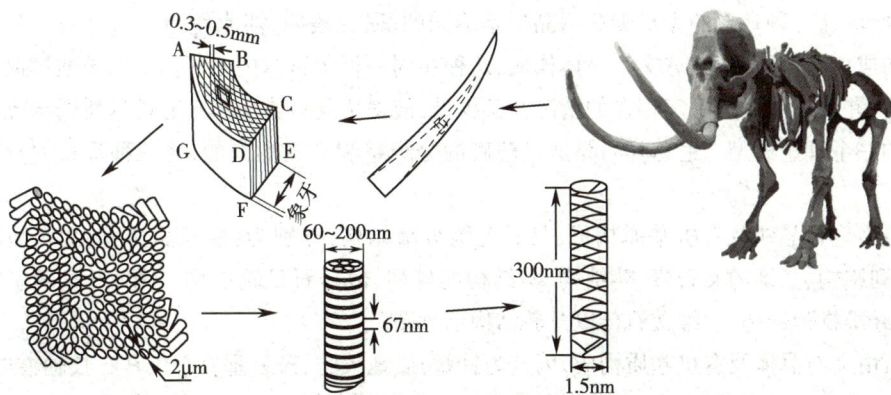

图 9-4　象牙的分级结构示意图

四、牙釉质

在脊椎动物的其他主要生物矿物中,如牙齿,极少出现高的拉伸力,牙齿应该具有硬的表面,用于咬下和咀嚼,它应该足够耐用,即具有高强韧性,以维持动物的生命。人类的牙齿是一个相当典型的生物矿物,具有牙本质以及珐琅质外壳。牙本质与骨在成分上类似,珐琅质含有更多的矿物。牙本质的结构比骨更均匀一致,而且晶体更细小,约 2nm×50nm×25nm。牙本质晶体镶嵌在胶原中,胶原为片状,其位向平行于牙本质的表面。

牙釉质和牙本质的结构类似于骨,是一个高度复杂的系统,它的设计主要用于承受特殊的应力。牙釉质覆盖于牙冠表面,暴露于口腔中,牙釉质是高度的矿化系统,牙的总重量的 96%~97% 是无机材料,主要是羟基磷灰石,大部分以晶态存在。有机物不足 1%。牙釉质以其不同寻常的化学组成和高度有序的结构成为脊椎动物中最致密的材料。

牙釉质具有从纳米尺度到微米尺度的七级自组装分级结构(图 9-5)。它的最基本组成,牙釉质的 1 级结构为六方晶系的纳米羟基磷灰石晶体,这些晶体组成了矿化的纳米纤维(2 级结构),这些纳米纤维是牙釉质的结构单元,通过在长轴方向平行排列和聚集形成了原纤维(3 级结构),进一步堆积形成更厚的纤维(4 级结构)。这些原纤维和纤维聚集体在两个方向上进行堆积组装,在较大尺寸上形成了棱柱(5 级结构)。在微米尺寸上,这些棱柱堆积形成了棱柱层(6 级结构)。这些棱柱层平行排列堆积形成了 7 级结构——牙釉质层,为牙釉质提供了良好的力学性能和理化特性。

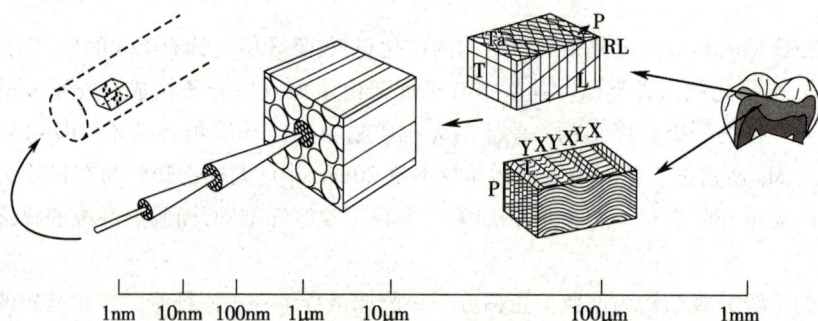

图 9-5　从纳米级到毫米级的牙釉质分级结构示意图

五、鱼耳石

鱼耳石是一种典型的碳酸钙生物矿物,鱼耳石的一些特殊结构和性能使得其近年来受到大量关注。鱼耳石存在于鱼内耳的听壶和球囊内,共有矢耳石、微耳石和星耳石各 1 对,分别存在于球状囊、椭圆囊、平状囊(听壶)中,具有重要的感应平衡、运动、重力和听力的作用。对于不同的海洋鱼类和淡水鱼类,组成这三种耳石的无机碳酸钙晶型是不同的,研究表明,淡水鲤鱼的微耳石和矢耳石由纯文石晶体构成,而星耳石由纯球文石晶体构成,这种在同一种生物体内不同晶型的碳酸钙晶体单独构成生物矿物,并且球文石的稳定存在的情况及其少见,使得鱼耳石成为研究有机基质诱导无机碳酸钙形成机制的一个理想模型。鲤鱼耳石是通过精确的分级组装方式形成的,这三种耳石的分级结构都是不同的。

微耳石由文石晶体及有机基质构成,具有七级分级结构,分别为:纳米晶文石、文石晶体纳米纤维、纤维排列结构、三维的文石棒、畴结构、畴结构的排列、微耳石日轮结构。图 9-6 显示了文石晶体纳米纤维、纤维排列结构、三维文石棒以及畴结构示意图。

矢耳石由文石晶体及有机基质构成,因其为针状,质地较脆,极易垂直于矢耳石长轴方向断裂,所以很难观察到正面的矢耳石层内结构,只能从腐蚀侧面及日轮断面对矢耳石进行观察。观察到的矢耳石比微耳石结构要简单得多。矢耳石由四级分级结构构成,分别为:纳米晶文石、文石纤维、纤维的层内排列结构及矢耳石日轮结构。

星耳石由球文石晶体及有机基质构成,具有五级分级结构,分别为:球文石纳米颗粒、球文石晶体纳米棒、球文石晶体片层、星耳石日轮生长环以及星耳石整体。

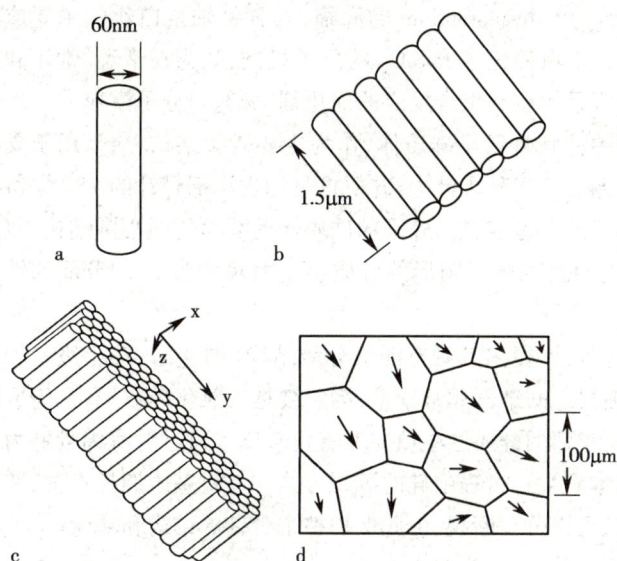

图 9-6 淡水鲤鱼微耳石的分级结构示意图
a. 文石晶体纳米纤维；b. 纤维排列结构；c. 三维文石棒；
d. 畴结构示意图。

六、鱼鳞

鱼鳞作为一种水产废料来源广泛，拥有相当不错的力学性能，去除鱼皮后的鱼鳞是薄而透明的，作为一种天然生物材料被广泛研究。对鱼鳞的研究最早始于日本，但是仅限于对鱼鳞单方面功能的研究，如鱼鳞中羟基磷灰石的提取与利用、鱼鳞胶原蛋白的提取与利用、鱼鳞肥料等。利用我国丰富的鱼鳞资源，通过对其结构和功能的综合研究，加大鱼鳞相关产品的研发，对促进我国鱼鳞产品产业化发展具有现实意义。

鱼鳞作为鱼的最外层，具有保护作用。近年来鱼鳞被用于提取胶原蛋白。一片小小的鱼鳞，具有非常复杂的分级结构，从而具有优异的力学性能。以淡水鲫鱼为例，其鱼鳞由外向内分为三层，最外层主要为无机物，中间层主要为有机质，而内层是由无机物和有机质共同组成的具有分级结构的复合材料。可以将鱼鳞的内层分为四级分级结构（图 9-7）。鱼鳞内层的 1 级结构为纳米羟基磷灰石晶体和胶原纤维（图 9-7a）；2 级结构为条形矿物（图 9-7b），主要是纳米羟基磷灰石颗粒沿着胶原纤维方向堆积排列形成的矿化胶原纤维；3 级结构为层状结构，这种纤维层是由宽 1μm，厚 5μm 的羟基磷灰石颗粒聚集形成的条形矿物（2 级结构）平行排列构成的（图 9-7c）。4 级结构为螺旋状堆叠上升的层状结构构成的鱼鳞内层整体（图 9-7e），层之间的夹角约为 60°（图 9-7d）。

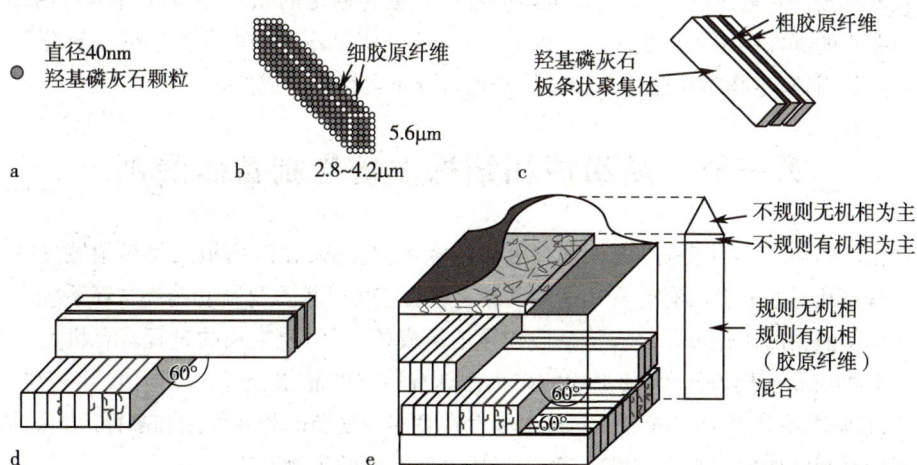

图 9-7 淡水鲫鱼鱼鳞内层的分级结构示意图
a. 纳米羟基磷灰石晶体和胶原纤维；b. 条形矿物；c. 条形矿物平行排列结构；d. 层状结构夹角；
e. 鱼鳞内层整体。

七、海绵骨针

海绵是生长在海洋或淡水环境中的一种最简单的多细胞生物。研究表明，海绵骨针的生长主要是由轴丝中的硅蛋白控制的，因此轴蛋白丝的组成和结构以及如何控制骨针生长的研究成为多个研究小组的研究热点。目前已经鉴别出一种名为 tethyaaurantium 的海绵,其骨针轴蛋白丝的主要成分为硅蛋白-α、β 和 γ。美国加州大学研究了硅蛋白催化合成 SiO_2 的分子机制,认为在常温、常压和中性 pH 条件下合成纳米结构 SiO_2 时,硅蛋白既是水解和聚合反应的催化剂,又充当分子模板。

人们在 20 世纪初期就已经发现海绵中的针状骨针是硅质体,作为主要骨架结构材料,用于支撑身体和抵御外侵,甚至还参与主要的新陈代谢。在这种骨针中,硅质重量约占海绵骨针的 75%。每个骨针都有一个轴心蛋白,它是诱导硅质体形成的关键成分。外围的硅质体的截面是同心圆结构,每层之间含有极其微量的有机成分。另有研究表明这种同心圆形的硅质层是由尺寸为 74 ± 13nm 的纳米硅球组成的。

通过研究中国渤海海域的海绵二氧化硅骨针,得出其具有四级分级结构(图 9-8):第 1 级是纳米二氧化硅小球;第 2 级单层中的亚层,这些细层之间结合非常紧密;第 3 级是二氧化硅单层,是组成同心圆结构的基本单元;第 4 级是同心圆结构,相邻的硅质层中填充着有机基质。通过对海绵骨针力学性能的研究发现,这种复杂的分级结构与其本身生长过程中硅的沉积方式和有机基质调控有关,并且直接与其功能紧密联系;骨针在受到伤害时,可以分步断裂,由此保护整个骨针的结构和功能。

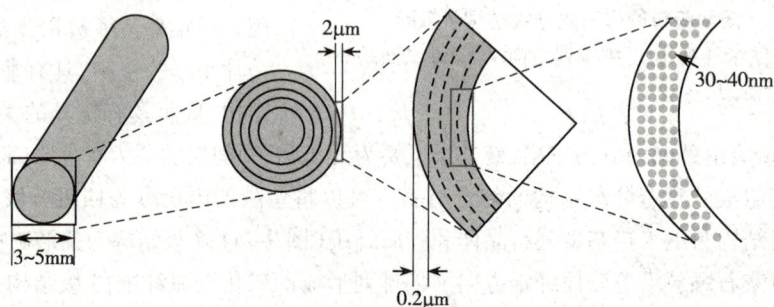

图 9-8　海绵骨针分级结构示意图

自组装分级结构是一种普遍存在于生命体系中的现象,是生命本质的内容之一。一旦开始运行,自组装过程就将按照它自己的计划进行,可能朝着一个更为稳定的状态,或者向着某个系统,其形式和功能已经在它的部件中编码。更确切地说,自组装是一种无外来因素条件下形成超分子结构的过程。大量复杂的、具有生物学功能的分级结构是通过分子自组装形成的。

第三节　从组成和结构上仿生制备碳酸钙

碳酸钙由于生物相容性良好,而且具有可体内降解的优势,在医用植入材料领域具有广泛的应用,例如,具有多孔形貌或者具有包覆作用的碳酸钙微粒应用于植入材料和药物缓释系统。

生物体中碳酸钙的矿化过程是有机基质指导下的成核、定向及生长的过程。有机大分子经自组装后对 $CaCO_3$ 的沉积起模板作用,使形成的矿化物具有特定的晶相、形貌、取向、尺寸和结构。同时,在生物矿化过程中,有机基质与碳酸钙晶体之间存在着多种复杂的相互作用和多种形式的结合,使得基质大分子的微观结构发生改变,这更有利于形成高度有序的生物矿物。

体外矿化模拟是研究生物矿化机制的一种简便、直接的方法,研究生物矿化的机制可以为仿生制备新型生物医学材料提供理论依据和合成手段。碳酸钙是生物矿化的主要无机体系之一。碳酸钙的矿化可以采用生物提取及人工合成的添加剂和模板进行体外模拟研究。因为生物体中的矿物合成过程几乎都是在有机基质参与下进行的,其过程与水溶液中的反应不同,有机基质可以定义为由有机成分组成的局域化表面和界面,是生物系统矿化的媒介,同时也决定了矿物颗粒的空间取向和结构。有机基质界面的活性位点从组成、结构、形态各方面决定着矿化按照一个有序过程成核,在每个成核位置,分子之间的相互作用具有多方面的高度互适性。

笔记

根据添加剂和模板的不同,对于碳酸钙矿化调控机制的研究可以分为以下几个部分。

一、镁离子作为添加剂

海水中含有 0.13% 质量的镁,很早之前研究者们就在对海洋生物矿化的研究中发现了镁离子对碳酸钙晶体沉积的影响。

镁离子可以替换方解石中的钙离子位置形成含镁方解石,从而导致方解石结晶形貌的变化,但是镁离子却无法进入文石晶体的晶格。当溶液中镁离子含量较高时,这种作用可以抑制方解石晶核的形成而促使文石的晶核长大,达到调控晶型的目的。因此在一些模拟生物体调控文石晶型的实验中,也会采用镁离子来诱导文石的生成。

镁离子还可以稳定无定型碳酸钙。对海胆幼体骨针中无定型碳酸钙过渡相进行的研究发现,在没有镁离子时只形成方解石相,而其中的蛋白质大分子不能诱导出无定型相,这就说明镁离子在对无定型相的稳定中起着重要作用,而含镁量很高的方解石是通过含镁无定型相的晶型转变形成的。另一项研究也发现,镁离子结合在无定型碳酸钙中很大程度延缓了其向晶体相的转变,这一影响随结合在无定型碳酸钙中的镁离子含量增加而增大。在生物体系中,镁与有机基质的共同作用对稳定无定型碳酸钙起到了重要的作用,含镁的无定型碳酸钙在长时间内是稳定的,可以在结晶之前准备组装出理想的结构和形态。

对含镁方解石的形成的研究指出,含镁量很高的方解石是通过先形成无定型相形成的;另外还研究了蛋白质和镁离子对海胆幼体骨针中无定型碳酸钙过渡相形成和稳定的作用,发现在没有镁离子时只有方解石相形成,在其实用的浓度下仅有蛋白质大分子不能诱导出无定型相,但镁离子在稳定无定型相中的确切作用仍然难以解释清楚。在壳聚糖基体上通过壳聚糖、天冬氨酸和镁离子的共同作用沉积出碳酸钙文石薄膜。在没有镁离子存在下沉积出环形的均匀薄膜,结构为方解石、文石和球文石混和相;加入镁离子后沉积出表面更为光滑的均匀薄膜,文石相晶体占95%以上,没有球文石相。有关镁离子在稳定无定型碳酸钙和控制方解石形貌中的作用的研究表明,镁离子结合在无定型碳酸钙中很大程度延缓了其向晶体相的转变,这一影响随结合在无定型碳酸钙中的镁离子含量增加而增大。在生物体系中,镁特别是它与特殊有机添加剂结合使用时对稳定无定型碳酸钙的作用是极其重要的。另外还研究了镁和有机添加剂共同存在时对方解石沉积的形态影响,与有机添加剂单独作用相比,实验中得到含镁方解石,随镁离子浓度的改变展现出一系列的形貌,其作用机制可能是镁离子吸附在晶体表面以及通过改变方解石形核与生长过程从而影响晶体的形貌。

有人研究了镁离子与胶原蛋白对碳酸钙晶型转变的作用,结果表明,胶原蛋白与镁离子结合作用强烈抑制了方解石晶体的生长而有利于文石晶体的形成。其中镁离子对碳酸钙的晶型转变起了决定性的作用。未加胶原只有镁离子作用情况下在镁钙离子浓度比大于4时才有文石生成,在低于这个比例下只有方解石生成,而在胶原蛋白与镁离子共同存在时,在较低的镁钙浓度比条件下(镁钙比为2)便得到了文石晶体。这表明胶原蛋白不仅抑制方解石的生长,而且对镁离子控制碳酸钙晶体的晶型也有一定的促进作用。

二、有机小分子作为添加剂

本节主要介绍使用简单氨基酸、表面活性剂作为添加剂对碳酸钙的沉积结果进行分析的研究现状。

氨基酸按照 R 基所带电荷的性质可分为酸性、中性和碱性三种。中性和碱性的氨基酸由于电负性偏正,与钙离子间的交互作用很小,对碳酸钙结晶的晶型和形貌影响很小;而酸性氨基酸由于带负电,可以吸引游离或者晶体表面的钙离子,从而改变碳酸钙的结晶过程。使用天冬氨酸可以调制出多孔的球文石晶体,分析认为天冬氨酸与碳酸钙表面有着强烈的吸附作用,这种吸附作用抑制了方解石的形成,导致球文石晶相;同时限制了球文石晶粒的尺寸,分散的颗粒团聚后形成多孔的结构。通过谷氨酸对碳酸钙结晶的影响的研究,认为其稳定了球文石晶型。

表面活性剂的种类非常多,广泛应用于自组装领域的研究中,它是一种双亲分子,其分子链一端亲水、一端亲油,这种性质使其很容易聚集在固/液、气/液界面处,改变表面能,影响沉积过程,与氨基酸的表面吸附作用具有一定程度的类似性。使用阴离子表面活性剂作为溶液添加剂研究碳酸钙沉积的工作近年来十分活跃。

采用活性剂可以得到稳定的无定型碳酸钙纳米颗粒,这些几十纳米的无定型碳酸钙颗粒在水溶液中可以转变为粒状或棒状的球文石颗粒,而晶粒的外形可以通过调节钙离子浓度、活性剂的浓度而达到。由于表面活性剂自组装形态的多样化,利用其控制碳酸钙的晶型和形貌也具有多样化的特点,具有广泛的应用前景。

三、生物大分子作为添加剂

使用人工合成或者生物体内的大分子作为模板对碳酸钙晶体进行调控,其中最主要的是使用贝壳中提取的蛋白质,而使用人工合成大分子进行晶型和形貌控制的实验也主要是受生物启发的研究。

有人研究了Ⅰ型胶原蛋白存在时,生成的方解石形貌,发现方解石的表面台阶形貌随着胶原浓度的升高有增多的趋势,因此推测胶原在台阶边缘的吸附会抑制台阶的推移。没有胶原蛋白存在的情况下,方解石晶体呈现规则的菱形形貌。溶液中加入胶原蛋白后,碳酸钙晶体的形貌发生显著的变化。在胶原蛋白作用下方解石晶体的生长受到抑制,生成了具有多层形貌的方解石晶体(图9-9),内部为层片状结构。当溶液中有少量镁离子存在时,仍能看到方解石表面的层状结构。

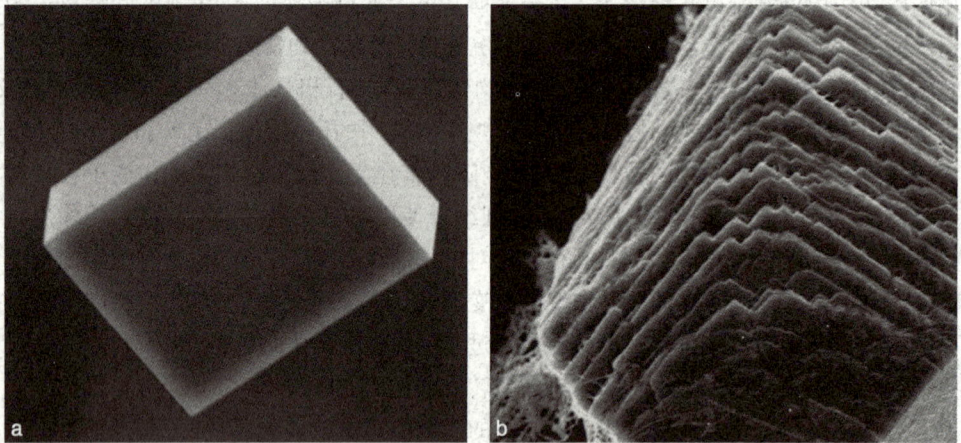

图9-9 胶原蛋白作用下碳酸钙晶体形貌
a.胶原浓度为0.1g/L时形成的方解石晶体形貌;b.胶原浓度为1g/L时形成的方解石晶体形貌。

方解石晶体的数量和大小随着胶原蛋白浓度的改变而改变,胶原蛋白的浓度增加,晶体数量增加,晶体尺寸变小。在胶原蛋白浓度较低时得到的晶体尺寸大并且分布不均匀,局部区域存在晶体的聚集;当胶原浓度增加到很高时,能够得到尺寸分布均匀,分散较好的球形形貌的文石晶体。在图9-10中可以看到晶粒尺寸较小,分布很均匀的文石晶体。

采用壳聚糖作为模板,没有添加剂时不具有表面诱导作用,但用聚丙烯酸作为添加剂时,则诱导出了方解石和球文石晶体。分析认为吸附后的聚丙烯酸侧链羧基具有5Å的周期结构,与方解石中的钙离子间距类似,这种结构诱导了钙离子的聚集和形核。采用聚天冬氨酸作为模板,沉积出了表面具有螺旋状坑洞的方解石,以及中空螺旋状形貌的球文石,在更高的聚天冬氨酸浓度下还可以在玻璃基底上形成晶体膜层。分析认为这种形貌是由于晶核在溶液中沿着聚天冬氨酸表面形成并长大导致的。采用含有聚天冬氨酸和聚谷氨酸的凝胶作为模板,通过改变凝胶中聚合物的含量,分别诱导出了

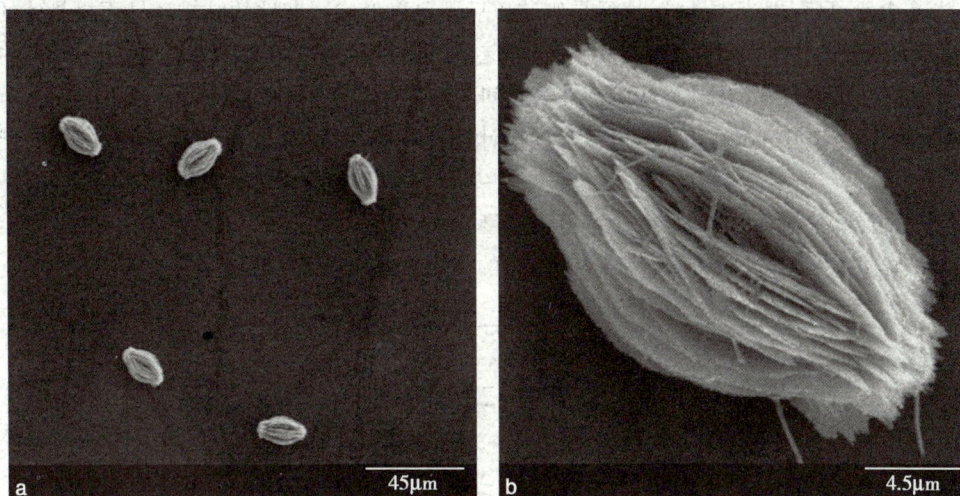

图 9-10　纺锤体形貌的文石晶体
a. 纺锤体形貌的文石晶体；b. 单个纺锤体文石晶体的形貌。

具有一定取向的方解石、文石和球文石晶型,证明了微环境对决定晶体的晶型有着重要的作用。采用几丁质作为基底,类似酸性大分子的聚丙烯酸作为添加剂,也得到了文石薄膜。此外还有许多实验使用非生物相关的人造聚合物进行界面诱导的研究,例如聚丁二炔膜、水凝胶等。

四、贝壳中提取的蛋白质的体外模拟矿化

贝壳的结构复杂,晶型多样,生物体的基因、细胞如何通过蛋白质达到调控晶型和形貌的目的,是研究者最为关注的问题。为了揭示这种复杂的生物矿化的微观机制,在体外环境中模拟贝类的体内微环境进行碳酸钙的沉积实验,可以更深入的了解这种有机-无机界面作用。

双壳类珍珠层的无机成分为文石晶体,而双壳类棱柱层的无机成分为方解石晶体。由于提取方式的不同,贝壳中的有机基质分为可溶基质和不可溶基质。

一些研究发现,可溶基质主要起着调控晶型的作用。在珍珠层可溶基质存在的条件下,沉积出的碳酸钙晶体中可以含有少量的文石晶体,而棱柱层的可溶基质却没有这种效果。仿照珍珠层有机质的成分,使用乌贼中提取的 β-几丁质和蚕茧中的丝蛋白,用甲醇处理将溶解丝蛋白结合在 β-几丁质表面,形成类似珍珠层中不溶基质的结构;同时从双壳类的棱柱层和珍珠层中分别提取可溶基质。使用此可溶基质和人工合成的不溶基质进行碳酸钙的沉积,使用棱柱层可溶基质时得到了方解石晶体,使用珍珠层可溶基质时得到了文石晶体。通过提取鲍鱼壳中的酸性大分子,也发现了其对于方解石和文石的晶型选择具有决定性的作用。在文石层提取的酸性大分子存在时,生成了具有硬币堆垛形貌的文石片,并且其 C 轴都垂直于晶片表面,非常类似于鲍鱼壳中珍珠层的生长前沿。另外一些研究者通过十二烷基硫酸钠聚丙烯酰胺凝胶电泳分离珍珠层中的蛋白,分离出了不同分子量的可溶基质,并且通过沉积实验发现某些可溶基质可以特异性地诱导出文石晶体。通过原子力显微镜观察到了在珍珠层蛋白存在时方解石的(104)面上会生长出(001)的文石晶体。

这些结果都证明了酸性大分子在决定碳酸钙晶体的晶型和取向上具有重要作用,而且其原因在于酸性大分子中具有很多的天冬氨酸和谷氨酸序列,其二级结构为反 β 折叠片,这样在酸性大分子的面内,就会分布着一些由天冬氨酸和谷氨酸贡献的酸性侧链—COO—,由于负电荷可以吸引钙离子。这种周期性的结构便会导致晶体的生成。

通过钙同位素在淡水蜗牛壳可溶基质和不可溶基质表面的吸附发现,弱碱性条件下钙离子的吸附强于弱酸性条件,在类似外套膜溶液的环境下,钙离子在可溶基质表面发生了强烈的吸附作用。通过分析珍珠的一种特定分子量的可溶基质,发现其具有类似表面活性剂的特征,中部为甘氨酸富集

区,一端为亲水段,另一端为中性端,这样自组装以后就可以形成周期性的结构诱导无机晶体的生成。

碳酸钙的晶型调控以及晶型转变一直是研究者关心的问题,其中最为普遍的便是贝壳的"方解石-文石"问题,即贝壳是如何调控方解石/文石之间的转换的。在体外建立一种简单的调控碳酸钙晶型的实验方法,分析其中的影响因素,可以为理论计算提供实验依据,使得这种调控手段从定性向定量发展。

使用扩散方法,通过添加甘氨酸、改变溶液高度、改变基底收集方式,可以获得近乎纯净的无定型碳酸钙(ACC)、方解石(C)、球文石(V)、文石(A)的微米级颗粒(图9-11)。

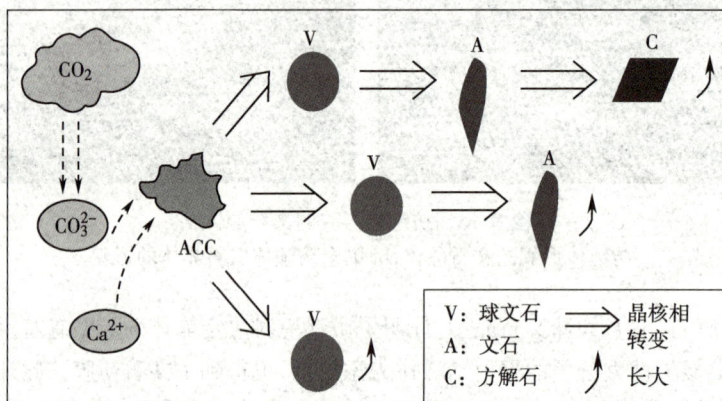

图 9-11　晶核相转变示意图,在不同阶段长大会得到不同晶型的晶粒

五、耳石中提取的蛋白质的体外模拟矿化

因为在天然生物材料中极少存在有球文石生物矿物,在对碳酸钙进行的体外矿化模拟的实验中,较为常见的是有机基质对方解石和文石的晶型调控及相互转化,对于球文石的研究相对较少。

利用鲤鱼耳石中提取的蛋白进行了碳酸钙的体外矿化模拟实验。一是在鲤鱼的微耳石及星耳石上原位晶型体外矿化模拟实验,二是采用鲤鱼的微耳石中提取的水可溶、酸可溶蛋白溶液,进行碳酸钙的体外矿化模拟实验。利用不同晶型生物矿物中提取的不同成分蛋白对碳酸钙进行体外矿化模拟实验,探讨不同蛋白在控制碳酸钙晶型方面的作用。实验结果说明有机基质是矿物形貌、尺度及结构控制的重要因素。

(一)鲤鱼耳石基底上形成碳酸钙

利用扩散法在鲤鱼的星耳石及微耳石的断面上进行体外矿化模拟。矿化结果显示基于微耳石断面的原位生长碳酸钙晶型及形貌未因溶液中是否添加蛋白而发生影响,这说明微耳石表面蛋白对矿化的影响大于溶液中蛋白对矿化的影响。星耳石断面上生长的碳酸钙形貌和聚集状态发生了一些变化。矿化均在耳石的表面发生,耳石表面的蛋白是控制矿化的主要因素。

将具有文石结构的微耳石浸入矿化液中 10min,表面已经覆盖了一层形貌单一且具有相同取向的针状晶体,晶体长度约 1μm。与已知的碳酸钙多晶型的形貌进行比较,实验中所得到针状晶体为文石晶体。将矿化后的样品进行微区 X 射线衍射分析,结果与未矿化前相同,未发现其他衍射峰。

在同样的矿化液,同样矿化时间,同一密闭容器中,具有球文石结构的星耳石表面的矿化结果显然大不相同,在星耳石表面形成的碳酸钙为碟状晶体。从碳酸钙形貌学分析,晶体为球文石,晶体尺寸较小,约为 300~400nm。未矿化的部位为星耳石表面。将矿化后的样品进行微区 X 射线衍射分析,结果与未矿化前相同,未发现其他衍射峰。

体外矿化模拟实验结果显示球文石晶体呈现层状生长。随着时间的增长,球文石体积略有增加,相邻球文石晶粒相接触,形成了球文石层。水溶蛋白存在时,蛋白从溶液中被吸附在球文石层表面而形成了蛋白质层,这样的蛋白质层在接下来的矿化过程中可以继续调控球文石的形核与生长,从而形成了多层的有机/无机复合结构。

在方解石表面进行氨基酸的吸附并调控方解石晶体的体外矿化模拟显示氨基酸溶液可以调控方解石形成多层有机/无机复合结构,由此可见,大分子蛋白及氨基酸均可以在与无机晶体形成过程中通过相互作用而形成复合结构。

在以文石为矿物成分的微耳石表面,碳酸钙生长成为良好的针状文石晶体,且具有一致的取向;以球文石为矿物成分的星耳石表面,碳酸钙生长成为良好的碟状球文石晶体。与文献中报道耳石断面得到的碳酸钙多种晶型共存的结果不同,实验在微耳石表面得到了单一的文石晶体,并且在星耳石表面得到单一的球文石晶体,两者中均未发现热力学上更稳定的方解石晶体,而且单位面积的晶粒数目也有大量的增加。

实验采取了在矿化液中加入蛋白溶液,目的是接近天然状态下耳石的生长过程,体外矿化结果调制出了文石晶体,但未模拟出微耳石中的复杂的文石晶体结构。星耳石表面生长的球文石晶体为多个碟状球文石晶体的聚集形貌。与文石晶体矿化结果类似,球文石在生长的过程中也出现了取向上的一致。与文石不同的是,因为球文石本身结构相对单一且不含有酸不可溶蛋白,所以星耳石蛋白调控下球文石生长过程还体现了结构上的调控作用。

(二)鲤鱼微耳石蛋白诱导碳酸钙

由于提取方式的不同,鲤鱼耳石中的有机基质分为水可溶基质,酸可溶基质以及不可溶基质。

1. 微耳石中提取的水可溶蛋白吸附的基底上的矿化 将表面氨基化及羧基化的硅片浸入微耳石中提取的水可溶蛋白溶液中,使蛋白能够充分的在硅片表面吸附。采用扩散法进行体外矿化模拟。为了解矿化在各个时期的情况,在矿化进行 5min 后,取出硅片,进行矿化初期的研究。结果显示,水可溶蛋白在矿化初期可调制无定型碳酸钙的生成,如图 9-12。从碳酸钙的形貌学来看,这样的形貌不属于任何碳酸钙的晶体形貌。能谱结果显示,其成分为碳酸钙。

X 射线衍射结果显示矿化初期形成的矿物为无定型碳酸钙。与碳酸钙晶体不同,无定型碳酸钙没有特定的形貌,本文中的无定型碳酸钙生长为树枝状。无定型碳酸钙很快便向文石晶体开始转化,这说明在体外矿化

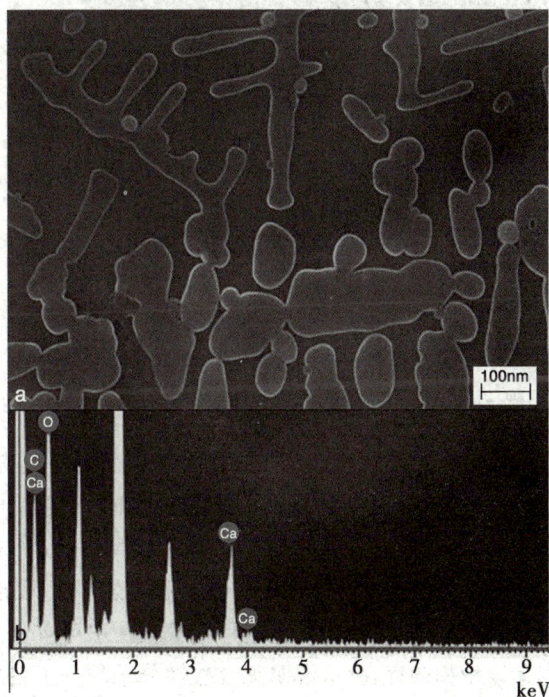

图 9-12 微耳石中提取的水溶蛋白调控下碳酸钙矿化初期形貌(a)及能谱(b)

模拟过程中无定型碳酸钙是文石晶体的前驱相。在耳石中,中心区的碳酸钙稳定的以无定型碳酸钙的形式存在,这与某些低等海洋生物如海胆刺中碳酸钙晶型相同。

在矿化进行 15min 后,无定型碳酸钙已经全部转变为文石晶体,晶型的转变极为微观和迅速。水溶蛋白的加入,抑制了文石晶体延 C 轴方向的生长,文石晶体未发育成为针状,而是成为了扁片状。

体外矿化模拟得到的晶体从晶型、形貌、尺寸上均与天然微耳石相似,所不同的是,微耳石中的晶体有一定的结构和取向,而模拟得到的文石结构上是杂乱的。

2. 微耳石中提取的酸可溶蛋白吸附的基底上的矿化 将吸附有微耳石中提取的酸可溶蛋白的硅片浸入 $CaCl_2$ 溶液中,在 CO_2 扩散条件下进行体外矿化模拟实验,实验中未得到无定型碳酸钙,15min 后取出的样品 SEM 结果显示,在酸可溶蛋白的调控下,碳酸钙以针状文石形态存在(图 9-13),

这说明酸可溶蛋白有控制文石晶型的作用,但酸可溶蛋白不再具有调控文石晶体尺度的作用。与水溶蛋白调制的文石晶体比较,酸溶蛋白调制的文石晶体生长的更为完整,从形貌上更接近微耳石的4级结构-文石棒。所以微耳石结构的形成,是多种蛋白共同作用的结果。

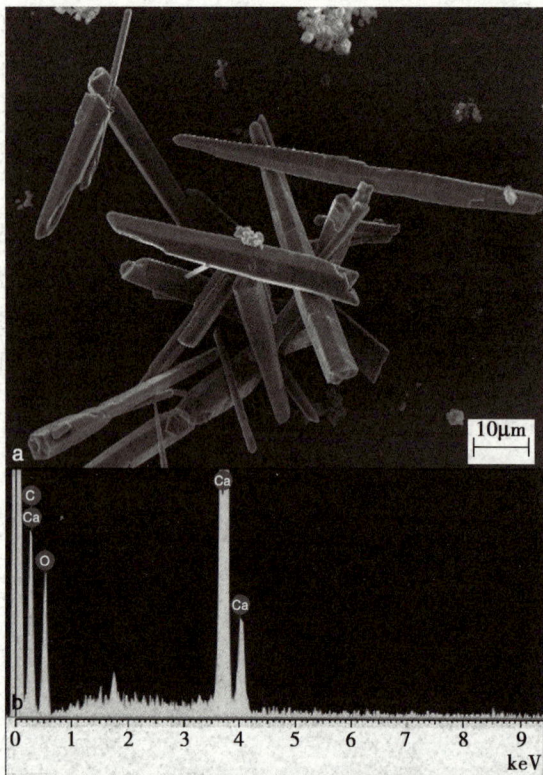

图 9-13 微耳石中提取的酸溶蛋白调控下碳酸钙矿化形貌(a)及能谱(b)

在扩散法体外矿化模拟实验中,接枝了羟基及氨基的硅片表面只有方解石生成,而当溶液中存在微耳石中的水可溶和酸可溶蛋白时得到了文石晶体。这是因为水可溶蛋白与酸可溶蛋白均起到了调控文石晶型的作用,其中水可溶蛋白还控制了文石晶体的尺寸,结果与微耳石的二级结构文石纤维相同。通常情况下,蛋白质的浓度会影响晶体的形貌,原因是体系中蛋白浓度的增加产生了更多的—COOH⁻,其与Ca^{2+}作用,产生了更多的形核位点,更有利于小晶粒的形成,而小晶粒的表面能较高,为了减小表面能,小晶粒在生长过程中发生了聚集,因此可以生长出形态各异的碳酸钙晶体。

在碳酸钙矿化的初期发现了无定型碳酸钙的生成,无定型碳酸钙是碳酸钙诸晶型中最不稳定的一种,溶解度最大,极容易向碳酸钙的其他晶型转变,在自然界中极少存在,在体外矿化模拟过程中也极少发现。通过对不同种类的幼生贝壳的研究发现,不论是棱柱层还是珍珠层中都含有较多无定型相,而无定型相在成年贝壳中含量很少,因此认为贝壳中的方解石或者文石相都是由无定型碳酸钙转变得到的。无定型碳酸钙在生物矿化过程中所起的作用,可能会比界面作用更为重要。通过高分辨透射电镜观察,发现贝壳珍珠层的文石板片边缘部分都存在着无定型相,很可能是在发生无定型——文石相转变过程后残留下来的,这为上述观点提供了新的实验依据。本实验在体外矿化过程中发现了无定型相的生成,证明了它是文石晶体的前驱相,并在几分钟之内发生了相转变,这种现象只在水可溶蛋白体外矿化模拟过程中发生,酸可溶蛋白中未发现有无定型相的存在,这说明富含酸性分子的分子量较小的水可溶蛋白更能诱发无定型碳酸钙的生成及延缓了相转变的发生。

鲤鱼微耳石可溶蛋白可以接枝在表面改性的硅片表面,水可溶蛋白不但可以调控文石晶体生成,对文石的尺度与形貌也有调控作用,得到的文石晶体与微耳石的二级结构单元十分类似。在水溶蛋白调控矿化初期,发现了无定型碳酸钙的生成,证明了无定型碳酸钙是文石的前驱相。酸可溶蛋白也可以调控文石晶体,但生成物形貌更接近无机文石,可见酸可溶蛋白调控能力减弱。

在碳酸钙体外矿化模拟过程中,可以发现球文石向方解石以及文石向方解石的转变,但是没有发现球文石向文石晶体的转变过程。

六、采用预先设计的有机基质诱导矿化的方法制备珍珠层

已经报道了采用预先设计的有机基质诱导矿化的方法制备珍珠层的研究。根据软体动物构建珍珠层的策略,即在预先形成的层状有机基质中矿化的方法,开发了一种连续自组装——矿化的仿生材

料制备方法(图9-14)。通过对纳米结构和微观结构同时进行控制得到珍珠层结构材料。通过冷冻干燥诱导的自组装过程(图9-14a,b),壳聚糖有机基质形成预先设计的层状结构,之后乙酰化(图9-14c),并转换为β-几丁质。乙酰化有机基质的矿化在聚丙烯酸(PAA)和Mg^{2+}存在的条件下,通过$Ca(HCO_3)_2$的分解进行(图9-14d)。最终珍珠层结构材料通过丝素蛋白的渗透和矿化有机基质的热压成型。人工合成珍珠层中的碳酸钙具有文石结构,与天然珍珠层一致。所合成的珍珠层含有91wt%的$CaCO_3$,其成分与自然的珍珠层相当。由于其高的无机成分,在水中具有很高的稳定性。更重要的是,天然珠母贝需要几个月甚至几年构建珍珠层,而人工合成珍珠层结构材料只需要两个星期。人工合成珍珠层结构材料的断裂表面显示了类似珍珠层的叠层微观结构。交替排列的文石和有机层的厚度分别为2~4μm和100~150nm,矿化的文石晶体具有多边型结构,证明其微观结构与天然珍珠层的微观结构类似。

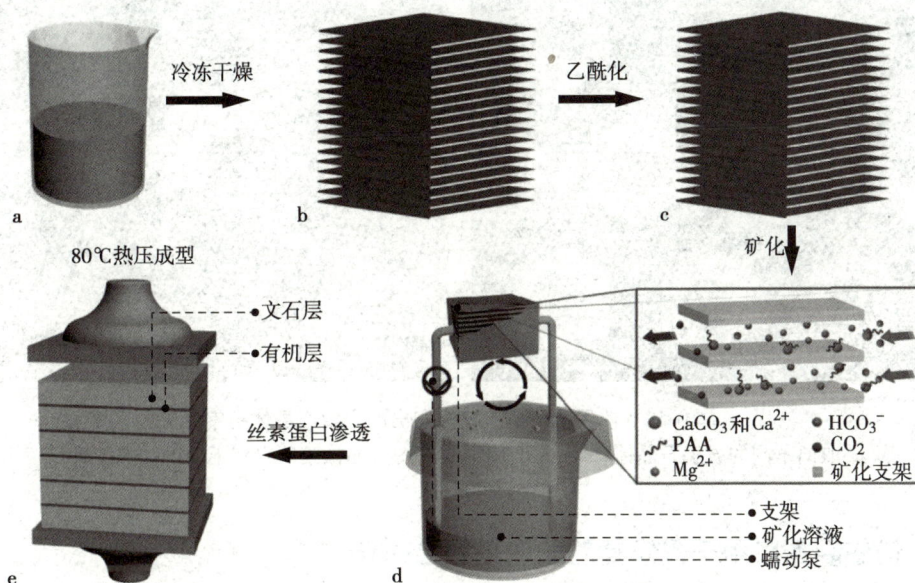

图 9-14　人工合成珍珠层结构材料的方案

a.起始溶液:壳聚糖/醋酸溶液;b.冷铸法的到的层状壳聚糖有机基质;c.有机基质乙酰化后,壳聚糖转变为β-几丁质;d.有机基质矿化过程;e.通过丝素蛋白的渗透和热压形成珍珠层结构材料。

七、微印法实现结晶位点控制

前几节介绍的研究内容主要集中在诱导矿化的机制方面,而使用胶印法控制固体表面的碳酸钙形成位点、大小、取向的研究则更倾向于工艺,是本节要介绍的主要部分。

胶印法是使用具有微米图案结构的橡胶印,使用特制的"墨水",例如$HS(CH_2)_nX(X=COOH,SO_3H,OH)$,在基底上进行微接触印制以后,含硫的一端会连接在基底上,露出X基团,而未接触的部分需要用$HS(CH_2)_nCH_3$清洗而露出甲基基团,这样的表面倒置于碳酸钙过饱和溶液中时,由于X基团对于钙离子的吸附、形核诱导作用,刻印过的部分会长出结晶体而其他部分没有。

如图9-15,实验中如果选用不同的基底和墨水,可以得到取向不同的方解石晶体;使用不同的图案的橡胶印也可以得到不同的结晶图案;使用不同的钙离子浓度,则可以控制晶粒的数量和大小。

另有一种制印方法,首先在方解石或者文石的模板晶体表面通过自组装形成膜层,然后使用交联剂将膜固定在聚合物上,通过酸溶除去模板晶体就得到了刻印面,刻印面置于碳酸钙过饱和溶液时就会在表面发生形核并长大为晶体。形成晶体的位置、大小等在很大程度上与模板晶类似。

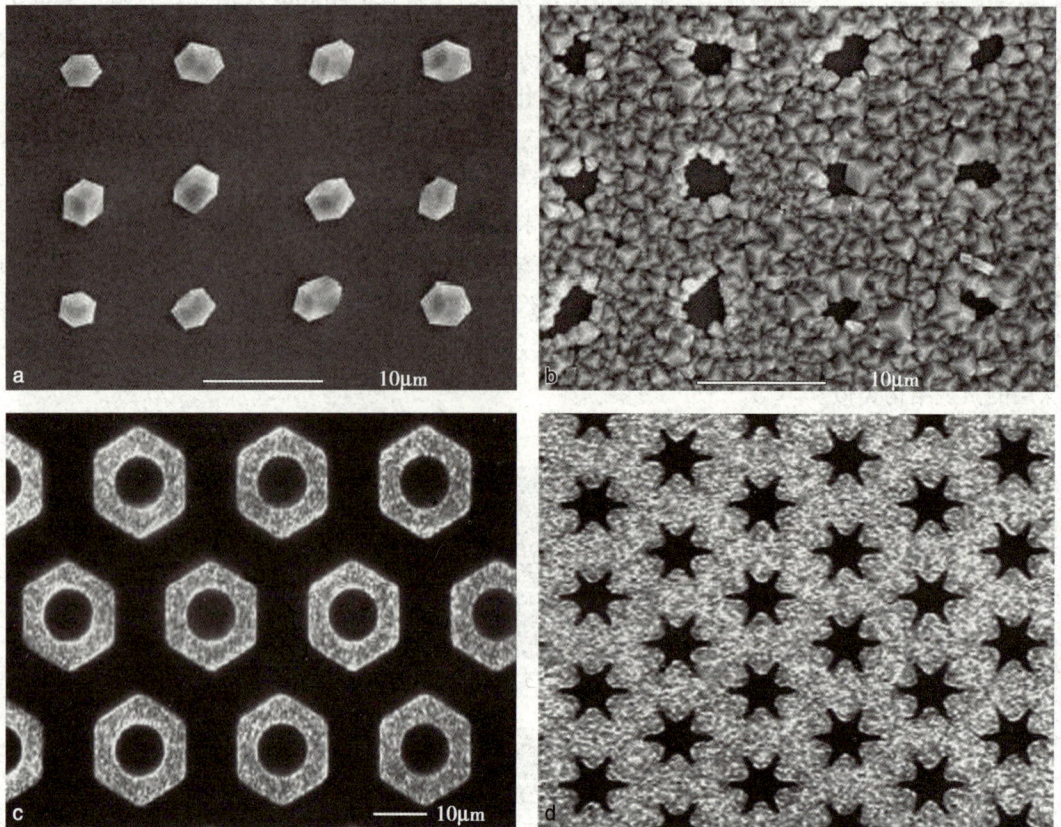

图 9-15 使用花样橡胶模板印出的方解石晶体图案
a. 取向不同的方解石晶体;b. c. d. 使用不同的图案的橡胶印得到不同的结晶图案。

八、仿生制备应用于骨修复的珍珠基复合材料

骨是一种复合材料,在胶原纤维和多糖的基体上分布着纳米羟基磷灰石晶体。仿生制备骨修复材料是组织工程中的一个热点,据此制备出了聚乳酸(PLLA)/纳米羟基磷灰石(nHA)骨修复复合材料。珍珠层是一种具有优良力学性能,与骨结构类似的天然材料,凭借生物活性、可降解、包含成骨因子等突出特点,成为骨组织工程领域一种理想的修复材料。既然珍珠粉包含成骨的信号因子,与磷酸钙相比,碳酸钙更易降解,在 PLLA 多孔支架中添加珍珠粉和贝壳珍珠层粉,是一种制备携带成骨因子的多孔支架的简单有效的方法。

采用珍珠粉代替羟基磷灰石,制备了多孔 PLLA/珍珠粉支架,在改善支架材料降解性的同时增加生物活性因子,为珍珠层这种理想的骨修复材料的临床应用提供了基础。

作为可降解的高分子,PLLA 被广泛地应用于制备复合支架。由于 PLLA 的降解产物为乳酸,对身体无害,且能够提供合适的力学性能,PLLA 展现出良好的生物可降解性和生物相容性。在制备三维多孔支架时,PLLA 易于加工,被视为优良的多孔支架的制备材料。但是,PLLA 在降解过程中产生的酸性物质在局部会引起炎症。为了使多孔支架具有更好的生物相容性,一种简单有效的方法是在 PLLA 支架中添加天然或合成微米/纳米粒子,既可增加支架的力学性能,又可减少炎症反应。

贝壳珍珠层凭借其良好的生物相容性、骨传导性,成为骨修复材料的一个研究热点。珍珠层在骨缺损处能促进骨细胞的增殖,显示出良好的生物相容性。珍珠粉也有良好的生物相容性和生物可降解性,植入体内的珍珠粉逐步溶解,最终完全降解。从贝壳珍珠层和珍珠粉的有机基质中能提取三种不同的基质:水可溶,酸可溶和酸不溶有机基质。贝壳珍珠层的水可溶基质能促进 MC3T3-E1 细胞的增殖和分化。贝壳珍珠层的水可溶基质包含成骨因子,能促进成骨,同时还能抑制破骨细胞的某些

功能。

　　采用成分与结构仿生的思路,冷冻干燥的方法制备了 PLLA、PLLA/文石珍珠粉、PLLA/贝壳珍珠层粉和 PLLA/球文石珍珠粉 4 种支架。复合支架和 PLLA 支架具有良好的多孔结构。添加珍珠粉可以增加支架的压缩强度和压缩模量,而孔隙率略有下降。珍珠粉的加入可以增强 PLLA 支架的力学性能。为了研究支架的细胞相容性,制备了复合膜,根据接触角实验得到复合膜的亲水性顺序为 PLLA/文石珍珠粉>PLLA/贝壳珍珠层粉>PLLA/球文石珍珠粉,与吸附蛋白的实验结果吻合,即,亲水性越好,越有利于蛋白的吸附。复合支架的细胞相容性实验表明,PLLA/文石珍珠粉和 PLLA/贝壳珍珠层均能促进小鼠骨髓间充质干细胞的增殖和分化。

　　支架的电镜照片如图 9-16 所示,PLLA 支架断面呈现出一系列类似于阶梯状的孔,显示出良好的多孔结构。在复合支架中,部分珍珠粉或贝壳珍珠层粉贴附在 PLLA 表面,是引起孔壁不光滑的原因。三种复合支架的形貌无明显差别。

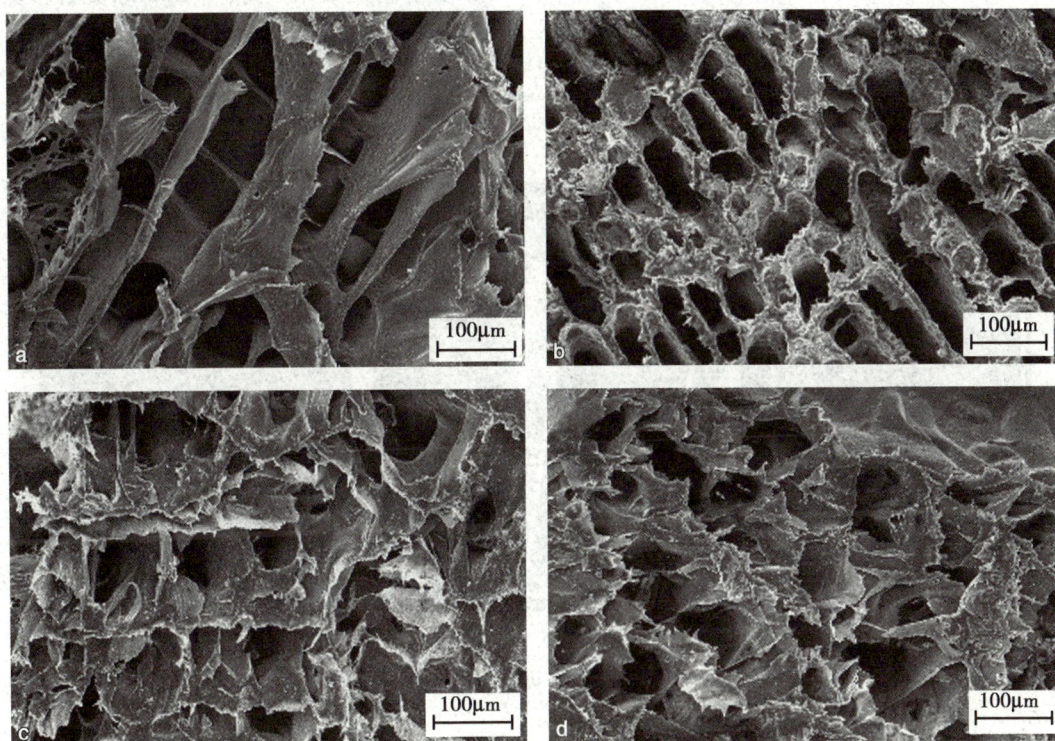

图 9-16　支架断面的扫描电镜照片
a. PLLA;b. PLLA/球文石珍珠粉;c. PLLA/文石珍珠粉;d. PLLA/贝壳珍珠层粉。

　　采用 CCK-8 试剂盒测定小鼠骨髓间充质干细胞在四种支架上的增殖情况,如图 9-17 所示。四种支架上的细胞数目随着培养时间的增加而增加。结果表明,多孔的 PLLA/文石珍珠粉和 PLLA/贝壳珍珠层粉支架具有优良的细胞相容性,促进小鼠骨髓间充质干细胞的贴附与增殖。

　　支架的降解实验表明,添加珍珠粉后,PLLA/文石珍珠粉和 PLLA/球文石珍珠粉支架的降解行为类似,在磷酸盐缓冲液(PBS)中降解呈略微碱性。这种碱性减缓了复合支架的降解速率。由降解试验可以得出,第一,略微碱性的环境可以中和 PLLA 降解时产生的酸性,减缓 PLLA 的降解速度,维持多孔支架基体的力学性能。第二,碱性环境减缓无定型 PLLA 的水解,降低了 PLLA 结晶度增加的速度。第三,复合支架孔隙率的变化由珍珠粉的溶解和 PLLA 的降解共同决定。碱性环境减缓 PLLA 的水解,从而影响复合支架孔隙率的变化。第四,碱性减缓 PLLA 的降解,减缓复合支架中 PLLA 的分子量的降低。添加珍珠粉可以增加支架的体密度、压缩强度和压缩模量,在降解过程中,随着珍珠粉的不断溶解,体密度和力学性能不断下降,但是力学性能一直高于 PLLA 支架。

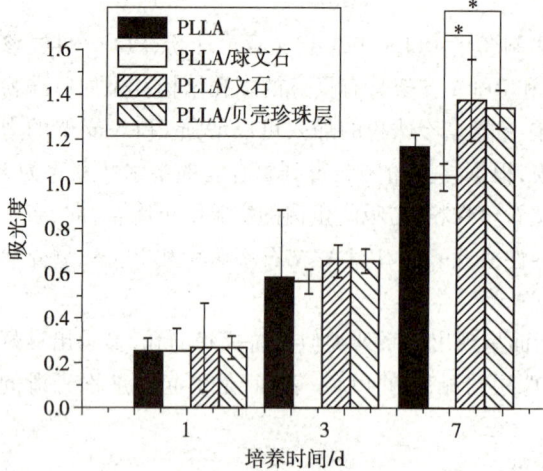

图 9-17　支架上细胞的增殖

*表示 PLLA/球文石支架组存在显著性差异($P<0.05$)。

将 PLLA、PLLA/文石珍珠粉支架和 PLLA/球文石珍珠粉支架植入兔的桡骨缺损,评价支架的骨修复能力。空白对照组在 12 周依然存在缺损,而 PLLA/文石珍珠粉组 8 周时缺损部位有岛状的骨组织形成,骨密度明显提高,力学性能明显提高,说明 PLLA/文石珍珠粉支架有加速成骨的作用。图 9-18 为 PLLA/文石珍珠粉支架组的微 CT 照片。12 周时,新生成的骨已经与正常骨无异,在很多部位出现了骨陷窝。骨密度和力学性能是三种支架组中最高的,证明 PLLA/文石珍珠粉支架骨修复效果最好。PLLA/球文石珍珠粉支架在 12 周时也有很好的修复效果。PLLA 支架未能完全修复缺损。这些结果说明,PLLA/文石珍珠粉支架和 PLLA/球文石珍珠粉支架均有良好的成骨的作用。

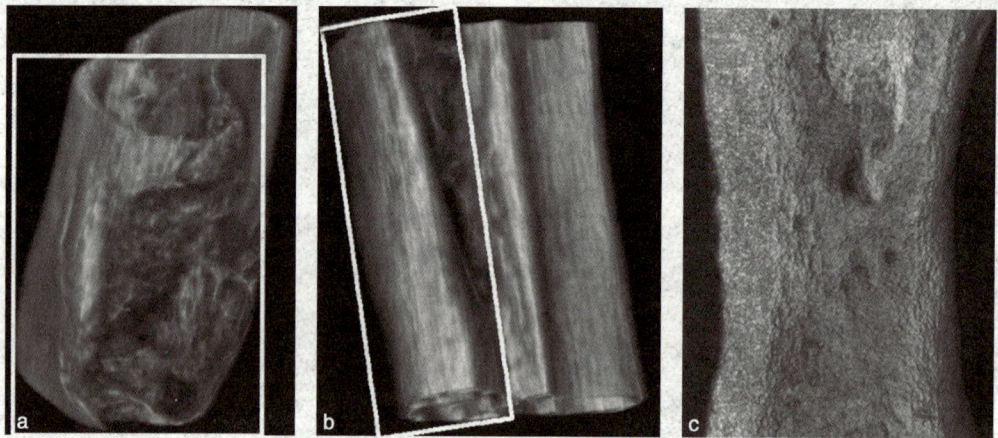

图 9-18　PLLA/文石珍珠粉支架的 Micro-CT 照片(框内为缺损部位)
a. 8 周;b. 12 周;c. 12 周缺损部位的放大图。

第四节　从组装过程上仿生制备磷酸钙医用材料

如本章第二节所述,磷酸钙是脊椎动物中的主要无机矿物成分,主要存在于骨骼与牙齿中,此外,磷酸钙还存在于一些病理性矿化组织中。磷酸钙材料由于其良好的生物活性而被广泛用作骨替代材料以及骨科植入物的表面涂层。在过去的几十年中,磷酸钙类化合物作为生物材料的应用引起了人们极大的兴趣。

骨组织中的主要矿物相是缺钙的碳酸化羟基磷灰石,与骨组织中的有机成分 I 型胶原一起,组成具有高度复杂分级结构的矿化胶原材料。从仿生角度,通过自组装仿生制备与天然骨结构类似的骨替代材料,能够有效促进替代材料的骨修复。

另一方面,由于磷酸钙陶瓷的力学性能较差,其临床应用多局限于非承重骨组织的修复。因此,将其作为金属植入物的表面涂层引起了人们广泛的关注。磷酸钙涂层的沉积技术有很多种,如电泳法、溶胶-凝胶法、电化学法、等离子喷涂等。本节主要介绍通过生物矿化技术仿生制备磷酸钙涂层。

笔记

一、自组装仿生制备与天然骨类似的骨材料

（一）矿化胶原的仿生制备及多级自组装

本章第二节已经详细介绍了骨和牙的分级结构。骨和牙本质都是具有高度复杂分级结构的矿化胶原材料。骨的组分包括质量分数为 60%~70% 的矿物组分（纳米羟基磷灰石晶体），20%~30% 的有机组分（Ⅰ型胶原），其余为水。其基本有机框架由Ⅰ型胶原分子构成。胶原分子本身首先经过自组装形成严格有序的分级结构。胶蛋白的逐级分级结构为：原胶原蛋白分子→胶原微纤维→胶原纤维→矿化基质的三维网状结构。

仿生制备羟基磷灰石（HA）矿化的胶原纤维，是国际上多个实验室企求的骨移植材料，因为其组成、结构和性能与天然骨相似，有很好的生物活性和生物降解性。在胶原介导的矿化中，胶原纤维本身可提供钙化形核的位点，早期观点认为胶原纤维的孔区可以直接引发磷酸钙盐的形核。近年来较普遍的观点认为，胶原纤维主要是起结构框架的作用，其规则排列形成的周期性分布的孔区提供了矿物形核的模板，而结合在孔区内或附近的非胶原蛋白，尤其是富含羧基或磷酸基团并具有折叠片构象的酸性蛋白，如骨涎蛋白等，则直接诱导晶体形成，控制晶体取向并在矿物与胶原之间提供桥梁。胶原与 HA 之间并不是简单的机械混合，在胶原与 HA 之间存在—COO…Ca 的配位作用。Ca^{2+} 与胶原分子结合，引起胶原分子变粗、变短，当 Ca^{2+} 浓度达到 1.0mol/L 时，中性溶液中的胶原将不能组装成纤维。这说明：在胶原/HA 的形成过程中，Ca^{2+} 是有机相和无机相连接的作用位点。通过红外光谱研究证明，胶原上的羧基和羰基是 HA 生物矿化的两类成核位点。两类基团上的氧原子与溶液中的 Ca^{2+} 配位，成为异相成核的核心，之后晶体成核长大，并与胶原有机地"交织"在一起，从而具有许多与天然骨相似的优良性能。使用分子模拟的方法，结合传统晶体生长理论和生物矿化基础理论，构建了胶原/钙磷盐共沉淀矿化体系的理论模型，研究了胶原纤维在矿化过程中的成核位点和晶体生长的有机模板作用。结果表明，在胶原矿化初期，胶原微纤维在溶液中会吸附钙离子诱导矿化，造成钙离子在胶原微纤维表面的富集，这些钙离子聚集体的结构状态与羟基磷灰石类似，其晶体 c 轴与胶原纤维长轴的夹角在大角度区域（70°~90°）显著聚集。这些结果证明了胶原纤维表面羰基的成核位点作用，从胶原空间立体化学的角度证明了胶原纤维诱导羟基磷灰石晶体生成及调制晶体择优取向的能力。但是，随后的成核长大过程的细节尚不清楚。如，晶体是否由非晶转变得到，由非晶转为晶体的临界晶核尺寸，或者是直接长出羟基磷灰石纳米晶等。

在对天然矿化胶原的结构及其形成过程的研究基础上，许多研究试图通过自组装仿生方法制备与天然骨结构类似的矿化胶原材料。经过多年的研究，在体外合成类似人骨的矿化胶原纤维研究领域取得突破。探索了人骨中矿化胶原纤维自组装的条件，即提供合适的溶液 pH、温度、离子浓度，通过自组装仿生制备矿化胶原纤维，并依此设计和制备了矿化胶原纤维的分级自组装。

通过该方法自组装仿生制备的羟基磷灰石/胶原复合物具有与天然骨类似的分级结构。如图 9-19 所示，分级结构的一级结构是胶原分子的自组装，胶原纤维是由胶原的三股螺旋的自组装形成的，同时在胶原分子间隙存在初始形成的纳米羟基磷灰石晶体。分级结构的第二级结构是羟基磷灰石晶体与胶原纤维的组装。片状的羟基磷灰石晶体在胶原纤维的表面生长，其 c 轴平行于胶原纤维的长轴方向排列。这个结果表明，羟基磷灰石晶体的形核和生长不是随机发生的，而是由胶原纤维调控的。分级结构的第三级是矿化的胶原纤维的组装。矿化的胶原纤维互相平行排列形成了矿化的胶原纤维束。

（二）矿化胶原复合材料用于骨修复

我国每年因交通事故和生产安全事故导致众多的创伤骨折，加上骨肿瘤、股骨头缺血性坏死等骨

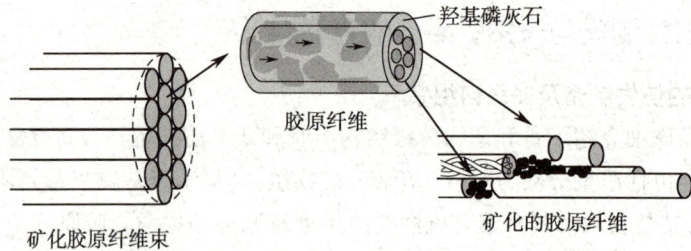

图 9-19　仿生制备的矿化胶原的分级结构示意图

科疾病,造成 300 多万的骨缺损病例,使得骨修复材料和骨科植入物成为临床上需求最大的生物材料之一。已有多种植骨材料应用于临床,包括自体骨、异体骨、异种骨、生物陶瓷和/或高分子人工合成骨。但这些植骨材料都有各自的问题,如异种和异体骨有免疫排斥反应。合成人工骨的修复效果相对较差。自体骨修复效果最好,但明显的缺点是"拆东墙补西墙",而且来源受限。在矿化胶原(nHAC)的基础上,按照仿生制备成分结构与自体骨相同的思路,制备了一类新型的纳米复合材料用于骨缺损修复。此材料在成分和微结构两方面都与天然骨有相似性:主要矿物相为纳米级的羟基磷灰石,含有碳酸根,结晶度低;矿物与胶原分子自组装成周期性排列结构;以聚乳酸(PLLA)为框架材料,其多孔性与骨松质类似;分级结构与天然骨类似,组成上以胶原和羟基磷灰石为主。此材料的分级结构示意图如图 9-20 所示。

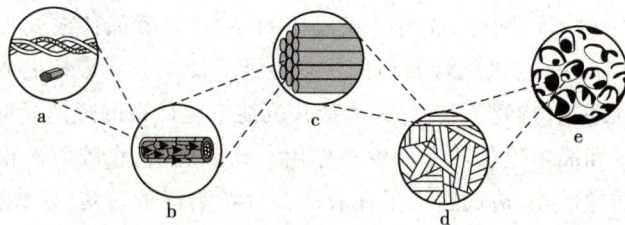

图 9-20　纳米晶矿化胶原骨修复材料分级结构示意图
a. 基本组元:胶原分子、羟基磷灰石;b. 矿化胶原纤维;c. 矿化胶原纤维束;d. 编织结构;e. 支架材料。

通过体外细胞培养的方法,建立了成骨细胞与 nHAC/PLLA 材料的三维复合体。成骨细胞与材料的初期反应的研究结果表明,材料具有很好的细胞亲和性,细胞在材料上正常的贴壁、增殖和迁移生长。种植第 2d,细胞就贴壁和完全铺展,12d 时细胞已经长入框架材料内部 200~400μm 区域。良好的细胞亲和性的原因是材料具有与天然骨在成分和结构上高度的相似性。多孔 nHAC/PLLA 支架材料可为细胞提供一种类似体内的微环境,使得多孔结构内部的细胞最终具有了类似在体内时的饱满的多边形形态。细胞在支架材料上分泌和形成矿化基质,在组织块与材料的界面上形成了新的类骨基质。

nHAC/PLLA 材料作为一种新型的骨组织工程材料,是一种可降解的材料,体外降解 4 周时达到约 20%。材料中的三种组分的降解速率有差别,胶原最快,羟基磷灰石和 PLLA 较缓。整个降解实验过程中,材料保持规则的初始形状,但框架材料的孔壁厚度减薄,孔壁表面变粗糙。体内降解实验发现,近骨区材料的胶原与羟基磷灰石之比值要比中心材料区的高,而且体内植入 10 周的降解量达到40% 左右,其速度稍快于体外模型。整体上材料的降解是与新生骨组织的长入相匹配的。近骨区的成骨细胞聚集,新生胶原基质增加,破骨细胞对于材料的吞噬和利用相结合,新骨愈合的界面逐步从宿主骨界面向材料内部推进。

以上实验表明 nHAC/PLLA 复合材料具有优异的骨传导性,当植入缺损部位后骨可在这种支架上进行爬行替代生长。其多孔结构有利于结缔组织及微血管的长入。nHAC/PLLA 与基因重组人骨形态蛋白 rhBMP-2 复合后又具有了高效的骨诱导性。植体表面及内部被吸收后，伴随有新骨的沉积，这一现象类似骨组织的重塑过程，可使 nHAC/PLLA 植体整合入活体骨的新陈代谢中，并最终为自身骨组织所取代。在长骨缺损和脊柱融合模型中有很好的愈合效果，可与自体骨相媲美。一半骨材料一半自体骨复合后的愈合效果与自体骨组效果相当，10 周时接近 100% 愈合。这一结果在临床上的应用意义很大，在病人缺损尺寸过大，自体骨量不够时，用此材料作为补充，仍然可以达到自体骨愈合的金标准。良好的生物可降解性，优异的生物活性和骨传导性以及高效的骨诱导性是这类材料的突出特点，经过中国和美国食品药品监督管理局批准，目前已经大量应用于临床。

此外，除了采用 PLLA 作为框架材料与矿化胶原复合，还可以将矿化胶原与壳聚糖或海藻酸钠复合，仿生制备可注射骨修复材料。这两种材料除了具备上述的与天然骨类似的微结构和成分，还具备可注射性，可应用于微创治疗骨缺损。

二、自组装仿生制备磷酸钙涂层

由于磷酸钙陶瓷的力学性能较差，其临床应用多局限于非承重骨组织的修复。因此，将其作为涂层用作金属植入物的表面改性引起了人们广泛关注。在磷酸钙的所有晶型中，羟基磷灰石（HA）是人体和动物的骨骼和牙齿的主要无机成分，具有良好的生物相容性和生物活性，能与骨形成强的化学键合。因此，使用这些生物活性陶瓷涂覆于植入体的表面可以促进骨修复。羟基磷灰石涂层种植体自 1984 年应用于临床以来，发展迅速，取得了良好效果。金属种植体表面的磷酸钙涂层可促进种植体周围骨的生长，有助于无粘结的固位，从而提高临床种植体的成功率。磷酸钙涂层的沉积技术有很多种，如电泳法、溶胶-凝胶法、电化学法、等离子喷涂等。本节内容主要介绍通过生物矿化技术仿生制备磷酸钙涂层。

"模拟体液"技术是普遍采用的一种体外仿生矿化技术。该溶液模拟了人体血浆中的无机离子组分及浓度，而不含有机组分。特别是其中 Ca^{2+}、Na^+、Mg^{2+}、HPO_4^{2-}、SO_4^{2-} 的浓度与其在血浆中的浓度一致，只是 Cl^- 和 HCO_3^{2-} 的浓度还存在差异。在此基础上又发展出多种矿化溶液的配方，以改善溶液的稳定性及矿化效率等。这些溶液处于亚稳态，长时间放置也不会自发形核，但在特定的材料表面化学因素影响下可发生异质形核。这些溶液常被用来研究特定材料的生物活性，也被应用于材料表面改性的仿生涂层技术。所形成的薄膜材料中的磷灰石具有纳米晶体的结构特征。

实验表明，将活化处理的种植体浸入离子浓度与人体血浆类似的模拟体液中，一段时间后其表面能形成一层薄的羟基磷灰石层。一般认为溶液中晶核的形成是诱导磷酸钙涂层的关键，一旦磷酸盐晶核形成，就能自发地从溶液中吸附 Ca^{2+}、PO_4^{3-} 到其表面并进一步形成大量的晶核并生长，最后在其表面形成薄层。溶液中磷酸钙涂层的形成过程复杂，可将其描述为三个阶段：

第一阶段是金属表面 Ca^{2+}、PO_4^{3-} 浓度升高。在水溶液中，金属表面的氧化层被羟基化。研究发现，在水溶液中，钛合金表面的氧化层总含有一定数量的羟基基团。Ti-OH 能与周围溶液中的离子发生离子交换，吸附溶液中的 Ca^{2+}、PO_4^{3-} 到金属表面，引起局部 Ca、P 离子浓度升高。

第二阶段是 Ca-P 核的形成。局部 Ca、P 浓度呈现过饱和状态，当过饱和度达到一定程度时，刺激 Ca、P 形成 Ca-P 晶核。

第三阶段是晶核的生长，磷酸钙涂层形成。晶核形成后，随着浸泡时间延长，离子之间相互吸引，促进更多的晶核形成，晶核逐渐长大，最终在表面形成磷酸钙涂层。

影响磷酸钙涂层形成的因素有很多。首先，采用物理或化学方法对金属种植体进行表面处理能够加速磷酸钙涂层的形成以及提高涂层与基体间的结合力。对于钛合金，常用的表面处理方法包括酸碱处理以及后续的热处理，以期在钛合金表面形成钛酸钠，增强基体与磷酸钙涂层的结合。金属种植体的表面形貌也是一个很重要的因素,可以通过不同的物理或化学方法改变金属种植体的表面形貌,这其中包括酸蚀、微弧氧化、阳极氧化等。"模拟体液"的成分也影响生成的磷酸钙涂层的化学组成、形貌以及结构;还能显著影响生成磷酸钙涂层的速度。在一种简化的过饱和钙化液($2.5mmol/L$ Ca^{2+},$25.5mmol/L$ Na^+,$2.5mmol/L$ PO_4^{3-},$5.0mmol/L$ Cl^-和$18mmol/L$ HCO_3^-)中,金属种植体表面能快速生成一层纳米羟基磷灰石晶体,如图9-21所示。

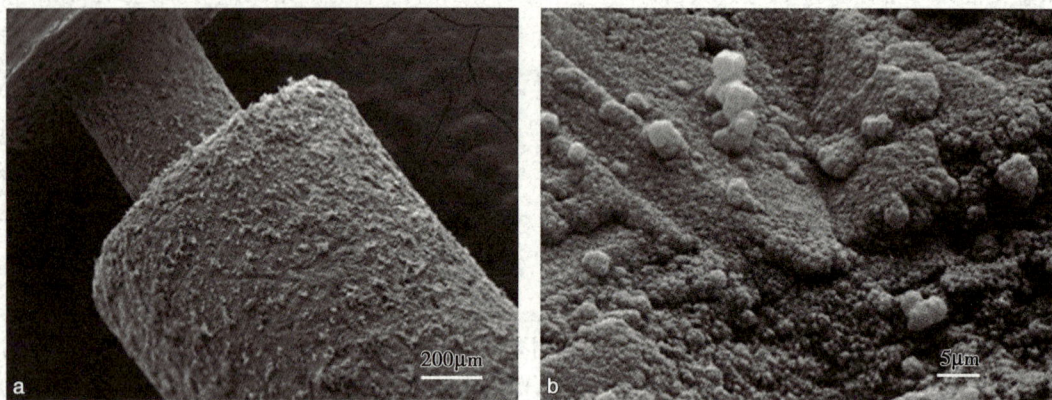

图 9-21　钛合金在过饱和钙化液中浸泡 6h 后生成的纳米羟基磷灰石涂层
b 为 a 的放大图。

采用"模拟体液"体外仿生矿化技术制备羟基磷灰石涂层,与传统的制备涂层方法相比较,由于磷灰石层是在类似于人体环境条件下的水溶液中自然沉积出来的,因此具有以下几个方面的优势:

(1)仿生磷灰石层的成分更接近于人体骨无机质,因此具有高的生物相容性和骨结键合能力;

(2)反应在低温下进行,可避免高温喷涂引起的相变和脆裂,有利于增强基底与涂层间的结合力,还为共沉积蛋白质等生物大分子提供了可能性;

(3)涂层不受基体形状的限制,可在形状复杂和多孔的基体上形成均匀涂层;

(4)涂层形成后不需要再进行热处理即可形成致密的晶体层;

(5)所需设备少,工艺简单,成本较低。

仿生制备所得的羟基磷灰石涂层具有良好的生物学性能,主要表现在以下三个方面:

1. **生物相容性**　羟基磷灰石具有良好的生物相容性,能与骨组织紧密接触,对宿主全身和局部无毒副作用。动物实验证实,仿生制备所得的羟基磷灰石涂层与新骨之间无纤维组织介入。

2. **骨传导作用**　骨再生有三个基本机制:骨诱导、骨传导和骨生成。研究表明,仿生制备所得的羟基磷灰石涂层具有良好的骨传导作用,能与骨形成化学键合。因不同方法形成的羟基磷灰石涂层中晶体的构象不同,生物学性能也有所差异。仿生制备所得的羟基磷灰石涂层在体内能加速骨与种植体间的结合,产生快速、牢靠的固位。

3. **生物降解性**　生物降解性是指人工材料植入体内后,被机体逐渐吸收,新骨同时长入,直至植入材料全部被新骨组织取代,从而获得结构与功能俱佳的效果。羟基磷灰石涂层在骨组织内会发生一定程度的降解,降解程度与其骨传导性相关,且对种植期的起始固位至关重要。

本章介绍了仿生制备的基础-生物矿化的基本过程和基本原理。在此基础上,以自然界广泛存在的生物矿物碳酸钙为例,介绍了从组成和结构上仿生制备材料。以骨科广泛应用的磷酸钙为例,介绍了从组装过程上仿生制备生物医学材料。尽管经过大量人员多年的研究,仿生制备中仍有很多问题尚待解决,仿生制备仍是今后研究和实施的一个重要策略。

思考题

1. 举例说明生物材料中的自组装过程和机制。
2. 试述有机基质调质矿化过程中有机基质的主要作用。
3. 举例说明生物材料中晶体的择优取向、研究方法和控制机制。
4. 举例说明生物材料中有机/无机界面的结构特征。
5. 谈谈你对生物矿化机制的认识,其中的关键问题是什么?
6. 仿生制备包括哪几个方面?
7. 生物矿化对生物医学材料设计和制备的启示。

（冯庆玲　刘旭杰）

第十章

生物医学材料 3D 打印

第一节　3D 打印概述

一、3D 打印技术及工艺特点

3D 打印技术(又称增材制造)起源于 20 世纪 80 年代,近年来发展迅速,被称为"第三次工业革命的重要标志之一",日趋广泛应用于航空航天、生物医学、工业设计、文创教育等领域。3D 打印技术带来的不仅仅是制造模式的变化、技术的创新,更重要的是观念的创新、思维模式的创新,它最终将带来制造业翻天覆地的变化。

3D 打印是通过材料逐层叠加的方式来制作三维实体的一类制造工艺的总称。早期快速成型技术在发展过程中,其中一些工艺的成型原理类似于喷墨打印机,利用喷头喷射液体材料固化成型。为了方便人们对于这类成型工艺的理解,"3D 打印"这一概念逐渐形成并趋于流行,并逐渐扩展应用于其他基于三维实体成型的加工工艺。该类技术是基于数字模型,对材料的空间分布与堆积进行离散化精确控制,因此该项技术又被称为数字化成型与制造。与传统利用刀具机加工去除材料方式得到工件的过程相比,该技术是一种典型的"增材制造"方式。

基于离散、堆积原理的 3D 打印技术在产品制造过程中具有高度的柔性,能够较容易地"打印"出内部复杂结构以及其他采用刀具无法加工的复杂或特殊外形。与铸造、锻压、注塑等工艺相比,3D 打印技术不需要特定的模具及相对漫长的工艺流程,产品制造过程快速、便捷,对于小批量尤其是单件产品的制造,具有显著的时间和成本优势。3D 打印技术颠覆了设计者在以往的产品外观和结构设计中受限于加工工艺可行性的思维模式,也弥补了传统的加工制造生产方式在多品种、小批量、快改型生产模式下的不足,同时 3D 打印不必采用传统的加工机床和工模具,能够大幅缩减工时和加工成本,并直接制造出产品样品或模具,材料利用率高,流程短。当前,3D 打印可以帮助实现多品种、个性化的制造模式,为顾客的特殊需求进行个性化定制,而且多数降低了成本。图 10-1 所示为一般 3D 打印制作产品的流程图。

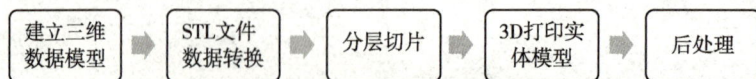

建立三维数据模型 ➡ STL文件数据转换 ➡ 分层切片 ➡ 3D打印实体模型 ➡ 后处理

图 10-1　3D 打印成型流程图

3D 打印核心价值体现在两个方面:一是传统生产方式不能生产制造的个性化、复杂高难度产品,通过 3D 打印技术都能够直接制造;二是传统方式虽然能够生产制造,但是投入成本太高,周期太长,通过 3D 打印技术可以实现快捷、方便、缩短周期、降低成本的目的,且 3D 打印制造成本与产品数量关系不大,使得其特别适合定制领域,同时有效解决了个性化定制与规模化批量生产的矛盾。3D 打印其工艺特点主要如下:

（1）成型制造自由：3D 打印不需要使用模具而直接制作原型或制件，可以节省模具费用并在很大程度上缩短新产品的试制周期，同时成型不受形状复杂程度的限制，能够制作任意复杂形状与结构、不同材料复合的原型或制件。

（2）制造过程快速：从 CAD 数字模型到实体原型或制件，一般仅需要数小时或十几小时，速度高于传统成型加工方法。由于省去了传统获取产品的流程，如从设计构思、零件制造、装配、配送、仓储、销售到最终到达客户手中等诸多复杂的环节，从产品构思到最终 3D 打印技术也更加便于远程制造服务，用户的需求可以得到最快的响应。

（3）添加式和数字化驱动成型方式：无论哪种 3D 打印工艺，其材料都是通过逐点、逐层以添加的方式累积成型的。这种通过材料添加来制造产品的加工方式是 3D 打印技术区别于传统的机械加工方式的显著特征。

（4）应用领域广泛：除了制造原型外，该项技术特别适合于新产品的开发、单件及小批量零件制造、小规则或复杂形状零件制造、模具设计与制造、产品设计的外观评估和装配检验、快速反求与复制，也适合于难加工材料的制造等。

二、3D 打印技术发展历程

3D 打印技术的产生来源于 20 世纪 80 年代末制造业产品快速占据市场需求，20 世纪 90 年代中后期医学领域的应用提高了 3D 打印技术的精度和质量，21 世纪初金属制品 3D 打印技术的逐渐成熟及其在医疗与航空航天领域的应用，突破了 3D 打印技术多年来在高性能产品方面的局限。近年来，在生物工程领域的应用，尤其是"打印"人体组织与器官的尝试，引起了人们对 3D 打印技术的无限遐想。

现代 3D 打印技术发展于 20 世纪 80 年代，并随着技术进步逐渐发展出多种工艺类型，不同领域的多种应用需求促进了各类 3D 打印工艺的快速发展（表 10-1）。目前，主要的 3D 打印工艺包括立体光刻、熔融沉积成型、激光选区烧结、三维印刷、生物打印等。

表 10-1　3D 打印工艺发展历史

年份	成型工艺、类型	发明人	原材料
1987	立体光固化（SLA）	Chuck Hull	紫外线光敏聚合物
1989	三维印刷（3DP）	Emanual Sachs	多种
1991	熔融沉积成型（FDM）	Scott Crump	高分子
1992	激光选区烧结（SLS）	Carl R. Deckard	高分子、金属，陶瓷
2000	聚合物喷射（Polyjet）	Objet Company	紫外线光敏聚合物
2003	生物打印（Bioprinting）	Thomas Boland	水凝胶、细胞

Charles Chuck Hull 在 80 年代提出了基于光固化原理的立体光刻技术（stereolithography，STL），被认为是最早的现代 3D 打印工艺。"stereolithography"这个词，"stereo"来自希腊语，意思是立体、实体、"（photo）lithography"，则是指光刻的方式。Chuck Hull 在 1983 年成功研发出第一台原型机"SLA-1"，意为立体光刻设备：Stereo-lithography Apparatus。现在多以"SLA"代表基于光固化的 3D 材料成型工艺。经过发展，SLA 技术 1986 年获得美国专利和商标局批准，成为快速成型系统领域的第一项专利。随后于 1986 年创立了第一家 3D 打印设备公司。在第一代 3D 打印技术中，计算机辅助设计只需提供零件表面形状信息，文件格式为".STL"。尽管后来 3D 打印技术经过了大幅发展，成型工艺多种多样，但大部分的打印文件仍然继续沿用".STL"格式。20 世纪 80 年代后期，现代 3D 打印技术真正发展成熟并开始进入商业应用。

2000 年,基于立体光固化技术,以色列 Objet 公司发明了聚合物喷射打印工艺(PolyJet),综合使用紫外线和液滴喷射,大幅提高了制造精度。其工作原理与喷墨打印机十分类似,不同的是喷头喷射的不是墨水而是光敏聚合物,并通过紫外线照射固化。近期发展出的面曝光成型(digital light processing,DLP)光固化打印工艺,原理与 SLA 技术类似,DLP 使用投影绘制图层成型,速度快,但与 SLA 技术相比,精度较低。

1986 年 Scott Crump 发明了基于熔融-固化原理的,更为廉价的 3D 打印工艺:熔融沉积成型(fused deposition modeling,FDM)工艺,并于 1991 年推出了第一台基于 FDM 工艺的工业级 3D 打印机。

1989 年,美国得克萨斯大学奥斯汀分校的 Carl R. Deckard 发明了激光选区烧结(selective laser sintering,SLS)工艺。其主要原理是利用材料粉体在高能量激光束照射下升温烧结,并利用计算机控制烧结过程中的激光精确定位,实现逐层烧结堆积成型。1992 年出现了最早的工业级激光选区烧结设备。SLS 可使用的材料非常广泛,理论上讲几乎所有的粉末材料都可以打印,如石蜡、尼龙、金属,甚至陶瓷。后来在此基础上陆续研发成功激光选区熔融(selective laser melting,SLM),激光选区熔覆(selective laser cladding,SLC),以及使用电子束熔化(electron beam melting,EBM)工艺与设备。

三维印刷(three-dimensional printing,3DP)工艺,是由美国麻省理工学院 Emanual Sachs 等人研制,并于 1989 年申请专利,是非成形材料微滴喷射成形范畴的核心专利之一。3DP 与 SLS 工艺类似,都是基于粉末材料成形。但在 SLS 工艺中,粉末是通过烧结成型,而 3DP 则利用喷头喷出粘接剂(如硅胶)使材料粉末粘接成型。并通过后处理去除粘接剂。

2003 年,美国克莱姆森大学 Thomas Boland 将 3D 打印引入生物医学领域,提出了"生物打印"(bioprinting)的概念。将细胞与水凝胶同时置于打印机的喷头中,由计算机控制含细胞液滴的沉积位置,在指定的位置逐点打印,层层叠加形成三维多细胞/凝胶体系;或者将细胞与水凝胶混合形成浆料,通过挤出成型在空间上堆积,并利用光固化等方式固化成型。生物打印作为一类技术采用多种打印工艺,目前主要应用在为药物代谢动力学和药物筛选等用途提供模型。

三、3D 打印工艺分类

不同的 3D 打印工艺都具有其独特的工作原理和特点。这些工艺可以按不同标准分类。例如,基于激光成型的方法有激光选区烧结 SLS、立体光固化 SLA,而三维印刷 3DP、熔融沉积成型 FDM、聚合物喷射 Polyjet 和生物打印 Bioprinting 属于非激光成型方法。在一些打印工艺中,需要设置支撑结构来支持制件,需要支撑的有 FDM 和 SL 工艺,而另外几种不需要设置支撑结构。按照工艺过程可以分为直接成型法和逐层粘结法,FDM 技术是熔体或浆料通过挤出在三维空间中打印直接成型的,另外 3 种工艺则属于逐层粘结法。

通常,依据不同工艺可加工的材料和成型原理,类似的 3D 打印成型工艺被归于一类技术,主要有:

(一)光固化成型技术

液态的光敏树脂在特定波段的光照射下会发生化学反应转变成固体,即光聚合作用,根据该原理实现固体层叠制造,出现了多种 3D 打印成型工艺。

1. **立体光刻(stereo-lithography apparatus, SLA)**　将建造平台沉浸在装满树脂的半透明槽中,当建造平台恰好被树脂淹没时,激光器扫描图形界面实现树脂固化,当该层树脂被激光扫描结束并固化之后,建造平台下降一个高度使液体树脂覆盖在建造物体上面,通过逐层重复该步骤,零件被打印出来。通常打印完成之后会采用紫外线灯照射来提高零件的机械性能。

2. **面曝光成型(digital light processing, DLP)**　与 SLA 技术的打印方法几乎相同,主要区别在于 DLP 采用投影仪曝光整层树脂。由于投影仪是数字屏幕,每层的图像由正方形的像素组成,导致每一层由小矩形拼接而成。DLP 技术无须像 SLA 技术那样通过激光诸点扫描成型,因此相比 SLA

技术打印速度更快。

（二）粉末烧结/熔化成型技术

粉末烧结/熔化技术利用热源诱导粉末在规定的区域熔化和凝固，从而实现层叠制造。多数粉末熔化设备都有粉末平移机构，因为零件的制造部分被填埋在粉末中，且粉末熔化技术之间的区别在于热源（激光波长与光斑尺寸）以及粉末材料的不同（塑料或金属）。

1. **激光选区烧结（selective laser sintering，SLS）**　采用激光烧结每一层的粉末材料，每烧结一层，构建平台下降一个高度，新的粉末被铺在表面，激光扫描零件的横截面，不断重复实现立体制造。零件加工完成之后被粉末包裹在里面，需要将其移除粉层并清理干净（通常采用压缩气体）。一般用于成型尼龙和陶瓷材料。

2. **激光选区熔融（selective laser melting，SLM）和直接金属烧结（direct metal laser-sintering，DMLS）**　与SLS制造零件的方式相同，主要区别在于这两种工艺用于生产金属部件。SLM技术用来制造纯金属，DMLS用于打印合金零件。不同于SLS技术的是，这两种技术通常需要添加支撑用来抵抗制造过程中的残余应力以防止变形失真。

3. **电子束熔化（electron beam melting，EBM）**　采用高能电子束来熔化金属粉末而非激光，聚焦电子束在粉末床表面的特定区域扫描实现局部熔化和凝固实现打印。电子束熔化技术在打印件内部产生的残余应力较少，因此引起的变形和所需的支撑结构也较少。虽然EBM技术使用的能量较少，但是比SLS打印效率更高，其小特征尺寸、粉末粒径、层厚以及表面光洁度都要更大些。EBM技术必须在真空环境下工作，其材料必须具有导电性。

4. **多射流熔融（multijet fusion，MJF）**　与其他粉末熔化技术类似，该技术增加了一个额外的步骤，即喷射一种用于细节处理的材料。首先铺设粉末，然后沿图形截面喷射溶剂，同时在细节部位喷射精细剂，内部粉末融合在一起，成型区域施加热源固化。精细剂降低了零件边沿的融合强度，可以保持零件锐利或者平滑的表面特征。以上步骤不断重复直至零件制造完成。

（三）挤出沉积成型技术

挤出沉积成型利用加热、熔化、混合等方式将材料制成可流动浆料，通过带有一个微细喷嘴的喷头挤喷出来，喷头在计算机控制下在三维空间中精确移动，材料在固化后形成三维实体零件。

1. **熔融沉积成型（fused deposition modeling，FDM）**　是将丝状原料通过送丝部件送入热熔喷头，然后在喷头内被加热融化，在电脑控制下喷头沿着零件截面轮廓和填充轨迹运动，将半流动状态的材料送到指定位置并最终凝固形成成品。

2. **低温沉积（low-temperature deposition modeling，LDM）**　与FDM工艺类似，材料不经过加热，而是将成形材料的溶液在冰点以下挤出沉积，同时低温环境下挤出的溶液发生热致相分离，溶液中的溶剂与成形材料分离并冷冻凝结成微观结构。成形结束后经冷冻干燥，抽干溶剂，即可在沉积的材料中形成$10\mu m$左右的微孔。这种成型方法适合制造多孔的组织工程支架。此外，不通过高温熔化挤出，而是采用溶剂挥发、紫外线固化等原理固化成型的挤出成型有时也被称为低温沉积成型。

3. **3D挤出生物打印（3D extrusion bioprinting）**　工作温度一般是常温或低温，流体浆料或凝胶被喷头挤出后，采用溶剂挥发、自交联、紫外线照射交联等方式固化，形成三维实体，一般用于打印可降解生物材料，主要用于组织工程支架构建，以及水凝胶与细胞复合打印。此工艺属于生物打印的一种类型。

（四）喷射成型技术

喷射成型技术与喷墨打印机原理非常类似，是通过喷头将粘接剂或材料本身喷射出来，并一层层将零件的截面"印刷"出来，通过胶水凝固或材料本身固化成型，形成零件。

1. **三维印刷（three-dimensional printing，3DP）**　与SLS工艺类似，也采用粉末材料成形，如陶瓷粉末，金属粉末。所不同的是材料粉末不是通过烧结连接起来的，而是通过喷头用粘接剂（如硅胶)将零件的截面"印刷"在材料粉末上面。上一层粘结完毕后,成型缸下降一个距离,供粉缸上升一高度,推出若干粉末,并被铺粉辊推到成型缸,铺平并被压实。喷头在计算机控制下,按下一建造截面的成形数据有选择地喷射粘结剂建造层面。如此周而复始地送粉、铺粉和喷射粘结剂,最终完成一个三维粉体的粘结。用粘接剂粘接的零件强度较低,还须后处理。如金属、陶瓷零件一般还需要高温烧结。

2. **聚合物喷射(polyjet)**　也是基于喷头喷射,与 3DP 不同的是,聚合物喷射工艺是直接以超薄层的状态将光固化材料一层一层地喷射到托盘上,每一层感光聚合材料在被喷射后立即用紫外线光进行凝固,直至部件制作完成。如此周而复始直到制作出完全凝固的模型,可以立即进行搬运与使用,而无需事后凝固。可以用手或者通过喷水的方式很容易地清除为支持复杂几何形状而特别设计的凝胶体状支持材料。

3. **3D 喷墨生物打印(3D inject bioprinting)**　与 polyjet 类似,也是喷头喷射材料直接成型,不同的是所用成型材料是水凝胶和细胞混合构成的特制"生物墨水",以计算机三维模型为"图纸",最终装配制造出人造组织或器官。在打印过程中可以选用光交联水凝胶,并使用紫外线进行固化交联等成型方式(表 10-2)。此工艺属于生物打印的一种类型。

表 10-2　主要用于生物材料 3D 打印工艺对比

技术	光固化成型	粉末烧结/熔融成型	挤出沉积成型	喷射成型
原材料	光敏树脂(混合陶瓷等)	粉体(金属、陶瓷、高分子)	丝材、浆料(高分子、陶瓷)	陶瓷、高分子(粘接剂)
成本	高	高	低	低
复杂性	复杂	复杂	简单	简单
支撑结构	是	否	是	否
二次固化	是	否	否	否
后处理	是	是	否	否

本章将在后面几节选择性介绍几种常用于生物医学材料的代表性 3D 打印工艺。

第二节　光固化成型技术

一、光固化成型原理

液态的光敏树脂在特定波段的光照射下会发生化学反应转变成固体,即光聚合作用,根据该现象实现固体层叠制造的方法出现了多种增材制造工艺。用特定波长与强度的激光聚焦到光固化材料表面,使之由点到线,由线到面顺序凝固,或者采用投影原理在材料表面曝光 2D 图像,在截面整体固化。完成一个层面的绘图作业,然后升降台在垂直方向移动一个层片的高度,再固化另一个层面。这样层层叠加构成一个三维实体。所涉及工艺原理主要有光聚作用、分层技术、激光及激光扫描。

(一)光聚作用原理

许多光聚合物可在电磁辐射作用下固化,这些辐射包括伽马射线、X 射线、紫外线和肉眼可见波段或电子束。大部分液态树脂光固化成型技术增材制造系统的光聚合物都是在紫外线照射下固化,紫外线固化的光聚合物是光敏引发剂和活性单分子液体形成的树脂,它们种类繁多,有些还包含填充剂和其他修饰剂以获得特殊的化学或力学性能,光聚合物固化的过程就是光聚作用。

在非严格的定义下,光聚作用可看成小分子(又称单体)连接成较大链状分子(又称聚合物)的过程,当链状聚合物进一步连接,一个交错连接的聚合物就形成了。光聚作用是一种由光化学作用引起的聚合反应,因此需要由具有适当的辐射源能量引发。光聚合物的聚合反应通常反应剧烈或是放热反应,但在大部分情况下常温的光聚合物能保持稳定状态,只有在催化剂作用下才能起反应,催化剂是使聚合反应达到一定速度的必要条件,催化剂一般是在热或光化学下产生的自由基团,光化学合成基团的条件是有光敏引发剂,它与化学光子共同作用生成的基团可催化聚合反应过程。自由基团光聚合反应技术已经成熟,并能生成丙烯酸酯的聚合物,还有一种更新的"化学过程"叫作阳离子光聚作用,它依赖于阳离子催化剂,通常是一种碘或硫盐诱发聚合反应,常用的阳离子可聚合单体包括环氧树脂和乙烯醚,阳离子树脂是很好的制模材料,因为它们有更好的物理机械性能,但是这个过程可能对曝光时间和激光功率有更高要求。

(二)分层原理

几乎所有增材制造系统都运用了分层技术。基本原理是计算机软件将 CAD 模型进行切片分层,然后在一个类似激光扫描系统的"输出"设备中进行再制造。每层的厚度由升降设备的精准度决定,它与计算机模型的分层厚度和固化后树脂的厚度一致,光固化立体成型增材制造系统的局限性往往是由树脂固化厚度而不是升降台的分辨精度造成的。

二、立体光刻成型工艺

立体光刻(SLA)成型工艺是最早出现的 3D 打印工艺。Charles Chuck Hull 在 80 年代提出了基于光固化原理的立体光刻技术(stereolithography,STL)工艺,并在 1983 年成功研发出第一台原型机"SLA-1"。在第一代 3D 打印技术中,计算机辅助设计只需提供零件表面形状信息,文件格式为".STL"。尽管后来 3D 打印技术经过了大幅发展,成型工艺多种多样,但大部分的打印文件仍然继续沿用".STL"格式。

(一)立体光刻成型工艺原理

液槽中盛满液态光敏树脂,激光器或氢离子激光器发出的紫外激光束在控制系统的控制下按零件的各分层截面信息在光敏树脂表面进行逐点扫描,使被扫描区域的树脂薄层产生光聚合反应而固化。形成零件的一个薄层。一层固化完毕后,工作台下移一个层厚的距离,以使在原先固化好的树脂表面再敷上一层新的液态树脂,刮板将黏度较大的树脂液刮平,然后进行下一层的扫描加工,新固化的一层牢固地粘结在前一层上如此重复直至整个零件制造完毕,得到一个三维实体原型(图 10-

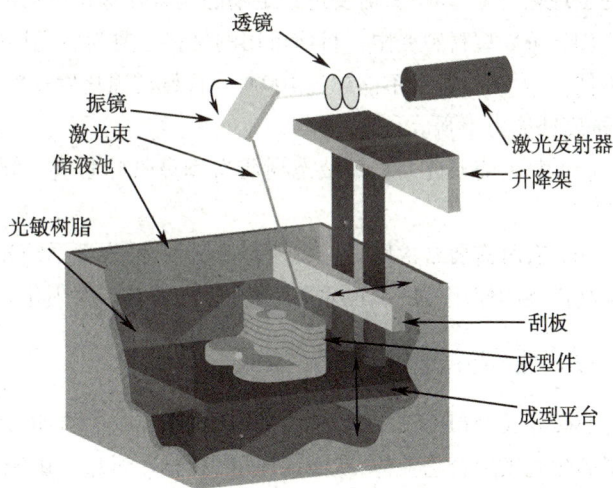

图 10-2 立体光刻成型工艺示意图

2)。当实体原型完成后,首先将实体取出,并将多余的树脂排净。然后去掉支撑,进行清洗后再将实体原型放在紫外激光下整体后固化。因为树脂材料的韧性高,因此在固化之后,液面很难在短时间内迅速平整,对精度产生影响。其示意图(图 10-2)。

立体光刻制造过程中重要的一环就是激光及其扫描系统,SLA 系统可以迅速将适当强度波段的辐射集中,引导至液体光固化树脂表面,根据计算机生成的切片截面,形成固化光聚合物的图案,SLA系统中,具有指定强度、波段的激光束,被传送到光束扩束望远镜系统中,经过一对相交叉的振镜,在振镜电机驱动下,光束经镜片扫描。这些组成了 SLA 系统的光学扫描系统。这束光聚焦在液体光固化树脂表面,经过精确控制的曝光时间将树脂固化成预设厚度。液体树脂的固化取决于激光在树脂表面聚焦某一点时所辐射的单位能量,只有达到最小曝光量的树脂,即超过树脂的固化阈值才能被固化,为了在使用SLA制造时达到高精确性和一致性,需要控制固化厚度及固化线宽,因而精确控制曝光量及聚焦点尺寸必不可少。影响固化部件性能的参数有:树脂的物理和化学性质,光学扫描系统的速度和分辨率,激光的种类、强度和波长,激光光斑的大小,树脂涂敷系统以及固化后期处理。

(二)立体光刻成型工艺特点

立体光刻成型在当前应用较多的几种3D打印工艺方法中,由于具有制作原型表面质量好、尺寸精度高以及能够制造比较精细的结构特征而应用广泛,其优点如下:

(1)成型过程自动化程度高。SLA系统相对稳定,加工开始后,成型过程可以完全自动化,直至原型制作完成。

(2)尺寸精度高。目前主流SLA设备成型零件的尺寸精度可以达到±0.1mm。

(3)成型表面质量较好。虽然在每层固化时侧面及曲面可能出现台阶,但表面仍可得到近似玻璃状的效果。

(4)可成型复杂构件。能够制作尺寸精细的构件,尤其是对于内部结构复杂、切削刀具难以进入的构件,能较容易的一次成型。

(5)可以制作用于熔模精密铸造的具有中空结构的消失模。

(6)构件力学强度尚可。可以一定程度的替代常规加工方法制作的聚合物构件。

立体光刻成型工艺也存在一些不足:

(1)需设计支撑结构。成型过程中伴随着物理和化学变化,制件较易弯曲,需要支撑,否则会引起制件变形。

(2)构件力学性能不佳。液态树脂固化后的性能尚不如常用的工业塑料,一般较脆,易断裂。

(3)设备使用及维护成本较高。液态光敏树脂原材料和激光器的价格较高,并且为了使光学元件处于理想的工作状态,需要进行定期的调整和保持严格的空间环境,成本也比较高。

(4)可成型材料受限。目前可用的材料主要为感光性的液态树脂材料,且一般强度较低,耐热性能不佳,一般工作温度不能超过100℃。且材料固化后较脆,易断裂,可加工性不好。成型件易吸湿膨胀,抗腐蚀能力不强。

(5)材料需避光。光敏液态树脂有刺鼻气味且有一定毒性,需要避光保护,防止提前发生聚合反应。

(6)有时需要二次固化。在很多情况下,经成型系统光固化后的原型树脂并未完全被激光固化,为提高模型的使用性能和尺寸稳定性,通常需要二次固化。

三、面曝光成型工艺

面曝光成型(DLP)工艺与立体光刻成型工艺的打印方法几乎相同,主要区别在于DLP投影仪来逐层固化光敏聚合物液体,从而创建出3D打印对象。由于投影仪是数字屏幕,每层的图像由正方形的像素组成,导致每一层由小矩形拼接而成。DLP工艺无需像SLA技术那样通过激光诸点扫描成型,因此相比SLA工艺打印速度更快。

(一)面曝光成型工艺原理

面曝光成型设备中包含一个可以容纳树脂的液槽,用于盛放可被特定波长的紫外线照射后固化的树脂,DLP成像系统置于液槽下方,其成像面正好位于液槽底部,通过能量及图形控制,每次可固化一定厚度及形状的薄层树脂(该层树脂与前面切分所得的截面外形完全相同)。液槽上方设置一个提拉机构,每次截面曝光完成后向上提拉一定高度(该高度与分层厚度一致),使得当前固化完成的固态树脂与液槽底面分离并粘接在提拉板或上一次成型的树脂层上,这样,通过逐层曝光并提升来生成三维实体。

影像信号经过数字处理,然后再将光投影出来。它应用了数字微镜芯片(digital micromirror device,DMD)作为主要关键处理元件以实现数字光学处理过程,来完成可视数字信息显示。其原理是将光源通过冷凝透镜和 rod（光棒）将光均匀化，经过处理后的光投射在 DMD 芯片上，最后反射经过投影镜头在投影屏幕上成像。图像 DLP 芯片的显微镜以微型链固定，可沿 DLP 投影系统光源向前（ON）或向后（OFF）倾斜，在投影面上形成或亮或暗的像素，输入半导体器件的图像比特流代码控制显微镜的接通或关闭，开关次数每秒可达几千次。DMD 芯片外观看起来只是一小片镜子，被封装在金属与玻璃组成的密闭空间内，事实上，这面镜子是由数十万乃至上百万个微镜所组成的。以 XGA 解析度的 DMD 芯片为例，在宽 1cm、长 1.4cm 的面积里有 1 024×768 ＝ 786 432 个微镜单元，每一个微镜代表一个像素，图像就由这些像素所构成。面曝光成型的零件截面二维精度即由图像分辨率所决定。

（二）面曝光成型工艺特点

面曝光的基本成型原理与立体光刻成型工艺有相似之处，不同是由于采用截面一次性曝光固化，打印成型速度更高。和 SLA 工艺相比其优点主要有：

1. **速度快** 由于每次投射直接成型一个面，零件的长度和宽度（X、Y 方向）尺寸并不影响成型速度，成型速度仅受工件高度（Z 轴长度）的影响。

2. **造价低** 由于无须激光头发射激光来固化成形，仅使用成本极低的灯泡进行照射即可满足成型要求。整个系统没有喷射部件，所以没有传统成型系统喷头堵塞的问题，使得维护成本大大降低。

3. **开源** 目前桌面 DLP 打印机的主要技术细节已经免费共享。开源能有效帮助该技术往更高质量和更低成本上发展。

除了具有 SLA 工艺存在的不足之处，面曝光的面成型精度取决于投影图像的分辨率，分辨率通常低于立体光刻工艺。

四、生物材料光固化成型

目前，光固化成型工艺在生物医学领域的应用，一个重要方向是基于非生物材料光敏树脂加工各类手术模型，手术导板。对于生物材料的打印则主要是成型生物陶瓷，并通过烧结去除粘接剂。具有良好生物相容性和生物活性的生物陶瓷，如羟基磷灰石（HA）、磷酸三钙（TCP）和生物玻璃，已经用于立体光刻工艺成型，构建了具有良好成骨特性的骨修复体和骨组织工程支架，用于骨缺损修复。将光固化 3D 打印工艺运用到生物陶瓷，加工出形体复杂的骨骼或生物支架，大大减少了材料的浪费和后期的加工量。除此之外，利用医学的 CT 影像成型技术，通过反向三维建模，可以实现患者的个性化需求，且因形态拟合程度高，可减少手术创伤。生物陶瓷良好的生物相容性结合 3D 打印精确成型、快速制造、个性化等诸多优点，必定会在组织工程支架材料以及个性化医疗领域取得新的突破。

Joel Brie 等利用基于 SLA 原理的 Ceramaker 立体光刻技术，根据病人个性化病例情况制作的羟基磷灰石颅骨假体已在 Limoges 大学医院颌面外科成功用于临床。由于羟基磷灰石良好的生物相容性和生物活性，更利于骨骼与其形成良好的骨性结合，植入物能够更快更好地与病人颅骨相融（图 10-3）。

基于立体光固化成型技术打印可降解的生物活性陶瓷基材组织工程骨支架，通过计算机逆向与正向建模技术，结合 SLA 工艺，可快速建立生物陶瓷材料骨组织工程支架，其仿生三维微观结构具有高度可控的多孔结构，通过控制不同的孔隙率、孔径、形貌等结构特征，能够促进细胞的黏附、增殖、迁移，并促进干细胞成骨

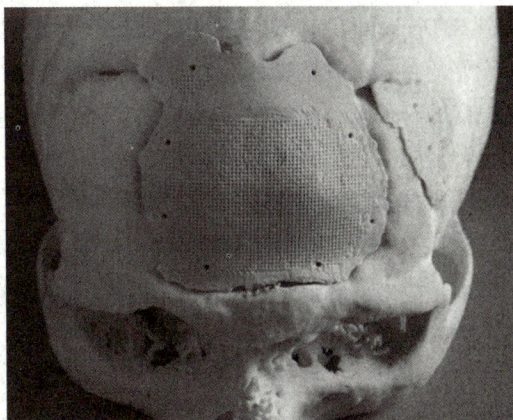

图 10-3　SLA 成型工艺制作的个性化 HA 颅骨植入物

分化。对于骨缺损修复具有重要价值。采用立体光刻技术打印磷酸三钙（TCP），通过烧结等一系列的工艺流程，成型制造出特定形态与微结构的骨生物多孔预置管道植入体。植入体模型抗压强度达到与骨松质类似。该多孔植入体可以体外复合细胞及生长因子，有望实现早期血管长入，快速建立循环系统及活化的骨坏死区，并可以早期提供足够力学支撑，符合理想骨移植替代物需求。此外，光固化工艺还可用于成型氧化锆等生物惰性陶瓷，如氧化铝（Al_2O_3）、氧化锆（ZrO_2）等，并用于齿科等领域。

在立体光刻打印生物陶瓷过程中，陶瓷粉末需要与成分的不同类型聚合物混合形成浆料。例如丙烯酸醋和环氧树脂的光反应性聚合物中加生物陶瓷颗粒，形成均质的陶瓷聚合物悬浮液。接着，通过紫外线激光束，利用光固化聚合物对陶瓷颗粒进行固化。完成固化后，通过适当的热处理循环将有机相移除。立体光刻技术适用于稳定的陶瓷聚合物复合材料同质溶液，其应具有适当的流变特性，黏度应类似于传统的立体光刻树脂（<3 000MPa·s），才能在层与层之间的加工中实现适当的流动。此外，陶瓷悬浮液应该具备高固化深度而低固化宽度的感光性能，在制造过程中发挥高效率和高分辨率。而且，固化陶瓷生坯零件必须具有高密度，在聚合物移除后能够防止裂缝、变形或者显著收缩，这一工艺的未来发展方向是进一步提高分辨率、减少加工时间以及增强重复性。

第三节　粉末烧结/熔化成型技术

一、粉末烧结/熔化成型原理

粉末烧结/熔化技术利用热源诱导粉末在规定的区域熔化和凝固，从而实现层叠制造。多数粉末熔化设备都有粉末平移机构，因为零件的制造部分被填埋在粉末中，且粉末熔化技术之间的区别在于热源（激光波长与光斑尺寸）以及粉末材料的不同（高分子、陶瓷或金属）。粉末烧结/熔化成型技术的主要工艺类型有：激光选区烧结（selective laser sintering，SLS）、激光选区熔融（selective laser sintering，SLM）、激光熔融沉积（laser solid forming，LSF）、电子束熔化（electron beam melting，EBM）等。其中，基于自动铺粉的粉末激光选区熔融（SLM）成型技术及电子束熔化（EBM）技术以其加工精度高后续几乎不需要机械加工，可以制造各种复杂精密金属结构零件，实现结构功能的一体化和轻量化，在医学领域的个性化制作方面具有独特优势。激光熔融沉积（LSF）技术可以不受成型台面空间的限制，能够较为灵活地制造空间尺寸较大的金属制件，在大尺寸零件制造和修复方面具有优势，目前在航空航天领域大型钛合金结构加工制造方面得到了显著应用。

二、激光选区烧结工艺

激光选区烧结（SLS）成型工艺，是由美国得克萨斯大学奥斯汀分校（University of Texas at Austin）的 Carl R. Deckard 在 1989 年发明的。1992 年出现了最早的工业级激光选区烧结设备。是控制激光在铺设好的粉末上方选择性地对粉末进行照射，激光能量被选区内的粉末吸收并转换为热能，加热到烧结温度的粉末颗粒间接触界面扩大、气孔缩小、致密化程度提高，然后冷却凝固变成致密、坚硬的烧结体过程。

（一）激光选区烧结成型工艺原理

SLS 工艺一般利用 CO_2 激光器，对粉末材料（高分子或陶瓷粉体）照射加温烧结，并在计算机控制下层层堆积成型。其加工过程采用铺粉辊将一层粉末材料平铺在已成型零件的上表面，并加热至恰好低于该粉末烧结点的某一温度，控制系统控制激光束按照该层的截面轮廓在粉末上扫描，使粉末的温度升至熔化点，进行烧结并与下面已成型的部分实现粘结。当一层截面烧结完后，工作台下降一个层的厚度，铺料辊又在上面铺上一层均匀密实的粉末，进行新一层截面的烧结，直至完成整个模型。在成型过程中，未经烧结的粉末对模型的空腔和悬臂部分起着支撑作用。当实体构建完成并在原型部分充分冷却后,粉末块上升至初始的位置,将其取出并放置到后处理工作台上,除去表面粉末,露出加工件,其余残留的粉末可用压缩空气除去(图 10-4)。理论上任何可熔粉末都可以用于激光选区烧结成型制作零件,常用的材料有尼龙、PEEK、陶瓷等。

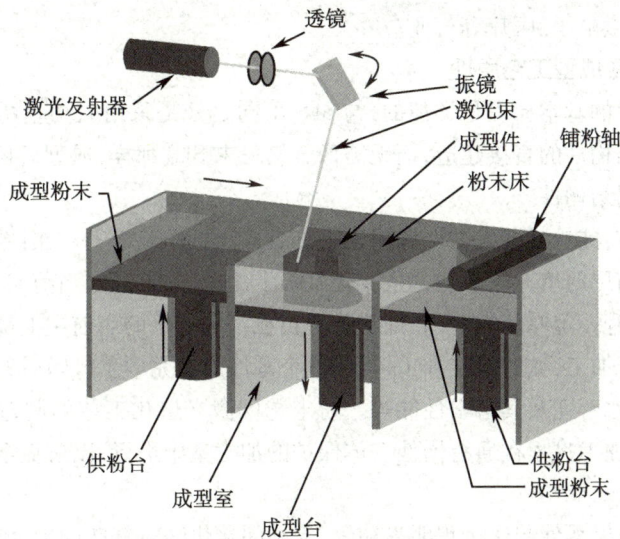

图 10-4 激光选区熔融成型工艺示意图

(二)激光选区烧结成型工艺特点

激光选区烧结成型工艺优点如下:

(1)可选用的烧结材料多样:SLS 工艺以颗粒粉末作为烧结材料,可供选择的材料来源广泛。一般来说,被烧结能源加热熔化后粉末颗粒间能够粘结在一起的材料都可以被用来作为 SLS 的烧结材料。目前可用材料包括高分子、金属、陶瓷、石膏、尼龙等多种粉末材料。

(2)制造工艺简单:由于可用材料比较多,该工艺按材料的不同可以直接生产复杂形状的原型、型腔模三维构建或部件及工具。

(3)精度较高:一般能够达到工件整体范围内 0.05~2.5mm 的公差。

(4)无须支撑结构:叠层过程出现的悬空层可直接由未烧结的粉末来支撑,避免了需要单独设计制造用的支撑结构。

(5)材料利用率高:未被烧结的粉末还可以回收重复利用,减少了烧结材料的浪费。且不需要支撑,无需添加底座,为常见几种 3D 打印技术中材料利用率最高的。

激光选区烧结工艺存在的不足:

(1)表面粗糙:由于原材料是粉状的,原型建造是由材料粉层经过加热烧结实现逐层粘结的,因此,原型表面严格讲是粉粒状的,表面质量不高,一般需要后处理打磨抛光。

(2)烧结过程有异味:SLS 工艺中粉层需要激光使其加热达到熔化状态,高分子材料或者粉粒在激光烧结时会挥发异味气体。

(3)大尺寸零件容易发生翘曲变形:无法直接成型高性能的金属或陶瓷零件。

(4)加工时间长:加工前,要有 2h 的预热时间。零件构建后,要花 5~10h 时间冷却,才能从粉末缸中取出。

(5)成本较高:由于使用大功率激光器,除了本身的设备成本,还需要很多辅助保护工艺,整体技术难度大,制造和维护成本较高。

三、激光选区熔融成型工艺

激光选区熔融(SLM)成型工艺与 SLS 制造零件的方式相同,主要区别在于这种工艺主要用于生产金属零件。不同于 SLS 技术的是,这种工艺通常需要添加支撑用来抵抗制造过程中的残余应力以防止变形失真。SLM 是极具发展前景的金属零件 3D 打印技术,成型材料多为单一组分金属粉末,包括奥氏体不锈钢、镍基合金、钛基合金、钴-铬合金和贵重金属等。激光束快速熔化金属粉末并获得连续的熔道,可以直接获得几乎任意形状、具有完全冶金结合、高精度的近乎致密金属零件,其应用范围已经扩展到航空航天、微电子、医疗等行业。

(一)激光选区熔融成型工艺原理

该工艺方法与 SLS 的基本原理是类似的,与 SLS 不同之处是采用大功率激光器将铺层后的金属粉末直接烧熔进行金属构件的直接建造,而无需像金属粉末 SLS 那样,成型后还需要粉末冶金的烧结工序才能最终形成金属结构件。

激光束开始扫描前,铺粉装置先把金属粉末平推到成型缸的基板上。在计算机程序的控制下,高能量密度激光束按当前层的填充轮廓线选区熔化基板上的粉末,加工出当前层,然后成型缸下降一个层厚的距离,粉料缸上升一定厚度的距离,铺粉装置再在已加工好的当前层上铺好金属粉末设备调入下一层轮廓的数据进行加工,如此层层加工,直到整个零件加工完毕。打印后的金属零件一般需要后续处理,以进一步提高致密度及其力学性能等。粉末选区激光熔化工艺的制造过程采用的材料多为纯粹的金属粉末,整个加工过程在通有惰性气体保护的加工室中进行,以避免金属在高温下与其他气体发生反应。

成型过程较间接金属零件制作过程明显缩短,无须间接烧结时复杂的后处理阶段,但必须有较大功率的激光器,以保证直接烧结过程中金属粉末的直接熔化。因而,直接烧结中激光参数的选择,被烧结金属粉末材料的熔凝过程及控制是烧结成型中的关键。SLM 技术需要高功率密度激光器,聚集到几十微米大小的光斑,扫描金属粉层,由于材料吸收问题,一般 CO_2 激光器很难满足要求,Nd:YAG 激光器由于光束模式差也很难达到要求,所以 SLM 技术需要使用光束质量较好的半导体泵浦 YAG 激光器或光纤激光器,功率在 100W 左右,可以达到 $30\sim50\mu m$ 的聚集光斑,功率密度达到 $5\times10^6 W/cm^2$ 以上。

(二)激光功率与成型

激光功率是 SLM 工艺中的一个重要影响因素。功率越高,激光作用范围内能量密度越高,材料熔化越充分,同时烧结过程中参与熔化的材料就越多,形成的熔池尺寸也就越大,粉末烧结固化后易生成凸凹不平的烧结层面,激光功率高到一定程度,激光作用区内粉末材料急剧升温,能量来不及扩散,易造成部分材料甚至不经过熔化阶段直接气化,产生金属蒸气。在激光作用下该部分金属蒸气与粉末材料中的空气一起在激光作用区内汇聚、膨胀、爆破,形成剧烈的烧结飞溅现象,带走熔池内及周边大量金属,形成不连续表面,严重影响烧结工艺的进行,甚至导致烧结无法继续进行。同时,这种状况下的飞溅产物也容易造成烧结过程的“夹杂”。光斑直径是 SLM 的另外一个重要影响因素,总的来说,在满足烧结基本条件的前提下,光斑直径越小,熔池的尺寸也就可以控制得越小,越易在烧结过程中形成致密、精细、均匀一致的微观组织。同时,光斑越细,越容易得到精度较好的三维空间结构,但是光斑直径的减小,预示着激光作用区内能量密度的提高,光斑直径过小,易引起上述烧结飞溅现象。扫描间隔是 SLM 工艺的又一个重要影响因素,它的合理选择对形成较好的层面质量与层间结合,提高烧结效率均有直接影响。同间接烧结工艺一样,合理的扫描间隔应保证烧结线间与层面间有少许重叠。

在激光连续熔化成型过程中,整个金属熔池的凝固结晶是一个动态的过程。随着激光束向前移动,在熔池中金属的熔化和凝固过程是同时进行的。在熔池的前半部分,固态金属不断进入熔池处于熔化状态,而在熔池的后半部分,液态金属不断脱离熔池而处于凝固状态。由于熔池内各处的温度、熔体的流速和散热条件是不同的,在其冷却凝固过程中,各处的凝固特征也存在一定的差别。对多层多道激光烧结的样品,每道熔区分为熔化过渡区和熔化区。熔化过渡区是指熔池和基体的交界处,在这区域内晶粒处于部分熔化状态,存在大量的晶粒残骸和微熔晶粒,它并不是构成一条线,而是一个区域,即半熔化区,半熔化区的晶粒残骸和微熔晶粒都有可能作为在凝固开始时的新晶粒形核核心,对镍基金属粉末熔化成型的试样分析表明:在熔化过渡区其主要机制为微熔晶核作为异质外延,形成的枝晶取向沿着固-液界面的法向方向。熔池中除熔化过渡区外,其余部分受到熔体对流的作用较强,金属原子迁移距离大,称为熔化区。该区域在对流熔体的作用下,将大量的金属粉末黏结到熔池中,由于粉末颗粒尺寸不一致(粉末的粒径分布为 $15 \sim 130 \mu m$),当激光功率不太大时,小尺寸粉末颗粒可能完全熔化,而大尺寸粉末颗粒只能部分熔化,这样在熔化区存在部分熔化的颗粒,这部分的颗粒有可能作为异质形核核心;当激光功率较高时,能够完全熔化熔池中的粉末,在这种情况下,该区域主要为均质形核,在激光功率较小时,容易形球,且形球对烧结成型不利,因此对镍基金属粉末熔化成型通常采用较大的功率密度,其熔化区主要为均质型核,形成等轴晶。

(三)选区激光熔化工艺特点

选区激光熔化工艺是在 SLS 基础上发展起来的,但又区别于 SLS 技术。SLS 是选择性激光烧结,所用的金属材料一般是经过处理的,为低熔点金属或者高分子材料的混合粉末,在加工的过程中低熔点的材料熔化但高熔点的金属粉末是不熔化的。利用被熔化的材料实现黏结成型,所以实体存在孔隙,力学性能差。SLM 是选择性激光熔化,在加工的过程中用激光使粉体完全熔化,不需要黏结剂,成型的精度和力学性能都比 SLS 要好。与 SLS 相比,SLM 工艺优点体现在如下几个方面:

1. **金属零件直接成型**　不需要再次高温烧结处理。
2. **零件致密度高**　可得到与铸造接近的金属实体,密度接近 100%。
3. **力学性能好**　SLM 制造的工件具有微细、均匀的快速凝固组织,力学各向同性,有较高的拉伸强度,综合性能优异。
4. **成型精度较高**　较高的尺寸精度(<0.1mm)。
5. **表面质量优异**　SLM 加工零件表面粗糙度较低,一般微观不平度十点高度可达 $30 \sim 50 \mu m$,制造的零件只需进行简单的喷砂或抛光即可直接使用。
6. **加工成本低、周期短**　SLM 工艺具有精度高、表面质量优异等特点。由于材料及切削加工的节省,其制造成本可降低 20% ~ 40%,生产周期也缩短了近 80%。

虽然与 SLS 相比 SLM 具有优势,但是 SLM 对激光功率、激光扫描速度、温度场控制、光斑尺寸等诸多技术因素要求更为苛刻,否则容易形成夹杂、空隙等零件成型结构缺陷。

四、电子束熔化成型工艺

电子束熔化(electron beam melting,EBM)成型工艺是近年来一种新兴的先进金属成型制造技术,其过程是将零件的三维实体模型数据导入 EBM 设备,然后在 EBM 设备的工作舱内平铺一层微细金属粉末薄层,利用高能电子束经偏转聚焦后在焦点所产生的高密度能量使被扫描到的金属粉末层在局部微小区域产生高温,导致金属微粒熔融,电子束连续扫描将使一个个微小的金属熔池相互融合并凝固,连接形成线状和面状金属层。

(一)电子束熔化成型工艺原理

电子束的发现至今已有一百多年的历史。1907 年,Marcello Von Pirani 发现了电子束作为高能量密度热源的可能性,第一次用电子束做了熔化金属的试验。高能量密度电子束加速时将电子束的动能在材料表面转换成热能,能量密度高达 $10^6 \sim 10^9 W/cm^2$,功率可达到 100kW。由于能量与能量密度都非常高,电子束足以使任何材料迅速熔化或汽化。因此,电子束不仅可以加工钨、钼、钽等难熔金属及其合金,而且可以对陶瓷、石英等材料进行加工。此外,电子束的高能量密度使得它在生产过程中的加工效率也非常高。

电子束熔化成型(图 10-5)是在真空条件下,利用聚焦后能量密度极高($10^6 \sim 10^9 W/cm^2$)的电子束,以极高的速度冲击到工件表面极小面积上,在极短的时间(几分之一微秒)内,其能量的大部分转变为热能,使被冲击部分的工件材料达到几千摄氏度以上的高温,从而引起材料的局部熔化和气化,气化的部分被真空系统抽走。首先,在粉床平面上铺展一层粉末并压实,电子束通过加热到 2 500℃以上高温的丝极被释放出来,然后通过阳极加速到光速的一半,聚焦线圈控制电子束聚焦,偏转线圈在计算机控制下控制电子束偏转按照截面轮廓信息进行扫描,轰击在金属粉末表层上的电子束的动能转化为热能,高温瞬间将金属粉末熔化而随后冷却成型。电子束能量通过电流来控制,扫描速度可到 1 000m/s,精确度可达±0.06mm,粉层厚度一般在 0.05~0.20mm。

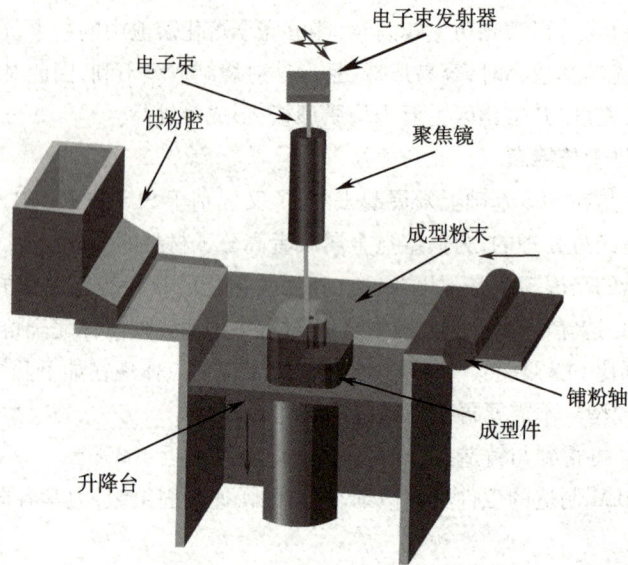

图 10-5 电子束选区熔化成型工艺示意图

(二)电子束熔化成型工艺特点

与 SLS 和 SLM 工艺相比电子束熔化成型技术在真空环境下成型,金属氧化的程度大大降低。真空环境同时也提供了一个良好的热平衡系统,从而加大了成型的稳定性,零件的热平衡得到较好的控制,成型精度得到较大提高。与激光烧结/熔融工艺相比,其优点如下:

1. **零件致密度高** 电子束可以容易地做到几千瓦级的输出,而大多数激光器功率在 1~5kW 之间,由于电子束能量与能量密度都非常高,可使材料迅速熔化,大大提高了零件致密度。

2. **加工材料范围广** 电子束无反射,加工材料广泛。金、银、铜、铝等对激光的反射率高,熔化潜热高,不易熔化,而电子束加工不受材料反射的影响,较容易打印激光难加工的材料。

3. **零件表面不氧化** 由于电子束加工是在真空中进行,加工表面不氧化,特别适用那些易氧化或易和空气中某些元素进行反应的金属,比如医用金属钛及钛合金。

4. **加工速度快** 电子束设备靠磁偏转线圈操纵电子束的移动来进行二维扫描,扫描频率可达 20kHz,不需要运动部件。而激光束设备必须转动反射镜或依靠数控工作台的运动来实现该功能。

5. **对焦方便** 激光束对焦时,由于透镜的焦距是固定的,所以必须移动工作台。而电子束则是通过调节聚束透镜的电流来对焦,因而可在任意位置上对焦。

6. **运行成本低** 电子束运行成本是激光束运行成本的一半。激光器在使用过程中要消耗气体,如 N_2、CO_2、He 等,尤其是 He 的价格较高;电子束一般不消耗气体,仅消耗价格不算很高的灯丝。

7. **设备可维护性好** 电子束加工设备零部件少的特点使得其维护非常方便,通常只需更换灯丝。激光器拥有的光学系统则需经常进行人工调整和擦拭,以便其发挥最大功率。

虽然与激光成型工艺相比具有一些优势,EBM 仍存在不足:

1. **设备成本高** 需要严格的真空环境,电子束发生器成本较高。

2. **加工精度和表面质量略差** 电子束聚斑效果较激光略差,导致零件的精度(0.13~0.20mm)较激光熔融工艺略低。

五、生物材料粉末烧结/熔融成型

由于粉末烧结/融化工艺的普适性,大量生物金属、陶瓷、高分子材料都可以用这一方法成型加工。其中,生物金属主要以此技术打印。

(一)生物金属粉末烧结/熔融成型

生物医学金属材料一般具有较高的强度、良好的韧性,通常可以作为人工骨骼、关节、血管支架、义齿等结构植入人体(图 10-6)。医用金属材料所服役的体液环境复杂,因此要求材料具有良好的生物相容性,化学性质稳定,同时为了最大限度地降低"应力屏蔽"效应,材料的力学性能应与人体组织相适应。按照材料活性不同,可将医用金属材料分为以下两类:一类是以钛及钛合金、钴铬合金、不锈钢、稀有及贵金属为代表的不可降解医用金属材料;另一类是以医用镁及镁合金为代表的生物可降解金属材料。

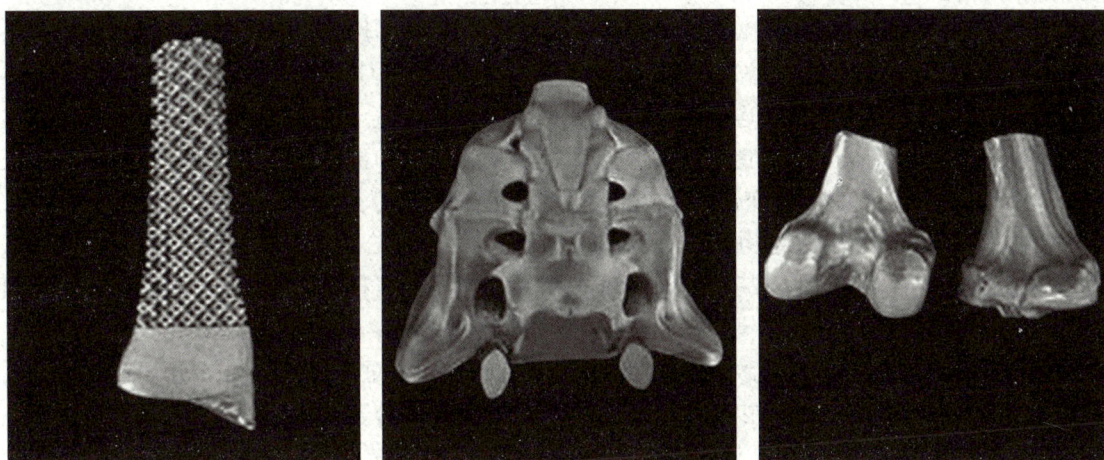

图 10-6　3D 打印金属骨修复植入物

理论上讲,用于铸造、锻造等工艺的医用金属材料均可作为 3D 打印医疗器械的原材料。3D 打印技术对材料有很高的性能要求,要求金属材料在成分符合医用要求的同时为球形粉末,颗粒尺寸、粒度分布要求均匀,流动性好。考虑材料加工难度、制粉工艺难度及成本因素,目前应用较多的 3D 打印用金属粉末材料为 316L 不锈钢粉末,钛及钛合金粉末,CoCr 钴铬合金粉末等。

1. **医用 3D 打印钛合金**　目前临床的 3D 打印金属骨修复产品以钛合金居多,例如 SLM 工艺制造的钛合金椎间融合器。钛及钛合金具有比强度高、密度低、耐腐蚀、无毒无磁性等优点,在人工关节、假体、牙齿等领域有着广泛应用。按材料显微组织类型,目前可用于医用 3D 打印的钛合金粉末材料可分为 α 型、α+β 型和 β 型钛合金三类,对应医用钛及钛合金发展的三代:第一代是以纯钛和 Ti-6Al-4V 合金为代表的 α 型钛合金;第二代是以 Ti-5Al-2.5Fe 和 Ti-6Al-7Nb 为代表的 α+β 钛合金;第三代是生物相容更好,弹性模量更低综合性能更优异的新型 β 钛合金。

纯钛和 Ti-6Al-4V 是在临床最早应用的钛及钛合金,但纯钛强度较低,耐磨性能差,应用受到较大限制,Ti-6Al-4V 由于强度高、加工性能好,被广泛应用于人工关节、假体等,但大量临床实验表明,V 元素对人体有毒害作用,易诱恶性组织反应。第二代钛合金为无 V 钛合金,以 Ti-5Al-2.5Fe 和 Ti-6Al-7Nb 为代表,虽然第二代材料以 Fe、Nb 取元素 V,但依旧含有较多的 Al 元素,同时由于弹性模量(110GPa)远远高于骨的弹性模量(约为 10~30GPa),容易引起"应力屏蔽"效应,导致种植体松动。第三代钛合金具有更好的生物相容性和更低弹性模量,即新型 β 型钛合金。这类合金的特点是:耐磨性能好、抗腐蚀性高、力学性能优良、含稳定 β 相和降低弹性模量的元素。不含对人体有害的 V、Al、Fe、Ni、Cr 等元素,取而代之的则是生物相容性好的 Nb、Zr、Ta、Sn、Pt、Mo 等无毒元素。

2. 医用 3D 打印不锈钢　医用不锈钢具有良好的生物相容性、力学性能、耐腐蚀性、优良的加工成型性及较低的成本,是临床医学上广泛应用的植入材料和医疗器械用材。不锈钢中的 Cr 含量超过12%,以保证其特有的耐腐蚀性能。按其显微组织分为奥氏体(γ 相)、铁素体(α 相)、马氏体(M 相)、双相(γ+α、γ+M 等)和沉淀硬化(M+沉淀析出相)等多种类型,其中以 AISI316L 和 317L 为代表的奥氏体不锈钢是最常用的外科植入金属材料,也是 3D 打印植入体常用的粉末材料。

目前临床上大量应用的主要为 Fe-Cr-Ni-Mo 成分体系的 316L 等具有稳定奥氏体结构的不锈钢。医用奥氏体不锈钢具有优异的综合性能,但在长期的临床应用中,仍存在些许不足。首先,医用不锈钢与生物骨组织的力学性能相差较大而导致力学相容性较差,易引起应力屏蔽效应、骨质疏松等不良现象。其次,医用不锈钢材料植入人体后,由于腐蚀或磨损溶出的金属离子会与人体组织发生反应。尤其镍元素,被认为是对人体有毒的元素。而奥氏体不锈钢材料一般均含有 10% 以上的镍元素。因此,针对镍元素对人体有危害这一情况,研究开发低镍和无镍奥氏体不锈钢已经成为国际上医用不锈钢发展的主要趋势。

3. 医用 3D 打印钴基合金　钴基合金作为医用金属材料,最初用作口腔铸造合金及高温合金来发展,也是早期制造人工关节的首选材料。钴基合金通常是指 Co-Cr 合金,分为两类;一类是 Co-Cr-Mo 合金,主要用于制造人工关节连接件;另一类是 Co-Ni-Cr-Mo 合金,主要用于制造关节替换假体连接件的主干。医用钴基合金具有良好的耐腐蚀性能、耐磨损性能和抗热疲劳性能,热导率高,热膨胀系数较低,杨氏模量不随其强度变化而变化。模量范围远高于其他材料如不锈钢等。作为植入材料,其力学性能与骨相差较大,这将影响其植入效果。在人体内,钴基合金大多数情况下保持钝化状态,只有偶尔可见的腐蚀现象,因此钴基合金的耐磨损性能是医用金属材料中最好的。但由钴基合金制作的人工关节在体内的松动率较高。其原因可能是由于金属磨损微粒在体内引起组织炎症反应以及它的杨氏模量与骨的相差较大所致。钴基合金适合于制造体内负重的植入体,主要用于各种人工关节、人工骨及骨科内外固定器件,以及齿科修复中的义齿,各种铸造冠、嵌体及固定桥,还可以用于心血管外科及整形外科等。

传统铸造工艺生产的钴铬合金产品收缩率大,与初始模型相比误差较大,而采用 3D 打印技术制造的钴铬合金植入体,尺寸精确,能制作的最小尺寸可达 1mm。目前已有 SLM 工艺成型钴铬合金牙冠进入临床。由于其不含对人体有害的镍元素与铍元素,3D 打印个性化定制的钴铬合金烤瓷牙已成为非贵金属烤瓷的首选。

4. 其他粉末烧结/熔融成型医用金属　除此之外,还有医用 3D 打印稀有难熔及贵金属、可降解金属等。稀有难熔金属包括铌粉、锆粉、钽粉等。这其中,钽金属尤其受到关注。近几年研究发现,多孔钽具有良好的生物相容性、较高的孔隙率、弹性模量与正常骨相近,可有效避免应力遮挡,同时具有骨组织向内生长及软骨传导等特性,是一种理想的骨科材料。图 10-7 为 3D 打

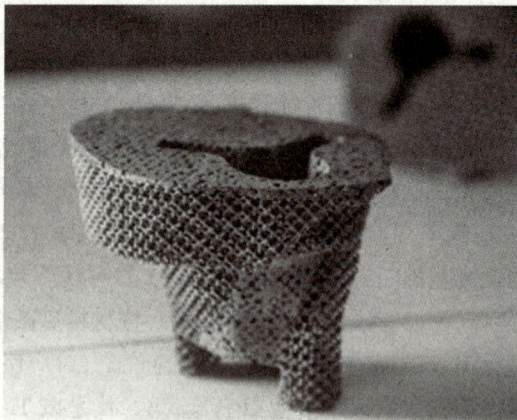

图 10-7　3D 打印制造的钽金属膝关节垫块

印制造的钽金属膝关节垫块。

医用贵金属是指用作医用材料的金、银、铂及其合金的总称,普遍具有稳定的物理和化学性质,抗腐蚀性优良,表现出生物惰性。贵金属的 3D 打印主要在齿科应用。齿科合金多是以金为基体的合金,耐久性好、抗蚀性优良,在牙科上是很好的金属材料。

目前医用可降解 3D 金属主要几种在镁及镁合金。纯镁的密度约 $1.74g/cm^3$,比传统的钢材轻75%,比铝材轻 35.6%,比钛轻 61.5%,是目前医用金属中最轻的材料。镁合金具有较高的比强度以

及良好的抗冲击韧性、无磁性等优点。作为医用金属材料,镁合金还具有自降解性、无毒副作用等优点。可用来制备骨板、骨钉、多孔骨修复支架等。作为骨修复材料,镁合金具有很大的潜力,但由于其降解速率较快导致其医用寿命相对较短。同时,较快的降解速率将导致局部镁离子浓度长期超出人体吸收的范围,而引起骨修复细胞增殖较为缓慢。尽管通过合金法以及非晶化、表面涂层等手段对镁合金进行改性处理,使其腐蚀降解速率得到一定的调控,但远未达到临床医用要求。由于其化学性质活跃,易氧化,镁合金的 3D 粉末烧结/熔融打印成型对保护气体的要求尤其严格。

（二）生物陶瓷

生物陶瓷可以作为外科矫形手术的假体(如各种关节)、牙科植入物、牙槽增强、中耳骨植入物、眼睛角质假体、人工心脏瓣膜、骨缺损修复体等,应用范围已经相当广泛。根据在生物体中材料与组织反应不同,分为惰性生物陶瓷,如氧化铝、氧化锆生物陶瓷等;表面活性陶瓷,如羟基磷灰石、磷酸钙基生物陶瓷、非降解生物玻璃等;可降解生物陶瓷,如 β-磷酸三钙、可降解生物活性玻璃等。生物陶瓷材料的 3D 打印需要考虑几个因素:①印刷适性;②生物相容性;③可控生物降解性;④孔隙度和成分仿生性;⑤适当的机械强度。

激光选区烧结/融化(SLS/M)工艺是 3D 打印生物陶瓷的重要工艺手段。目前适用于 SLS/M 工艺的生物陶瓷还主要限于生物惰性陶瓷。氧化铝和氧化锆是两类使用最广泛的生物惰性陶瓷材料。由氧化物陶瓷近红外区域(对应于 Nd:YAG 激光器的波长)的吸收率低,采用激光选区烧结直接加工氧化铝和氧化锆较为困难。

1. **氧化铝生物陶瓷**　三氧化二铝(Al_2O_3),通常被称为氧化铝,是应用最广泛的氧化物陶瓷材料。由于其具有高硬度,低摩擦以及优异的耐磨性和耐腐蚀性,氧化铝已广泛应用于人工关节表面。通过在氧化铝粉末中加入石墨等助剂,可以有效提高近红外线吸收率,大大提高打印性能。选择石墨是因为它在 1 060nm 下表现出非常高的吸收率,高于 90%,而氧化铝单独吸收少于 10%。另外,使用不同的聚合物作为黏合剂,通过 SLS/M 制作氧化铝制件,而后通过烧结去除黏合剂,也是一种有效的加工方法。采用聚丙烯(PP)、聚酰胺(PA)或聚乙烯醇(PVA)等高分子材料复合氧化铝粉末形成球形颗粒,并利用 SLS 工艺成型,经过冷等静压(CIP)处理,完成炉膛烧结步骤,然后使用热等静压(HIP),可获得密度接近 96% 的致密度。

2. **氧化锆生物陶瓷**　二氧化锆(ZrO_2)是锆的主要氧化物。目前临床应用的氧化锆是部分稳定的氧化锆(PSZ)(采用氧化钇和氧化镁稳定)。与氧化铝相比,PSZ 具有更高的弯曲强度,更高的断裂韧性和高韦布尔模量,以及更低的杨氏模量和表面抛光性能。研究证明,烧结氧化锆零件可以通过直接 SLS 实现,但机械性能无法满足医疗应用的需要。并且,由于激光点内能量分布不均匀,在制造过程中形成微裂纹,会在熔化和冷却过程中引起不同的体积收缩。类似的,借助 PVA 作为黏合剂,可以间接使用 SLS 成型。

生物陶瓷激光选区烧结/融化 3D 打印的成型已得到了较大的发展,抗压强度和材料韧性上得到了较好提升,材料的成型工艺也趋向多孔化,为个性化 3D 打印生物陶瓷制件用于人体植入并促进细胞爬行生长、融合提供了可能。由于 SLS/M 工艺需要在高温条件下加工成型,所以医用陶瓷材料的 SLS/M 打印加工通常分为两个阶段:①陶瓷粉末与熔点较低的粘结剂混合均匀后在激光照射下烧结出均一的模型,但是此时的模型只是在粘结剂的作用下将陶瓷粉末粘结成型,力学性能较差,无法满足应用要求。②在激光烧结后,需要将陶瓷制品放到马弗炉中进行二次烧结。陶瓷粉末的粗细与粘结剂的用量都会影响到陶瓷制品的性能,陶瓷粉末越细越有利于二次烧结时晶粒生长,陶瓷层的质量越好,粘结剂的用量越大,激光烧结过程越容易,但是会造成二次烧结时零件收缩变大,使制品达不到尺寸精度要求。二次烧结过程的温度控制也会对 3D 打印陶瓷制品的性能产生影响。这些都有待于通过进一步深入研究来改善。

（三）生物高分子粉末烧结/熔融成型

医用高分子材料大多具备高温熔融,低温凝固成型的热塑性材料特点,因此高温熔融沉积是 3D

打印制备支架的最常用方式,也有少数医用高分子可通过粉末烧结成型工艺加工,比如聚醚醚酮(PEEK)等。

聚醚醚酮(PEEK)生物相容性良好,比聚乙烯更为耐磨,同时成型性能更好,最重要的是其弹性模量与骨组织接近,植入体内后不易发生金属植入物造成的应力屏蔽,被认为是性能良好的骨植入材料。但是因为其熔点较高(一般达343℃),采用熔融沉积成型工艺比较困难,最早实现3D打印PEEK材料即使用激光选区烧结工艺。2013年,全球首个个性化3D打印产品PEEK头骨植入物获美国FDA批准进入临床应用。2015年,首个3D打印承重PEEK骨植入物获FDA批准。PEEK材料一般使用流化床制备粉体。材料从流化床的进料口投入到流化层内,气体从流化床顶部的进气口流入,并在流化层上部被加热装置加热形成高温气体流,控制该高温气体流的温度高于该粉体的熔点;PEEK粉体在高温气体流的作用下表面熔化,碰撞过程中在粉体表面张力下形成球体,并伴有部分团聚;该球体在自身重力作用下降至流化床下部的低温区,并从出料口出料,从而实现PEEK粉体的球化。

六、3D打印生物材料粉末制备工艺及发展趋势

3D打印用生物金属材料粉末的主要制备工艺包括气雾化、旋转电极雾化、等离子丝材雾化、射频等离子球化等方法。对于医用3D打印工艺而言,生产球形度高、生物相容性好、无铍镍铝钒等有毒性元素的高质量球形金属粉末是医用3D打印粉末未来的发展趋势。

大多数制备生物陶瓷粉体的常用工艺都可用于制备3D打印用粉体,例如煅烧、球磨、水热法、模板合成等。生物高分子粉体亦然。需要注意的控制粉体的粒径分布、球形度等要素,以提供良好的流动性、抗团聚性、堆积性等性能,以适用于3D打印工艺。

第四节　挤出沉积成型技术

一、挤出沉积成型原理

挤出沉积成型与光固化、选区烧结技术不同,它是一种不使用激光器加工的方法。其基本原理是材料经过加热、融化、混合的方式制成可流动浆料,通过带有一个微细喷嘴的喷头挤喷出来,喷头在计算机控制下作x-y联动及z向运动,从而实现材料在三维空间中的精确分布,经过冷却等方式固化后形成三维实体。

挤出沉积技术的代表工艺是熔融挤出成型(fused deposition modeling,FDM),该工艺是目前应用最为广泛的一种3D打印技术,20世纪80年代由Socott Crump发明。熔融沉积成型是将丝状原料通过送丝部件送入热熔喷头,然后在喷头内被加热融化,在电脑控制下喷头沿着零件截面轮廓和填充轨迹运动,将半流动状态的材料送到指定位置并最终凝固形成成品。除此之外还有低温沉积工艺、3D挤出生物打印工艺等。

二、熔融沉积成型工艺

熔融沉积成型是一种将各种热熔性的丝状材料(蜡、ABS和尼龙等)加热熔化成形的方法,是3D打印技术的一种。又可被称为FFM熔丝成型(fused filament modeling)或FFF熔丝制造(fused filament fabrication),其后两个不同名词主要只是为了避开前者FDM专利问题,然而核心技术原理与应用其实均是相同的。其工艺示意图如图10-8所示。

(一)熔融沉积成型工艺原理

熔融沉积成型的工艺首先用CAD软件建构出物体的3D立体模型图,并转换为STL文件,完成切片并设置好支撑结构后,输入到FDM的装置。FDM装置的喷嘴就会根据STL模型图,一层一层移动,同时FDM装置的加热头会注入热塑性材料[ABS(丙烯腈-丁二烯-苯乙烯共聚物)树脂、聚碳酸酯、PPSF(聚苯砜)树脂、聚乳酸和聚醚酰亚胺等]。热熔性材料被加热到半液体状态,温度始终稍高于固

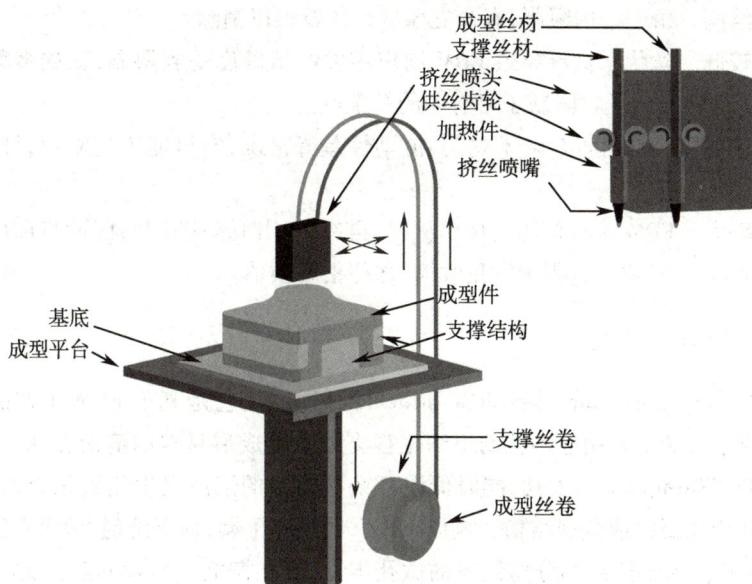

图 10-8 熔融沉积成型工艺示意图

化温度,在电脑的控制下,FDM 装置的喷嘴就会沿着模型图的表面移动,将热塑性材料挤压出来,在该层中凝固形成轮廓。而成型的部分温度稍低于固化温度。热熔性材料挤喷出喷嘴后,随即与前一个层面熔结在一起。一个层面沉积完成后,工作台按预定的增量下降一个层的厚度,再继续熔喷沉积,直至完成整个实体零件。打印完成的实体,就能开始最后的步骤,剥除固定在零件或模型外部的支撑材料或用特殊溶液将其溶解,即可使用该零件了。工艺流程图如图 10-9 所示。

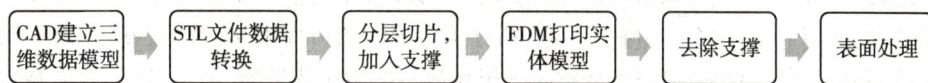

图 10-9 FDM 工艺 3D 打印成型流程图

FDM 成型工艺在制作过程中需要支撑,为了节省材料成本和提高沉积效率,新型 FDM 设备采用双喷头技术。一个喷头用于来沉积模型材料,一个喷头用来沉积支撑材料。双喷头可以在沉积过程中高效且低成本,还可以选择不同的支撑材料,在后处理时方便去除支撑材料。

(二)熔融沉积成型工艺特点

FDM 工艺相对简单,可成型的成型材料范围较广,其主要优点有:

1. **成本较低** FDM 技术对材料要求不高,在制造和维修上成本都较低,目前桌面 3D 打印机多采用 FDM 技术路径。

2. **成型材料范围广** 无论是高分子还是无机物陶瓷,都可以作为 FDM 工艺的原料,实现打印,不受到限制,对浆料的要求也没有很高。

3. **污染较小** 在整个过程中只涉及材料的熔融和凝固,并且在较为封闭的打印室内进行,没有有害物质排放,对环境基本没有危害。

4. **原料利用率高** 原料在未处理或者未使用时可以回收使用,节约原料。

5. **后处理简单** 如果采用的支撑材料水溶性材料,剥离较为简单,不需要辅助设备。

FDM 工艺存在的不足如下:

1. **成型速度慢** FDM 喷头运动是机械运动,在打印过程要控制速度,而且材料需要填充整个横截面,建造速度受挤出速率或材料从挤压头流出的速率限制。由于速度的限制,FDM 不适合打印大零件。

2. 需要支撑结构　由于结构限制,有些支撑材料比较难以消除。

3. 打印精度较低　丝状原材料导致FDM制作零件的精确度受到限制,比如多数丝状打印材料的直径是1.27mm,这样粗的丝材限制了可打印的精细度。

4. 打印精度不稳定　材料若存在不均匀、流动性差等情况,有可能出现断丝,堆积等现象,会影响打印精度的稳定。

5. 构件收缩率大　FDM是从打印头挤出材料,再在沉积时迅速冷却,因此打印的模型中由于快速冷却引起了内应力,造成建模过程中常见收缩,往往很难预估。

三、低温沉积成型工艺

低温沉积成型(low-temperature deposition modeling,LDM)工艺是基于FDM工艺的一种低温沉积制造技术。这种成型方法适合制造多孔的组织工程支架。将成形材料的溶液在冰点以下挤出沉积,制作孔隙尺寸达到100μm以上的大孔,同时低温环境下挤出的溶液发生热致相分离,溶液中的溶剂与成形材料分离并冷冻凝结成微观结构。成形结束后经冷冻干燥,抽干溶剂,即可在沉积的材料中形成10μm左右的微孔。由于热致相分离制得的微孔丰富、形状圆润、结构稳定,因此利用低温沉积制造的多孔结构的孔隙率可以达到80%~90%,而且强度较高。此外,不通过高温熔化挤出,而是采用溶剂挥发、紫外线固化等原理固化成型的挤出成型有时也被称为低温沉积成型。

四、生物材料挤出沉积成型

挤出沉积成型工艺具有一定普适性,多种生物高分子、生物陶瓷等都可以用这一方法成型加工。

(一)生物高分子

对于挤出沉积加工生物高分子材料而言,需要通过加热让材料处于可以流动的熔融状态,或者通过溶剂溶化为流体,进而通过喷头挤出,并固化成型。可以应用的生物高分子包括非生物降解的高分子材料如聚醚醚酮(PEEK)、聚乙烯醇(PVA)、高分子量聚乙烯(HMWPE)、尼龙-6(PA-6)等,以及它们与活性生物陶瓷的复合材料;以及可降解高分子材料包括脂肪族聚酯,如聚(D,L-丙交酯)(PLA),聚(ε-己内酯)(PCL),聚碳酸酯(PC),以及蛋白质、多糖形成的水凝胶等。生物高分子多采用熔融沉积工艺打印。热传导性和流变性是FDM材料最重要的选择标准。热塑性塑料具有低熔点,通常是FDM选用的材料。

1. 非降解生物高分子　聚醚醚酮PEEK材料具有良好的生物相容性,同时耐热等级高、耐辐射、耐化学腐蚀,抗冲击性能和抗疲劳性能好。重要的是,PEEK无论是坚硬度、稳定性、弹性还是传导性方面都与自体骨相当,植入体内后不会出现应力屏蔽现象,因此越来越多用于骨修复。材料热熔点较高,在343℃左右,所以要求熔融沉积成型设备的喷头温度必须达到350℃以上,并且具有恒温腔室,在打印过程中保持这个温度。类似的聚乙烯醇、高分子量聚乙烯、尼龙-6等生物高分子,也可以使用熔融沉积工艺进行成型。

2. 可降解生物高分子　在可降解生物高分子材料领域,目前常用的有聚乳酸(PLA)、聚乙醇酸(PGA)、聚乳酸-羟基乙酸(PLGA)等。聚己内酯(PCL)也是选用较多的材料,因为它的熔点低(60℃左右),热稳定性好,具有良好的生物降解性、生物相容性和无毒性,而被广泛用作医用生物降解材料及药物控制释放体系,可运用于组织工程,已经作为药物缓释系统、缝合剂等,同时PCL还具有形状记忆性。在3D打印中,由于它熔点低,所以并不需要很高的打印温度。可用来打印可降解心脏支架等。聚乳酸(PLA)是另一种使用较多的可降解生物高分子材料,其在加热融化时气味小,成型时收缩率较低打印成型时抗变形翘曲,且熔点较低。在打印过程中,一般都需要对悬垂部分进行临时支撑。但这些支撑结构往往并不容易清除掉。一种可溶性的塑料PVA可用在双喷头3D打印机上作为临时支撑材料使用,打印完毕后泡在水基清洗剂中进行溶解。

FDM优点是由于沉积模式所产生的高孔隙率以及良好的机械性能,FDM面临的挑战是热塑性生物高分子材料的限制。热塑性材料常具有良好的熔融黏附性能使其易于构建难于喷出,这也限制了成型结构的复杂性,通常只能用于相对规则形状的构建。而当 FDM 用于工业领域时,可以通过选择更好热学和流变学性能的材料,从而构建更复杂结构。但是这些材料通常都缺乏生物相容性。FDM的另一个缺点是由于在喷剂过程中产生高热量使其不能包含有活性的细胞或对温度敏感的生物制剂,例如各类蛋白质、生长因子等。另外,FDM 也能实现多种可降解生物高分子材料与具有生物活性陶瓷复合材料的成型。生物活性陶瓷的加入,可提高机械性能并促进骨再生。

(二)生物陶瓷

目前采用沉积成型工艺打印的生物陶瓷材料主要是生物活性陶瓷,包括:羟基磷灰石、磷酸钙基生物陶瓷、生物玻璃等。在陶瓷熔融沉积工艺流程中,半固态的热塑性聚合混合物,包括粘结剂、增塑剂及分散剂,被用作陶瓷粉末载体。陶瓷被分散,并与体积分数在 50% 和 65% 之间的聚合物进行混合。有机分散剂/表面活性剂和粉末的预加工是获取挤压浆料的关键一步。此外,沉积过程中的流动速率可以通过进料口至加热液化器之间的速率进行控制。熔融材料的温度和沉积速度应与冷却和固化速率匹配,防止结构中产生任何不连续或破坏。

生物材料的熔融沉积一般采用单纤维制造。单纤维的应力分布应当均匀,浆料无结块,以防止陶瓷熔融沉积喷嘴堵塞。此外,为了确保零件的最终尺寸和沉积的精度,对单纤维的尺寸要求较高。在脆性材料中,需要对单纤维组成和加工的参数进行优化,防止单纤维在挤压过程中出现屈曲现象。单纤维的刚性,生物陶瓷/聚合物混合浆料的黏度及粘结剂、表面活性剂的化学性质是陶瓷熔融沉积工艺中的重要参数。需要注意的是,在陶瓷复合聚合物挤出成型中,应当选择生物相容性良好,且具有良好流变性能的聚合物,以保证打印效果。

基于自交联、溶液挥发、光辅助固化等原理的低温沉积成型工艺也被广泛用于生物活性陶瓷构建可降解骨缺损再生修复植入物和骨组织工程支架。磷酸钙、生物玻璃等生物陶瓷粉体与海藻酸盐、明胶、纤维素等水凝胶复合,形成流体浆料,通过低温沉积工艺喷头加压挤出,并经过交联等固化,形成以生物陶瓷为主要功能组分的复合材料体系。

第五节　喷射成型技术

喷射成型技术与喷墨打印机原理非常类似,是通过喷头将粘结剂或材料本身喷射出来,并一层层将零件的截面"印刷"出来,通过胶水凝固或材料本身固化成型,形成零件。

一、三维印刷成型工艺

三维印刷(three-dimensional printing,3DP)成型工艺是由美国麻省理工学院 Emanual Sachs 等人研制,并于 1989 年申请专利,是非成形材料微滴喷射成形范畴的核心专利之一。3DP 与 SLS 工艺类似,都是基于粉末材料成形。3D 喷墨打印工艺(3DP),与 SLS 工艺类似,也采用粉末材料成形,如陶瓷粉末,金属粉末。所不同的是材料粉末不是通过烧结连接起来的,而是通过喷头用粘接剂(如硅胶)将零件的截面"印刷"在材料粉末上面。并通过后处理去除粘接剂。

(一)三维印刷成型工艺原理

滚筒将由储料桶送出的粉末在加工平台上铺成一薄层,喷嘴依照 3D 计算机模型切片后定义出来的轮廓喷出粘结剂,上一层粘结完毕后,成型缸下降一个距离,供粉缸上升一高度,推出若干粉末,滚筒继续将补储料桶升高的粉末推至工作平台形成薄层,铺平并被压实。喷头在计算机控制下,按下一建造截面的成形数据有选择地喷射粘结剂建造层面。如此周而复始地送粉、铺粉和喷射粘结剂,最终完成一个三维粉体的粘结(图 10-10)。用粘结剂粘结的零件强度较低,还须后处理。如金属、陶瓷零件一般还需要高温烧结。目前医学上生物陶瓷材料 3D 打印大量采用该种技术。

三维印刷工艺需要合理的控制工艺参数,如控制层厚、喷射扫描模式以及铺粉轴转速可以控制成

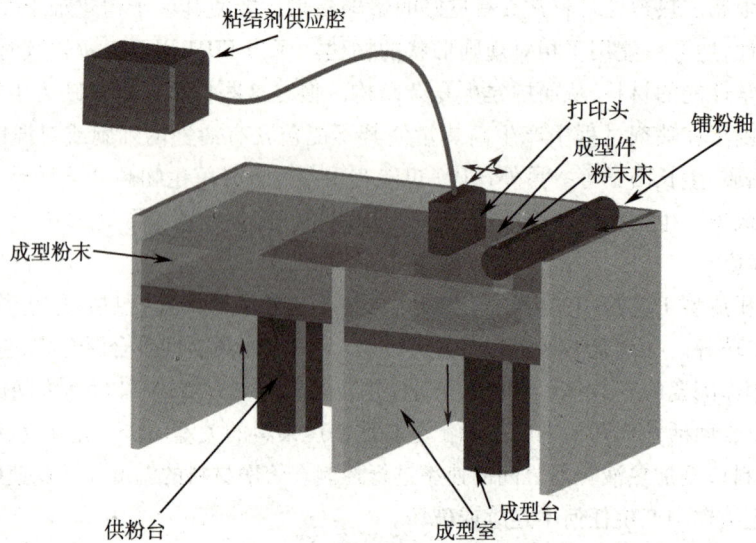

图 10-10　三维印刷工艺示意图

型过程及制件微观组织结构,从而影响制件的宏观机械特性。复合生物陶瓷粉的流动性对成型制件结构稳定和力学性能影响较大,打印方向可对微观孔隙尺寸和孔隙率产生影响,优化 CAD 三维模型能够改善 3D 打印成型制件力学性能。

(二)三维印刷成型工艺特点

早期的三维印刷工艺设备主要由喷墨打印机改装而来,其工作原理简单,成型迅速,主要优点有:

(1)成型速度快:基于喷墨打印机工作原理,打印速度快。

(2)可制作彩色制件:类似彩色喷墨打印原理,在粘结剂中添加颜料,利用多喷头可以制作彩色原型,这是该工艺最具竞争力特点之一。

(3)不需要支撑:三维打印是直接成型工艺,不需要支撑结构,多余粉末的去除比较方便,特别适合于做内腔。

相应的,三维印刷工艺也有不足:

(1)零件初始强度较低:通过三维印刷直接获得的零件,一般只能做概念型模型,而不能做功能性用途。在生物陶瓷打印成型后,还需要高温烧结,去除粘接剂并提高强度。

(2)环境要求较高:由于采用粉体材料,在成型时对加工环境要求较高,并容易产生粉尘等污染。

二、聚合物喷射工艺

聚合物喷射(polyjet)工艺,也是基于喷头喷射,与 3DP 不同的是,聚合物喷射工艺是直接以超薄层的状态将光固化材料一层一层地喷射到托盘上,每一层感光聚合材料在被喷射后立即用紫外线进行凝固,如此周而复始直到制作出完全凝固的模型,可以立即进行搬运与使用,而无须事后凝固。可以用手或者通过喷水的方式很容易地清除为支持复杂几何形状而特别设计的凝胶体状支持材料。聚合物喷射工艺属于"液体喷印成型"和"液态树脂光固化成型"这两大类的结合体。

(一)聚合物喷射工艺原理

喷墨头喷射出一定数量的材料,这一点与一般的喷墨打印机相同,材料在托盘上打印的同时,被喷头上安装的紫外线灯固化(图 10-11)。喷头仅沿着 x-y 轴运作,打印的每一层都是由软件规划好的切片截面。一层切片截面完成后,托盘降低高度来打印下一层,控制 z 轴高度的升降器水平面必须非常精确,以计算对应那一层截面切片的厚度。在紫外线的作用下,部件材料及支撑材料都会完全固化,最重要的是无毒的支撑材料可以很容易用水枪清洗掉。

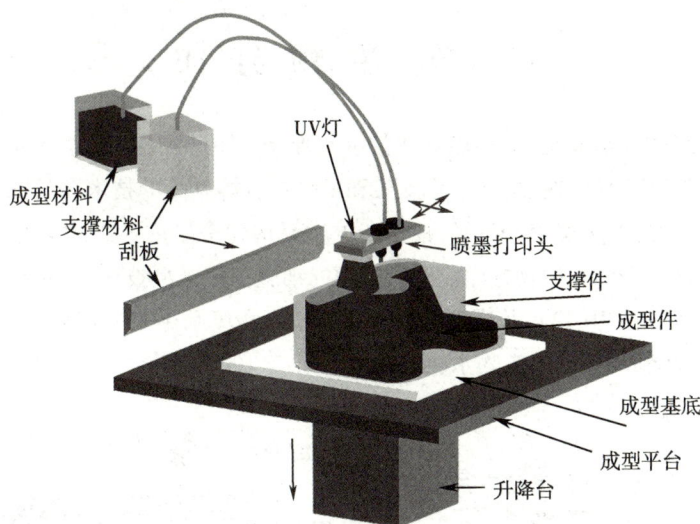

图 10-11 聚合物喷射工艺示意图

（二）聚合物喷射工艺特点

由于聚合物喷射工艺基于"液体喷印成型"和"液态树脂光固化成型"两大成型原理,也以此具有相应的工艺特点,其工艺优点如下:

（1）精度较高:根据几何体部件摆放和打印尺寸,系统可制造单层厚度仅为 $16\mu m$ 的截面。可打印出精确的细节部分和薄壁(根据几何体形状和材料特性),厚度可达到 $600\mu m$ 甚至更低。

（2）效率较高:有些增材制造系统需要排水,树脂剥除及抛光来处理支撑材料、进行后处理。然而系统只需简单用水清洗,这是一个很大的优势。

（3）表面粗糙度较低:模型无须经过后期处理就能得到光滑的表面和相对精确的细节。

（4）选材广泛:一系列材料适用于不同规格的机器,从坚韧的丙烯酸聚合物,到类聚丙烯材料,再到柔软的类橡胶材料。

（5）安全清洁:支撑用的光聚合物无毒无害,设备运行噪声很低。

（6）多材料共打印:可以在一次打印工作中,将不同材料结合在同一模型中的系统中进行打印。也可构建彩色系统。

聚合物喷射工艺的主要不足如下:

（1）需要后期处理:后期用水枪将中用到的支撑材料洗净,如果打印部件很小或很薄,水枪可能会损坏部件。

（2）支撑材料的浪费:被水冲走的支撑材料不能再利用。

（3）构件力学性能较低:受限于所使用的树脂材料,获得的零件普遍强度较低。

三、生物材料喷射成型

三维印刷(3DP)由于其工艺特点,适用材料较广泛,基本各类粉体都可通过出粘接剂成型。在生物医学领域主要用于制作术前模型、彩色教学模型等。由于其使用粘接剂、精度不高等工艺方面的限制,三维印刷较少用于直接用于生物材料的成型。有一些研究采用 3DP 成型生物活性陶瓷,通过烧结去除粘接剂后,取得了不错的动物实验效果,有利于成骨。

聚合物喷射(polyjet)成型主要可以应用于医学影像辅助诊断,外科手术和康复计划及假肢定制设计。技术制造的部件细节特征非常突出,并且可以共打印多种颜色材料因此分析医学问题和手术模拟时更加清晰可见。由于使用便捷,经常利用它制作复杂组织缺损模型。

第六节 生 物 打 印

一般来讲,生物打印的定义是"一种能够在数字三维模型驱动下,按照增材制造原理定位装配生物材料或细胞单元,制造医疗器械、组织工程支架和组织器官等制品的技术",目前主要是指最终打印件中含有细胞。在细胞打印过程中,采用何种打印方式是构建三维活性组织和器官的关键技术。根据工作原理的不同,现阶段细胞生物打印设备所采用的细胞打印成型技术主要分为喷墨、微挤压成型和激光辅助这三种方法(图 10-12),其成型材料即功能性生物墨水主要采用海藻酸盐、胶原和聚乙二醇等能保持细胞存活率和功能性的生物水凝胶为主。

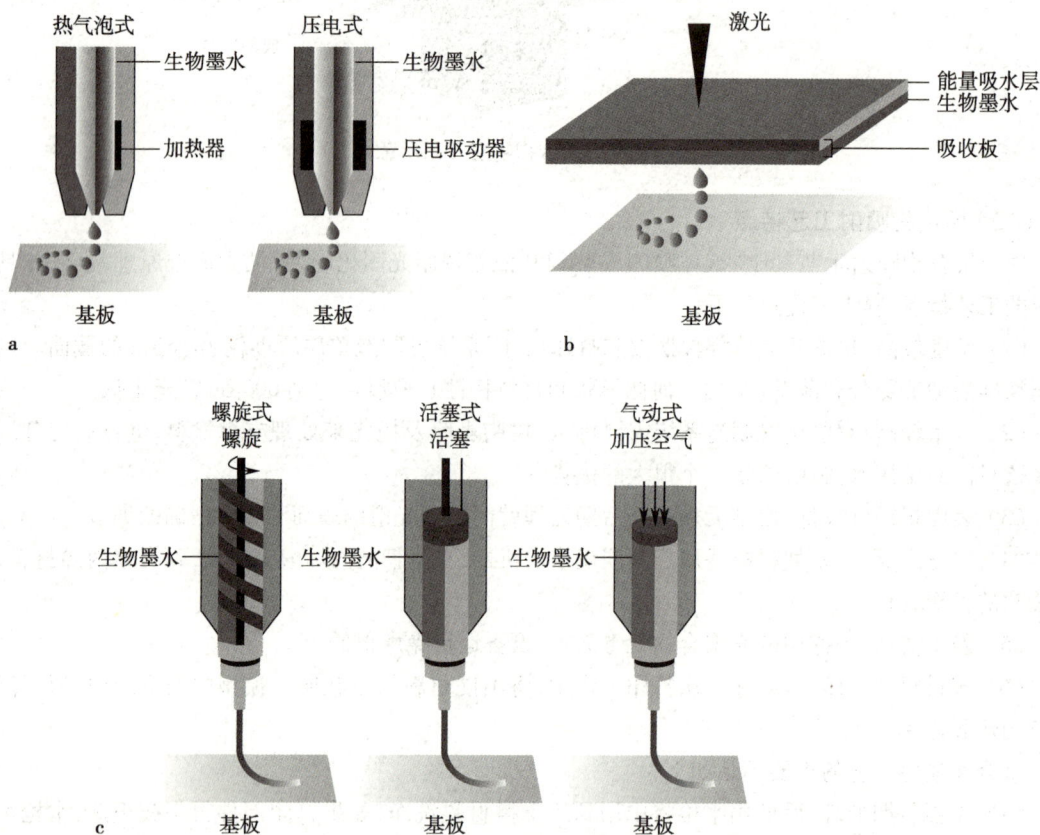

图 10-12 三种 3D 生物打印成型技术示意图
a. 喷墨打印;b. 激光辅助打印;c. 微挤压打印。

3D 生物打印技术结合了组织工程原理和快速成形技术,通过将细胞和类细胞外基质材料混合成快速成形工艺的加工材料,根据实际组织器官的三维模型,利用合适的快速成形方法制造出类组织器官前体,然后将其在体外特定环境下进行培养。细胞三维打印为组织工程、再生医学和药物开发等领域提供了全新的技术可能。由于器官是由不同细胞组成并具有复杂微观结构的三维结构体,因而体外构建具有生物活性的组织器官,必然需要细胞三维打印技术能够在空间上实现多种细胞材料的精确定位打印,因此,多细胞高精度打印是三维细胞打印技术成熟应用的关键。多细胞三维打印的本质在于:将一种或多种细胞/材料按照规定的顺序组装起来,并形成具有类组织器官功能的三维结构体(表 10-3)。目前,细胞三维打印技术还停留在对单细胞打印的研究上,多细胞三维打印的研究还存在很多技术瓶颈,因此,多细胞三维打印的研究将是今后很长时间内细胞三维打印的研究热点。

表 10-3　常见生物打印水凝胶材料基本凝胶机制与性能特点

类别	名称	凝胶机制	性能	
			优势	不足
合成高分子	PEGDA	UV 光引发	美国 FDA 批准，生物相容	缺乏细胞黏附位点，阻碍蛋白吸附
	PVA	戊二醛或环氧氯丙烷交联，或循环冷冻-解冻交联	结构稳定和力学弹性优异，冻融法凝胶化，避免了化学交联剂的毒性，具有良好的生物相容性	缺乏细胞黏附位点
	PHEMA	光引发或热引发聚合交联	生物惰性，低毒	缺乏细胞黏附位点
	Pluronics F127	氢键	热敏可逆，可做流变调节剂	易降解，易溶胀，结构不稳定
	合成多肽	氢键，疏水作用，π-π 叠堆自组装	与细胞外基质的成分相近，自组装成纳米纤维，有利于从纳米尺度调节细胞行为	成本高
天然高分子	壳聚糖	氢键、静电作用凝胶或醛等化学交联。	唯一阳离子聚电解质	酸性介质溶解
	琼脂糖	双螺旋链之间缠绕、氢键作用	热敏凝胶点 35~42℃，熔点 85~95℃。琼脂糖凝胶的力学性能和网络孔径可以通过固态物质含量来调节，细胞相容	力学性能较差
	透明质酸	酰肼与羧酸间缩合交联	细胞外基质成分，生物相容	强度较低，模量仅 3~8kPa
	海藻酸钠	阳离子络合交联	生物相容	凝胶速率快，不可控，金属离子易向周围环境扩散，导致凝胶溶胀、溶解，细胞黏附率低
	硫酸软骨素	静电吸引或修饰后化学交联	软骨组织细胞外基质中成分，生物相容	凝胶化速度快，不可控
	纳米纤维素	氢键或化学交联	生物相容	碱性溶解
	明胶	氢键	受热后可溶解、生物相容、可降解	力学性能较差，降解速率快
	胶原	分子缠结、氢键等物理作用或戊二醛、叠氮磷酸二苯酯共价交联	受热后可溶解，生物相容，可被体内的酶降解	力学性能较差
	丝素蛋白	通过氢键形成 β-折叠晶区	生物相容	缺乏细胞黏附位点

虽然生物打印工艺多种多样，但其基本工艺过程都比较类似：

1. **构建三维模型**　在 CAD 造型系统中完成器官原型的设计，或者将器官实体进行激光扫描、CT 断层扫描，得到点云数据，利用反求工程构造三维模型。

2. **准备细胞**　体外提取培养细胞，经过培养繁殖得到足够数量的细胞数，与生物材料一起准备用于下一步的细胞打印。

3. **堆积成型加工**　根据 CAD 设计模型数据，在计算机控制下，RP 系统中的成型头在三维空间内精确地移动，喷射细胞或者细胞/基质，将细胞或者细胞/基质堆积成为一个三维立体结构。

4.后处理过程　对打印的生物学组织进行灌注培养,并提供一定的生物学条件使其进一步的成熟,得到一个形态和功能都类似于天然组织或器官的人造组织或器官。

一、喷墨生物打印工艺

喷墨式是三种打印方式当中技术门槛最低的,是基于三维印刷 3DP 工艺发展起来的。常见的喷墨式打印机,通过将墨水换成黏稠度相近的生物墨水,就可以实现最简单的二维生物打印。它的原理就是在喷嘴处利用压电陶瓷或者微型的加热器,在喷嘴处瞬间产生一个升压,将生物墨水从喷嘴挤压出去,从而形成液滴。目前研究证明喷墨打印机可成功地打印人微血管内皮细胞、人类纤维组织母细胞、人脂肪干细胞等组织细胞。

(一)喷墨生物打印工艺原理

喷墨打印主要采用微热泡或压电驱动器喷射生物材料液滴,实现细胞打印。喷墨打印机中的生物墨水是由细胞、细胞生长因子、水凝胶溶液三者混合构成(图 10-13)。热喷墨打印的原理是利用热技术喷射液滴。在打印时,加热元件(如热电阻)迅速到达高温,使喷嘴处的生物墨水气化形成气泡,气泡胀大就会产生压力使一定量的生物墨水可以克服表面张力被挤出孔口,从孔口喷射出来。

压电式喷墨打印的工作原理是利用压电陶瓷的逆压电效应,压电原件在电信号控制下收缩或膨胀,即压电陶瓷在垂直于其表面的电场作用下,会产生膨胀、收缩变形。将多片压电陶瓷片叠加放置在喷嘴附近,在一定的频率电信号的驱动下,压电陶瓷将产生振动并达到最大振幅,引起腔内体积变化,从而导致腔内压力波动,把生物墨水推出喷嘴,在

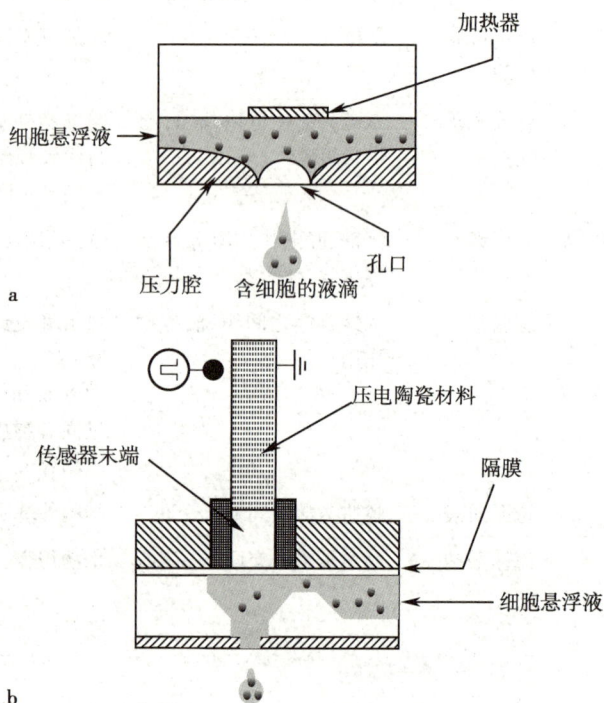

图 10-13　喷墨生物打印
a.热泡氏喷墨打印;b.压电喷式喷墨打印。

墨滴马上就要飞离喷嘴的瞬间,压电陶瓷片又会进行收缩,使墨水液面从喷嘴收缩,这样通过精确控制墨水液面,使每次喷出的墨滴都有完美的形状和正确的着落方向。

(二)喷墨生物打印工艺特点

这种打印方式在构建细胞集合形成类组织方面具有明显的优势:

(1)可适用辅助材料广泛:以低黏度液体为母相的液固多相胶体或溶液、水、有机物等单组分流体均适用于喷墨打印,方便选择合适材料与细胞共打印。

(2)柔性成型:液滴大小根据脉冲宽度进行控制,射流流量根据脉冲的频率和宽度进行控制,极大地提高了成形过程中的柔性,提高了细胞的存活率,保持了生物材料的活性。

(3)成形精度较高:液滴及定位尺寸可以达到数十微米量级,从而实现微精细结构的成形与加工。

(4)多细胞打印:可以安置多个喷嘴同时打印多种细胞,而且构造的过程简单,有利于细胞打印的简单化。

喷墨打印技术由于其高生产力和成本低,成为了常用的细胞打印的方式之一。但是采用喷墨技术也有其不足:

(1)喷头易堵塞:当打印黏度较高的生物墨水时,容易发生喷头堵塞,影响打印持续性。

（2）热喷墨打印损伤细胞：喷嘴处的最高温度可达300℃以上，会对细胞造成热损伤。

二、挤出式生物打印工艺

挤压式细胞打印是一种通过从喷嘴中挤出持续不断的生物材料细丝结合可控的方式构建成 3D 结构的技术。其工艺原理是基于熔融沉积和低温沉积。主要分为气动挤压沉积、活塞挤压沉积、微阀细胞打印。

（一）气动挤压沉积生物打印工艺

其中气动挤压的原理是利用气体压使低黏度的可降解的活性生物材料（包括细胞）的溶胶、乳浊液等从打印头连续挤出，材料的挤出速度可通过调节压缩气体的压为来实现。对于挤压式细胞打印，打印材料通常是高浓度高黏度并不需要很高温度就能从喷嘴中流出的水凝胶细胞溶液。定位后，水凝胶通过物理或者化学的方法固化形成有足够机械强度的 3D 结构。打印机的设计比较简单，气动或者体积驱动带有直径 $150 \sim 300 \mu m$ 喷孔的注射器通过三轴机器控制运动实现定位喷射细胞液。

这种方式的优点是：对不同黏度的生物材料的乳浊液、水凝胶适应范围广，可以根据材料黏度选择相应的气体压力；结构简单，易于控制，只需要控制气压一个参数，就可以控制生物材料的挤出速度。

缺点是：添加或更换生物材料困难，在每次使用时都要给器材和压缩空气充分灭菌，所以要采取严格的灭菌措施，保持无菌环境；启停响应速度较慢，容易流延。

（二）活塞挤压沉积生物打印工艺

活塞挤压沉积方式是采用步进电动机作为动力，通过丝杠螺母和滑块连接，将转动转化为平动，推动针管的活塞，使生物材料连续喷射。这种方式的优点是：不需要特殊的装料设备，仅仅采用普通注射器，可以通过更换注射器的方式更换打印材料；步进电动机控制简单，不需要气动辅助装置，体积可以做得很小；最重要的是动力装置与打印材料隔离，生物材料不会受到污染。缺点是：只有通过调节步进电动机转速来间接调节生物材料受力和流量；适合中等黏度（$10 \sim 50 MPa \cdot s$）的流体成形，黏度过低存在流延，黏度过大所需力过大难以挤出；出丝直径大，在 $150 \mu m$ 以上；容易发生喷头堵塞，清理困难，还有黏弹性流体喷射过程中存在出口胀大问题。

（三）微阀细胞打印工艺

微阀细胞打印是在持续的气动压力下，通过机械、电或磁控制微阀闭合，使单个含细胞液滴喷出微孔，实现按需打印。微孔直径通常为 $100 \sim 200 \mu m$，可以喷射出体积为几十纳升至几微升的液滴，但是悬液黏度相对较低（$1 \sim 20 MPa \cdot s$）。此种方法打印过程中，由于细胞悬浮于培养液中，细胞沉积和聚集容易导致喷出细胞数量不稳定和堵塞喷头。

三、激光辅助生物打印工艺

1999 年美国 Minnesota 大学的 Odde DJ 提出了激光辅助生物打印。其基本原理是利用激光作用于微米尺度的粒子所产生的梯度力，将粒子捕获在光轴上并导入空心光纤，同时利用光压的推进力将粒子输运到光纤另一端实现堆积。

（一）激光辅助生物打印工艺原理

激光辅助生物打印工艺可以理解为没有喷头的喷墨打印，驱动含有细胞的液滴的驱动力是激光作用于微粒产生的梯度力（图 10-14）。在打印过程中，目标基板是光学透明的石英板，下表面涂有一层很薄的紫外线吸收层，厚度一般为 $10 \sim 100 nm$，通常由金属氧化层组成，下面是一层细胞悬浮液或细胞培养基层。打印机将一定能量的激光脉冲聚焦到这层目标基板上时，金属氧化层会吸收 99.9% 以上的激光能量，将光能转化成内能或机械能，可将很小体积的细胞悬液喷射到下层的接收基板上。该技术主要包括两种不同的思想：①激光光束聚焦于悬浮的细胞基质溶液上，利用光压作用，细胞在液体中流动并沉积到成形平面上。因此，只要移动激光光束，便可以使细胞按所需要的路径沉积。②将激光耦合进入空心光纤中,细胞通过毫米量级的空心光纤后传输到目标成形层上。此时,沉积的细胞活性正常、并可以分泌代谢产物。基于该激光辅助生物打印,人脐静脉内皮细胞 HUVEC 在基质上可成形为血管状结构,与肝细胞共同培养之后,形成类似于肝血窦样集聚的管道结构。

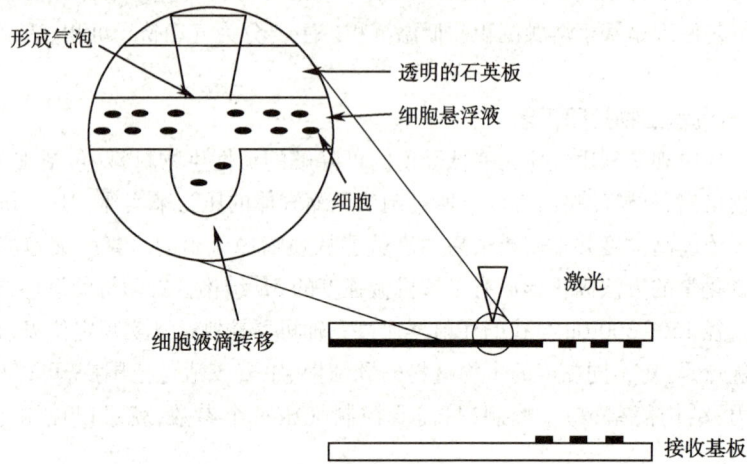

图 10-14　激光辅助生物打印原理图

（二）激光辅助生物打印工艺特点

激光引导直写技术能以微米级精度打印细胞,是目前报道的操作单个细胞的唯一方法。激光直写方式的一个显著优点就是设备没有喷孔,不存在由于细胞悬浮液黏度大或者细胞凝聚造成的喷孔堵塞问题,因此可打印黏度高的生物墨水,此外激光直写操控细胞液滴的体积在 fl 至 nl 的范围内,分辨率可达到 $5\mu m$。但是,空间三维结构体的构造远远比平面图案的成形困难,不仅仅是量的变化。且在成形复杂的细胞三维结构体时,细胞及生物材料有限的吞吐量使成形受到了极大的限制。此外,激光辅助直写打印是通过激光束产生局部高温,使细胞悬浮液气化并产生气泡从而喷射出细胞液滴的,接近基板的细胞由于高温会受到热损伤;且激光直写的喷射速度高（$50 \sim 1\ 000 m/s$）、在液滴形成喷射时细胞承受压力大（$8 \sim 15 MPa$）,易于受损。

四、其他生物打印工艺

除了上述的喷墨、挤出、激光辅助成型工艺之外,还有包括立体光固化（SLA）、超声波聚焦等工艺应用在生物打印技术中。

（一）立体光固化

采用光敏水凝胶材料与细胞混合,立体光固化也可用于生物打印。2002 年,Bhatia SN 和 Liu VA 利用光敏性水凝胶将人肝癌细胞与聚乙二醇双丙烯酸酯（PEGDA）共混,采用掩膜和紫外线曝光技术将其叠加成形,形成含有细胞的三维结构体。2004 年,Dhariwala B 等采用光敏性水凝胶 PEO 与 $CHOB_2$ 细胞共混,采用掩模加紫外线（365nm,14～16mW/cm²）曝光技术层层叠加,自底向上的方式构建了含有细胞的结构体并培养了 2d。但是,由于采用的紫外线对细胞有害,并且光固化诱导剂二羟甲基丙酸（DMPA）具有一定的细胞毒性,因此细胞成活率较低,应用受限。

（二）超声波聚焦打印

超声波聚焦打印是在压电基板上周期性排列着系列的超声波发生器,组成二维阵列,同时需要打印的细胞悬液覆盖在压电基体上。由于传感器产生的声波是圆形的,这些声音就会在细胞悬浮液表面形成焦点,当焦点处的声压超过液体表面张力时,在微流体通道中位于空气与液滴的接口处就会产生持续微小的液滴,其原理如图 10-15 所示。在超声波聚焦打印过程中液滴的初速度、液滴的直径大小决定于超声波频率和聚焦原件的参数,激荡频率越高形成的液滴直径越小,且大小始终均匀。

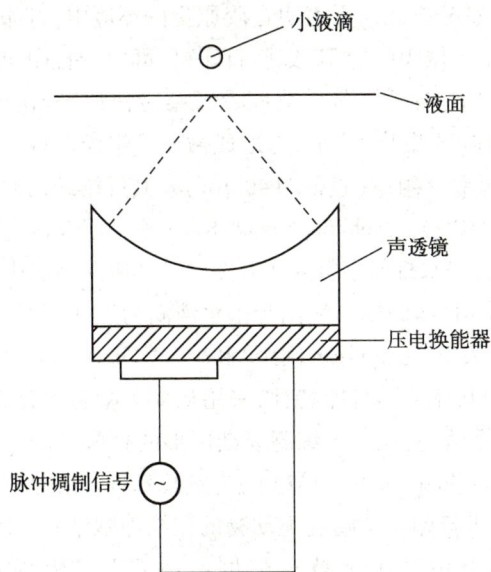

图 10-15 超声波聚焦打印原理图

Utkan Demirci 等运用超声波聚焦打印了多种生物材料的单细胞液滴，包括琼脂水凝胶、老鼠胚胎干细胞、纤维母细胞、肝细胞等，打印微粒的直径约为 37μm，打印的频率为 1~10 000 颗液滴/s 之间。实验结果表明对于大多数种类的细胞来说，打印细胞的存活率都高于 89.9%，证实了可用声控方式打印活性细胞。

采用声控技术实现活性细胞打印的优势有：含有细胞的液滴产生于无喷嘴的开放池，液滴的大小和喷射的过程都不受喷孔几何形状的影响，无细胞堵塞的现象，尤其对于大颗粒分子，例如哺乳动物细胞，可以直接从开放池中喷射出来，不会发生喷孔堵塞的问题；在喷射的过程中细胞液滴不会受到高温和高压的影响，不会对细胞造成伤害。

但是在打印含单细胞液滴时，声控技术有时会打印出不含有细胞的液滴，该技术在打印单细胞时的可靠性较弱，重复性较差，有待进一步提高。

五、生物打印工艺的主要技术难点

在生物打印技术方面，最大的难点体现在三方面，一是细胞活性，二是交联成型，三是高通量。首先细胞活性方面。对于喷墨式与挤出式打印其难点在于生物墨水流出时承受的剪切力会损伤细胞，尤其是喷嘴尺寸减小后，而喷嘴尺寸决定了打印精度，细胞活性和打印精度难以兼得。其次在交联成型方面。生物墨水图样化需要通过温控、化学处理、紫外线照射等方式，固定成型。然而这些交联方式都会对细胞、蛋白质等材料造成损伤。第三是高通量，即多材质细胞生物 3D 打印技术，对于具备一定功能的生物组织，其内部应该具备多种细胞、蛋白、生长因子等，材料分布非常复杂，精度非常高。这对打印技术提出了巨大的难题。

而目前使用的打印系统也有一些不足：①不能实现高黏度液体打印；②打印细胞活性下降；③堵头；④墨水的频繁回填易造成生物材料的污染。另外，细胞打印仍需要细胞外基质以实现长期培养。但是大部分的细胞打印实验设计针对的是打印细胞的活性，而对细胞打印方式，缺乏深入的研究，其适用介质的范围，打印时间间隔和打印驱动脉宽等打印控制参数对细胞损伤的影响，以及细胞悬液的密度对打印效果的影响等缺乏详实的分析，缺乏细胞打印过程中细胞受损的理论依据，不但限制了其应用，而且严重阻碍了专用细胞喷射装置的研制，无法实现工程化细胞打印。

六、生物打印的研究现状

近 10 年来，国内外对生物打印进行了初步的研究，对多种类型的细胞打印成形已经进行了实验尝试。虽然生物分子和其结构通常都是脆弱敏感的，Tadashi Okamoto 等将 DNA 分子成功地印在载玻片上，形成了高密度的 DNA 微阵列。Tao Xu 等将老鼠胚胎主运动元细胞成功地打印出来，而且实验验证了打印后的细胞可以形成一定形态的简单结构。Barron JA 等将多层的人类骨肉瘤细胞成功打印到了人工基底膜上，形成了三维的细胞结构，并且经过存活测试，打印细胞的存活率高于 95%。可以选择性地打印单个细胞，有利于细胞选择的研究、基因组学和蛋白质组学的研究。

不少研究机构针对细胞打印，研制出了专门的细胞打印机或者是将现有的商用打印机进行改装。Xu F 等自主研制了专门的喷墨打印机，将鼠膀胱平滑肌细胞和胶原蛋白的混合物经打印装置喷射，形成打印液滴。同时可以通过改变驱动脉宽或混合液中细胞的数量来改变喷射液滴中细胞的数量。

笔记

并且分别测量喷射液滴 0~3d 后细胞的数量,进行了定量分析。结果表明在胶原蛋白环境中,打印细胞具有活性,可繁殖。Sang Jun Moon 等研制了一种基于机械阀门的 3D 细胞打印机,可用于打印包裹于胶原蛋白(collagen)中的光滑肌肉细胞面片。将 HMEC 与纤维蛋白凝胶及纤维蛋白原、凝血酶、Ca^{2+} 浓聚物构成的"生物墨水"打印在纤维蛋白原为基体的"生物纸"上,以形成微血管组织。打印的框架结构在一定环境下培养 7、14、21d 后,逐步构成了微管状组织(直径约 $400\mu m$)。其纤维结构的平均直径为 $93\mu m$,并具有一定的弹性(弹性模量 2.0±0.8MPa)。Mohidus Samad Khan 等采用改造过的热发泡喷墨打印机实现了用蛋白质和酶溶液构成的生物墨水打印字符和灰度图像。其所配制的生物墨水的物理特性(表面张力、黏度和密度)接近打印墨水,打印的生物液滴与墨水液滴的尺寸一致,提高了打印精度。Jae Dong Kim 等用富士压电打印机(每头 16 孔、$254\mu m$ 间距)和聚合物实现了干细胞复杂图形打印,研究了不同密度的乙二醇酸在聚苯乙烯基体上的打印特性,采用从皮下脂肪中分离,将其接种在乙二醇酸图形上,hASCs 细胞稳定地附着、繁殖,实现了干细胞复杂图形的打印。Douglas B. Chrisey 等发明的 matrix assisted pulsed laser evaporation direct write(MAPLE)专利技术也多次被利用进行细胞打印的尝试。Jason A. Barron 利用 MAPLE 技术打印出了哺乳类动物的三维细胞结构。David J. Odde 利用激光技术构造了活性细胞簇,YafuLin 等利用 MAPLE 技术成功打印了酵母细胞,实验发现随着激光能量密度的增大($85~1\,500mJ/cm^2$)有损于细胞的活性。Ringeisen BR 等利用 MAPLE 技术成功将多功能胚胎癌细胞打印出来,观察可得细胞的存活率为 95%。

对细胞打印的研究不仅从实验的角度出发,也有很多研究机构对细胞打印过程进行数值建模仿真分析。在细胞的着落过程中,Haller KK 对细胞液滴与刚性表面的碰撞作用进行了建模分析,当液滴撞击到表面时,液滴会被压缩和不断的变形,研究还发现对于高速度着落的液滴,液体的压缩性是必须要考虑进去的。已有研究对激光直写过程中气泡的形成与喷射进行建模分析。

七、生物打印发展方向

基于生物打印的人体器官构建还在探索阶段。生物打印技术是多个学科的共同发展的结果,将材料科学、生物学基础研究与快速成型制造的关键技术和应用结合起来,互相促进才能快速发展。归纳起来,现阶段在工程领域有如下细胞打印关键技术的研究:细胞打印制造的工艺和软硬件系统,包括用于打印细胞或者细胞/基质的打印机系统的研发,逐层打印细胞的程序设定;多种细胞同时打印,解决多喷头问题,以及不同细胞之间的相容性研究;打印出来的细胞活性的维持,培养细胞团成为成熟的组织或者器官。

细胞打印技术拥有坚实的制造技术和生物学基础,它突破了传统的制造科学与生命科学间的鸿沟,将人造器官和人造组织引导至一个新的天地,随着快速成型技术与组织工程学的发展,细胞打印必将引起医学和生物技术的变化,未来有可能出现人体器官银行,将存放着人们第二套重要脏器,随时可挽救遭受不测的人的生命,提高成千上万人的生活质量。

第七节　3D 打印在生物医学领域的应用

3D 打印技术在医疗行业的应用始于 20 世纪 80 年代后期,利用病变处的医学影像进行三维重建,打印制作准确的个体化三维模型,便于医生进行术前的手术规划、与病人和家属的沟通以及用于医学教学和医生手术训练。所以 3D 打印在生物医学领域的应用发展与 3D 打印技术本身的发展是同步的。3D 打印技术的进步促进了在生物医学领域的应用,而在应用过程中出现的问题和挑战,以及应用拓展的新边界,都反过来引领了 3D 打印技术的迭代升级。双方互为支持、相互促进。

3D 打印技术与临床医学的结合能够解决很多传统医学很难甚至是无法解决的难题。3D 打印技术所具有的快速性、准确性、个性化及擅长构建复杂形状实体的特性使它在医学领域有着广泛的应用前景。例如,现代医学影像能够获得患者的三维影像学资料,却不能提供更为直观形象的三维实体模型。利用 3D 打印制作复杂的病损部位的实体化模型,对病患沟通、手术方案设计、个性化修复体设计构建都有重要的临床意义(图 10-16)。在医用模型、辅助诊疗、手术导板、植入物设计制造、医疗器具及康复器械制作等方面,3D 打印技术具有独特的优势,能够服务围手术期全周期,显著地提高医疗水平。3D 打印在医疗健康领域的具有重要的应用价值与研究意义。

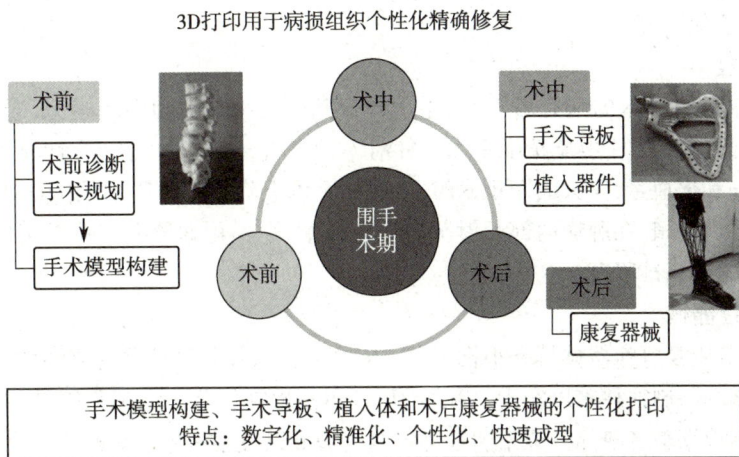

图 10-16　3D 打印技术在个性化手术中的应用

目前,3D 打印技术在生物医学的应用可以分为四个层面(图 10-17):①体外医学模型;②生物相容非降解长期植入医疗器械;③生物活性可降解再生修复植入器械;④生物 3D 打印(载细胞打印)。其中后面三个层次主要涉及对生物材料的打印成型。

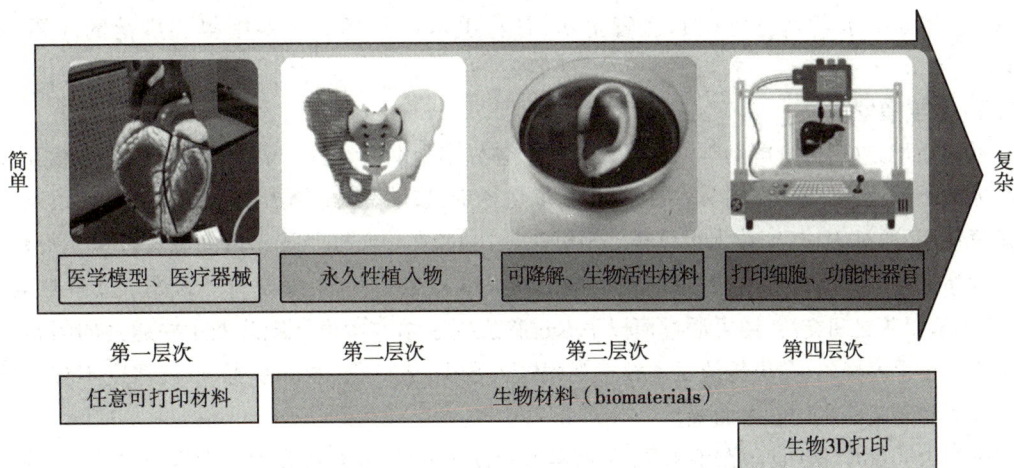

图 10-17　3D 打印技术在生物医学领域的应用分为四个层次

一、体外医疗器械、模型与导板

3D 打印用于体外的辅助医疗,包括体外使用的医学模型、医疗器械、康复辅具、假肢、手术导板等,可实现在术前做好手术规划及准备,节约手术时间,提高手术治愈率等,这也是目前国内外临床应用比较广泛,治疗效果比较理想的应用类型。同时,此类应用对材料生物相容性的要求较低,只需要材料能够提供适合的力学强度和可打印性能。

随着 3D 打印技术和医疗技术的发展与结合,3D 打印不仅可以制造个性化手术导板器具,辅助实现更精准的手术,也可以生产更适合个体需求的各种医用植入物和康复辅具等医疗器械。截止到目前,手术导板、手术规划模型和个性化内植物仍是3D打印在临床应用中的主要领域。其中,矫形外科(包括膝关节和髋关节)手术是3D打印技术在医疗行业应用的最主要市场,其次为颅骨、颌骨、脊椎、口腔和心血管手术。通过3D打印技术制作模型和手术导板仍然是目前3D打印最常见的应用形式。基于3D打印模型的手术规划已经在颅骨和颌面外科手术、脊椎外科手术、心血管手术、盆骨和内脏等手术的应用中发挥了积极的作用。3D打印教学模型已广泛用于手术训练中,包括骨科手术、血管支架放置、体外胆道引流术等。

(一)手术导板

作为实现精准外科手术的强有力工具,手术导板基于三维重建和手术模拟,通过数字化设计并3D打印而成,帮助医生在术中实施精准手术。针对不同患者,利用3D打印个性化手术导板,能够有效减少手术的创伤和出血量,大大缩短手术时间,提高手术准确度。此外,采用3D打印技术制作口腔种植体导板辅助牙齿种植,在肿瘤内部照射源粒子植入中,个性化的导向定位导板应用,都能够减少手术时间,提高手术的精准程度。

(二)康复医疗器械

假肢、助听器等康复医疗器械具有小批量、个体化的需求,并且设计具备复杂性,传统数控机床受到加工角度等因素的限制往往难以实现。利用3D打印技术制作单个定制化康复辅具的成本会显著下降。目前已经有根据患者腿部三维重建模型定制的假肢以及根据患者耳蜗结构个性化设计的助听器外壳应用于临床中。

(三)术前模型辅助手术规划

良好的手术前规划是手术取得成功的关键。特别是对于难度大、风险高的手术,或新开展的手术,术前规划尤为重要。通过3D打印机将病变三维模型打印出来,既可辅助医生进行精准的手术规划、提升手术的成功率,又方便医生与患者就手术方案进行直观的沟通。3D打印能1:1地还原出患者病变结构(如肿瘤)的大小、长度、宽度,以及内外关系,让手术的安全性与精准程度提高。基于3D打印的手术规划已经在心血管手术、骨科手术以及肾脏手术中得到广泛的应用,见图10-18。

(四)教学模型

在教学模型方面,传统解剖学的学习是通过尸体标本帮助医学生观察组织器官形态和相互关系,但这种方法不够快速、便捷。同时,尸体标本获取途径少,数量有限,不便于保存,受到伦理道德限制,不能重复使用,通过3D打印技术可以很好地解决这些问题。3D打印技术借助患者影像学资料数据制作1:1等比例个体化实物模型,可清晰准确显示病变特点和形态,发现传统影像学资料隐藏的信息,便于手术团队之间交流,还可通过模拟手术过程发现手术方案设计缺陷及术中遇到的困难,提高年轻医生外科手术经验,解决传统手术教学观摩的人数少、效率低、观摩视野、广度深度不够等难题,改变医学生和年轻医生的学习曲线。

随着技术的进步,3D打印在手术导板、康复医疗器械方面、复杂疾病的手术规划以及医学教学模型研制等方面起到了越来越重要的作用,并且逐步成为其未来发展不可或缺的技术基础。

二、个性化非降解植入物

具备生物相容性非降解型长期植入的医疗器械,包括利用惰性生物金属、陶瓷和高分子材料3D打印制备的骨骼、关节、牙齿、义眼等永久植入替代物。这类应用要求材料有良好的生物相容性,可以植入体内但不降解,大部分不具有生物活性。目前此类3D打印产品部分已经应用于临床治疗,相信不久的将来会给临床治疗方法与技术带来巨大变化。

以骨缺损修复为例,目前临床骨缺损修复常用替代修复策略,即利用生物相容的惰性材料填充、替代病损部位骨组织,实现空间占据和力学支持,以重建骨的力学功能。目前替代修复的3D打印骨

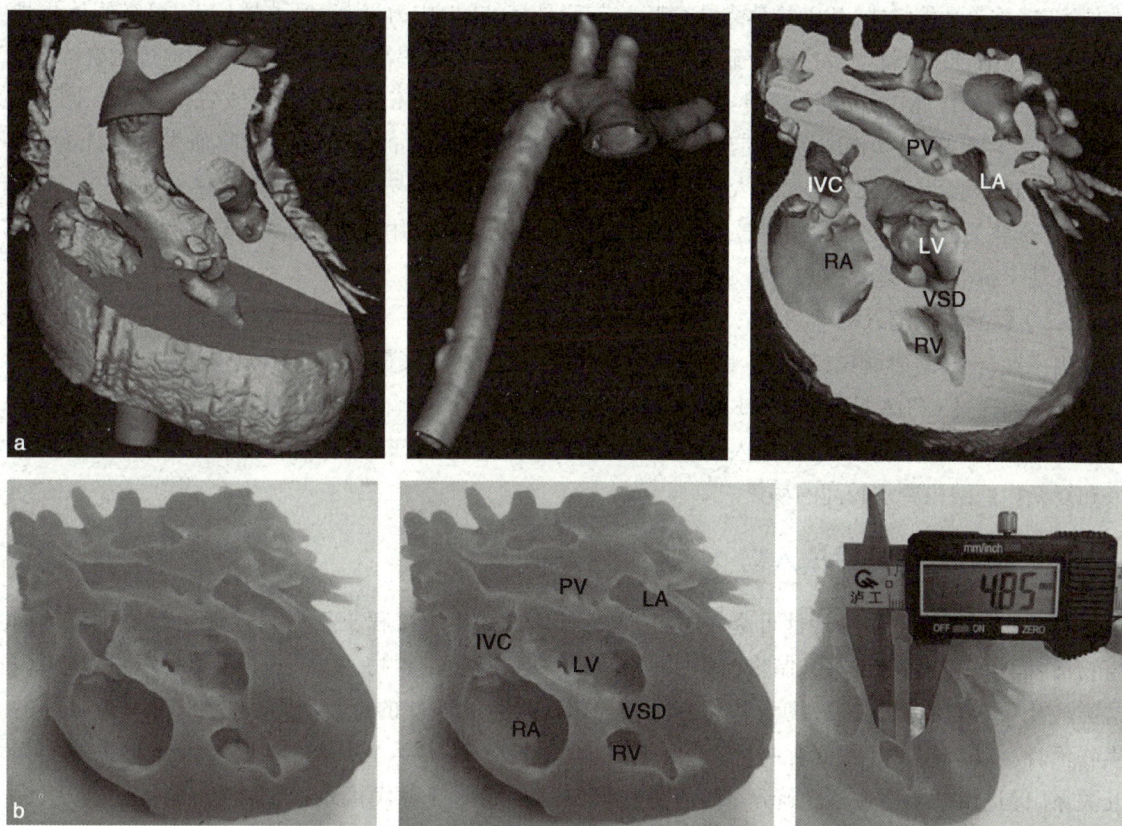

图 10-18 3D 打印病患心脏心血管缺损模型辅助心脏外科手术

a. 经图像后处理技术构建的 3D 数字化模型,包括心肌和血管;b. polyjet 工艺打印的实体心脏模型,可清晰看到室间隔缺损,并可在实体模型上测量轴位室间隔缺损长度。

植入物主要有两类材料:一类为金属植入物,主要有钛合金及钴铬钼合金等,涵盖关节、脊柱、创伤及齿科的各个领域;另一类为高分子植入物,以聚醚醚酮为代表,应用于脊柱、颅颌面修复等领域。

(一)金属植入物

目前 3D 打印制造金属植入物主要在现有材料(主要是钛合金、钴铬钼合金等)的基础上,量化地控制植入物的几何轮廓及拓扑结构,制造更符合个体特定需求的植入物,见图 10-19。一个方向是利用 3D 打印构建标准植入物无法满足的个性化复杂缺损修复,比如形状复杂的肩胛骨、颌面骨;外形个性化的缺损,比如颅骨。另一个方向是利用 3D 打印构建复杂内部拓扑结构,实现植入体力学匹配、促

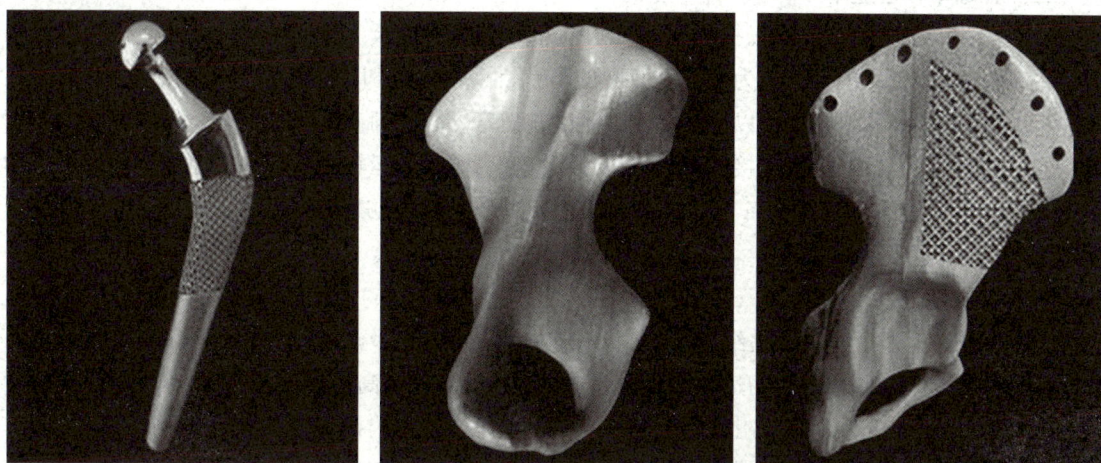

图 10-19 3D 打印钛合金人工关节及肩胛骨植入体

骨长入、减重等功能需求,比如构建多孔全膝关节股骨柄,减少应力屏蔽,促进骨长入,提高假体与骨组织的骨性结合;3D 打印多孔钛合金椎间融合器,利用多孔结构提高植入体生物活性促进融合。

2016 年 5 月,我国首个金属 3D 打印人体植入物——人工椎体,并且获 CFDA 注册批准。同年 7 月,我国首个属 3D 打印椎间融合器产品正式获得了 CFDA 批准,前后共历经七年研发和临床验证。目前 3D 打印钛合金植入物已经在人工寰枢椎(人工椎体)、全颈椎、多节段胸腰椎、人工肘关节、人工腕关节、全膝关节、人工全骶骨、半骨盆(骶髂关节至耻骨)等处应用,个性化设计假体置换,为骨科医生提供基于精准医疗理念的解剖重建解决方案。

(二)聚醚醚酮植入物

相比钛合金,聚醚醚酮(PEEK)具有更接近于骨组织的弹性模量,因此越来越多地应用于临床骨修复。目前通过 CFDA 批准的 PEEK 骨植入物主要应用于椎间融合器、颅骨修复体、颌面骨修复体等应用环境但尚无 3D 打印 PEEK 植入产品获批。3D 打印 PEEK 骨修复植入物尤其适用于对个性化外形和复杂内部结构要求较高的场景。

三、个性化可降解植入物

利用 3D 打印,对生物活性可降解材料,包括植入式的组织工程支架材料或促组织再生修复的生物活性材料进行三维构建,制作组织工程支架及再生修复植入物,主要用于各类组织再生修复。这类应用要求材料具有良好的生物相容性和与组织再生相匹配的降解动力学特性,并具有良好的生物活性。其应用路径主要有两个:①再生医学:材料/产品植入人体后,可以与人体组织发生相互关系,促进组织再生并逐渐降解,直到新生组织完全或部分替代植入物,实现功能重建;②组织工程,在体外培养干细胞到支架材料上,经生物反应器培养后通过细胞分化、增殖、分泌细胞外基质,形成具有生物学功能的(类)组织,植入体内实现功能重建。两者对于打印工艺和材料的要求类似。目前 3D 打印可降解再生修复植入体还处在实验室研究阶段,离大规模临床应用还有一定距离。

组织工程和再生医学的目标都是制造人造组织或器官(体外或体内),都需要构建组织工程支架来为细胞提供支撑和提供可以模仿人体真实环境的细胞外微环境。支架需要满足三个要素,基本都可以通过 3D 打印生物材料来实现:

(一)生物相容

材料的生物相容性是首要因素,也是限制选择合理打印材料的最关键因素。植入物必须具有细胞相容性,并支持细胞生长,附着,增殖和迁移,且对宿主安全,不会导致严重的炎症或免疫排斥反应。

(二)孔隙率和连通率

支架一般都具有多孔结构,以提供液体和养分流入、细胞代谢产物流出的通道,并使得细胞迁移长入和各种血管等管路的长入成为可能。而孔的形状,体积,大小和几何形状直接影响细胞黏附、迁移的行为。材料中不同的孔径可以直接影响细胞生长发育,并与细胞外基质的形成,如胶原蛋白装配及矿化紧密相关。开放和相互连接的微孔可以让氧气和营养物质运输到内部并消除细胞代谢产生的废物。如何利用 3D 打印工艺制备合理的多孔结构,并保有材料足够的机械强度,是 3D 打印组织工程支架所面临的主要挑战。

(三)机械性能

力学支撑甚至是力学刺激是细胞与组织生长中不可或缺的部分,特别是对硬组织如骨骼和软骨的再生。与天然骨骼相匹配的适当机械强度非常重要,当具有高弹性模量的人造骨被植入原位时,它们可能会产生应力遮挡并阻碍新骨形成。通过 3D 打印工艺构建多孔拓扑结构以调控支架/植入体的力学行为就尤为重要。除了良好的生物相容性,高孔隙率和匹配的机械性能之外,理想的材料必须具有合适的亲水性,与新组织生成相适应的降解动力学特性,降解产物 pH 适宜且不含有毒成分。

四、生物 3D 打印

生物 3D 打印通过精确定位生物材料、生物化学分子和活细胞位置,实现种子细胞在支架材料三维空间中的精确定位分布,控制功能性成分的空间位置,用于制造三维结构、打印出具有生物功能和生物活性的组织或器官。目前尚处于基础研究阶段。打印得到的组织和器官还并不具有完整功能、完整结构,但已经作为类组织用于药物筛选测试疾病,并开始发挥重要作用。

(一)皮肤组织

2012 年,Michael 等人通过激光辅助生物打印工艺在人造细胞外基质上种植成纤维细胞和表皮角质细胞尝试人工皮肤的生物打印。打印产物在小鼠背部皮肤损伤模型移植后,发现宿主血管明显长入该人工皮肤。由于制造流程复杂,临床应用有待进一步研究。韩国浦项科技大学 Kim 等人使用挤压和喷墨混合打印方式,设计并打印了包含"小室"结构的全层皮肤。选用的材料包括聚己内酯(PCL)、明胶、胶原,细胞为成纤维细胞、角质细胞。经过 14d 的组织培养后,观察到成纤维细胞在真皮层铺展,表皮层厚度与天然皮肤相似,皮肤组织中出现了 I 型胶原、真皮细胞外基质、外皮蛋白,证明打印的皮肤组织增殖分化能力较强。

(二)肌肉组织

利用生物打印构建肌组织也是研究热点之一。2016 年美国维克森林医学院采用挤出沉积工艺,利用鼠肌细胞 C2C12 和多种材料(明胶、纤维蛋白、透明质酸、甘油)打印了骨骼肌组织体。将其与神经复合植入鼠臀肌,发现宿主血管长入该打印产物,并分泌肌肉特定蛋白。同年,韩国浦项科技大学 Kim 等人将去细胞骨骼肌基质制成生物墨水,通过细胞打印技术制造功能性肌肉组织体。并通过 3D 打印调控产物的仿生结构(细胞分布、仿生组织形态),调整电刺激可有效地改变肌肉组织体的收缩反应,证明其具备了初步的生理功能。

(三)肝组织

2006 年,Odde 等利用激光辅助生物打印工艺,采用光压力推动将不同肝脏类型的细胞按照特定方式沉积在生物水凝胶的表面,实现了高精度的细胞空间定位。2007 年,Tsang 等将可光致凝胶化的聚乙二醇材料与肝细胞混合,通过不同的掩膜制造了具有复杂微结构的活体肝组织,并在大鼠体内构建出了具有人类基因表达的肝组织,但其厚度不足 5mm。2012 年,Miller 等利用喷射沉积工艺打印了碳水化合物网格,再用水凝胶包裹肝细胞包埋进网格中,碳水化合物网格随后溶解形成微流道,将人脐静脉内皮细胞灌注到微流道中形成类血管网络,使用此技术制造的肝组织能维持肝细胞的代谢功能。2017 年,Kizawa 等成功通过一种无支架的 3D 打印技术,制造出有活性的迷你肝组织。该组织可维持药物代谢功能至少 7 周,能调节葡萄糖的产生、分泌胆汁酸,还可作为非酒精性脂肪肝病理研究模型。

(四)药物筛选

普通药物筛选技术的临床转化率低,最佳的药物测试对象是人体。但是人无法承担药物初步筛选工作。并且患者个体差异大,身体结构复杂,对药物反应很难量化评估。通过将人体细胞体外构建组织,并进行药物筛选是一种有效办法。用人源细胞生物打印的组织和病理模型,能准确反映药物在人组织内的药理活性,从而提高药物筛选成功率。

五、3D 打印技术在生物医学领域应用的发展趋势

(一)多种工艺协作混合加工技术

混合加工技术,即通过不同能源或工具的混合和不同过程机制的可控应用,在同一台设备上进行多种工艺混合的粗加工、增材制造、精加工等工序。金属 3D 打印领域通过增材与减材制造混合,能够

更精确控制工件表面加工质量。生物细胞 3D 打印可通过混合多种加工工艺,实现多种黏度携带细胞生物墨水打印或与其他可降解材质基体混合加工制造。

(二)模型打印由单色彩向多色、表面纹理色乃至全彩色发展

越来越多医生或患者要求制造出来的医疗模型能够是彩色的。产品模型具有颜色之后,首先会具有更好的观赏性,在医生或病人之间的沟通也变得更加容易,因为通过给医疗产品模型表面增加变化的颜色,能使观察者通过色彩简单的区分模型的各个部位,使得模型的表达更具清楚明了,而且让产品修正、生产要求表达变得更加轻松自如;其次,彩色产品模型方便用于探讨设计概念,评估产品外形、包装、感觉及大小。许多已成熟的工业科技都是从黑白一路发展到彩色,由此经验,开发彩色快速原型技术必然是开拓快速成型市场的下一重要步伐,必将有着巨大的发展前景。

(三)多材料共打印工艺及装备

人体组织是由细胞与细胞外基质组成的,细胞外基质往往是多材料构成。从仿生修复的角度讲,利用多材料 3D 打印工艺有可能制备更加接近人体自体组织的修复体。另外,多材料打印还能构建具有复杂材料属性和几何属性的制件以及更多功能的制件,例如,材料与功能梯度植入体、复合材料植入体等。该技术可以实现同一层切片上加工不同类型的材料组分进而达到功能性的要求。

(四)医疗健康云计算及 3D 打印云制造平台开发

3D 生物云计算平台是以多场耦合仿真技术为核心,模拟真实环境中生物、力学、化学、电磁、电子等影响因素,采用医学图像处理、数字三维重建、数据三维可视化渲染、智能模型生成等云计算方法,在短时间内对人体复杂结构进行 3D 建模和渲染,提供满足不同复杂程度的组织器官修复手术或 3D 打印所需细胞级精度的模型文件。3D 生物云计算平台,可支持医生和患者可在移动终端上实时查阅 3D 医学影像,可支持生成 3D 打印机所需数据模型,可用于手术仿真和模拟、远程医疗、在线会诊等(图 10-20)。

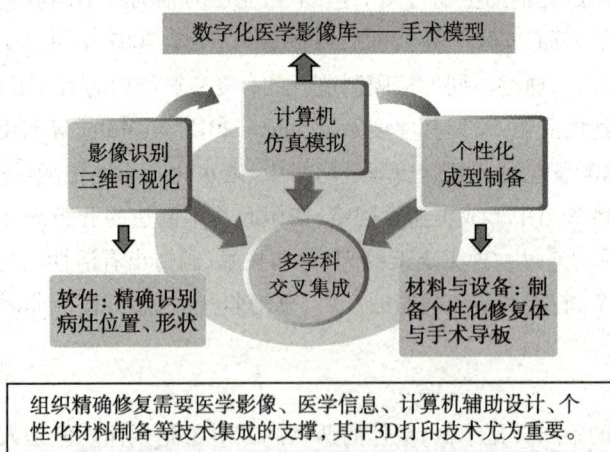

图 10-20　人体组织精确修复技术集成

3D 打印及智能云制造平台,通过大数据处理技术,将终端用户、专业门店、个人用户、物流公司、第三方支付及 3D 云打印有机联系,提供高效、便捷、低成本的 3D 打印服务平台,其可解决普通医院不具备 3D 打印设备、不了解 3D 打印供应商信息等问题,便于 3D 打印在医疗健康领域的推广应用。

生物医学越来越向着个性化、精确化的方向发展,以 3D 打印技术为代表的数字化技术群将对未来生物医学的进步起到极为重要的推动作用。

思考题

1. 世界上第一台 3D 打印机是谁发明的,使用了什么工艺? 请简要描述它的工作原理。
2. 激光选区烧结成型工艺主要的优点和缺点是什么? 适合加工什么生物材料?
3. 请简要说明常用的生物金属、陶瓷、高分子材料分别适用的 3D 打印工艺类型,并且请在每类材料中以两种材料为例说明具体原因。
4. 目前生物打印(载细胞打印)主要使用什么类型的材料作为承载细胞的介质? 主要使用什么打印工艺成型? 目前生物打印的类组织主要应用在什么方面?
5. 你认为 3D 打印在生物医学领域未来最有前景、最有价值的应用方向是什么? 为什么?

(杭　飞)

第十一章

纳米药物载体

纳米药物通常是指运用纳米技术、特别是纳米化制备技术,研究开发的一类新的药物制剂。纳米药物包括直接将原药加工制成的纳米粒子,其粒径通常小于 1 000nm,即"药物的直接纳米化";或者以纳米粒子、磁性纳米球、纳米脂质体、纳米级乳剂或纳米囊等作为载体,与药效分子以一定的方式结合在一起后制成的药物,即"纳米载体药物",其核心技术是用于药物负载的纳米药物载体设计。纳米药物载体能改变药物进入人体的方式和在体内的分布、控制药物的释放速度并将药物输送到靶向器官,是一种最有希望解决目前临床给药瓶颈的纳米传输系统。

第一节 发展概况

一、纳米药物载体

早在1959年12月29日,诺贝尔物理学奖获得者理查德·费曼,在美国物理学会召开的年会上,做了题为"在底部还有很大的空间"的著名演讲时,预言"当我们得以对细微尺寸的事物加以操纵的话,将大大扩充我们可能获得的物性范围。""如果有朝一日人们能在针尖大小的空间内移动原子,那么这将给科学带来什么?!"费曼给我们描绘了一幅激动人心的画面:众所周知,原子是组成自然界的基本单位,当通过某种技术手段人为地操纵单个原子,构造特定功能的物质,这如同用原子来搭积木,这必将大大扩展人们认识世界的深度和提升人们改造世界的能力!他的预言标志着纳米技术的起航。经过之后二十多年漫长的等待,直到1990年7月,在美国巴尔的摩召开了第一届国际纳米科技会议。这次会议的召开,标志着纳米科技的正式诞生。"纳米",在物理学中是长度单位,符号为"nm"。"纳米"与长度单位"米"的换算关系式为:$1nm=10^{-9}m$。如图11-1所示,一名男性高 2m 换算成纳米为长度单位是 20 亿 nm 的身高;水分子的分子结构式为 H_2O,其中两个氢原子分别与氧原子形成共价键。那么当 10 个氢原子肩并肩时跨度为 1 纳米(1nm),而脱氧核糖核酸分子(DNA)的宽度大约 2.5 纳米(2.5nm)。

"纳米"这个术语最早由日本的研究人员在1974年年底用到技术上。纳米技术是指在原子、分子和超分子量级,即尺寸在大约 1~100nm 下进行测量、设计和操控的能力,目的是理解、制造并使用由于小尺寸而具有从根本上崭新的性质和功能的材料的结构、装置和系统。而以"纳米"来命名材料是在 20 世纪 80 年代。纳米材料通常是指纳米颗粒和由其构成的纳米薄膜和固体。随着纳米材料研究领域的扩大和深入,人们发现很多大于 100nm 的颗粒也表现出独特的纳米尺度效应,例如小尺寸效应。比如由有机高分子组成的颗粒,它们的尺寸通常在几十纳米到几百纳米范围,在药物递送和控制释放方面表现出许多纳米尺寸效应。因此,在目前的纳米生物医学研究中,对于纳米材料的尺寸,已经没有绝对的 100nm 以下的限制。那些具有独特的尺寸效应,表现出完全不同于微米尺度结构特征的材料,被统称为"纳米材料"。主要包括"纳米粒子""纳米囊""纳米纤维"以及"纳米管"等。

从严格意义上讲,纳米材料是指在三维空间中至少有一维处于纳米尺度范围,或由它们作

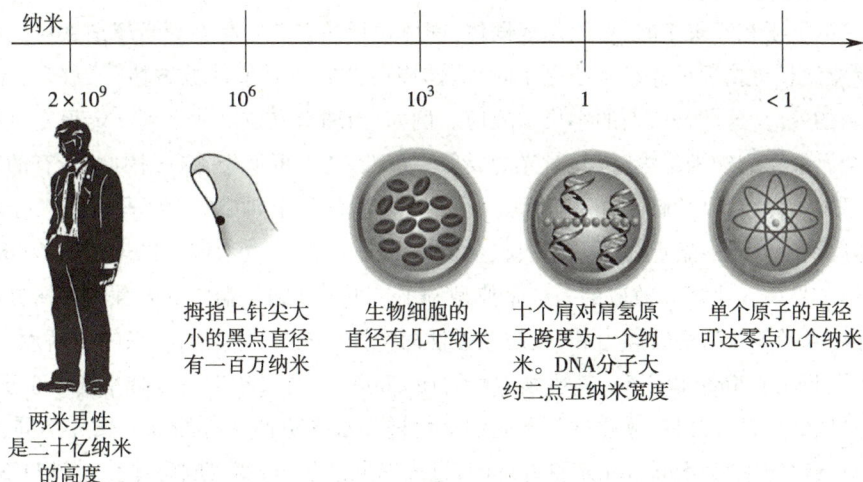

图 11-1　从宏观到微观的尺度变化

为基本单元构成的材料。按照维数来分类,纳米材料的基本单元可分为三类:零维纳米材料,指该材料在空间三个维度的尺寸均处于纳米尺度范围,比如纳米颗粒、原子团簇等;一维纳米材料,指该材料在空间有两个维度尺度处于纳米尺度范围,比如纳米管、纳米线、纳米棒等;二维纳米材料,指在空间有一个维度尺寸处于纳米尺度范围,比如超薄膜,多层膜等。一般认为,纳米材料的基本物理效应主要包括量子效应、小尺寸效应、表面效应、宏观量子隧道效应、库仑堵塞与量子隧道效应以及介电限域效应。接下来简要介绍与纳米药物载体相关性比较大的前三个效应。

(一)量子效应

纳米粒子的量子尺寸效应指的是当粒子尺寸下降到一定值时,金属的电子能级由准连续变为离散能级的现象,和纳米半导体微粒存在不连续的最高能级占据分子轨道和最低未被占据的分子轨道能级的能隙变宽现象。当受到激发后,高能级轨道上的电子跃迁到低能级轨道时,会随着能隙的不同而释放出不同的能量,因此很多原本不发光的金属或半导体材料以纳米粒子形式存在时,可以在激光的照射下发出不同颜色的光,这种纳米粒子的典型代表就是量子点。图11-2(见书末彩插)是不同粒径硒化镉/硫化锌(CdSe/ZnS)量子点荧光变化情况。随着量子点的粒径从 2nm 增加到 6nm,荧光发射范围可以从蓝光(2nm 的量子点)到红光(6nm 的量子点),覆盖整个可见光区域。对于同一成分的量子点而言,改变量子点的尺寸大小可以调控其发光光谱。同时,通过调控量子点的化学组成和尺寸大小,则有可能使量子点的发光光谱覆盖整个可见光区域。

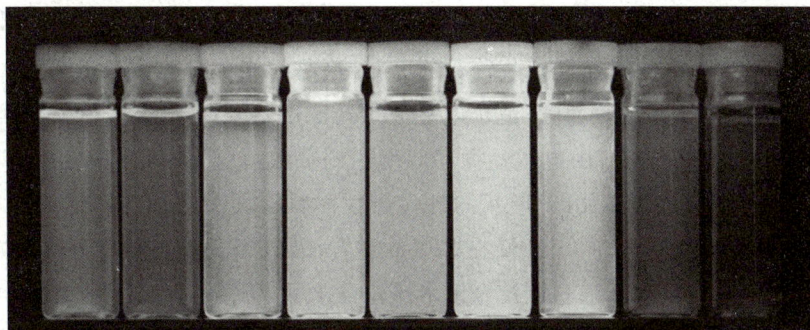

图 11-2　不同粒径硒化镉/硫化锌量子点的荧光发光图

（二）小尺寸效应

当无限多的原子相互聚集时，可以形成固体，固体包括晶态和非晶态。当超细微粒的尺寸与光波波长、德布罗意波长等物理尺寸相当或更小时，晶体周期性的边界条件被破坏，导致声、光、磁、热、力等特性呈现新的效应，这就是所谓的小尺寸效应。例如，当纳米颗粒尺寸小到一定程度时具有很强的吸光性。如金属细化到纳米量级时，其对光的反射率很低，通常可低于 1%。因此，所有的金属在超微颗粒状态都呈现为黑色，尺寸越小，颜色愈黑。小尺寸效应的一个典型的例子是粒子尺寸与熔点的关系。例如，金属纳米粒子的熔点显著低于块状金属材料，2nm 的金纳米粒子的熔点为 600K，而块状金的熔点则高达 1 337K。小尺寸效应的另一个典型例子是小尺寸纳米颗粒的磁性与大块材料的磁性显著不同，磁性纳米颗粒具有高矫顽力和/或超顺磁性的特性。例如，大块的纯铁（Fe）矫顽力约为 80A/m，而当颗粒尺寸降到 20nm 以下时，其矫顽力可增加 1 000 倍，若尺寸进一步减小到约小于 6nm 时，其矫顽力反而降低到零，呈现出超顺磁性。不同的材料进入超顺磁性状态的临界尺寸不同，例如 α-Fe、Fe_3O_4、α-Fe_2O_3 粒径分别为 5nm、16nm 和 20nm 时进入超顺磁状态，变成顺磁体。如图 11-3 所示，随着水溶性四氧化三铁纳米粒子的粒径增大，其 T2 加权磁共振信号强度呈现下降趋势，表现为从白到黑的逐渐变暗的磁共振图像变化。

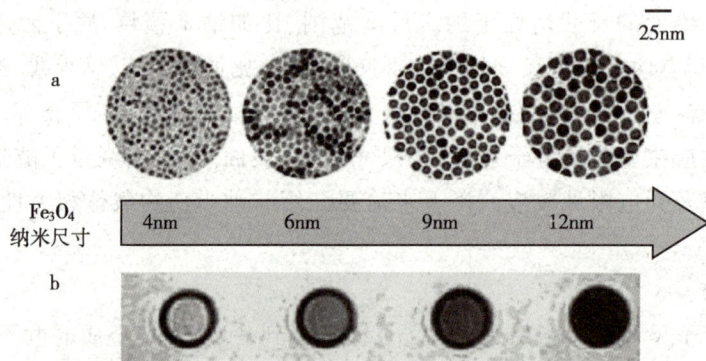

图 11-3　水溶性四氧化三铁纳米粒子的纳米尺度效应对磁学和磁致信号的影响
a. 不同粒径（4nm、6nm、9nm 和 12nm）的水溶性四氧化三铁纳米粒子的透射电镜图；b. 在 1.5T 的外磁场下，四氧化三铁纳米粒子的粒径大小依赖的 T2 加权磁共振图像。

（三）表面效应

粒子直径减少到纳米级，表面原子数和比表面积、表面能都会迅速增加；处于表面的原子数增多，使大部分原子的周围（晶场）环境和结合能与大块固体内部原子有很大的不同：表面原子周围缺少相邻的原子，有许多悬空键，具有不饱和性质，易与其他原子相结合，故具有很大的化学活性。例如某些纳米颗粒对红外光有一个宽频带强吸收谱。与常规大块材料具有单一择优的键振动模不同，由于纳米颗粒具有较大的比表面积，导致其表面的不饱和键和悬空键增多，存在一个较宽的键振动模分布，它们的红外吸收频率也就存在一个较宽的分布，这是纳米颗粒红外吸收宽化的原因。而当一束光（即电磁波）照射到金属表面时，由于电磁波穿透深度的限制，会使金属表面自由电子产生集体振荡。若入射光的频率与自由电子的振动频率达到一致，就会发生共振效应，即表面等离子共振效应（SPR）。例如金纳米棒由于形状的各向异性而具有两个表面等离子共振吸收峰：横向 SPR 峰和纵向 SPR 峰。其中，横向 SPR 峰在 520nm 左右；纵向 SPR 峰则随着金纳米棒长径比的增加而发生红移。如图 11-4 所示，通过调控金纳米棒长径比可以将纵向 SPR 吸收峰从可见区移动至红外区段。由于金纳米棒可以吸收近红外光，将光能高效地转化为热能，因此可被应用于肿瘤的光热疗。

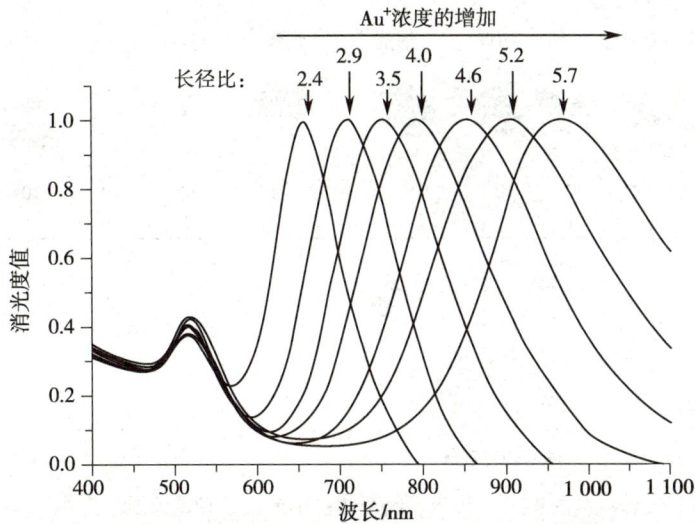

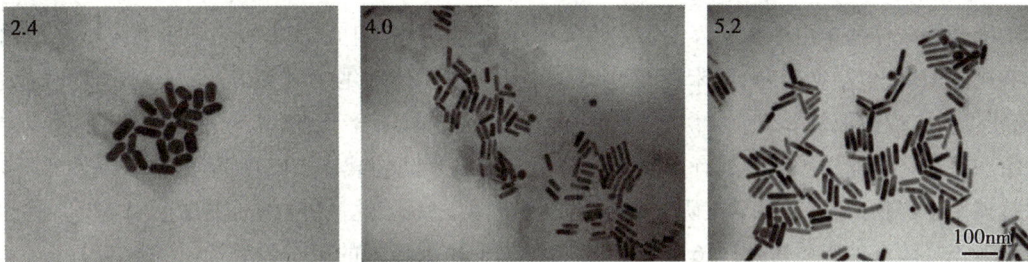

图 11-4　金纳米棒的长径比对消光光谱的调制作用

在生物医学领域,随着纳米技术的突破性进展,纳米生物材料正逐渐成为一个重要研究方向。其应用涉及生物芯片、纳米医疗器件、纳米诊断技术、纳米传感器、纳米药物载体及医学影像显影剂等多个方面。纳米生物材料的发展为生物学、基础医学、药学、诊断学及临床医学等相关学科提供了崭新的研究途径,对于认识疾病机制、观察病变过程及提高疗效等方面起到了不可忽视的作用。

很多化疗药物水溶性比较差,易被血浆蛋白黏附和网状内皮系统吸收,从而导致药物体内半衰期比较短;对于体内不稳定的药物或核酸,易被酶降解和水解而失效;而且全身系统给药,缺乏特异性,导致明显的毒副作用,限制了其在临床上的应用。鉴于传统分子药物的临床使用现状,纳米药物载体能改变药物进入人体的方式和在体内的分布、控制药物的释放速度并将药物输送到靶向器官,是一种最有希望解决目前临床给药瓶颈的纳米传输系统。作为一种纳米新技术,纳米药物载体的目标是将药物或分子影像探针送到靶部位并释放,最大限度地降低对健康组织的损害前提下杀死肿瘤细胞,以提高疗效并降低副作用。纳米药物载体具有增加药物的吸收、控制药物的释放、改变药物的体内分布特征、提高药物的稳定性、改变药物的膜转运机制等显著优点和优良的性能,在众多疾病治疗领域展现出广阔的应用前景。目前纳米药物载体可负载多种类型的治疗与诊断功能试剂。比如,药物(抗肿瘤药物,抗炎镇痛药等)、核酸(质粒 DNA,siRNA等)、多肽、蛋白质、疫苗、光敏试剂、造影剂等;其给药途径可分为静脉、口服、经皮、肺吸入、眼用等。其中,对肿瘤静脉给药机制研究比较深入,纳米药物载体在肿瘤治疗中的应用最具前景。国际上一般公认 0.1~100nm 为纳米尺度空间;而在药物传输系统领域一般将纳米粒的尺寸界定在 1~1 000nm,这是由于人最细的毛细血管内径一般为 5μm 左右,1 000nm 以下的物体可以自由通过。如图 11-5 所示,纳米药物载体的尺寸与病毒相当,介于细菌和抗体之间,所以纳米药物载体也被称为非病毒载体。

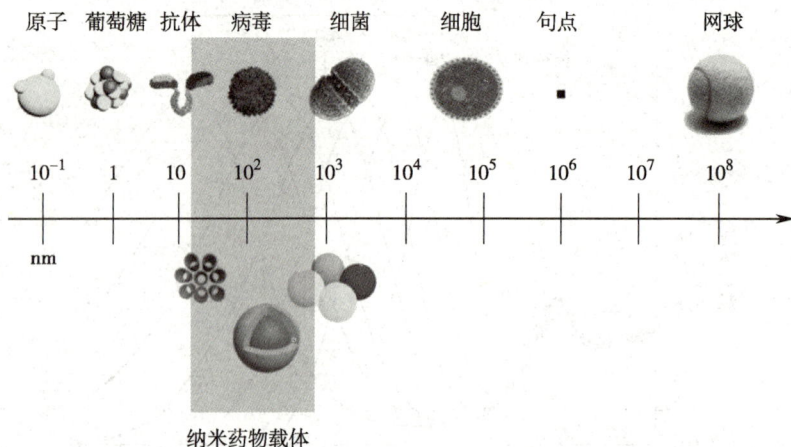

原子　葡萄糖　抗体　病毒　细菌　细胞　句点　网球

10^{-1}　1　10　10^2　10^3　10^4　10^5　10^6　10^7　10^8

nm

纳米药物载体

图 11-5　纳米药物载体的纳米尺寸界定范围

纳米药物载体通常由生物相容性和生物降解性的生物材料组成,实心或空心的核壳纳米结构,表面带有靶向配体,包括纳米粒、纳米囊、纳米胶束、纳米脂质体和纳米乳剂等。在纳米药物载体系统中,药物以粉末或溶液的形式或分散包埋于纳米粒中,或吸附结合于纳米粒子表面。在图 11-6 中,重点介绍一些在药物输送历史上具有重要里程碑意义的纳米药物载体。其中脂质体从 1965 年开始诞生时就被用于药物递送,是最早被研究的纳米药物载体,之后相继报道靶向化的脂质体和具有长循环能力的聚乙二醇修饰脂质体。1976 年报道研究大分子控制释放的聚合物胶束。该胶束是由一类两亲性的嵌段共聚物或接枝共聚物,达到临界胶束浓度后在水中自发形成核壳结构的聚集形态。其疏水性内核可负载难溶于水的药物。1978 年合成树状大分子,是一种具有高度支化、精准有序结构的纳米级分子,作为一类具有良好临床应用前景的新型基因、疫苗等生物大分子的纳米药物载体。美国食品药品管理局相继在 1990 年批准首个聚合物偶联药物,聚乙二醇化腺苷脱氨酶;1995 年批准用于卡波西肉瘤、乳腺癌及卵巢癌治疗的长循环阿霉素脂质体。1994 年报道具有长循环能力的聚乙二醇嵌段的聚乳酸-羟基乙酸共聚物;1999 年两亲性的聚合物制备出具有水溶性内腔的聚合物囊泡。2001 年首次报道用于 siRNA 传输的脂质体;2008 年靶向化的 siRNA 传输载体进入临床研究;同年,报道用于多药耐药治疗的 siRNA 与化疗药物联用传输载体。2005 年报道一种新型的纳米药物载体制备技术-模板印刷术。之后,于 2011 年首次报道具有长循环能力的红细胞膜仿生纳米药物载体。

二、基本给药机制

纳米药物载体向实体瘤的传输过程包括五个关键级联步骤(图 11-7):"血液循环及组织分布""肿瘤累积""肿瘤渗透""细胞摄取"和"药物释放"。因此,能有效地完成整个级联步骤的纳米药物载体应具有较高的治疗效果。相应地,纳米药物载体应具有如下特性,即"药物保留与释放""表面隐形与黏性"和"肿瘤渗透"。"药物保留与释放"表明纳米药物载体在载药方面所需的特性,即在血液和肿瘤组织传输过程中,需紧密地负载药物,而不发生药物泄漏;同时,在细胞内有效地释放药物,以发挥其药效作用。同样地,"表面隐形与黏性"代表纳米药物载体表面所需的特性,在血液循环中应保持隐形,从而实现被动的肿瘤累积;而一旦靠近肿瘤细胞,载体变得黏性,从而与细胞相互作用,实现有效的细胞内吞。除了这两种特性之外,纳米药物载体还应能够渗透到肿瘤组织深部,从肿瘤血管到达远处的肿瘤细胞,以及肿瘤乏氧区。只有纳米药物载体具有以上 3 种特性,才能成功地完成传输过程的 5 个关键级联步骤;并在适当的时间和地点输运活性药物,从而获得整体的高疗效和良好的预后。因此,目前设计制备较高药物治疗效果的纳米药物载体的重点在于调整纳米载体的基本理化性质,即"尺寸、表面性质和稳定性",以获得 3 种载体特性,从而有效地实现整个级联步骤。下面将具体

笔记

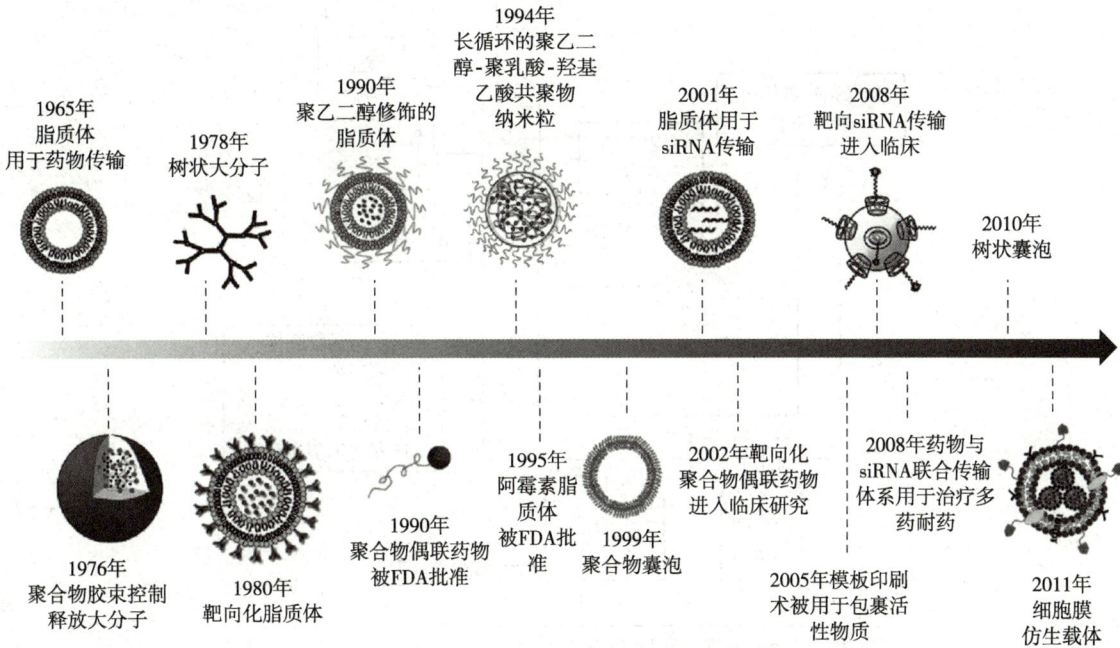

图 11-6　基于纳米技术的早期纳米药物载体发展历程

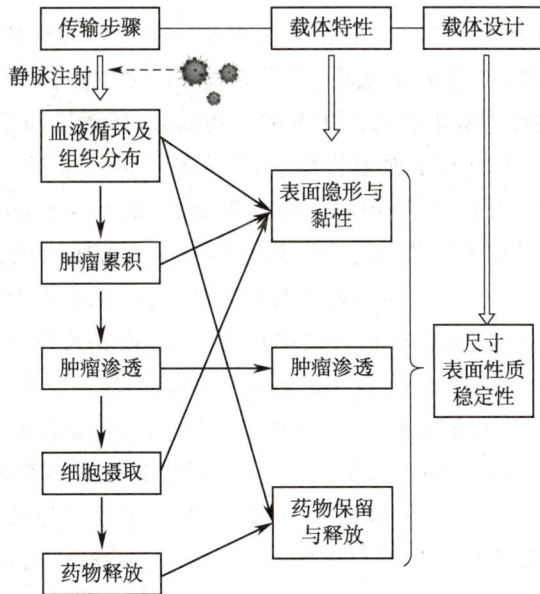

图 11-7　纳米药物载体向实体瘤的传输过程中所涉及的 5 个关键级联步骤

介绍纳米药物载体向实体瘤传输的 5 个关键级联步骤，为合理地设计高效的纳米药物载体提供理论指导。

（一）血液循环及组织分布

构建纳米药物载体的主要目标之一是调控药物在体内的半衰期和组织分布。而纳米药物载体在体内长循环必须逃避肾小球排泄以及分布在肝、脾和肺里的网状内皮系统（RES）吞噬，从而才能从血液循环中渗透至肿瘤组织（图 11-8）。分子量小于 42 000~50 000 道尔顿（dalton，Da）的水溶性聚合物或 5nm 以下的纳米粒子可被肾小球排泄。因此，可以通过增加载体的分子量或提高粒径大小来避免被肾小球排泄；另一方面，在载体表面修饰生物相容性较好的聚合物来降低网状内皮系统的识别。

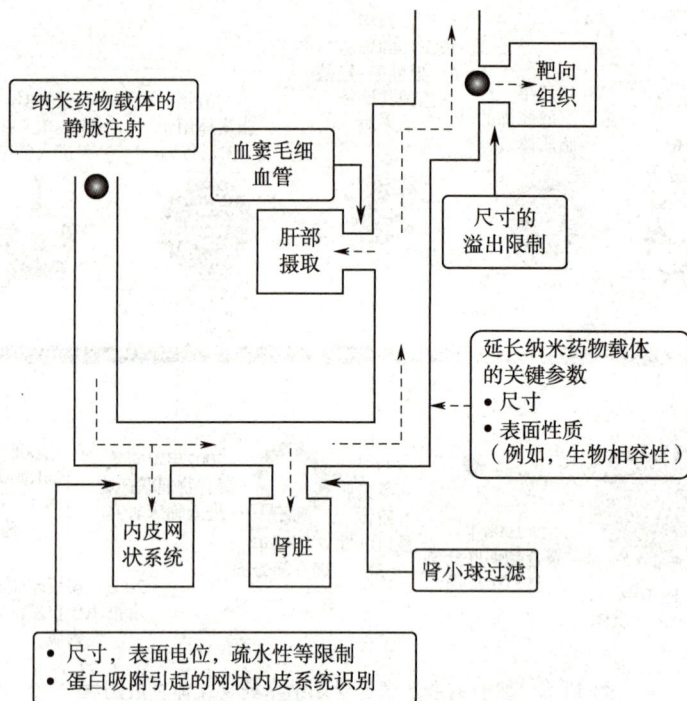

图 11-8　静脉给药后纳米药物载体在体内传输到靶向组织的过程

聚合物胶束在体内的分布主要取决于粒径大小及胶束表面的性质。为了获得较长的血液循环能力,聚乙二醇通常被修饰在胶束表面,其具有较好的生物相容性及较低的毒副作用,并且可有效降低胶束在血液循环中吸附蛋白及相关的生物成分,从而达到稳定胶束的目的。胶束粒径大小应在 $100 \sim 200nm$ 之间有利于血液长循环,更大粒径的胶束($2.5 \sim 10\mu m$)容易被网状内皮系统清除,小于 $7\mu m$ 时一般被肝、脾中的巨噬细胞摄取,$200 \sim 400nm$ 的纳米粒集中于肝部后迅速被肝清除;大于 $7\mu m$ 的微粒通常被肺中的最小的毛细血管床以机械滤过方式截留,被单核白细胞摄取进入肺组织或肺气泡。同时,较小粒径的胶束可通过肿瘤组织疏松的脉管,更容易渗透入肿瘤组织部位。如用 ^{125}I 标记的嵌段共聚物,聚乙二醇-消旋聚乳酸(PEG-PDLLA)胶束在体内的分布研究表明,即使在细胞质中最初的胶束浓度低于临界胶束浓度值,胶束的动力学分解依然很慢,可以允许胶束在血液循环一定的时间。实际上,该胶束在经过静脉注射后,半衰期仍可以长达 18h,并且在注射后 25h,有 25% 的注射剂量保持在血液循环中。在血液循环中,胶束没有和血液细胞相互作用。在组织分布上,可以发现正常器官如肺、肾、肝及脾的脉管间隙24h 内都有聚合物胶束。虽然胶束具有很小的粒径(40nm 左右),在肝脏和脾脏里少量的聚集说明胶束可以逃避网状内皮系统的识别但可以被肝窦状毛细血管所捕获。值得指出的是,在注射后 24h,聚合物胶束会慢慢地被肾脏以尿的形式排出体外,因为形成胶束的聚合物链段分子量远低于肾小球排泄的最低阈值。

(二)肿瘤累积和渗透

为了合理的构建纳米药物载体,必须首先了解肿瘤组织的生理特征。和大多数正常组织一样,肿瘤组织可以分成三部分:脉管系统、组织间隙以及细胞。然而,如图 11-9 所示,肿瘤组织的生理特性与正常组织截然不同,瘤内微环境存在血管新生、低氧、低 pH、富含胶原基质、高组织间隙压力以及代谢异常等特点。当负载化疗药物的纳米药物载体经静脉注射进入血液循环后,在到达要发挥药效作用的细胞内药物释放之前要经历以下过程;①在脉管系统间进行分配;②渗透穿过微脉管壁;③组织间隙的运动;④和细胞表面相互作用;⑤细胞吸收。为了能获得对肿瘤细胞的有效传输,必须了解这些过程的特征以及运作机制才能够设计高效的纳米药物载体。肿瘤脉管的生理结构在决定药物在组织间隙中的分布方面起着非常重要的作用。通常肿瘤有两种类型的脉管,一种是由预先存在的主脉管系统新生的脉络;另一种是由肿瘤细胞快速扩增而新生的血管。肿瘤组织血管内皮细胞间隙为380~780nm,呈现不正常的渗透性,大分子和100~200nm纳米药物载体容易通过内皮细胞间隙,同时缺乏功能性淋巴管结构,静脉回流缓慢,因此增加了大分子和纳米药物载体在肿瘤组织内的滞留。另外,小分子药物在肿瘤组织中的分布和正常组织没有区别。这种由于肿瘤组织的病理特征造成的大分子和纳米粒在肿瘤组织内的聚集,称为"增强渗透和滞留效应"(EPR效应)。EPR效应是纳米药物载体具有被动靶向肿瘤组织的最基本依据。

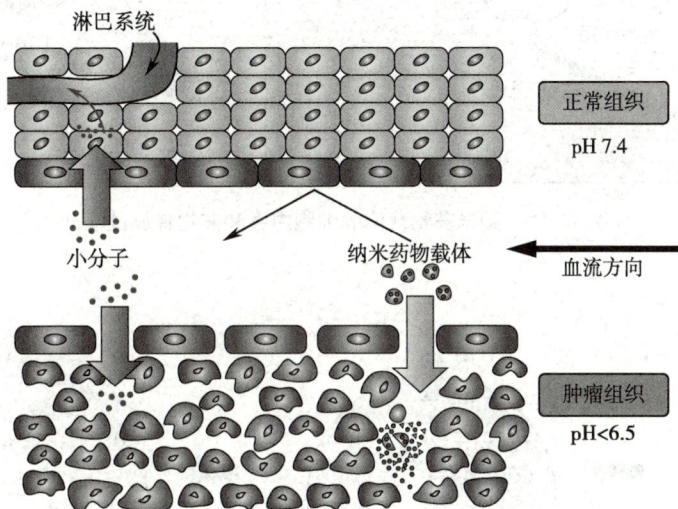

图 11-9　基于增强渗透和滞留效应的纳米药物载体肿瘤被动靶向累积过程

　　一般来讲,分子穿过组织壁及在细胞间隙的传输主要是由"扩散"及"对流"两种方式控制。扩散传输取决于分子浓度梯度;而对流传输是由于内部压力不同导致的分子运动。对于小分子来说,扩散传输是首要的传输机制,而粒径较大的纳米粒传输则由扩散和对流共同决定。由于肿瘤组织间隙的压力比正常组织要高,纳米粒子在肿瘤间就存在着对流运动。同时,由于不规则渗漏的肿瘤脉管系统和致密的组织间质,导致较大的纳米粒迁移速度较慢,严重阻碍肿瘤的深度穿透能力。一个理想的纳米载体应最初在血液循环中呈大尺寸,达到肿瘤组织后能够智能地转化为小尺寸,可降低对流运动,穿过致密的组织间质,从而达到更长的血液循环和加强肿瘤组织渗透。因此,肿瘤组织这些解剖学和生理学上的特征为纳米药物载体应用于癌症治疗领域提供了可靠的理论依据。

(三)细胞摄取和胞内药物释放

　　纳米药物载体由于尺寸较大,在进入肿瘤组织后,主要通过胞吞作用被肿瘤细胞摄取(图 11-10)。研究者们通常使用物理包埋荧光探针的胶束或化学键合的荧光胶束来研究这一细胞摄取机制。当聚合物胶束从细胞外流体经过胞吞作用进入细胞内时,首先停留在内吞作用的囊泡中,称为内涵体。在此过程中,一部分包含有胶束载体的内涵体就会相互作用而又重新被排出细胞外。在内涵体中,因为ATP酶质子泵的作用不停地从细胞质中传送质子而酸化成pH为6左右。接着聚合物胶束分布在细胞质中的溶酶体内,在溶酶体中,进一步被酸化成pH为5.5左右,并且在溶酶体中包含有大量的降解酶会使胶束降解。随着溶酶体内离子强度的增加而导致渗透压升高,最终致使溶酶体膜破裂而释放出药物(图 11-11)。

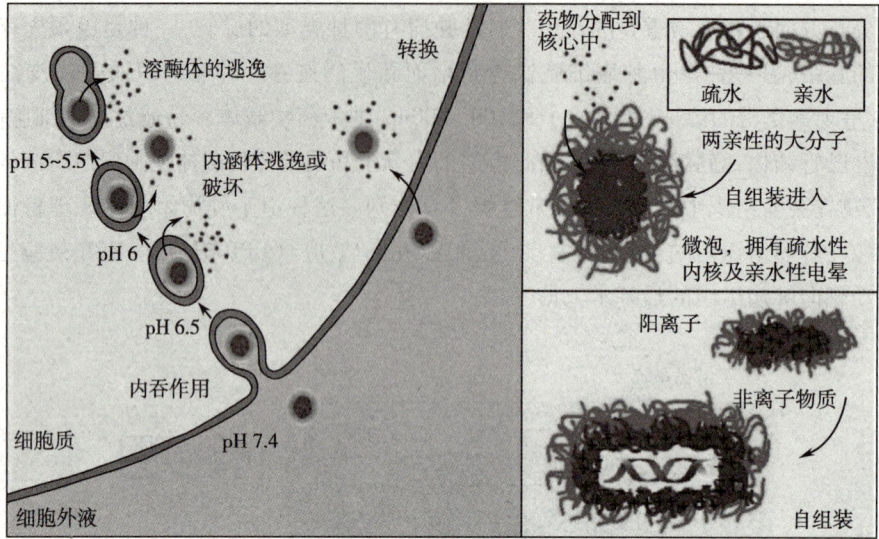

图 11-10 纳米药物载体的细胞内吞和药物释放过程

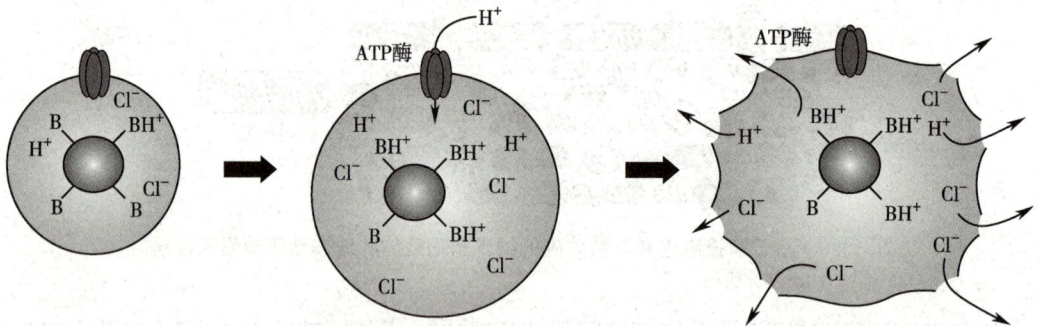

图 11-11 聚合物纳米粒子(绿色)通过质子化作用导致溶酶体膜破裂示意图

三、纳米药物

随着科技的进步,对肿瘤组织的生理特征研究的不断深入,科研和临床工作者已意识到研究肿瘤的诊断和治疗不单单局限于生物学、基础医学和临床医学的范畴,而是多学科交叉的重点研究领域。纳米技术在生物医学领域的运用诞生了纳米生物学和纳米医学,两者密切相关,前者是后者的基础。纳米医学的发展为肿瘤治疗提供了崭新的思路,最具代表性的应用为纳米药物的研发。纳米药物通常是指运用纳米技术、特别是纳米化制备技术,研究开发的一类新的药物制剂。纳米药物包括直接将原药加工制成的纳米粒子,其粒径通常小于 1 000nm,即"药物的直接纳米化";或者以纳米粒子、磁性纳米球、纳米脂质体、纳米级乳剂或纳米囊等作为载体,与药效分子以一定的方式结合在一起后制成的药物,即"纳米载体药物",其核心技术是用于药物负载的纳米药物载体设计。

纳米药物与常规药物相比较,具有颗粒小、比表面积大、表面反应活性高、活性中心多和吸附能力强等特性,具有很多常规药物所难以比拟的优点:能缓释药物,改变药物在体内的半衰期,延长药物的作用时间;制成靶向纳米药物后能达到特定的靶器官;在保证药效的前提下,减少药用量,减轻或消除毒副作用;改变膜转运机制,增加药物对生物膜的透过性,有利于药物透皮吸收及细胞内药效的发挥;增加药物溶解度;也可用于建立一些新的给药途径。纳米药物主要包括用于药物输送、体内外诊断、保健品和提高生物相容性的产品。如表11-1所示,目前临床被批准的抗肿瘤纳米载体药物,主要采用白蛋白、脂质体和聚乙二醇等来物理包覆或化学修饰活性成分。

表 11-1　临床被批准的抗肿瘤纳米药物

商品名	活性成分	疾病
白蛋白稳定的紫杉醇	紫杉醇	各种肿瘤
柔红霉素脂质体	柔红霉素	卡波西肉瘤、卵巢癌、乳腺癌、多发性骨髓瘤
阿糖胞苷脂质体	阿糖胞苷	肿瘤性脑膜炎
盐酸阿霉素脂质体	阿霉素	卡波西肉瘤、卵巢癌、乳腺癌、多发性骨髓瘤
胶束化紫杉醇	紫杉醇	乳腺癌、肺癌、卵巢癌
盐酸阿霉素脂质体	阿霉素	卡波西肉瘤、卵巢癌、乳腺癌
硫酸长春新碱脂质体	长春新碱	急性淋巴细胞白血病
米伐木肽脂质体	米伐木肽	骨肉瘤
盐酸阿霉素脂质体	阿霉素	乳腺癌
纳米热	氧化铁纳米粒	胶质母细胞瘤的热消融
培门冬酶	聚乙二醇-天冬酰胺酶	急性淋巴细胞白血病
地尼白介素-2	白介素-2 和免疫毒素复合物	T 细胞淋巴瘤
净司他丁苯马聚合物	苯乙烯马来酸-净司他丁	肝癌、肾癌

第二节　纳米药物载体材料

一、高分子载体材料

（一）合成高分子载体材料

目前,应用于纳米药物载体的高分子材料大致可以分为两类:合成高分子与天然高分子,其中合成高分子包括聚酯类(如聚乳酸、聚羟基乙酸、聚己内酯),聚碳酸酯、聚酰胺、聚磷腈、聚氨基酸、聚氨酯等,天然高分子包括壳聚糖、葡聚糖、透明质酸、肝素等。根据降解途径,生物医学高分子材料分为水降解高分子和酶降解高分子,大部分天然高分子材料都能酶降解。与天然高分子材料相比,合成高分子材料具有原料来源丰富、结构和性能可人为地修饰和调控等优点,接下来介绍几种典型的合成高分子载体材料。

1. **聚乙二醇-聚酯**　纳米药物载体中聚合物胶束比较常见,其中聚乙二醇-聚酯胶束应用最为广泛。因为聚酯类聚合物生物相容性好并且在体内可以逐级降解不需要二次手术去除。具有代表性的可用做两亲性嵌段共聚物中疏水链段的聚酯有:聚羟基乙酸(PGA)、聚己内酯(PCL)、消旋聚乳酸(PDLLA)以及聚乳酸-羟基乙酸共聚物(PLGA)等。聚乙二醇-聚己内酯(PEG-PCL)是一种半结晶态共聚物,通过改变聚乙二醇链和聚己内酯链长度的比例可以调节其结晶度。抗炎药茚甲新被有效地负载在 PEG-PCL 胶束里,研究表明无论在体外还是体内这种胶束都表现出可控的缓释行为并且在血流中具有长时间的循环时间。最近,一种新型的高稳定的由 PEG 和 PCL 组成的核交联胶束被用来作为顺铂的载体,这种胶束易被 SKOV-3 卵巢肿瘤细胞吸收表现出很高的抗癌活性。由两亲性嵌段共聚物 PEG-PDLLA 制备的负载紫杉醇的纳米胶束,其药物负载量可达到 25%。由三嵌段共聚物 PEG-PLGA-PEG 组成的可生物降解的温敏感胶束在室温时是分子状态,而在体内就转变成可控释放的纳米胶束。

2. **聚乳酸羟基乙酸** 聚乳酸乙醇酸(PLGA)又名乳酸-羟基乙酸共聚物、丙交酯乙交酯共聚物、聚乙丙交酯等。它是由羟基乙酸和乳酸聚合而成,是被 FDA 批准的药用辅料,目前认为是最为成熟和广泛应用的体内降解性聚合物之一。由其易于合成、质量稳定、生物兼容性、生物可降解性、机械强度和降解速度可调节性,以及具有良好的可塑性,近十多年来被大量用作控释系统的骨架材料。PLGA 通过水解作用降解,通过调节聚乳酸(PLA)与聚羟基乙酸(PGA)的比例以及聚合物的相对分子量,可得到不同的降解模式。另外,PLGA 的降解产物为乳酸和羟基乙酸,这些产物在体内自然存在。PLGA 纳米控释系统具有能够控制纳米球大小,延长药物释放时间、靶向释放、降低药物毒性和刺激性等特点。PLGA 纳米控释系统适合用于半衰期短或是口服生物利用度低而又需要长期使用的药物,其优点是在几周或几个月时间内以一定速率释放药物,维持有效血液浓度,减少药物的给药次数。

3. **阳离子聚合物** 基因治疗被认为是治疗癌症等致命疾病最有希望的新方法之一。迄今为止,基因传输载体研究主要集中在两大类:病毒载体和非病毒载体,包括阳离子脂质体和阳离子聚合物等。值得注意的是,目前最有希望用于临床基因治疗的载体是非病毒载体-阳离子聚合物,具有诸多病毒载体和非病毒型阳离子脂质体等所没有的优点,如无免疫原性,高效,结构可调并可修饰靶向配体等。这些阳离子聚合物与质粒 DNA 等核酸复合成纳米级,可有效地保护质粒 DNA 免受体内外酶的降解,并通过内吞的途径将基因传输到靶细胞。

阳离子聚合物包括聚左旋赖氨酸(PLL)、支化和线性聚乙烯亚胺(PEI)、聚酰胺-胺型树枝状高分子(PAMAM)、天然高分子壳聚糖等。聚赖氨酸是较早用于基因传输研究的阳离子聚合物之一,是以赖氨酸为重复单元组成的线状多肽,因此具有降解的特性,有利于其体内应用。通过对不同分子量的 PLL 复合 DNA 后的转染效率研究发现随着 PLL 分子量的增加其复合 DNA 的能力及转染效率增加,但同时细胞毒性也增加。赖氨酸/DNA 复合体本身作为基因载体效果并不好,为了得到适当的转染活性必须加入氯喹。加入靶向配体可以显著地提高体外和体内的传输效率,如将转铁蛋白质偶联到聚赖氨酸,研究具有转铁蛋白受体介导的靶向传输。聚赖氨酸/DNA 复合体也可通过结合叶酸、整合素特异性识别精氨酸-甘氨酸-天冬氨酸三肽序列(RGD)和抗体等配体来靶向传输至特定受体的细胞。聚赖氨酸与 DNA 形成的复合体从内涵体、溶酶体中逃逸出来的能力太差,因此转染效率相对较低。为了提高转染效率,可用组氨酸的衍生物直接改性聚赖氨酸。已经发现,在不添加任何外源溶酶体破裂剂的情况下,上述聚合物都能有效地转染多种细胞,并且转染效率随着咪唑含量的增加而提高。用组氨酸化的聚赖氨酸得到的转染活性要比未改性的赖氨酸高 3~4 个数量级。也可以把聚组氨酸的低聚物接枝到聚赖氨酸的部分侧链上,在保证载体具有伯胺的同时引入咪唑基团,研究结果表明该类载体的毒性小、转染率高。

PEI 是目前研究中最有效的基因传输聚合物,从 1995 年开始被用作基因传输载体。PEI/DNA 的复合体,通过结合半乳糖、甘露糖、转铁蛋白、生长因子和抗体等配体靶向作用于特定的细胞种类。另外,PEI 已成功地在体内把基因传输到中枢神经系统、肾、肺和肿瘤等组织。PEI 较高的转染活性是由于其具有"质子海绵"功能,能有效从内涵体、溶酶体中逃逸出去。由于 PEI 具有很高的氨基密度,其中只有 15%~20% 在生理 pH 中被质子化。这个特性使 PEI 成为强烈的"质子海绵"。为了进一步提高 PEI/DNA 复合物的转染效率,并提高其生物相容性,许多改性的 PEI 已经被合成出来。分子量低的 PEI 毒性小,但是转染效率低;分子量高的 PEI 转染率高,但是细胞毒性比较大。合成细胞毒性低、转染效率高的 PEI 衍生物是研究的一个热点。几种可以降解的 PEI 已经被报道,这类 PEI 中通常以带有酯键的化合物作为交联剂,合成产物的细胞毒性有明显低于 25 kDa PEI。如用二元丙烯酸酯交联 800Da PEI 合成聚 β-氨基酯。这种可降解的聚合物在结构、尺寸(14~30kDa)、DNA 结合能力等方面与市场销售的 25kDa PEI 相当,但是基因表达效果提高 2~16 倍,并且基本上无毒。这些结果的一个重要原因是降解聚合物更容易在细胞内释放 DNA。根据细胞内外氧化还原特性的不同,也可以设计新型可降解的 PEI。在细胞质内,二硫键会被还原为巯基;而在细胞外的氧化环境中,二硫键是稳定的,根据这一特性,一些高效低毒的含二硫键的基因载体被设计出来。

(二)天然高分子载体材料

在纳米药物载体材料中,天然高分子主要包含蛋白质(如明胶、白蛋白、丝蛋白等)和多糖(如壳聚糖、海藻酸钠、环糊精、果胶等)两大类。由于这些生物大分子都可以从自然界的动植物中获得,来源丰富,同时也是一种可再生的资源。它们与生物体具有良好的亲和性,排斥反应小,并且可以被生物体内的酶降解,降解后的产物对生物体的毒副作用也较小,而且这些生物大分子的分子链上往往带有羟基、氨基、羧基等大量可反应的官能团,可以作为化学修饰的位点,因此它们作为药物载体材料具有广阔的应用前景。

多糖又名多聚糖,是由 10 个以上单糖基通过苷键连接而成的,通常由几百个至几千个单糖聚合而成,种类有很多:有来源于植物的淀粉、纤维素、果胶、树胶、粘胶、果聚糖和右旋糖酐;来源于海藻类的藻酸盐等。来源于动物的壳聚糖、肝素、透明质酸和硫酸软骨素;还有来源于微生物的普鲁兰多糖、可得兰多糖、和藻酸盐等。多糖具有稳定性高、安全和可降解等特点;它广泛存在于自然界,比较容易得到,价格相对低廉;含有羟基、羧基和氨基等亲水性基团,可反应基团较多,很容易被修饰和改性,生成很多种衍生物,已经被广泛用于纳米药物及纳米药物载体的研究。例如,壳聚糖及其衍生物来源于甲壳类动物的壳,可广泛作为小分子药物、蛋白质和基因的输送系统。按照靶向部位进行区分,壳聚糖及其衍生物可制备成结肠靶向、肝靶向、肾靶向和肺靶向的纳米药物输送系统;根据载药纳米粒子靶向作用方法来进行区分,可用于制备被动靶向(包括壳聚糖-药物连接物、交联壳聚糖纳米粒子、基于壳聚糖的聚合电解质复合纳米粒子、聚乙二醇化壳聚糖纳米粒子和自聚集壳聚糖纳米粒子)、主动靶向-受体介导内吞的输送系统、敏感性载体以及磁性纳米粒子。

二、无机载体材料

(一)磁性纳米材料

磁性纳米粒子因其一系列独特的物理、化学以及磁学性质受到了人们广泛关注,其应用范围相当广泛,从磁流体、催化、生物医药/生物技术、分子影像、磁存储介质、环境污染治理等方面。而在生物医学领域,随着纳米技术与生物医学结合的日益深入,磁性纳米粒子集成像、靶向给药和癌症治疗功能于一身的多功能纳米药物载体比常规化疗药物载体具有明显优势。磁性 Fe_3O_4 作为目前唯一被批准应用于临床的磁性纳米材料。通过高温热分解乙酰丙酮铁制备出粒径小于 20nm 单分散 Fe_3O_4 纳米粒子,但是合成的纳米粒子表面被疏水性物质油酰胺包裹,只能分散于非极性或弱极性有机溶剂中,在水中的溶解性极差,因而不能直接用于生物体内。为了克服这一缺点,在 Fe_3O_4 纳米粒子表面修饰上两亲性高分子,不仅减少了 Fe_3O_4 纳米粒子对血浆蛋白质的吸附,而且大大减少了巨噬细胞对该纳米粒子的非特异性吸收,提高了其在血液中的循环时间和生物相容性。

(二)介孔二氧化硅纳米材料

介孔二氧化硅纳米粒子作为纳米药物载体具有独特的结构和显著的性能:较大的比表面积(>900m²/g)和孔体积(>1cm³/g),规整的孔道,可调的孔径(2~10nm),易于修饰的内外表面。尤其是近些年来,介孔二氧化硅纳米粒子的表面修饰及功能化取得了突破性进展。利用官能化的纳米粒子、高分子、蛋白质等作为"门卫"来控制药物释放,显著表明介孔二氧化硅纳米粒子在生物技术和生物医药等方面有许多潜在的应用价值。为了达到可控释药的目的,利用各种化学实体如离子化合物、金属粒子、高分子等在一定外界环境(如光、pH、还原剂)的刺激下发生反应,从而实现对药物分子的控制释放。

(三)其他无机纳米材料

碳纳米管是一种极为重要的无机纳米碳材料,它不仅具有独特的中空结构和内外管径,而且具有良好的细胞穿透能力,可用作药物载体。碳纳米管有两种类型:单壁碳纳米管和多壁碳纳米管。无论是单壁碳纳米管还是多壁碳纳米管的体外实验表明它们都具有明显的细胞毒性,从而限制了它们在药物载体领域的应用。另有研究显示,通过表面修饰碳纳米管可以降低其毒性,提高其生物相容性,使表面修饰的碳纳米管在药物载体领域的研究日益深入。

近年来,纳米氧化石墨烯具有独特的片状结构、大的比表面积、固有的光学性能等,从而使其在生物医学方面的应用研究得到开展。研究结果发现纳米氧化石墨烯在近红外区发光可用于活细胞成像,并且它对药物分子(如阿霉素、喜树碱)具有较强的吸附能力,载药量远远高于一般的纳米药物载体,它也可以通过化学键偶联上生物分子,如叶酸,有效地实现药物分子的靶向输送。

半导体量子点是一种新型的荧光材料,在生物医学领域中发挥了极其重要的作用,尤其应用于定量、长效荧光成像和探测。与传统有机荧光染料相比,半导体量子点具有显著的优势:可以通过控制半导体量子点的大小调节发射波长;能够增强信号强度,抵抗光漂白的同时可以发射不同颜色的光。当前,半导体量子点在药物运输体系中的应用主要是两个方面:一是作为药物载体以及荧光探针示踪药物在体内的分布;二是在阐明药物代谢动力学和药效学方面有潜在的应用。之前研究较多的含镉量子点用在生物体中容易释放镉离子而损伤机体,因此量子点的毒性研究备受关注。

近年来,稀土上转换纳米颗粒作为新一代发光材料引起了广泛的研究兴趣。上转换现象是指连续吸收两个或多个长波长的低能光子,发射一个短波长的高能光子的非线性光学过程。这个概念在1966年被提出,此后上转换纳米粒子迅速发展。已报道的稀土上转换纳米粒子的合成方法有很多,其中应用较为广泛的主要有共沉淀法、高温热解法、水热法、溶剂热法、溶胶-凝胶法等。稀土上转换纳米颗粒在肿瘤诊断治疗领域的应用主要涉及三个方面:①靶向输送;②光动力治疗;③光热治疗。

三、脂质体材料

1964年英国剑桥大学分子生物学家Bangham发现当磷脂分散在水中时,电镜观察可形成多层囊泡,而且每一层均为脂质双分子层,囊泡中央和各层之间被水相隔开,后来就将这种由磷脂双分子层组成,内部为水相的闭合囊泡称为脂质体(liposome,如图11-6所示)。脂质体作为一种药物载体被广泛应用,现已初步解决了工业化生产、稳定性和包封率等问题。脂质体自20世纪70年代开始作为药物载体应用以来,因其具有制备简单,对机体无毒性作用、无免疫原性及易实现靶向性等特点而备受重视。经过近几十年来的研究,脂质体在药物传输方面的应用取得了巨大的进展。

其发展大致可划分为以下四个阶段:第一代脂质体为天然或人工合成的磷脂与胆固醇组成的双层膜,这是最基本、最简单的脂质体结构。主要的功能为降低药物毒性和增加药效。目前已生产上市的脂质体药物多属此类。例如两性霉素脂质体、盐酸阿霉素脂质体。第二代脂质体表面用聚乙二醇-磷脂衍生物进行了修饰,通常又称这类脂质体为长循环脂质体。修饰后的脂质体延长了药物在血液中的保留时间,增加了药物的被动靶向功能。聚乙二醇-脂质体盐酸阿霉素已经生产上市,多种聚乙二醇脂质体药物也已进入临床实验阶段。第三代脂质体在第二代脂质体的基础上,在聚乙二醇末端引入靶向基团,提高了主动靶向功能。这些靶向基团可以是单克隆抗体、多糖、多肽及维生素。这类脂质体药物也已进入临床实验阶段。第四代脂质体通过表面的生物修饰以及材料的选择而使脂质体具有靶向性、可控缓释性、酸碱敏感性及其他可控性能,从而提高药效。这类脂质体药物亦称作智能脂质体,目前还只处于实验室研究阶段。

目前已经上市的阿霉素药物主要为脂质体剂型,可分为聚乙二醇脂质体及非聚乙二醇脂质体。Doxil®是阿霉素的聚乙二醇脂质体形式,用来治疗一种艾滋病相关的癌症,卡波西肉瘤、卵巢癌和多发性骨髓瘤。Myocet®是非聚乙二醇脂质体阿霉素,在欧洲和加拿大被批准与环磷酰胺联合治疗转移性乳腺癌,但尚未获得美国FDA的批准。这两种剂型都在一定程度上减小了阿霉素的心脏毒性,但在治疗效果方面仍有不足,需要继续改进或寻找新的阿霉素药物剂型。

四、固体脂质材料

与磷脂为主要成分的脂质体双分子层结构不同,固体脂质纳米粒是由多种类脂材料如脂肪酸、脂肪醇及磷脂等形成的固体颗粒,其性质稳定、制备较简便,具有一定的缓释作用,主要适合于难溶性药物的包裹,被用作静脉注射或局部给药达到靶向定位和控释作用的载体。固体脂质可制备固体脂质纳米粒和纳米结构脂质载体。其中,固体脂质纳米粒以长链饱和脂肪酸、脂肪酸甘油酯等体内可以降解且有良好生物相容性的天然或合成类脂材料为载体,将药物包覆、分散或吸附于类脂核中,制备粒径为50~1 000nm的固体胶粒。固体脂质纳米粒选用的高熔点脂质(如长碳链的饱和脂肪酸甘油三酯),在室温下通常呈固体,既有聚合物纳米粒物理稳定性高、药物泄漏慢、可以控制释放药物以及良好的靶向性等优点,具有脂质体乳液毒性低、能大规模生成的优点,主要适用于负载亲油性药物。固体脂质纳米粒除具有纳米材料特性外,最突出的优点是生理相容性好、可生物降解及易被消化道吸收。50%固体脂质纳米粒能穿过细胞或细胞间隙被肠道吸收,进入肠壁内的固体脂质纳米粒中70%先经淋巴转运后进入血液循环,30%直接经血液转运。

五、其他生物材料

从自然界中各种生物自身结构和功能的研究中,人们获得药物载体设计的启示,设计模仿人体的内源性功能成分作为药物载体(如细胞和蛋白等)或者通过化学修饰与机体紧密相关的天然外源性成分作为药物载体(如细菌和病毒),利用仿生技术构建出具有性能优异的药物载体,为肿瘤治疗提供了更加广阔的前景。通过模拟生物体的结构和功能,这些仿生药物载体具备了相应仿生对象特有的功能,比如长效系统循环,生物相容性好,细胞内吞效率高,可生物降解等。同时通过将人体内外源性成分与人工合成材料的加合,可获得性能更加优良的药物载体,既具备独特的仿生功能,又能通过化学方法进行功能改性,从而实现高效的药物递送。

(一)细胞膜材料

红细胞是具有许多显著性能的天然长循环传输载体,为人工长效系统循环药物载体系统的设计提供了极其有价值的依据。作为血管内传输载体,红细胞天生具有生物相容性、生物降解性能和非免疫原性。由于红细胞由天然的成分组成,能够保护被包覆的物质,如血红蛋白,同时保持在血液中长效循环。红细胞膜属于半透膜,对于小分子药物具有通透性,但对于蛋白类物质具有很好的包覆性,能够达到输运目的。

为了设计这种药物递送系统,一种常见的方法是在保持红细胞结构的完整性和生物功能的前提下,将治疗药物负载在红细胞上。制备包埋型红细胞药物载体的常见方法为低渗预膨胀法及低渗透析法,其机制是利用红细胞在低渗膨胀溶血时,细胞膜上会短暂形成许多直径20~50nm的膜孔,此时存在于细胞外的药物,如抗癌药物、光敏试剂、抗感染药物、治疗性酶类、核酸、疫苗等,能够通过膜孔进入细胞内部。还有方法比如负载药物的脂质体囊泡能够直接与红细胞膜融合,达到将药物引入红细胞内。除了将治疗药物包裹在红细胞膜内之外,为继续延长纳米粒子的体内循环寿命,还可通过避免对红细胞膜正常结构破坏的共价键将纳米粒子黏附于红细胞膜表面,另外通过特异性相互作用,如高亲和性配体将纳米粒子黏附于红细胞膜表面。

随着对红细胞物理化学性质和生物功能之间关联的深入理解,具有仿红细胞功能的药物传输载体系统被设计出来,保持了载体长效循环的能力,提高了药物的生物利用度和治疗效果。2011年首次报道用来源于天然红细胞的细胞膜对纳米颗粒进行包覆,并成功地提升了纳米颗粒体系循环能力。利用天然细胞膜包覆纳米粒子-细胞膜仿生纳米载体系统,以其优良的生物相容性和免疫逃逸的特征,被广泛用于各种生物医学方面的应用研究。基于这种新兴的方法,多种细胞膜仿生纳米载体系统被文献报道出来,如血小板膜包覆纳米颗粒具有免疫逃避、靶向受损的血管和黏附病原体的能力;白细胞膜伪装的微球能够透过内皮细胞;细菌膜包覆颗粒具有抗菌能力;癌细胞膜包覆的粒子可以绑定同源细胞;特别是红细胞膜伪装的纳米粒子,不仅具有类似天然红细胞的长循环能力,也可以作为纳米海绵吸收血液中的多种有毒物质。

(二)蛋白材料

1. 白蛋白　白蛋白是血浆里最丰富的蛋白质。其在维持血浆渗透压和转运内源性物质方面发挥了重要的作用。许多疏水性的分子,如脂溶性的维生素、激素等都是靠蛋白质的携带来实现血液循环。在过去几十年里,白蛋白由于其良好的性质,被广泛作为药物运输的载体,这些优势主要得益于其具有良好的生物相容性,低毒性、低免疫性,容易制备并且成本可控。白蛋白表面丰富的功能基团,如氨基、羧基和巯基,使得白蛋白能够通过共价键作用、静电作用以及疏水性作用与多种药物复合。其中最为成功的载药范例是,研究者将抗癌首选药物紫杉醇与人血清蛋白通过疏水作用结合,制备出"白蛋白结合型紫杉醇",该药物已被临床应用于治疗多种类型的癌症患者,并且已经被美国食品药物管理局认可。

人血清白蛋白纳米颗粒具有以下优点:①以血液组成成分为原料,与人体具有更好的相容性,不易被免疫系统清除;②其在体内半衰期长(19d),以其制备的纳米颗粒在体内的循环时间有很大的提升空间;③其在体内水解产物无毒无害,且能被组织利用;④在血管内皮细胞及大多数肿瘤细胞表面都有白蛋白受体,提升纳米颗粒在肿瘤组织、肿瘤细胞内的富集;⑤基因工程技术的突破,生产出更安全的、无病毒的高纯度重组人血清白蛋白,为其纳米颗粒的研发生产提供物质保障。综上所述,白蛋白可以负载抗肿瘤、抗炎和降血脂等多种药物分子,并能改善他们的药代动力学特征和治疗效果,减少毒副作用。总之,白蛋白来源广泛、无毒、低免疫原性及其可降解特性,使其在药物装载和运输方面发挥了重要作用,为肿瘤治疗提供了新的药物输运平台。

2. 脂蛋白　脂蛋白是由载脂蛋白和游离胆固醇的磷脂单层以及非极性的脂质核心组成的生物大分子,其颗粒大小、脂质成分、载脂蛋白种类均有差异,在体内脂质转运过程中发挥关键作用。根据密度不同,可将血浆脂蛋白分为四种:乳糜微粒、极低密度脂蛋白、低密度脂蛋白和高密度脂蛋白。由于脂蛋白结构中具有一个脂核,并且低密度脂蛋白和高密度脂蛋白能被特定组织通过受体途径内吞吸收,设想如果将疏水性药物掺入到脂蛋白脂核部位,取代其核心脂质而不改变天然脂蛋白的完整性,则脂蛋白可作为载体将药物特异性传递到靶细胞。有研究表明,脂蛋白脂核中的脂质能被疏水性药物取代,不影响其细胞识别结合特性,且脂蛋白具有独特的亲水性-疏水性结构、内源性可完全降解以及不被网状内皮系统识别和清除等特性,使脂蛋白纳米药物传输系统越来越受到重视,已成为药剂学领域的研究热点和难点之一。

脂蛋白的纳米药物传输系统具有巨大的发展潜力及应用前景,这主要是基于其作为纳米药物载体的独特优势：①脂蛋白是血浆天然成分，具有相对较长的半衰期；②脂蛋白颗粒粒径在纳米级范围，易从血管内扩散至血管外；③脂蛋白可通过受体介导被细胞特异性识别并内吞，靶向性高；④脂蛋白的大容量脂质核可作为脂溶性药物储存的场所，可有效避免所载药物被血浆中成分相互作用而分解破坏；⑤脂蛋白是内源性物质，可完全被生物降解，不会引发免疫反应，能避免被网状内皮系统识别和消除，克服药物水溶性和耐受性差、不良反应大的缺陷。研究证明天然脂蛋白和脂蛋白-药物复合物具有相似的理化性质及生物学特性，这对于基于脂蛋白的纳米药物传输系统是非常重要的。然而，脂蛋白重组组分的大规模制备和生物安全性问题使脂蛋白作为药物载体的临床应用受到限制，且基于脂蛋白的纳米药物传输系统的研究主要集中在低密度脂蛋白和高密度脂蛋白。

低密度脂蛋白是存在于人类血浆中含量最多的脂蛋白，携带人体血液中 2/3 以上的胆固醇，在血浆中以球形颗粒存在，粒径为 18~25nm，主要通过特异性受体识别低密度脂蛋白中的载脂蛋白 B-100 进行体内代谢，在血浆中起转运内源性胆固醇及胆固醇酯的作用。在一些恶性肿瘤细胞（如急性骨髓性白血病、直肠癌、肾上腺癌、肺癌、脑癌、转移性前列腺癌细胞）上过量表达低密度脂蛋白受体，这些细胞需要低密度脂蛋白转运大量胆固醇以供细胞膜合成。低密度脂蛋白作为一种内源性纳米颗粒，具有相对较长的血浆半衰期，其大容量脂核可为脂溶性药物提供稳定的载药空间，可通过特异性受体识别途径将药物转运到特定的靶细胞、组织或器官，是一种值得研究的主动靶向药物载体，低密度脂蛋白作为药物载体可采用人血浆分离纯化的天然低密度脂蛋白或者直接从试剂公司购买商品化产品，也可利用人工合成的重组低密度脂蛋白。

3. **铁蛋白** 铁蛋白是一种广泛存在的储铁蛋白，具有纳米尺寸的水合氧化铁内核和笼形结构的蛋白质外壳。通过对铁蛋白壳的修饰或核的改造已成功构建出多功能肿瘤诊断和药物输送系统。研究显示，铁蛋白是体内储存铁和维持细胞铁平衡的一种蛋白质，从厌氧微生物到好氧微生物、从细菌到高等植物和动物中均有发现，换句话说，铁蛋白在生物体内广泛分布。由于铁蛋白具有良好的生物兼容性、低毒性和稳定性等生物学特性，被认为在生物纳米技术和生物医学领域具有巨大的应用前景。

去铁铁蛋白所具有的特殊笼状结构，可以在其内部空腔装载铁或其他金属离子，制备出纳米尺寸、粒度均一、单分散好的纳米材料；而利用空壳铁蛋白包裹抗癌药物，则可以提高抗癌药物的利用效率。利用基因工程将人铁蛋白外壳成功克隆出来用作模板来仿生合成无机纳米颗粒，以及利用基因工程重组表达出人的全 H 亚基铁蛋白壳，并以此为模板仿生合成出了人 H 亚基铁蛋白氧化铁纳米颗粒。基因重组表达的人铁蛋白为空壳铁蛋白，其蛋白表面形状完整，活性高，内腔含有极少的铁原子，是理想的纳米颗粒合成模板。因此，以重组表达的铁蛋白为反应模板可以省略烦琐的铁核还原去除步骤，保证了良好的蛋白壳完整性及高活性。如将铁蛋白构建为荧光与磁共振双模式探针，实现了体外肿瘤细胞的荧光及磁共振双功能成像。通过将荧光信号分子 Cy5.5 及肿瘤识别肽段 RGD 共同连接到铁蛋白壳表面，将放射性核素装载于铁蛋白壳内实现了荧光/PET 双模式体内肿瘤成像。因此，铁蛋白纳米颗粒利用其特殊的结构特点，提供了一种方便、简单的用于体内病灶检测的多模式成像诊断探针。

第三节　纳米药物载体的性能与制备

一、纳米药物载体的性能

（一）粒径及其分布

纳米药物载体的粒度测定方法包括电子显微镜法、原子显微镜法、动态光散射法等，其中常用动态光散射法。动态光散射法是 20 世纪 80 年代末出现的一种分析纳米及亚微米颗粒粒度的方法,目前已日趋成熟,得到国际社会的广泛认可,在国内也开始普遍应用。根据颗粒在液体中的布朗运动的速度测定颗粒大小。小颗粒布朗运动速度快,大颗粒布朗运动速度慢,激光照射这些颗粒,不同大小的颗粒将使散射光发生快慢不同的涨落起伏。动态光散射法就是根据特定方向的光子涨落起伏分析其颗粒大小。其主要针对纳米、亚微米级颗粒(2~3 000nm)的粒度测定。通过精确测量颗粒散射光强与时间的函数关系以测定扩散系数,系统利用光强探测器检测胶体或高分子溶液中颗粒由于布朗运动而产生的散射光强度随时间的变化,应用光谱相干分析技术计算布朗运动的扩散系数,进而得到粒度及其分布。该法具有样品需要量少、自动化程度高、快速、重复性好并可在线测试等优点。缺点是这种粒度测试方法对样品的浓度有较大限制,不能检测高浓度体系的粒度及粒度分布,测试过程中需要稀释,带来一定的误差。

(二)表面电位

表面电位是描述分散体系中粒子和受电场影响的分散体系性质间静电作用的一个重要参数。所有的纳米粒子在液体介质中都是带有电荷的。一般来说,纳米药物载体的表面电位是由纳米颗粒表面的基团直接电离所产生的,其将影响到纳米药物的体内分布、以及药效与安全性。同时,纳米药物载体的表面电位也是其稳定性的一个特征指标,所以对表面电位进行控制也显得尤为必要。表面电位的测定方法通常是微量电泳法,即用显微镜观察单个粒子在已知电场下的运动情况,电泳速率根据 Helmholtz-Smoluchowski 公式计算。还有方法是通过测量散射光的多普勒位移来获得电泳速率,进而计算得出表面电位。

(三)载药量和包封率

测定纳米药物载体的载药量可由下式求得:纳米药物载体的载药量=(纳米药物载体所负载药物的质量/纳米药物载体材料的质量)×100%;纳米药物载体的包封率=[纳米药物载体所负载药物的质量/(纳米药物载体所负载药物的质量+未负载的游离药物质量)]×100%。在测定纳米药物载体的载药量和包封率之前,需要对未包裹的游离药物与载药纳米药物载体分离,常用的有超速离心法、透析法和超滤离心法等。

1. 超速离心法　超速离心法利用纳米药物载体与分散介质密度的不同来实现分离,是一种有效的分离手段。对于不同的载体,需要选择不同的转速来达到分离的目的。如由于脂质体与分散介质密度差别很小,所以离心机转速一般在几万至十几万转每分钟;而对于聚合物纳米粒而言,其与分散介质密度差别较大,所需离心力相对较小。一般来说,粒径越小所需要的转速越大。

2. 透析法　透析法是常用的一种分离纯化方法,该方法可以处理较大量的样品,但需要较大量的透析液和较长时间,并且要不断更换透析液,还需要考虑透析膜对药物的吸附性,不适合难溶性药物的分离。

3. 超滤离心法　与透析法相比,此法用时短,对游离药物没有稀释作用,适合检测用药剂量较低的药物,准确率高,重现性较好,有利于纳米药物载体在分离过程中保持稳定。

(四)靶向化

1. 纳米载体的被动靶向　正常健康组织的血管内皮细胞连接紧密,较大粒径的纳米药物载体无法进入,而只能让小分子通过。相反,肿瘤组织由于生长迅速,血管生成很快,基底膜变形,毛细血管壁上有"缝隙"。所以,纳米药物载体可穿过肿瘤组织内的血管进入肿瘤组织。此外,肿瘤部位的淋巴系统发育不完善,不会被淋巴细胞吞噬和排出,造成纳米药物载体在肿瘤组织里被动聚集并释放药物,从而达到更好的疗效。纳米药物载体向肿瘤组织传输中,具有较高的血管通透性和组织截留功能,被称作为"增强渗透和滞留效应(EPR 效应,如图 11-9 所示)",也称为纳米载体的被动靶向。

2. **纳米载体的主动靶向** 主动靶向性是利用细胞膜表面受体对特殊配体的识别作用来实现定向传输(图 11-12)。通常在纳米药物载体的亲水性外壳引入具有特殊靶向性的配体,如抗体、叶酸、多肽等,这些配体可通过与不同组织细胞膜受体之间的相互识别作用,使纳米载体靶向聚集在病变组织或细胞内。比如,以 RGD 作为靶向配体,连接到聚乙二醇外壳的聚合物胶束表面,可精准地连接在肿瘤组织表面过度表达的整合素蛋白 $\alpha_v\beta_3$ 上,使药物在肿瘤组织内聚集而达到更好的治疗效果。

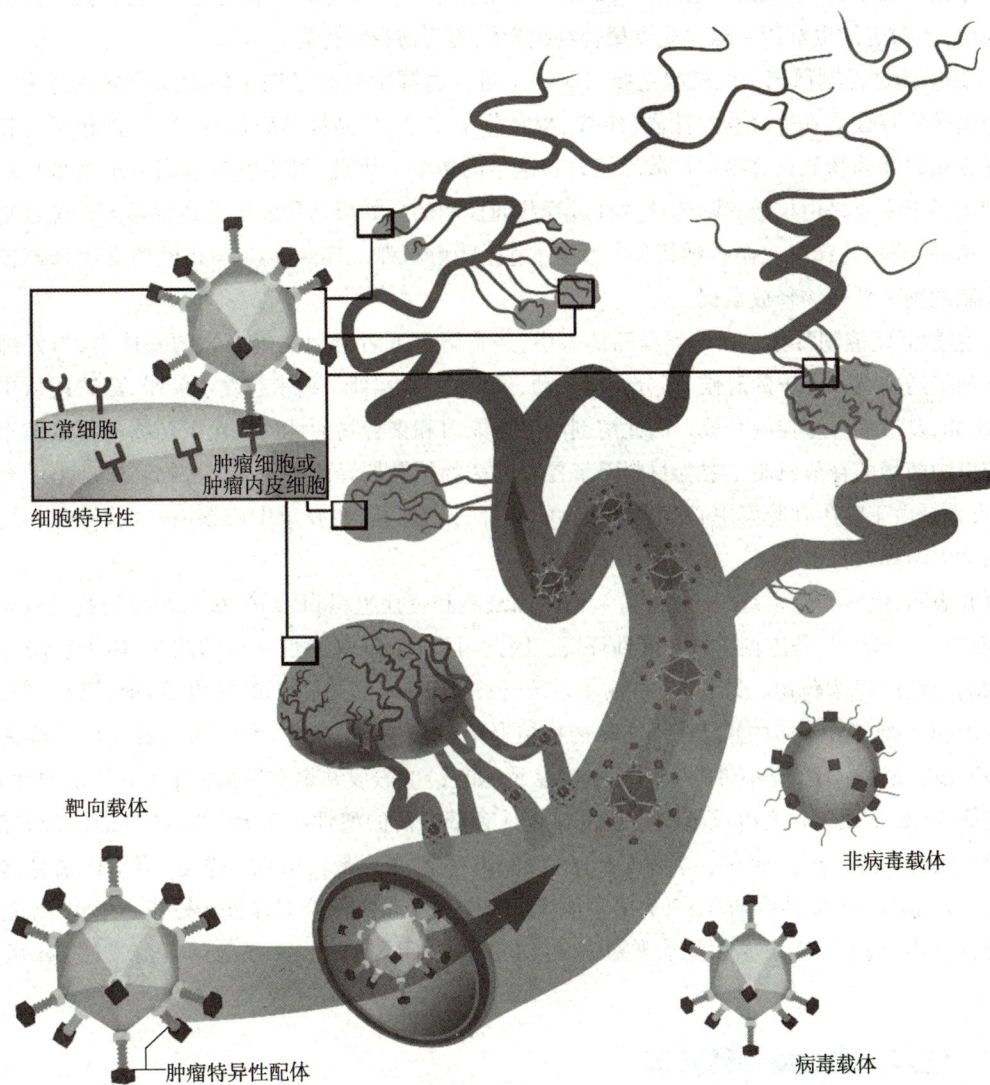

图 11-12 主动靶向的纳米药物载体示意图

（五）药物控制释放

药物的释放行为除受药物的相对分子量和溶解性、载体材料的相容性、相对分子量、结晶性、降解速度及释放环境影响较大外,药物与载体材料的相互作用、载药方式等也对释放模式有影响。尽管对纳米药物载体的体外释药行为进行了广泛深入的研究,但其药物释放机制还不是很明确。目前较容易接受的机制有扩散控制机制、降解溶蚀控制机制和溶剂活化控制机制。扩散控制机制是药物通过在聚合物中的扩散被释放。降解溶蚀控制机制是药物因聚合物的降解或整个载体的不断溶蚀而被释放出来。溶剂活化体系中,聚合物作为药物载体通过渗透和溶胀机制控制药物释放。对于大多数高分子纳米粒而言,释药主要是由扩散控制和降解溶蚀控制两种机制共同作用。

1. 扩散控制释药　扩散控制模型主要用于研究非生物降解高分子纳米粒的药物释放行为。在这种体系中，药物通过聚合物的扩散速率是释药速率的控制步骤。扩散速率主要受到药物相对分子量、分子体积大小、溶解性以及与载体材料的相容性等因素影响。此机制对应的最具有代表性的模型是 1963 年发表的 Higuchi 模型，它通过对扩散边界方程进行求解得出药物的释放曲线。该模型中，纳米粒的形状不同对应模型的具体形式也不同，一般将 Higuchi 模型简化为药物的累积释放率与时间的平方根呈线性关系，由于其形式简单，Higuchi 模型常用来判断药物的释放动力学是否为扩散控制型。此外，菲克扩散定律也常用来描述此类聚合物纳米粒的药物释放行为。

2. 降解溶蚀控制释药　此机制主要对应的是可生物降解高分子纳米粒的药物释放行为。此类纳米粒的药物释放受到聚合物的性质（组成、相对分子质量、结晶性、降解速度）、药物和聚合物之间的相互作用以及药物从聚合物中扩散的能力和速率的影响。因此，可生物降解高分子纳米粒药物释放过程实际上主要是由扩散和降解这两种过程共同控制的。如果药物的扩散速率远大于聚合物基体的降解速率，药物的释放遵循扩散机制。反之，遵循降解机制。Hixson-Crowell 模型常用来模拟以此机制控制的纳米粒药物释放数据。

3. 溶剂活化控制释药　在这类释药体系中，药物溶解或者分散在聚合物的基体中，当外部环境中的溶剂渗透到纳米粒中的时候，高分子链松动，聚合物开始溶胀，纳米粒发生膨胀，药物便从中释放出来，比如，刺激响应型控制释放。因此溶剂的渗透能力和聚合物的性质决定了药物的释放速率。聚合物胶束中药物的释放机制主要为材料降解控释和药物扩散控释两种机制。药物释放动力学有两个过程，首先是由于吸附在胶束中心核表面药物的爆释，接着药物在胶束中心核内扩散，符合一级指数延迟的动力学释放行为。

研究表明，血液和正常组织 pH 为 7.4，而肿瘤细胞和炎症组织 pH 约为 6.8，肿瘤细胞内涵体和溶酶体 pH 在 5~6 之间，是比较微弱的酸性环境。因此可设计 pH 敏感性聚合物载体，用于在酸性环境中刺激响应性地释放药物。另外，药物载体系统若在低 pH 环境中（例如，在胃部）能稳定存在，而在接近生理 pH（如在肠部）时能降解，那它在药物控释中将会很有作用。因此，研究者提出了两种不同类型的嵌段共聚物：①具有不带电荷的基本核单元（如胺）的嵌段共聚物在高的 pH 下是亲油性的，但能够在低的 pH 下质子化变得成亲水性基团。②具有带电荷的酸性核单元（如羧酸）的嵌段共聚物，它们能在低 pH 下质子化，而在一个相对比较高的 pH 下则变为带负电性。总之，第 1 种聚合物类型能应用于肿瘤内或内涵体内的释放，而第 2 种聚合物则利于小肠部位的释放。另外一些 pH 控制释放的聚合物胶束，包括 pH 敏感性聚合物偶联药物和聚离子配合物胶束都是具有前景的 pH 敏感性载体。

二、纳米药物载体制备方法

纳米药物通过载体包裹、吸附等方法调节药物的物理化学性质如溶解度、油水分配系数、晶型、溶出速率等，改变药物在人体内的药代动力学，达到药物的靶向、缓控释、长循环等作用，实现提高生物利用度、增加稳定性、降低毒副作用、增强疗效等目的。药物可以通过物理包埋、静电作用或共价键键合方法载入聚合物胶束。若药物是与形成胶束共聚物的疏水部分通过化学键或静电作用的，其载药过程与胶束的形成过程同时发生；若药物是采用物理包埋的方法，其载药过程依赖于胶束的制备过程。物理包埋和化学键合一般用于制备包裹疏水性药物的纳米药物载体。物理包埋法操作简单，适用于大多数疏水性药物，但一般都会表现出"爆释"现象；而静电作用法则常用于凝聚基因或蛋白类等带有电荷的药物分子；化学键合法载药量较高，药物缓释明显，但制备较复杂，并且只适用于含有活泼基团的药物。因此制备载药胶束时，根据聚合物载体和药物分子的结构特点，选择合适的制备方法非常关键。

（一）物理包埋法

药物与胶束核之间的相容性是影响药物增溶的主要因素,相容性越好,载药量越高。物理包埋的方式操作简单,不会改变药物的化学结构和性质。不要求载体和药物含有特殊的活性反应基团,是目前最常用的制备载药胶束的方法。常用的物理包埋法主要包括:透析法、乳化法、溶剂挥发法与冻干法等。

1. 透析法是使用最广泛的制备胶束的方法之一 载体材料和药物一起溶解于通常能和水相溶的有机溶剂中,如 N,N-二甲基甲酰胺、二甲亚砜等,然后在水溶液中进行透析。在有机溶剂和水逐级交换中,两亲性聚合物自组装形成核壳结构的纳米胶束,同时药物被包埋在纳米胶束内核中。透析袋是一种半透膜材料它可以阻止胶束扩散到水溶液中,而允许未负载的自由药物通过,最终被除去。

2. 水包油乳化法 首先将药物溶解于与水不混溶的有机溶剂中,然后在强烈搅拌或超声作用下有机相慢慢滴加入水相中,最后有机溶剂通过蒸发作用而除去。

3. 溶剂挥发法 基于把药物和共聚物共同溶于一种传统的能和水相溶的挥发性有机溶剂中,如丙酮,四氢呋喃,然后在强烈搅拌下使有机相分散在水相中。最后在溶剂挥发过程中形成胶束,同时药物也负载在胶束中。自由药物将通过透析或微膜过滤方法除去。

4. 冷冻-干燥法 将聚合物和药物一起溶解于一种可以冷冻-干燥的有机溶剂中,如异丁醇。此溶液和水共混,然后重复冷冻-干燥多次,最后冻干样品重新分散在水介质中而形成聚合物胶束溶液。负载紫杉醇的聚(N-乙烯吡咯烷酮)-聚乳酸(PVP-PDLLA)胶束就是用这种方法制备的。

（二）静电作用法

含有带电离子(阳离子或者阴离子)基团的两亲性嵌段共聚物与带有相反电荷的药物、多肽、基因、蛋白质药物等药物分子在水溶液中进行通过静电相互作用复合凝聚,将药物包埋进聚合物胶束内核中。在基因载体中,带正电荷聚赖氨酸侧基伯胺与带负电荷 DNA,通过静电作用复合形成聚离子胶束,成为 DNA 的传输载体。

（三）化学键合法

药物通过化学键与聚合物胶束的疏水链末端或侧链连接,在胶束制备过程中药物就直接包埋在胶束内部。在外界环境的变化下,键合药物与聚合物的化学键容易发生断裂从而释放药物。通过腙键将阿霉素连接到聚合物的侧链上,由于腙键对酸不稳定,但在生理环境(pH 7.0~7.4)是稳定的,在低 pH(5.0~5.5)的内涵体、溶酶体环境中将会降解。有生物相关研究揭示,在固体瘤中,通过内吞作用进入细胞内的载体只有很少药物释放进入循环,且只能选择性地沉积药物。pH 敏感性的聚电解质,聚氨基酸可以应用于聚合物胶束的嵌段,进而给药物释放引进 pH 的敏感性。例如,在肿瘤细胞中,聚 L-组氨酸段在 PEG-聚(L-组氨酸)/PEG-PLLA 胶束的疏水性核中质子化,导致胶束核的不稳定,而释放药物。

（四）超临界流体制粒方法

在超临界的状态下,随着压力的不断降低,物质可达到较高的饱和度,甚至过饱和,这时,固体溶质可以结晶出来,这就是超临界二氧化碳制粒技术的基本原理。超临界制剂过程一般是在准均匀介质中进行,从而对结晶过程的控制会更加精确。超临界二氧化碳制粒技术可分为超临界快速膨胀法和超临界抗溶剂法。超临界快速膨胀法是目前在药物超细微粒制备过程中应用最多的方法,也是研究最多的途径。它的工作原理是在形成超临界溶液的基础上使溶液通过一种特殊制造的喷嘴形成膨胀,随后溶液快速降压,在非常短的时间里将溶质组分的溶解度变小,从而形成过饱和的晶核,最后通过机械扰动得到超细颗粒。比如,采用超临界快速膨胀方法使雷洛昔芬原料的粒径从原来的 $45\mu m$ 变为纳米级颗粒。超临界抗溶剂法首先将溶质溶解于一定的溶剂后形成溶液,随后将超临界流体二氧化碳溶液通过得到的溶液,溶质在超临界二氧化碳中的溶解度非常小,两者接触后发生相互扩散,致使溶剂体积迅速膨胀、密度急剧下降,随后在很短的时间内形成过饱和溶液,制备出具有纯度高、粒径分布均匀等优良特性的超细微粒。

超临界二氧化碳制粒技术在工业化应用中普遍存在工艺成本过高、放大困难且缺乏大规模高压容器制造经验等问题。另外,目前关于超临界抗溶剂法制备药用新剂型的全工艺过程尚处于实验室研究阶段,工业化应用也才刚刚起步,且还未有用此技术开发出的新型药剂走入市场。

(五)微流控技术制备方法

微流控在纳米药物输送系统研究领域具有广阔的发展前景:①有利于制备结构高度均一、单分散性的纳米粒;②有利于快速高效地筛选载体材料,且有利于在常规方法中将不易组装形成纳米粒的载体材料通过微流控组装工艺得以重新利用;③有利于纳米结构的精准可调控组装,便于开展纳米颗粒的构效关系研究;④有利于设计多功能化、复杂结构的纳米药物输送系统。微流控具有的独特流体特性和机械可控性等特点,在制备和组装纳米药物输送系统方面具有粒子结构相对均一、批次间重复性好、单分散性强、结构高度可控性和制备工艺方便快捷等优点。然而,也要客观地认识到,任何技术都有自身的局限性或缺陷,微流控技术因其自身技术特点限制(体积小),在目前条件下实现大规模的制剂制备仍存在很大困难,这将限制其在纳米制剂工业化生产中的应用。相信该技术在纳米研究领域所具有的广泛应用前景,必将会使更多的研究人员在纳米医药领域取得更大突破性的研究成果。

(六)模板印刷法

自然界在分子水平上选择和调整物体的物理和化学性质,如大小、形状、力学性质和表面化学,以调节生物功能。如图 11-13 所示,利用模板印刷技术制备载药纳米粒子,尝试模仿自然来控制这些粒子的物理和化学性状。模板印刷技术,结合全氟聚醚独特的现代软光刻技术,能控制纳米粒子的大小、化学成分、变形和表面功能。这种可扩展的"自上而下"的制造工艺允许生成规则的纳米结构,而不需要分子组装。灵活的设计各种基体材料的能力提供所需的功能纳米药物发展的独特机遇。多功能化的模板印刷技术构建了强大的纳米医学平台,为研究纳米药物载体在细胞,组织和整个机体水平上物理化学性能。利用模板印刷技术,使得我们能够定制对各种人类疾病临床前研究性能优良的纳米药物。

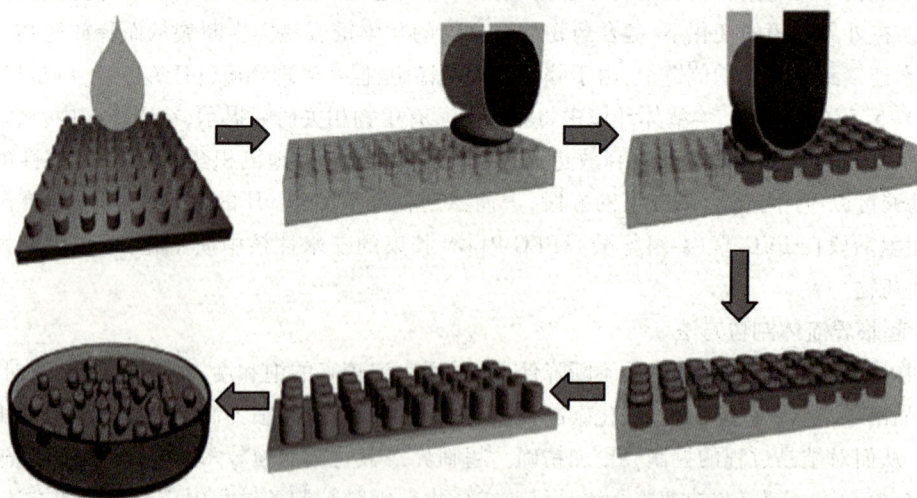

图 11-13 模板印刷技术制备纳米粒子

三、人血清白蛋白纳米药物

自从 2005 年人血清白蛋白纳米药物(Nab-Paclitaxel,Abraxane®,ABI-007,如图 11-14)被美国 FDA批准上市用于化疗失败或治愈后复发的乳腺癌患者的治疗,以白蛋白结合技术制备的纳米药物被市场广泛认可。人血清白蛋白纳米药物是以亲脂性药物与人血清白蛋白通过高压喷射形成纳米颗粒的制备技术("nab"技术),为基础制备的白蛋白纳米抗肿瘤药物。粒径 130nm 的紫杉醇-白蛋白结合型纳米颗粒具有众多优点:它不仅避免了由聚氧乙烯蓖麻油产生的超敏反应、骨髓抑制等毒副作用,且不需要激素预处理;而且载药能力高、免疫反应小,给药持续时间较短等。

人血清白蛋白独特的理化性质使其成为肿瘤治疗领域药物靶向输送系统的典型代表,它是体内各种疏水性分子(如维生素、激素等)的天然载体,通过非共价键与其可逆结合,输送到体内相应部位并在细胞内释放。杉醇-白蛋白结合型纳米颗粒中紫杉醇和白蛋白通过疏水作用相互结合,一旦进入血液循环系统,白蛋白-紫杉醇纳米颗粒会很快分解成大小与内源性的白蛋白几乎相同的白蛋白-紫杉醇复合物。该类复合物能通过白蛋白受体糖蛋白 gp60 及胞内蛋白小窝蛋白介导的跨胞细胞转运,进入血管外的组织区域。在该转运机制的协助下,与聚氧乙烯蓖麻油-紫杉醇相比,nab-紫杉醇中的紫杉醇与血管内皮细胞的结合率提高 9.9 倍($P<0.000\,1$),单层内皮细胞中紫杉醇的转运量提高 4.2 倍($P<0.000\,1$);当加入 gp60/小窝蛋白转运途径的抑制剂 P-环糊精时,该内皮细胞胞吞作用被完全抑制。

白蛋白纳米结合技术和"nab-技术",在肿瘤治疗领域具有广阔的潜在应用价值,适用于各种疏水性药物的体内给药。到 2010 年为止,还有多个 nab-技术的产品,如 ABI-008、ABI-009、ABI-010 等,正处于临床或临床前研究,如图 11-14 所示。其中 ABI-008(nab-多西紫杉醇)是不含有机溶剂、载有多西紫杉醇的白蛋白纳米颗粒,目前处于多种实体瘤实验的阶段。ABI-008 避免了聚山梨醇酯-80 的使用,减小了多西紫杉醇的超敏反应、急性骨髓抑制、液体游留等毒副作用。ABI-008 通过白蛋白的肿瘤靶向作用增加了其在肿瘤部位的富集,比传统多西紫杉醇剂型具有更好的治疗效果。随着研究的深入,必将会有更多的白蛋白结合型纳米药物面向市场。

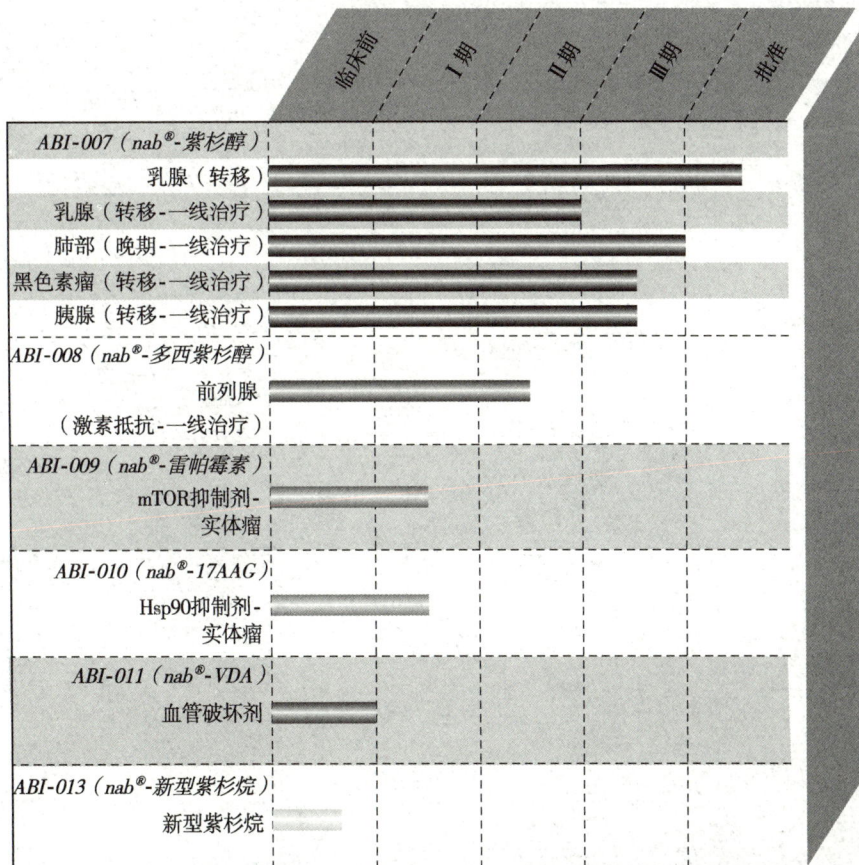

图 11-14　以 nab-技术建立白蛋白纳米药物的研究现状

思考题

1. 请查阅资料,解释什么是肿瘤,肿瘤的分类和特征。
2. 请解释什么是"纳米医学",为什么会产生"纳米医学"这一新研究领域及所涉及的研究方向。
3. 请解释什么是 EPR 效应。
4. 请详细说明药物释放机制。
5. 详细列举目前纳米药物载体制备的方法。

(薛 巍 戴 箭)

参 考 文 献

［1］ 李世普. 生物医用材料导论［M］. 武汉：武汉理工大学出版社，2000.

［2］ 郑玉峰，秦岭，杨柯. 可降解金属材料（上，下）［M］. 北京：科学出版社，2016.

［3］ （日）松村秀一，（德）斯泰因比歇尔. 生物高分子［M］. 9卷. 北京：化学工业出版社，2005.

［4］ 高长友，马列. 医用高分子材料［M］. 北京：化学工业出版社，2006.

［5］ 阮建明，邹俭鹏，黄伯云. 生物材料学［M］. 北京：科学出版社，2004.

［6］ 冯庆玲. 生物材料概论［M］. 北京：清华大学出版社，2009.

［7］ 杨继全，侯丽雅，戴宁. 三维打印设计与制造［M］. 北京：科学出版社，2013.

［8］ 贲玥，张乐，魏帅，等. 3D打印陶瓷材料研究进展［J］. 材料导报，2016，30（11）：109-118.

［9］ 田冶，曾庆慧，胡相华，等. 3D打印技术及在组织工程领域的研究进展［J］. 中国医疗器械信息，2015（8）：7-12.

［10］ 许海燕. 纳米生物医药载体［M］. 北京：科学出版社，2012.

［11］ 杨祥良. 纳米药物［M］. 北京：清华大学出版社，2007.

［12］ ELLIOTT J C. Structure and chemistry of the apatites and other calcium orthophosphates［M］. London：Elsevier，2013.

［13］ HENCH L L. Bioceramics：from concept to clinic［J］. Journal of the american ceramic society，1991，74（7）：1487-1510.

［14］ BOANINI E，GAZZANO M，BIGI A. Ionic substitutions in calcium phosphates synthesized at low temperature［J］. Acta biomaterialia，2010，6（6）：1882-1894.

［15］ HENCH L L. Biomaterials：a forecast for the future［J］. Biomaterials，1998，19（16）：1419-1423.

［16］ HENCH L L，POLAK J M. Third-generation biomedical materials［J］. Science，2002，295（5557）：1014-1017.

［17］ CHEN X，HENCH L L，Greenspan D，et al. Investigation on phase separation，nucleation and crystallization in bioactive glass-ceramics containing fluorophlogopite and fluorapatite［J］. Ceramics international，1998，24（5）：401-410.

［18］ RATNER B D，HOFFMAN A S，SCHOEN F J，et al. Biomaterials science：an introduction to materials in medicine［M］. London：Elsevier，2004.

［19］ VEPARI C，KAPLAN D L. Silk as a biomaterial［J］. Progress in polymer science，2007，32（8-9）：991-1007.

［20］ CZAJA W K，YOUNG D J，KAWECKI M，et al. The future prospects of microbial cellulose in biomedical applications［J］. Biomacromolecules，2007，8（1）：1-12.

［21］ DASH M，CHIELLINI F，OTTENBRITE R M，et al. Chitosan—A versatile semi-synthetic polymer in biomedical applications［J］. Progress in polymer science，2011，36（8）：981-1014.

［22］ NISHIDA K，YAMATO M，HAYASHIDA Y，et al. Corneal reconstruction with tissue-engineered cell sheets composed of autologous oral mucosal epithelium［J］. New England Journal of Medicine，2004，351（12）：1187-1196.

［23］ STEVENS M M，GEORGE J H. Exploring and engineering the cell surface interface［J］. Science，2005，310（5751）：1135-1138.

［24］ HAN W M，HEO S J，DRISCOLL T P，et al. Microstructural heterogeneity directs micromechanics and mechanobiology in native and engineered fibrocartilage［J］. Nature materials，2016，15（4）：477-484.

［25］ PIERSCHBACHER M D，RUOSLAHTI E. Cell attachment activity of fibronectin can be duplicated by small synthetic fragments of the molecule［J］. Nature，1984，309（5963）：30-33.

［26］ COLOMBO M，BIANCHI A. Click chemistry for the synthesis of RGD-containing integrin ligands［J］. Molecules，2010，15（1）：178-197.

［27］ KAWAI H，SHIBATA Y，MIYAZAKI T. Glow discharge plasma pretreatment enhances osteoclast differentiation and survival on titanium plates［J］. Biomaterials，2004，25（10）：1805-1811.

［28］ MANN S. Biomineralization：principles and concepts in bioinorganic materials chemistry［M］. Oxford：Oxford University Press on Demand，2001.

中英文名词对照索引

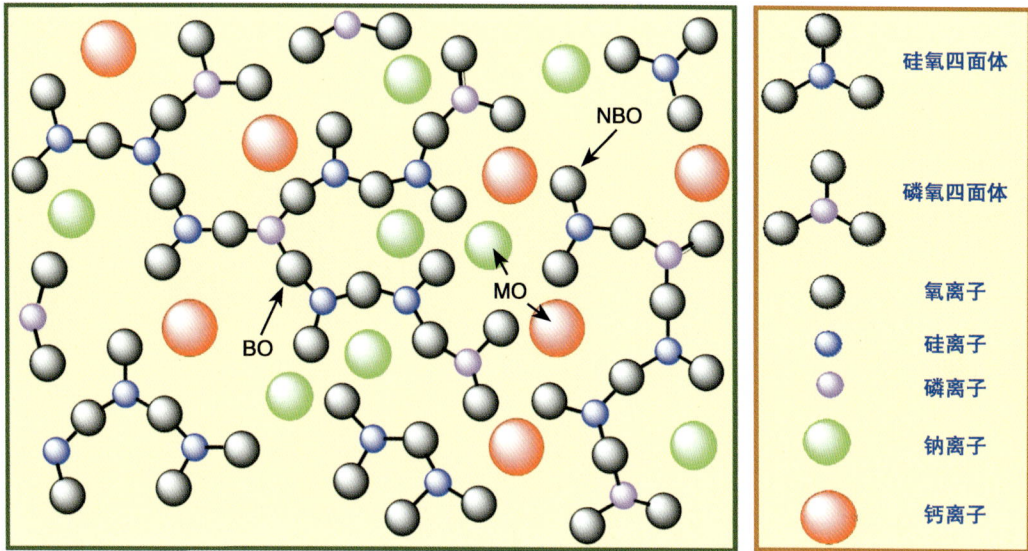

MO:网络修饰体;BO:桥氧;NBO:非桥氧

图 3-1　45S5 生物玻璃的无规则网络结构示意图

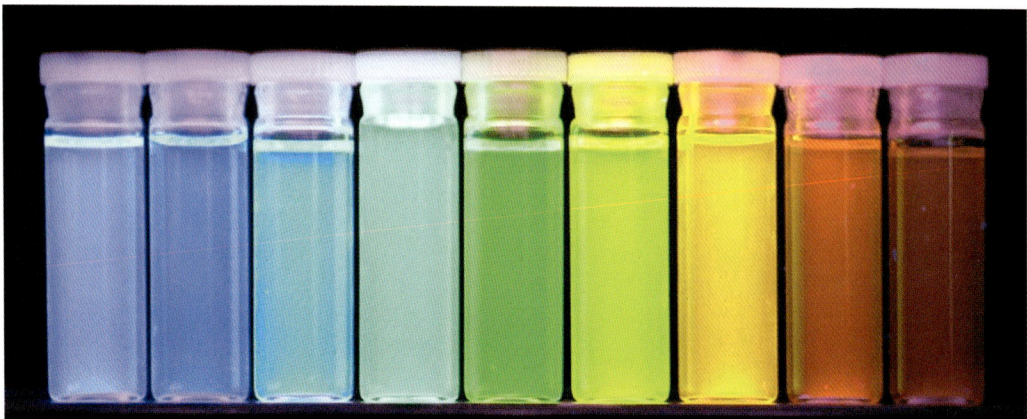

图 11-2　不同粒径硒化镉/硫化锌量子点的荧光发光图